Aushangpflichtige Unfallverhütungsvorschriften und Technische Regeln im Gesundheitswesen

Textausgabe

Aushangpflichtige Unfallverhütungsvorschriften und Technische Regeln im Gesundheitswesen

Bibliografische Information der Deutschen Bibliothek
Die Deutsche Bibliothek verzeichnet diese Publikation in der Deutschen Nationalbibliografie; detaillierte bibliografische Daten sind im Internet über http://dnb.dnb.de abrufbar.

© 2021 by FORUM VERLAG HERKERT GMBH
Mandichostraße 18
86504 Merching

Telefon: +49 (0)8233 381-123
Fax: +49 (0)8233 381-222
E-Mail: service@forum-verlag.com
Internet: www.forum-verlag.com

Dieses Verlagserzeugnis wurde nach bestem Wissen und nach dem aktuellen Stand von Recht, Wissenschaft und Technik zum Druckzeitpunkt erstellt. Der Verlag übernimmt keine Gewähr für Druckfehler und inhaltliche Fehler.

Alle Rechte vorbehalten. Das Werk einschließlich aller seiner Teile ist urheberrechtlich geschützt. Jede Nutzung in anderen als den gesetzlich zugelassenen Fällen bedarf der vorherigen, schriftlichen Einwilligung des Verlags. Das gilt insbesondere für Vervielfältigungen, Übersetzungen, Mikroverfilmungen und die Einspeicherung in elektronischen Systemen.

Bildnachweis: Gerhard Seybert – @ Fotolia.com
Satz: Fotosatz Hartmann · 86441 Zusmarshausen
Druck: Druckerei & Verlag Steinmeier GmbH & Co.KG · 86738 Deiningen

13. überarbeitete und ergänzte Auflage

Angaben ohne Gewähr
ISBN 978-3-96314-666-4

Vorwort

Eine Vielzahl rechtlicher Bestimmungen verpflichtet den Arbeitgeber zur Bekanntgabe bestimmter Gesetze, Verordnungen, Vorschriften und Mitteilungen. Diese ergeben sich insbesondere aus dem Arbeitsschutz- und Arbeitsrecht.

Gegenstand des vorliegenden Bandes sind die aushangpflichtigen Unfallverhütungsvorschriften sowie wichtige technische Regeln und Bestimmungen. Die Auswahl orientiert sich an den besonderen Erfordernissen von Einrichtungen des Gesundheitswesens.

Wir möchten darauf hinweisen, dass neben den in allen Betrieben auszuhängenden allgemeinen Unfallverhütungsvorschriften noch weitere spezielle Vorschriften der Berufsgenossenschaften in geeigneter Form öffentlich gemacht werden müssen.

Die Form der betrieblichen Bekanntmachung ist auf unterschiedlich Weise vorstellbar. Naheliegend ist der Aushang der Unfallverhütungsvorschriften direkt neben Ihren „Erste-Hilfe-Kästen" oder am „Schwarzen Brett". Auch ein allgemein zugänglicher und von jedem Arbeitnehmer frequentierter Ort, z. B. am Empfang, kann für die Auslage oder den Aushang infrage kommen. Besonders praktisch für den Aushang erweist sich bei der vorliegenden Textsammlung die Lochung am linken oberen Rand.

Der Gesetzgeber schreibt vor, dass die vorgeschriebenen Bekanntmachungen nicht nur in einem gut lesbaren Zustand sondern auch aktuell sein müssen. Bei Vorschriftenänderungen sind die Aushänge oder Auslagen daher baldmöglichst durch die aktuellsten Fassungen auszutauschen. Deswegen sollten Arbeitgeber die Tätigkeit der Berufsgenossenschaften im Bereich der Unfallverhütungsvorschriften immer im Auge behalten.

Die Erfüllung der Aushangpflicht wird von den Gewerbeaufsichtsämtern überprüft. Eine Verletzung dieser Pflicht – auch aus Unkenntnis – stellt eine Ordnungswidrigkeit dar, die mit einer Geldbuße geahndet werden kann.

FORUM VERLAG HERKERT GMBH

Vorwort

Inhaltsverzeichnis

Unfallverhütungsvorschriften

DGUV Vorschrift 1 (früher BGV A1) Grundsätze der Prävention 7

DGUV Vorschrift 2 Betriebsärzte und Fachkräfte für Arbeitssicherheit 19

DGUV Vorschrift 3 (früher BGV A3) Elektrische Anlagen und Betriebsmittel 23

DGUV Vorschrift 11 (früher BGV B2) Laserstrahlung 27

Technische Regeln für Biostoffe

TRBA 130 Arbeitsschutzmaßnahmen in akuten biologischen Gefahrenlagen 37

TRBA 250 Biologische Arbeitsstoffe im Gesundheitswesen 51

TRBA 255 Arbeitsschutz beim Auftreten von nicht ausreichend impfpräventablen respiratorischen Viren mit pandemischem Potenzial im Gesundheitsdienst 119

TRBA 400 Handlungsanleitung zur Gefährdungsbeurteilung und für die Unterrichtung der Beschäftigten bei Tätigkeiten mit biologischen Arbeitsstoffen 149

TRBA 450 Einstufungskriterien für Biologische Arbeitsstoffe 179

TRBA 462 Einstufung von Viren in Risikogruppen 191

TRBA 500 Grundlegende Maßnahmen bei Tätigkeiten mit biologischen Arbeitsstoffen 265

Beschluss 610 Schutzmaßnahmen für Tätigkeiten außerhalb von Sonderisolierstationen bei der Versorgung von Patienten, die mit hochpathogenen Krankheitserregern infiziert oder krankheitsverdächtig sind 273

Technische Regeln für Gefahrstoffe

TRGS 400 Gefährdungsbeurteilung für Tätigkeiten mit Gefahrstoffen 299

TRGS 500 Schutzmaßnahmen 323

TRGS 525 Umgang mit Gefahrstoffen in Einrichtungen zur humanmedizinischen Versorgung 361

TRGS 555 Betriebsanweisungen und Information der Beschäftigten 387

Inhaltsverzeichnis

Arbeitsstätten-Richtlinien

ASR A1.3 Technische Regel für Arbeitsstätten Sicherheits- und Gesundheitsschutzkennzeichnung 401
ASR A2.2 Maßnahmen gegen Brände 427
ASR A2.3 Fluchtwege, Notausgänge, Flucht- und Rettungsplan 441
ASR V3 Gefährdungsbeurteilung 451

Technische Regeln zur Arbeitsschutzverordnung zu künstlicher optischer Strahlung

TROS Laserstrahlung – Teil: Allgemeines 467
TROS Laserstrahlung – Teil 1: Beurteilung der Gefährdung durch Laserstrahlung 481
TROS Laserstrahlung – Teil 3: Maßnahmen zum Schutz vor Gefährdungen durch Laserstrahlung 503

Technische Regeln für Betriebssicherheit

TRBS 1111 Gefährdungsbeurteilung 517
TRBS 1201 Prüfungen und Kontrollen von Arbeitsmitteln und überwachungsbedürftigen Anlagen 537
TRBS 1203 Zur Prüfung befähigte Personen 553

Unfallverhütungsvorschriften

Unfallverhütungsvorschriften

DGUV Vorschrift 1
Unfallverhütungsvorschrift
Grundsätze der Prävention

Fassung: Juli 2014

Erstes Kapitel
Allgemeine Vorschriften

§ 1 Geltungsbereich von Unfallverhütungsvorschriften

(1) Unfallverhütungsvorschriften gelten für Unternehmer und Versicherte; sie gelten auch

- für Unternehmer und Beschäftigte von ausländischen Unternehmen, die eine Tätigkeit im Inland ausüben, ohne einem Unfallversicherungsträger anzugehören;
- soweit in dem oder für das Unternehmen Versicherte tätig werden, für die ein anderer Unfallversicherungsträger zuständig ist.

(2) Für Unternehmer mit Versicherten nach § 2 Absatz 1 Nummer 8 Buchstabe b Sozialgesetzbuch Siebtes Buch (SGB VII) gilt diese Unfallverhütungsvorschrift nur, soweit nicht der innere Schulbereich betroffen ist.

Zweites Kapitel
Pflichten des Unternehmers

§ 2 Grundpflichten des Unternehmers

(1) Der Unternehmer hat die erforderlichen Maßnahmen zur Verhütung von Arbeitsunfällen, Berufskrankheiten und arbeitsbedingten Gesundheitsgefahren sowie für eine wirksame Erste Hilfe zu treffen. Die zu treffenden Maßnahmen sind insbesondere in staatlichen Arbeitsschutzvorschriften (Anlage 1), dieser Unfallverhütungsvorschrift und in weiteren Unfallverhütungsvorschriften näher bestimmt. Die in staatlichem Recht bestimmten Maßnahmen gelten auch zum Schutz von Versicherten, die keine Beschäftigten sind.

(2) Der Unternehmer hat bei den Maßnahmen nach Absatz 1 von den allgemeinen Grundsätzen nach § 4 Arbeitsschutzgesetz auszugehen und dabei vorrangig das staatliche Regelwerk sowie das Regelwerk der Unfallversicherungsträger heranzuziehen.

(3) Der Unternehmer hat die Maßnahmen nach Absatz 1 entsprechend den Bestimmungen des § 3 Absatz 1 Sätze 2 und 3 und Absatz 2 Arbeitsschutzgesetz zu planen, zu organisieren, durchzuführen und erforderlichenfalls an veränderte Gegebenheiten anzupassen.

(4) Der Unternehmer darf keine sicherheitswidrigen Weisungen erteilen.

(5) Kosten für Maßnahmen nach dieser Unfallverhütungsvorschrift und den für ihn sonst geltenden Unfallverhütungsvorschriften darf der Unternehmer nicht den Versicherten auferlegen.

§ 3 Beurteilung der Arbeitsbedingungen, Dokumentation, Auskunftspflichten

(1) Der Unternehmer hat durch eine Beurteilung der für die Versicherten mit ihrer Arbeit verbundenen Gefährdungen entsprechend § 5 Absatz 2 und 3 Arbeitsschutzgesetz zu ermitteln, welche Maßnahmen nach § 2 Absatz 1 erforderlich sind.

(2) Der Unternehmer hat Gefährdungsbeurteilungen insbesondere dann zu überprüfen, wenn sich die betrieblichen Gegebenheiten hinsichtlich Sicherheit und Gesundheitsschutz verändert haben.

(3) Der Unternehmer hat entsprechend § 6 Absatz 1 Arbeitsschutzgesetz das Ergebnis der Gefährdungsbeurteilung nach Absatz 1, die von ihm festgelegten Maßnahmen und das Ergebnis ihrer Überprüfung zu dokumentieren.

(4) Der Unternehmer hat dem Unfallversicherungsträger alle Informationen über die im Betrieb getroffenen Maßnahmen des Arbeitsschutzes auf Wunsch zur Kenntnis zu geben.

(5) Für Personen, die in Unternehmen zur Hilfe bei Unglücksfällen oder im Zivilschutz unentgeltlich tätig werden, hat der Unternehmer, der für die vorgenannten Personen zuständig ist, Maßnahmen zu ergreifen, die denen nach Absatz 1 bis 4 gleichwertig sind.

§ 4 Unterweisung der Versicherten

(1) Der Unternehmer hat die Versicherten über Sicherheit und Gesundheitsschutz bei der Arbeit, insbesondere über die mit ihrer Arbeit verbundenen Gefährdungen und die Maßnahmen zu ihrer Verhütung, entsprechend § 12 Absatz 1 Arbeitsschutzgesetz sowie bei einer Arbeitnehmerüberlassung entsprechend § 12 Absatz 2 Arbeitsschutzgesetz zu unterweisen; die Unterweisung muss erforderlichenfalls wiederholt werden, mindestens aber einmal jährlich erfolgen; sie muss dokumentiert werden.

(2) Der Unternehmer hat den Versicherten die für ihren Arbeitsbereich oder für ihre Tätigkeit relevanten Inhalte der geltenden Unfallverhütungsvorschriften und Regeln der Unfallversicherungsträger sowie des einschlägigen staatlichen Vorschriften- und Regelwerks in verständlicher Weise zu vermitteln.

(3) Der Unternehmer nach § 136 Absatz 3 Nummer 3 Alternative 2 Sozialgesetzbuch Siebtes Buch (SGB VII) hat den Schulhoheitsträger hinsichtlich Unterweisungen für Versicherte nach § 2 Absatz 1 Nummer 8 Buchstabe b SGB VII zu unterstützen.

§ 5 Vergabe von Aufträgen

(1) Erteilt der Unternehmer den Auftrag,

1. Einrichtungen zu planen, herzustellen, zu ändern oder in Stand zu setzen,
2. Arbeitsverfahren zu planen oder zu gestalten,

so hat er dem Auftragnehmer schriftlich aufzugeben, die in § 2 Absatz 1 und 2 genannten für die Durchführung des Auftrags maßgeblichen Vorgaben zu beachten.

(2) Erteilt der Unternehmer den Auftrag, Arbeitsmittel, Ausrüstungen oder Arbeitsstoffe zu liefern, so hat er dem Auftragnehmer schriftlich aufzugeben,

im Rahmen seines Auftrags die für Sicherheit und Gesundheitsschutz einschlägigen Anforderungen einzuhalten.

(3) Bei der Erteilung von Aufträgen an ein Fremdunternehmen hat der den Auftrag erteilende Unternehmer den Fremdunternehmer bei der Gefährdungsbeurteilung bezüglich der betriebsspezifischen Gefahren zu unterstützen. Der Unternehmer hat ferner sicherzustellen, dass Tätigkeiten mit besonderen Gefahren durch Aufsichtführende überwacht werden, die die Durchführung der festgelegten Schutzmaßnahmen sicherstellen. Der Unternehmer hat ferner mit dem Fremdunternehmen Einvernehmen herzustellen, wer den Aufsichtführenden zu stellen hat.

§ 6 Zusammenarbeit mehrerer Unternehmer

(1) Werden Beschäftigte mehrerer Unternehmer oder selbständige Einzelunternehmer an einem Arbeitsplatz tätig, haben die Unternehmer hinsichtlich der Sicherheit und des Gesundheitsschutzes der Beschäftigten, insbesondere hinsichtlich der Maßnahmen nach § 2 Absatz 1, entsprechend § 8 Absatz 1 Arbeitsschutzgesetz zusammenzuarbeiten. Insbesondere haben sie, soweit es zur Vermeidung einer möglichen gegenseitigen Gefährdung erforderlich ist, eine Person zu bestimmen, die die Arbeiten aufeinander abstimmt; zur Abwehr besonderer Gefahren ist sie mit entsprechender Weisungsbefugnis auszustatten.

(2) Der Unternehmer hat sich je nach Art der Tätigkeit zu vergewissern, dass Personen, die in seinem Betrieb tätig werden, hinsichtlich der Gefahren für ihre Sicherheit und Gesundheit während ihrer Tätigkeit in seinem Betrieb angemessene Anweisungen erhalten haben.

§ 7 Befähigung für Tätigkeiten

(1) Bei der Übertragung von Aufgaben auf Versicherte hat der Unternehmer je nach Art der Tätigkeiten zu berücksichtigen, ob die Versicherten befähigt sind, die für die Sicherheit und den Gesundheitsschutz bei der Aufgabenerfüllung zu beachtenden Bestimmungen und Maßnahmen einzuhalten. Der Unternehmer hat die für bestimmte Tätigkeiten festgelegten Qualifizierungsanforderungen zu berücksichtigen.

(2) Der Unternehmer darf Versicherte, die erkennbar nicht in der Lage sind, eine Arbeit ohne Gefahr für sich oder andere auszuführen, mit dieser Arbeit nicht beschäftigen.

§ 8 Gefährliche Arbeiten

(1) Wenn eine gefährliche Arbeit von mehreren Personen gemeinschaftlich ausgeführt wird und sie zur Vermeidung von Gefahren eine gegenseitige Verständigung erfordert, hat der Unternehmer dafür zu sorgen, dass eine zuverlässige, mit der Arbeit vertraute Person die Aufsicht führt.

(2) Wird eine gefährliche Arbeit von einer Person allein ausgeführt, so hat der Unternehmer über die allgemeinen Schutzmaßnahmen hinaus für geeignete technische oder organisatorische Personenschutzmaßnahmen zu sorgen.

§ 9 Zutritts- und Aufenthaltsverbote

Der Unternehmer hat dafür zu sorgen, dass Unbefugte Betriebsteile nicht betreten, wenn dadurch eine Gefahr für Sicherheit und Gesundheit entsteht.

§ 10 Besichtigung des Unternehmens, Erlass einer Anordnung, Auskunftspflicht

(1) Der Unternehmer hat den Aufsichtspersonen des Unfallversicherungsträgers die Besichtigung seines Unternehmens zu ermöglichen und sie auf ihr Verlangen zu begleiten oder durch einen geeigneten Vertreter begleiten zu lassen.

(2) Erlässt die Aufsichtsperson des Unfallversicherungsträgers eine Anordnung und setzt sie hierbei eine Frist, innerhalb der die verlangten Maßnahmen zu treffen sind, so hat der Unternehmer nach Ablauf der Frist unverzüglich mitzuteilen, ob er die verlangten Maßnahmen getroffen hat.

(3) Der Unternehmer hat den Aufsichtspersonen des Unfallversicherungsträgers auf Verlangen die zur Durchführung ihrer Überwachungsaufgabe erforderlichen Auskünfte zu erteilen. Er hat die Aufsichtspersonen zu unterstützen, soweit dies zur Erfüllung ihrer Aufgaben erforderlich ist.

§ 11 Maßnahmen bei Mängeln

Tritt bei einem Arbeitsmittel, einer Einrichtung, einem Arbeitsverfahren bzw. Arbeitsablauf ein Mangel auf, durch den für die Versicherten sonst nicht abzuwendende Gefahren entstehen, hat der Unternehmer das Arbeitsmittel oder die Einrichtung der weiteren Benutzung zu entziehen oder stillzulegen bzw. das Arbeitsverfahren oder den Arbeitsablauf abzubrechen, bis der Mangel behoben ist.

§ 12 Zugang zu Vorschriften und Regeln

(1) Der Unternehmer hat den Versicherten die für sein Unternehmen geltenden Unfallverhütungsvorschriften und Regeln der Unfallversicherungsträger sowie die einschlägigen staatlichen Vorschriften und Regeln an geeigneter Stelle zugänglich zu machen.

(2) Der Unternehmer hat den mit der Durchführung und Unterstützung von Maßnahmen nach § 2 Absatz 1 betrauten Personen die nach dem Ergebnis der Gefährdungsbeurteilung (§ 3 Absatz 1 und 2) für ihren Zuständigkeitsbereich geltenden Vorschriften und Regeln zur Verfügung zu stellen.

§ 13 Pflichtenübertragung

Der Unternehmer kann zuverlässige und fachkundige Personen schriftlich damit beauftragen, ihm nach Unfallverhütungsvorschriften obliegende Aufgaben in eigener Verantwortung wahrzunehmen. Die Beauftragung muss den Verantwortungsbereich und Befugnisse festlegen und ist vom Beauftragten zu unterzeichnen. Eine Ausfertigung der Beauftragung ist ihm auszuhändigen.

§ 14 Ausnahmen

(1) Der Unternehmer kann bei dem Unfallversicherungsträger im Einzelfall Ausnahmen von Unfallverhütungsvorschriften schriftlich beantragen. Dem Antrag ist eine Stellungnahme der betrieblichen Arbeitnehmervertretung beizufügen; im Falle eines Antrages durch eine Kindertageseinrichtung, eine allgemein

bildende oder berufsbildende Schule oder eine Hochschule ist zusätzlich der Leitung der Einrichtung Gelegenheit zur Stellungnahme zu geben.

(2) Der Unfallversicherungsträger kann dem Antrag nach Absatz 1 entsprechen, wenn

1. der Unternehmer eine andere, ebenso wirksame Maßnahme trifft oder
2. die Durchführung der Vorschriften im Einzelfall zu einer unverhältnismäßigen Härte führen würde und die Abweichung mit dem Schutz der Versicherten vereinbar ist.

(3) Betrifft der Antrag nach Absatz 1 Regelungen in Unfallverhütungsvorschriften, die zugleich Gegenstand staatlicher Arbeitsschutzvorschriften sind, hat der Unfallversicherungsträger eine Stellungnahme der für die Durchführung der staatlichen Arbeitsschutzvorschriften zuständigen staatlichen Arbeitsschutzbehörde einzuholen und zu berücksichtigen.

(4) In staatlichen Arbeitsschutzvorschriften enthaltene Verfahrensvorschriften, insbesondere über Genehmigungen, Erlaubnisse, Ausnahmen, Anzeigen und Vorlagepflichten, bleiben von dieser Unfallverhütungsvorschrift unberührt; die nach diesen Bestimmungen zu treffenden behördlichen Maßnahmen obliegen den zuständigen Arbeitsschutzbehörden.

Drittes Kapitel
Pflichten der Versicherten

§ 15 Allgemeine Unterstützungspflichten und Verhalten

(1) Die Versicherten sind verpflichtet, nach ihren Möglichkeiten sowie gemäß der Unterweisung und Weisung des Unternehmers für ihre Sicherheit und Gesundheit bei der Arbeit sowie für Sicherheit und Gesundheitsschutz derjenigen zu sorgen, die von ihren Handlungen oder Unterlassungen betroffen sind. Die Versicherten haben die Maßnahmen zur Verhütung von Arbeitsunfällen, Berufskrankheiten und arbeitsbedingten Gesundheitsgefahren sowie für eine wirksame Erste Hilfe zu unterstützen. Versicherte haben die entsprechenden Anweisungen des Unternehmers zu befolgen. Die Versicherten dürfen erkennbar gegen Sicherheit und Gesundheit gerichtete Weisungen nicht befolgen.

(2) Versicherte dürfen sich durch den Konsum von Alkohol, Drogen oder anderen berauschenden Mitteln nicht in einen Zustand versetzen, durch den sie sich selbst oder andere gefährden können.

(3) Absatz 2 gilt auch für die Einnahme von Medikamenten.

§ 16 Besondere Unterstützungspflichten

(1) Die Versicherten haben dem Unternehmer oder dem zuständigen Vorgesetzten jede von ihnen festgestellte unmittelbare erhebliche Gefahr für die Sicherheit und Gesundheit sowie jeden an den Schutzvorrichtungen und Schutzsystemen festgestellten Defekt unverzüglich zu melden. Unbeschadet dieser Pflicht sollen die Versicherten

von ihnen festgestellte Gefahren für Sicherheit und Gesundheit und Mängel an den Schutzvorrichtungen und Schutzsystemen auch der Fachkraft für Arbeitssicherheit, dem Betriebsarzt oder dem Sicherheitsbeauftragten mitteilen.

(2) Stellt ein Versicherter fest, dass im Hinblick auf die Verhütung von Arbeitsunfällen, Berufskrankheiten und arbeitsbedingten Gesundheitsgefahren

- ein Arbeitsmittel oder eine sonstige Einrichtung einen Mangel aufweist,
- Arbeitsstoffe nicht einwandfrei verpackt, gekennzeichnet oder beschaffen sind oder
- ein Arbeitsverfahren oder Arbeitsabläufe Mängel aufweisen,

hat er, soweit dies zu seiner Arbeitsaufgabe gehört und er über die notwendige Befähigung verfügt, den festgestellten Mangel unverzüglich zu beseitigen. Andernfalls hat er den Mangel dem Vorgesetzten unverzüglich zu melden.

§ 17 Benutzung von Einrichtungen, Arbeitsmitteln und Arbeitsstoffen

Versicherte haben Einrichtungen, Arbeitsmittel und Arbeitsstoffe sowie Schutzvorrichtungen bestimmungsgemäß und im Rahmen der ihnen übertragenen Arbeitsaufgaben zu benutzen.

§ 18 Zutritts- und Aufenthaltsverbote

Versicherte dürfen sich an gefährlichen Stellen nur im Rahmen der ihnen übertragenen Aufgaben aufhalten.

Viertes Kapitel
Organisation des betrieblichen Arbeitsschutzes

Erster Abschnitt
Sicherheitstechnische und betriebsärztliche Betreuung, Sicherheitsbeauftragte

§ 19 Bestellung von Fachkräften für Arbeitssicherheit und Betriebsärzten

(1) Der Unternehmer hat nach Maßgabe des Gesetzes über Betriebsärzte, Sicherheitsingenieure und andere Fachkräfte für Arbeitssicherheit (Arbeitssicherheitsgesetz) und der hierzu erlassenen Unfallverhütungsvorschriften Fachkräfte für Arbeitssicherheit und Betriebsärzte zu bestellen.

(2) Der Unternehmer hat die Zusammenarbeit der Fachkräfte für Arbeitssicherheit und der Betriebsärzte zu fördern.

§ 20 Bestellung und Aufgaben von Sicherheitsbeauftragten

(1) In Unternehmen mit regelmäßig mehr als 20 Beschäftigten hat der Unternehmer unter Berücksichtigung der im Unternehmen bestehenden Verhältnisse hinsichtlich der Arbeitsbedingungen, der Arbeitsumgebung sowie der Arbeitsorganisation Sicherheitsbeauftragte in der erforderlichen Anzahl zu bestellen. Kriterien für die Anzahl der Sicherheitsbeauftragten sind:

- Im Unternehmen bestehende Unfall- und Gesundheitsgefahren,
- Räumliche Nähe der zuständigen Sicherheitsbeauftragten zu den Beschäftigten,

- Zeitliche Nähe der zuständigen Sicherheitsbeauftragten zu den Beschäftigten,
- Fachliche Nähe der zuständigen Sicherheitsbeauftragten zu den Beschäftigten,
- Anzahl der Beschäftigten.

(2) Die Sicherheitsbeauftragten haben den Unternehmer bei der Durchführung der Maßnahmen zur Verhütung von Arbeitsunfällen und Berufskrankheiten zu unterstützen, insbesondere sich von dem Vorhandensein und der ordnungsgemäßen Benutzung der vorgeschriebenen Schutzeinrichtungen und persönlichen Schutzausrüstungen zu überzeugen und auf Unfall- und Gesundheitsgefahren für die Versicherten aufmerksam zu machen.

(3) Der Unternehmer hat den Sicherheitsbeauftragten Gelegenheit zu geben, ihre Aufgaben zu erfüllen, insbesondere in ihrem Bereich an den Betriebsbesichtigungen sowie den Untersuchungen von Unfällen und Berufskrankheiten durch die Aufsichtspersonen der Unfallversicherungsträger teilzunehmen; den Sicherheitsbeauftragten sind die hierbei erzielten Ergebnisse zur Kenntnis zu geben.

(4) Der Unternehmer hat sicherzustellen, dass die Fachkräfte für Arbeitssicherheit und Betriebsärzte mit den Sicherheitsbeauftragten eng zusammenwirken.

(5) Die Sicherheitsbeauftragten dürfen wegen der Erfüllung der ihnen übertragenen Aufgaben nicht benachteiligt werden.

(6) Der Unternehmer hat den Sicherheitsbeauftragten Gelegenheit zu geben, an Aus- und Fortbildungsmaßnahmen des Unfallversicherungsträgers teilzunehmen, soweit dies im Hinblick auf die Betriebsart und die damit für die Versicherten verbundenen Unfall- und Gesundheitsgefahren sowie unter Berücksichtigung betrieblicher Belange erforderlich ist.

Zweiter Abschnitt
Maßnahmen bei besonderen Gefahren

§ 21 Allgemeine Pflichten des Unternehmers

(1) Der Unternehmer hat Vorkehrungen zu treffen, dass alle Versicherten, die einer unmittelbaren erheblichen Gefahr ausgesetzt sind oder sein können, möglichst frühzeitig über diese Gefahr und die getroffenen oder zu treffenden Schutzmaßnahmen unterrichtet sind. Bei unmittelbarer erheblicher Gefahr für die eigene Sicherheit oder die Sicherheit anderer Personen müssen die Versicherten die geeigneten Maßnahmen zur Gefahrenabwehr und Schadensbegrenzung selbst treffen können, wenn der zuständige Vorgesetzte nicht erreichbar ist; dabei sind die Kenntnisse der Versicherten und die vorhandenen technischen Mittel zu berücksichtigen.

(2) Der Unternehmer hat Maßnahmen zu treffen, die es den Versicherten bei unmittelbarer erheblicher Gefahr ermöglichen, sich durch sofortiges Verlassen der Arbeitsplätze in Sicherheit zu bringen.

DGUV Vorschrift 1

§ 22 Notfallmaßnahmen

(1) Der Unternehmer hat entsprechend § 10 Arbeitsschutzgesetz die Maßnahmen zu planen, zu treffen und zu überwachen, die insbesondere für den Fall des Entstehens von Bränden, von Explosionen, des unkontrollierten Austretens von Stoffen und von sonstigen gefährlichen Störungen des Betriebsablaufs geboten sind.

(2) Der Unternehmer hat eine ausreichende Anzahl von Versicherten durch Unterweisung und Übung im Umgang mit Feuerlöscheinrichtungen zur Bekämpfung von Entstehungsbränden vertraut zu machen.

§ 23 Maßnahmen gegen Einflüsse des Wettergeschehens

Beschäftigt der Unternehmer Versicherte im Freien und bestehen infolge des Wettergeschehens Unfall- und Gesundheitsgefahren, so hat er geeignete Maßnahmen am Arbeitsplatz vorzusehen, geeignete organisatorische Schutzmaßnahmen zu treffen oder erforderlichenfalls persönliche Schutzausrüstungen zur Verfügung zu stellen.

Dritter Abschnitt
Erste Hilfe

§ 24 Allgemeine Pflichten des Unternehmers

(1) Der Unternehmer hat dafür zu sorgen, dass zur Ersten Hilfe und zur Rettung aus Gefahr die erforderlichen Einrichtungen und Sachmittel sowie das erforderliche Personal zur Verfügung stehen.

(2) Der Unternehmer hat dafür zu sorgen, dass nach einem Unfall unverzüglich Erste Hilfe geleistet und eine erforderliche ärztliche Versorgung veranlasst wird.

(3) Der Unternehmer hat dafür zu sorgen, dass Verletzte sachkundig transportiert werden.

(4) Der Unternehmer hat im Rahmen seiner Möglichkeiten darauf hinzuwirken, dass Versicherte

1. einem Durchgangsarzt vorgestellt werden, es sei denn, dass der erstbehandelnde Arzt festgestellt hat, dass die Verletzung nicht über den Unfalltag hinaus zur Arbeitsunfähigkeit führt oder die Behandlungsbedürftigkeit voraussichtlich nicht mehr als eine Woche beträgt,
2. bei einer schweren Verletzung einem der von den Unfallversicherungsträgern bezeichneten Krankenhäuser zugeführt werden,
3. bei Vorliegen einer Augen- oder Hals-, Nasen-, Ohrenverletzung dem nächsterreichbaren Arzt des entsprechenden Fachgebiets zugeführt werden, es sei denn, dass sich die Vorstellung durch eine ärztliche Erstversorgung erübrigt hat.

(5) Der Unternehmer hat dafür zu sorgen, dass den Versicherten durch Aushänge der Unfallversicherungsträger oder in anderer geeigneter schriftlicher Form Hinweise über die Erste Hilfe und Angaben über Notruf, Erste-Hilfe- und Rettungs-Einrichtungen, über das Erste-Hilfe-Personal sowie über herbeizuziehende Ärzte und anzufahrende Krankenhäuser gemacht werden. Die Hinweise und die Angaben sind aktuell zu halten.

(6) Der Unternehmer hat dafür zu sorgen, dass jede Erste-Hilfe-Leistung dokumentiert und diese Dokumentation fünf Jahre lang verfügbar gehalten wird. Die Dokumente sind vertraulich zu behandeln.

(7) Der Schulsachkostenträger als Unternehmer nach § 136 Absatz 3 Nummer 3 Alternative 2 Sozialgesetzbuch Siebtes Buch (SGB VII) hat den Schulhoheitsträger bei der Durchführung von Maßnahmen zur Sicherstellung einer wirksamen Ersten Hilfe für Versicherte nach § 2 Absatz 1 Nummer 8 Buchstabe b SGB VII zu unterstützen.

§ 25 Erforderliche Einrichtungen und Sachmittel

(1) Der Unternehmer hat unter Berücksichtigung der betrieblichen Verhältnisse durch Meldeeinrichtungen und organisatorische Maßnahmen dafür zu sorgen, dass unverzüglich die notwendige Hilfe herbeigerufen und an den Einsatzort geleitet werden kann.

(2) Der Unternehmer hat dafür zu sorgen, dass Mittel zur Ersten Hilfe jederzeit schnell erreichbar und leicht zugänglich in geeigneten Behältnissen, gegen schädigende Einflüsse geschützt, in ausreichender Menge bereitgehalten sowie rechtzeitig ergänzt und erneuert werden.

(3) Der Unternehmer hat dafür zu sorgen, dass unter Berücksichtigung der betrieblichen Verhältnisse Rettungsgeräte und Rettungstransportmittel bereitgehalten werden.

(4) Der Unternehmer hat dafür zu sorgen, dass mindestens ein mit Rettungstransportmitteln leicht erreichbarer Erste-Hilfe-Raum oder eine vergleichbare Einrichtung

1. in einer Betriebsstätte mit mehr als 1000 dort beschäftigten Versicherten,
2. in einer Betriebsstätte mit 1000 oder weniger, aber mehr als 100 dort beschäftigten Versicherten, wenn ihre Art und das Unfallgeschehen nach Art, Schwere und Zahl der Unfälle einen gesonderten Raum für die Erste Hilfe erfordern,
3. auf einer Baustelle mit mehr als 50 dort beschäftigten Versicherten

vorhanden ist. Nummer 3 gilt auch, wenn der Unternehmer zur Erbringung einer Bauleistung aus einem von ihm übernommenen Auftrag Arbeiten an andere Unternehmen vergeben hat und insgesamt mehr als 50 Versicherte gleichzeitig tätig werden.

(5) In Kindertageseinrichtungen, allgemein bildenden und berufsbildenden Schulen sowie Hochschulen hat der Unternehmer geeignete Liegemöglichkeiten oder geeignete Räume mit Liegemöglichkeit zur Erstversorgung von Verletzten in der erforderlichen Anzahl vorzuhalten.

§ 26 Zahl und Ausbildung der Ersthelfer

(1) Der Unternehmer hat dafür zu sorgen, dass für die Erste-Hilfe-Leistung Ersthelfer mindestens in folgender Zahl zur Verfügung stehen:

1. Bei 2 bis zu 20 anwesenden Versicherten ein Ersthelfer,
2. bei mehr als 20 anwesenden Versicherten
   a.) in Verwaltungs- und Handelsbetrieben 5 %,

DGUV Vorschrift 1

b.) in sonstigen Betrieben 10 %,
c.) in Kindertageseinrichtungen ein Ersthelfer je Kindergruppe,
d.) in Hochschulen 10 % der Versicherten nach § 2 Absatz 1 Nummer 1 Sozialgesetzbuch Siebtes Buch (SGB VII).

Von der Zahl der Ersthelfer nach Nummer 2 kann im Einvernehmen mit dem Unfallversicherungsträger unter Berücksichtigung der Organisation des betrieblichen Rettungswesens und der Gefährdung abgewichen werden.

(2) Der Unternehmer darf als Ersthelfer nur Personen einsetzen, die bei einer von dem Unfallversicherungsträger für die Ausbildung zur Ersten Hilfe ermächtigten Stelle ausgebildet worden sind oder über eine sanitätsdienstliche/ rettungsdienstliche Ausbildung oder eine abgeschlossene Ausbildung in einem Beruf des Gesundheitswesens verfügen. Die Voraussetzungen für die Ermächtigung sind in der Anlage 2 zu dieser Unfallverhütungsvorschrift geregelt.

(3) Der Unternehmer hat dafür zu sorgen, dass die Ersthelfer in der Regel in Zeitabständen von zwei Jahren fortgebildet werden. Für die Fortbildung gilt Absatz 2 entsprechend. Personen mit einer sanitätsdienstlichen / rettungsdienstlichen Ausbildung oder einer entsprechenden Qualifikation in einem Beruf des Gesundheitswesens gelten als fortgebildet, wenn sie an vergleichbaren Fortbildungsveranstaltungen regelmäßig teilnehmen oder bei ihrer beruflichen oder ehrenamtlich sanitätsdienstlichen / rettungsdienstlichen Tätigkeit regelmäßig Erste-Hilfe-Maßnahmen durchführen. Der Unternehmer hat sich

Nachweise über die Fortbildung vorlegen zu lassen.

(4) Ist nach Art des Betriebes, insbesondere auf Grund des Umganges mit Gefahrstoffen, damit zu rechnen, dass bei Unfällen Maßnahmen erforderlich werden, die nicht Gegenstand der allgemeinen Ausbildung zum Ersthelfer gemäß Absatz 2 sind, hat der Unternehmer für die erforderliche zusätzliche Aus- und Fortbildung zu sorgen.

(5) Die Absätze 1 bis 4 gelten nicht für Unternehmer hinsichtlich der nach § 2 Absatz 1 Nummer 8 Buchstabe b Sozialgesetzbuch Siebtes Buch (SGB VII) Versicherten.

§ 27 Zahl und Ausbildung der Betriebssanitäter

(1) Der Unternehmer hat dafür zu sorgen, dass mindestens ein Betriebssanitäter zur Verfügung steht, wenn

1. in einer Betriebsstätte mehr als 1500 Versicherte nach § 2 Absatz 1 Nummer 1 Sozialgesetzbuch Siebtes Buch (SGB VII) anwesend sind,
2. in einer Betriebsstätte 1500 oder weniger, aber mehr als 250 Versicherte nach § 2 Absatz 1 Nummer 1 SGB VII anwesend sind und Art, Schwere und Zahl der Unfälle den Einsatz von Sanitätspersonal erfordern,
3. auf einer Baustelle mehr als 100 Versicherte nach § 2 Absatz 1 Nummer 1 SGB VII anwesend sind.

Nummer 3 gilt auch, wenn der Unternehmer zur Erbringung einer Bauleistung aus einem von ihm übernommenen Auftrag Arbeiten an andere

Unternehmer vergibt und insgesamt mehr als 100 Versicherte gleichzeitig tätig werden.

(2) In Betrieben nach Absatz 1 Satz 1 Nummer 1 kann im Einvernehmen mit dem Unfallversicherungsträger von Betriebssanitätern abgesehen werden, sofern nicht nach Art, Schwere und Zahl der Unfälle ihr Einsatz erforderlich ist. Auf Baustellen nach Absatz 1 Satz 1 Nummer 3 kann im Einvernehmen mit dem Unfallversicherungsträger unter Berücksichtigung der Erreichbarkeit des Unfallortes und der Anbindung an den öffentlichen Rettungsdienst von Betriebssanitätern abgesehen werden.

(3) Der Unternehmer darf als Betriebssanitäter nur Personen einsetzen, die von Stellen ausgebildet worden sind, welche von dem Unfallversicherungsträger in personeller, sachlicher und organisatorischer Hinsicht als geeignet beurteilt werden.

(4) Der Unternehmer darf als Betriebssanitäter nur Personen einsetzen, die

1. an einer Grundausbildung und
2. an einem Aufbaulehrgang

für den betrieblichen Sanitätsdienst teilgenommen haben.

Als Grundausbildung gilt auch eine mindestens gleichwertige Ausbildung oder eine die Sanitätsaufgaben einschließende Berufsausbildung.

(5) Für die Teilnahme an dem Aufbaulehrgang nach Absatz 4 Satz 1 Nummer 2 darf die Teilnahme an der Ausbildung nach Absatz 4 Satz 1 Nummer 1 nicht mehr als zwei Jahre zurückliegen; soweit auf Grund der Ausbildung eine entsprechende berufliche Tätigkeit aus-

geübt wurde, ist die Beendigung derselben maßgebend.

(6) Der Unternehmer hat dafür zu sorgen, dass die Betriebssanitäter regelmäßig innerhalb von drei Jahren fortgebildet werden. Für die Fortbildung gilt Absatz 3 entsprechend.

§ 28 Unterstützungspflichten der Versicherten

(1) Im Rahmen ihrer Unterstützungspflichten nach § 15 Absatz 1 haben sich Versicherte zum Ersthelfer ausbilden und in der Regel in Zeitabständen von zwei Jahren fortbilden zu lassen. Sie haben sich nach der Ausbildung für Erste-Hilfe-Leistungen zur Verfügung zu stellen. Die Versicherten brauchen den Verpflichtungen nach den Sätzen 1 und 2 nicht nachzukommen, soweit persönliche Gründe entgegenstehen.

(2) Versicherte haben unverzüglich jeden Unfall der zuständigen betrieblichen Stelle zu melden; sind sie hierzu nicht im Stande, liegt die Meldepflicht bei dem Betriebsangehörigen, der von dem Unfall zuerst erfährt.

Vierter Abschnitt
Persönliche Schutzausrüstungen

§ 29 Bereitstellung

(1) Der Unternehmer hat gemäß § 2 der PSA-Benutzungsverordnung den Versicherten geeignete persönliche Schutzausrüstungen bereitzustellen; vor der Bereitstellung hat er die Versicherten anzuhören.

(2) Der Unternehmer hat dafür zu sorgen, dass die persönlichen Schutzausrüs-

tungen den Versicherten in ausreichender Anzahl zur persönlichen Verwendung für die Tätigkeit am Arbeitsplatz zur Verfügung gestellt werden. Für die bereitgestellten persönlichen Schutzausrüstungen müssen EG-Konformitätserklärungen vorliegen. Satz 2 gilt nicht für Hautschutzmittel.

§ 30 Benutzung

(1) Der Unternehmer hat dafür zu sorgen, dass persönliche Schutzausrüstungen entsprechend bestehender Tragezeitbegrenzungen und Gebrauchsdauern bestimmungsgemäß benutzt werden.

(2) Die Versicherten haben die persönlichen Schutzausrüstungen bestimmungsgemäß zu benutzen, regelmäßig auf ihren ordnungsgemäßen Zustand zu prüfen und festgestellte Mängel dem Unternehmer unverzüglich zu melden.

§ 31 Besondere Unterweisungen

Für persönliche Schutzausrüstungen, die gegen tödliche Gefahren oder bleibende Gesundheitsschäden schützen sollen, hat der Unternehmer die nach § 3 Absatz 2 der PSA-Benutzungsverordnung bereitzuhaltende Benutzungsinformation den Versicherten im Rahmen von Unterweisungen mit Übungen zu vermitteln.

Fünftes Kapitel
Ordnungswidrigkeiten

§ 32 Ordnungswidrigkeiten

Ordnungswidrig im Sinne des § 209 Absatz 1 Nummer 1 Sozialgesetzbuch Siebtes Buch (SGB VII) handelt, wer vorsätzlich oder fahrlässig den Bestimmungen der

§ 2 Abs. 5,
§ 12 Abs. 2,
§ 15 Abs. 2,
§ 20 Abs. 1,
§ 24 Abs. 6,
§ 25 Abs. 1, 4 Nr. 1 oder 3,
§ 26 Abs. 1 Satz 1 oder Abs. 2 Satz 1,
§ 27 Abs. 1 Satz 1 Nr. 1 oder 3, Abs. 3,
§ 29 Abs. 2 Satz 2 oder
§ 30

zuwiderhandelt.

Sechstes Kapitel
Aufhebung von Unfallverhütungsvorschriften

§ 33 Aufhebung von Unfallverhütungsvorschriften

Folgende Unfallverhütungsvorschrift wird aufgehoben:
„Grundsätze der Prävention" (BGV A1) vom 1. Januar 2004

Siebtes Kapitel
Inkrafttreten

§ 34 Inkrafttreten

Diese Unfallverhütungsvorschrift tritt am 1. Oktober 2014 in Kraft.

Auf den Abdruck der Anlagen wird verzichtet.

DGUV Vorschrift 2
Betriebsärzte und Fachkräfte für Arbeitssicherheit

Fassung: Januar 2011
Stand: Februar 2012

Erstes Kapitel
Allgemeine Vorschriften

§ 1 Geltungsbereich

Diese Unfallverhütungsvorschrift bestimmt näher die Maßnahmen, die der Unternehmer zur Erfüllung der sich aus dem Gesetz über Betriebsärzte, Sicherheitsingenieure und andere Fachkräfte für Arbeitssicherheit (Arbeitssicherheitsgesetz) ergebenden Pflichten zu treffen hat.

§ 2 Bestellung

(1) Der Unternehmer hat Betriebsärzte und Fachkräfte für Arbeitssicherheit zur Wahrnehmung der in den §§ 3 und 6 des Arbeitssicherheitsgesetzes bezeichneten Aufgaben schriftlich nach Maßgabe der nachfolgenden Bestimmungen zu bestellen. Der Unternehmer hat dem Unfallversicherungsträger auf Verlangen nachzuweisen, wie er die Verpflichtung nach Satz 1 erfüllt hat.

(2) Bei Betrieben mit bis zu 10 Beschäftigten richtet sich der Umfang der betriebsärztlichen und sicherheitstechnischen Betreuung nach Anlage 1.

(3) Bei Betrieben mit mehr als 10 Beschäftigten gelten die Bestimmungen nach Anlage 2.

(4) Abweichend von den Absätzen 2 und 3 kann der Unternehmer nach Maßgabe von Anlage 3 ein alternatives Betreuungsmodell wählen, wenn er aktiv in das Betriebsgeschehen eingebunden ist und die Zahl der Beschäftigten bis zu 50 beträgt.

(5) Bei der Berechnung der Zahl der Beschäftigten sind jährliche Durchschnittszahlen zugrunde zu legen; bei der Berechnung des Schwellenwertes in den Absätzen 2, 3 und 4 findet die Regelung des § 6 Abs. 1 Satz 4 des Arbeitsschutzgesetzes entsprechende Anwendung.

(6) Der Unfallversicherungsträger kann im Einzelfall im Einvernehmen mit der nach § 12 Arbeitssicherheitsgesetz zuständigen Behörde Abweichungen von den Absätzen 2, 3 und 4 zulassen, soweit im Betrieb die Unfall- und Gesundheitsgefahren vom Durchschnitt abweichen und die abweichende Festsetzung mit dem Schutz der Beschäftigten vereinbar ist. Als Vergleichsmaßstab dienen Betriebe der gleichen Art.

§ 3 Arbeitsmedizinische Fachkunde

Der Unternehmer kann die erforderliche arbeitsmedizinische Fachkunde als gegeben ansehen bei Ärzten, die nachweisen, dass sie berechtigt sind,

1. die Gebietsbezeichnung „Arbeitsmedizin"

oder

2. die Zusatzbezeichnung „Betriebsmedizin"

zu führen.

§ 4 Sicherheitstechnische Fachkunde

(1) Der Unternehmer kann die erforderliche sicherheitstechnische Fachkunde von Fachkräften für Arbeitssicherheit als nachgewiesen ansehen, wenn diese den in den Absätzen 2 bis 5 festgelegten Anforderungen genügen.

(2) Sicherheitsingenieure erfüllen die Anforderungen, wenn sie

1. berechtigt sind, die Berufsbezeichnung Ingenieur zu führen, oder einen Bachelor- oder Masterabschluss der Studienrichtung Ingenieurwissenschaften erworben haben,
2. danach eine praktische Tätigkeit in diesem Beruf mindestens zwei Jahre lang ausgeübt und
3. einen staatlichen oder von Unfallversicherungsträgern veranstalteten Ausbildungslehrgang oder einen staatlich oder von Unfallversicherungsträgern anerkannten Ausbildungslehrgang eines anderen Ausbildungsträgers mit Erfolg abgeschlossen haben.

Sicherheitsingenieure, die auf Grund ihrer Hochschul-/Fachhochschulausbildung berechtigt sind, die Berufsbezeichnung Sicherheitsingenieur zu führen, und eine einjährige praktische Tätigkeit als Ingenieur ausgeübt haben, erfüllen ebenfalls die Anforderungen.

(3) In der Funktion als Sicherheitsingenieur können auch Personen tätig werden, die über gleichwertige Qualifikationen verfügen.

(4) Sicherheitstechniker erfüllen die Anforderungen, wenn sie

1. eine Prüfung als staatlich anerkannter Techniker erfolgreich abgelegt haben,
2. danach eine praktische Tätigkeit als Techniker mindestens zwei Jahre lang ausgeübt haben und
3. einen staatlichen oder von Unfallversicherungsträgern veranstalteten Ausbildungslehrgang oder einen staatlichen oder von Unfallversicherungsträgern anerkannten Ausbildungslehrgang eines anderen Veranstaltungsträgers mit Erfolg abgeschlossen haben.

Die Anforderungen erfüllt auch, wer ohne Prüfung als staatlich anerkannter Techniker mindestens vier Jahre lang als Techniker tätig war und einen staatlichen oder von Unfallversicherungsträgern veranstalteten Ausbildungslehrgang oder einen staatlich oder von Unfallversicherungsträgern anerkannten Ausbildungslehrgang eines anderen Veranstaltungsträgers mit Erfolg abgeschlossen hat.

(5) Sicherheitsmeister erfüllen die Anforderungen, wenn sie

1. die Meisterprüfung erfolgreich abgelegt haben,
2. danach eine praktische Tätigkeit als Meister mindestens zwei Jahre lang ausgeübt haben und
3. einen staatlichen oder von Unfallversicherungsträgern veranstalteten Ausbildungslehrgang oder

einen staatlich oder von Unfallversicherungsträgern anerkannten Ausbildungslehrgang eines anderen Veranstaltungsträgers mit Erfolg abgeschlossen haben.

Die Anforderungen erfüllt auch, wer ohne Meisterprüfung mindestens vier Jahre lang als Meister oder in gleichwertiger Funktion tätig war und einen staatlichen oder von Unfallversicherungsträgern veranstalteten Ausbildungslehrgang oder einen staatlich oder von Unfallversicherungsträgern anerkannten Ausbildungslehrgang eines anderen Veranstaltungsträgers mit Erfolg abgeschlossen hat.

(6) Der Ausbildungslehrgang nach den Absätzen 2, 4 und 5 umfasst die Ausbildungsstufe I (Grundausbildung), Ausbildungsstufe II (vertiefende Ausbildung), Ausbildungsstufe III (bereichsbezogene Ausbildung) und das begleitende Praktikum. Bestandteile der Ausbildungsstufe III sind die nachfolgenden Rahmenthemen:

- biologische Sicherheit,
- Erzeugung, Bearbeitung, Verarbeitung und Veredelung von Werk- und Baustoffen,
- Gefährdung / Belastung bestimmter Personengruppen.

(7) Bei einem Wechsel einer Fachkraft für Arbeitssicherheit, die die Ausbildungsstufe III (bereichsbezogene Ausbildung) entsprechend den Festlegungen eines anderen Unfallversicherungsträgers absolviert hat, in eine andere Branche hat der Unternehmer dafür zu sorgen, dass die Fachkraft für Arbeitssicherheit die erforderlichen bereichsbezogenen Kenntnisse durch Fortbildung erwirbt. Der Unfallversicherungsträger entscheidet über den erforderlichen Umfang an Fortbildung unter Berücksichtigung der Inhalte seiner Ausbildungsstufe III.

§ 5 Bericht

Der Unternehmer hat die gemäß § 2 dieser Unfallverhütungsvorschrift bestellten Betriebsärzte und Fachkräfte für Arbeitssicherheit zu verpflichten, über die Erfüllung der übertragenen Aufgaben regelmäßig schriftlich zu berichten. Die Berichte sollen auch über die Zusammenarbeit der Betriebsärzte und Fachkräfte für Arbeitssicherheit Auskunft geben.

Zweites Kapitel
Übergangsbestimmungen

§ 6 Übergangsbestimmungen

(1) Der Unternehmer kann abweichend von § 3 davon ausgehen, dass Ärzte über die erforderliche Fachkunde verfügen, wenn sie

1. eine Bescheinigung der zuständigen Ärztekammer darüber besitzen, dass sie vor dem 1. Januar 1985 ein Jahr klinisch oder poliklinisch tätig gewesen sind und an einem arbeitsmedizinischen Einführungslehrgang teilgenommen haben,

und

2. a) bis zum 31. Dezember 1985 mindestens 500 Stunden innerhalb eines Jahres betriebsärztlich tätig waren

oder

b) bis zum 31. Dezember 1987 einen dreimonatigen Kurs über Arbeitsmedizin absolviert haben und über die Voraussetzungen nach Nummer 2 Buchstabe a) oder b) eine von der zuständigen Ärztekammer erteilte Bescheinigung beibringen.

Die Bescheinigung der zuständigen Ärztekammer muss vor dem 31. Dezember 1996 ausgestellt worden sein.

(2) Der Nachweis der Fachkunde nach § 4 Abs. 2 bis 5 gilt als erbracht, wenn eine Fachkraft für Arbeitssicherheit im Zeitpunkt des Inkrafttretens dieser Unfallverhütungsvorschrift als solche tätig ist und die Fachkundevoraussetzungen der Unfallverhütungsvorschrift „Fachkräfte für Arbeitssicherheit" (BGV A6) vom 1. September 1995 in der Fassung vom 1. Oktober 2003 vorliegen.

(3) entfällt

(4) entfällt

Drittes Kapitel
Inkrafttreten und Außerkrafttreten

§ 7 Inkrafttreten und Außerkrafttreten

Diese Unfallverhütungsvorschrift tritt am 1. Januar 2011 in Kraft. Gleichzeitig tritt die Unfallverhütungsvorschrift „Betriebsärzte und Fachkräfte für Arbeitssicherheit" (BGV A2) vom 1. Oktober 2005 in der Fassung vom 1. Januar 2009 außer Kraft.

Auf den Abdruck der Anlagen wird verzichtet.

DGUV Vorschrift 3 (früher BGV A3)*
Unfallverhütungsvorschrift
Elektrische Anlagen und Betriebsmittel

Fassung: Januar 2005

§ 1 Geltungsbereich

(1) Diese Unfallverhütungsvorschrift gilt für elektrische Anlagen und Betriebsmittel.

(2) Diese Unfallverhütungsvorschrift gilt auch für nichtelektrotechnische Arbeiten in der Nähe elektrischer Anlagen und Betriebsmittel.

§ 2 Begriffe

(1) Elektrische Betriebsmittel im Sinne dieser Unfallverhütungsvorschrift sind alle Gegenstände, die als Ganzes oder in einzelnen Teilen dem Anwenden elektrischer Energie (z. B. Gegenstände zum Erzeugen, Fortleiten, Verteilen, Speichern, Messen, Umsetzen und Verbrauchen) oder dem Übertragen, Verteilen und Verarbeiten von Informationen (z. B. Gegenstände der Fernmelde- und Informationstechnik) dienen. Den elektrischen Betriebsmitteln werden gleichgesetzt Schutz- und Hilfsmittel, soweit an diese Anforderungen hinsichtlich der elektrischen Sicherheit gestellt werden. Elektrische Anlagen werden durch Zusammenschluss elektrischer Betriebsmittel gebildet.

(2) Elektrotechnische Regeln im Sinne dieser Unfallverhütungsvorschrift sind die allgemein anerkannten Regeln der Elektrotechnik, die in den VDE-Bestimmungen enthalten sind, auf die die Berufsgenossenschaft in ihrem Mitteilungsblatt verwiesen hat. Eine elektrotechnische Regel gilt als eingehalten, wenn eine ebenso wirksame andere Maßnahme getroffen wird; der Berufsgenossenschaft ist auf Verlangen nachzuweisen, dass die Maßnahme ebenso wirksam ist.

(3) Als Elektrofachkraft im Sinne dieser Unfallverhütungsvorschrift gilt, wer auf Grund seiner fachlichen Ausbildung, Kenntnisse und Erfahrungen sowie Kenntnis der einschlägigen Bestimmungen die ihm übertragenen Arbeiten beurteilen und mögliche Gefahren erkennen kann.

§ 3 Grundsätze

(1) Der Unternehmer hat dafür zu sorgen, dass elektrische Anlagen und Betriebsmittel nur von einer Elektrofachkraft oder unter Leitung und Aufsicht einer Elektrofachkraft den elektrotechnischen Regeln entsprechend errichtet,

---

* Seit 01. Mai 2014 gilt eine neue Systematik bei der Nummerierung der Unfallverhütungsvorschriften. Die DGUV Vorschrift 3 entspricht der BGV A3, die Inhalte sind unverändert.

geändert und instand gehalten werden. Der Unternehmer hat ferner dafür zu sorgen, dass die elektrischen Anlagen und Betriebsmittel den elektrotechnischen Regeln entsprechend betrieben werden.

(2) Ist bei einer elektrischen Anlage oder einem elektrischen Betriebsmittel ein Mangel festgestellt worden, d. h., entsprechen sie nicht oder nicht mehr den elektrotechnischen Regeln, so hat der Unternehmer dafür zu sorgen, dass der Mangel unverzüglich behoben wird und, falls bis dahin eine dringende Gefahr besteht, dafür zu sorgen, dass die elektrische Anlage oder das elektrische Betriebsmittel im mangelhaften Zustand nicht verwendet werden.

§ 4 Grundsätze beim Fehlen elektrotechnischer Regeln

(1) Soweit hinsichtlich bestimmter elektrischer Anlagen und Betriebsmittel keine oder zur Abwendung neuer oder bislang nicht festgestellter Gefahren nur unzureichende elektrotechnische Regeln bestehen, hat der Unternehmer dafür zu sorgen, dass die Bestimmungen der nachstehenden Absätze eingehalten werden.

(2) Elektrische Anlagen und Betriebsmittel müssen sich in sicherem Zustand befinden und sind in diesem Zustand zu erhalten.

(3) Elektrische Anlagen und Betriebsmittel dürfen nur benutzt werden, wenn sie den betrieblichen und örtlichen Sicherheitsanforderungen im Hinblick auf Betriebsart und Umgebungseinflüsse genügen.

(4) Die aktiven Teile elektrischer Anlagen und Betriebsmittel müssen entsprechend ihrer Spannung, Frequenz, Verwendungsart und ihrem Betriebsort durch Isolierung, Lage, Anordnung oder fest angebrachte Einrichtungen gegen direktes Berühren geschützt sein.

(5) Elektrische Anlagen und Betriebsmittel müssen so beschaffen sein, dass bei Arbeiten und Handhabungen, bei denen aus zwingenden Gründen der Schutz gegen direktes Berühren nach Absatz 4 aufgehoben oder unwirksam gemacht werden muss,

- der spannungsfreie Zustand der aktiven Teile hergestellt und sichergestellt werden kann oder
- die aktiven Teile unter Berücksichtigung von Spannung, Frequenz, Verwendungsart und Betriebsort durch zusätzliche Maßnahmen gegen direktes Berühren geschützt werden können.

(6) Bei elektrischen Betriebsmitteln, die in Bereichen bedient werden müssen, wo allgemein ein vollständiger Schutz gegen direktes Berühren nicht gefordert wird oder nicht möglich ist, muss bei benachbarten aktiven Teilen mindestens ein teilweiser Schutz gegen direktes Berühren vorhanden sein.

(7) Die Durchführung der Maßnahmen nach Absatz 5 muss ohne Gefährdung, z. B. durch Körperdurchströmung oder durch Lichtbogenbildung, möglich sein.

(8) Elektrische Anlagen und Betriebsmittel müssen entsprechend ihrer Spannung, Frequenz, Verwendungsart und ihrem Betriebsort Schutz bei indirektem Berühren aufweisen, so dass auch im Fall eines Fehlers in der elektrischen Anlage oder in dem elektrischen Betriebs-

mittel Schutz gegen gefährliche Berührungsspannungen vorhanden ist.

§ 5 Prüfungen

(1) Der Unternehmer hat dafür zu sorgen, dass die elektrischen Anlagen und Betriebsmittel auf ihren ordnungsgemäßen Zustand geprüft werden

1. vor der ersten Inbetriebnahme und nach einer Änderung oder Instandsetzung vor der Wiederinbetriebnahme durch eine Elektrofachkraft oder unter Leitung und Aufsicht einer Elektrofachkraft und
2. in bestimmten Zeitabständen.

Die Fristen sind so zu bemessen, dass entstehende Mängel, mit denen gerechnet werden muss, rechtzeitig festgestellt werden.

(2) Bei der Prüfung sind die sich hierauf beziehenden elektrotechnischen Regeln zu beachten.

(3) Auf Verlangen der Berufsgenossenschaft ist ein Prüfbuch mit bestimmten Eintragungen zu führen.

(4) Die Prüfung vor der ersten Inbetriebnahme nach Absatz 1 ist nicht erforderlich, wenn dem Unternehmer vom Hersteller oder Errichter bestätigt wird, dass die elektrischen Anlagen und Betriebsmittel den Bestimmungen dieser Unfallverhütungsvorschrift entsprechend beschaffen sind.

§ 6 Arbeiten an aktiven Teilen

(1) An unter Spannung stehenden aktiven Teilen elektrischer Anlagen und Betriebsmittel darf, abgesehen von den Festlegungen in § 8, nicht gearbeitet werden.

(2) Vor Beginn der Arbeiten an aktiven Teilen elektrischer Anlagen und Betriebsmittel muss der spannungsfreie Zustand hergestellt und für die Dauer der Arbeiten sichergestellt werden.

(3) Absatz 2 gilt auch für benachbarte aktive Teile der elektrischen Anlage oder des elektrischen Betriebsmittels, wenn diese

- nicht gegen direktes Berühren geschützt sind oder
- nicht für die Dauer der Arbeiten unter Berücksichtigung von Spannung, Frequenz, Verwendungsart und Betriebsort durch Abdecken oder Abschranken gegen direktes Berühren geschützt worden sind.

(4) Absatz 2 gilt auch für das Bedienen elektrischer Betriebsmittel, die aktiven unter Spannung stehenden Teilen benachbart sind, wenn diese nicht gegen direktes Berühren geschützt sind.

§ 7 Arbeiten in der Nähe aktiver Teile

In der Nähe aktiver Teile elektrischer Anlagen und Betriebsmittel, die nicht gegen direktes Berühren geschützt sind, darf, abgesehen von den Festlegungen in § 8, nur gearbeitet werden, wenn

- deren spannungsfreier Zustand hergestellt und für die Dauer der Arbeiten sichergestellt ist,
- die aktiven Teile für die Dauer der Arbeiten, insbesondere unter Berücksichtigung von Spannung, Betriebsort, Art der Arbeit und der verwendeten Arbeitsmittel, durch Abdecken oder Abschranken geschützt worden sind oder

DGUV Vorschrift 3

– bei Verzicht auf vorstehende Maßnahmen die zulässigen Annäherungen nicht unterschritten werden.

§ 8 Zulässige Abweichungen

Von den Forderungen der §§ 6 und 7 darf abgewichen werden, wenn

1. durch die Art der Anlage eine Gefährdung durch Körperdurchströmung oder durch Lichtbogenbildung ausgeschlossen ist
oder
2. aus zwingenden Gründen der spannungsfreie Zustand nicht hergestellt werden kann, soweit dabei
   - durch die Art der bei diesen Arbeiten verwendeten Hilfsmittel oder Werkzeuge eine Gefährdung durch Körperdurchströmung oder durch Lichtbogenbildung ausgeschlossen ist,
   - der Unternehmer mit diesen Arbeiten nur Personen beauftragt, die für diese Arbeiten an unter Spannung stehenden aktiven Teilen fachlich geeignet sind und
   - der Unternehmer weitere technische, organisatorische und persönliche Sicherheitsmaßnahmen festlegt und durchführt, die einen ausreichenden Schutz gegen eine Gefährdung durch Körperdurchströmung oder durch Lichtbogenbildung sicherstellen.

§ 9 Ordnungswidrigkeiten

Ordnungswidrig im Sinne des § 209 Abs. 1 Nr. 1 Siebtes Buch Sozialgesetzbuch (SGB VII) handelt, wer vorsätzlich oder fahrlässig den Vorschriften der

– § 3,
– § 5 Abs. 1 bis 3,
– §§ 6, 7

zuwiderhandelt.

§ 10 Inkrafttreten

Diese Unfallverhütungsvorschrift tritt am 1. April 1979 in Kraft. Gleichzeitig tritt die Unfallverhütungsvorschrift „Elektrische Anlagen und Betriebsmittel" (VBG 4) in der Fassung vom 1. Januar 1962 außer Kraft.

Auf den Abdruck der Anlagen wird verzichtet.

DGUV Vorschrift 11 (früher BGV B2)*
Unfallverhütungsvorschrift
Laserstrahlung

Fassung: Januar 1997

I. Geltungsbereich

§ 1 Geltungsbereich

Diese Unfallverhütungsvorschrift gilt für die Erzeugung, Übertragung und Anwendung von Laserstrahlung. Die Vorschriften der Medizingeräteverordnung bleiben unberührt.

II. Begriffsbestimmungen

§ 2 Begriffsbestimmungen

(1) **Lasereinrichtungen** im Sinne dieser Unfallverhütungsvorschrift sind Geräte, Anlagen oder Versuchsaufbauten, mit denen Laserstrahlung erzeugt, übertragen oder angewendet wird.

(2) **Laserstrahlung** im Sinne dieser Unfallverhütungsvorschrift ist jede elektromagnetische Strahlung mit Wellenlängen im Bereich zwischen 100 nm und 1 mm, die als Ergebnis kontrollierter stimulierter Emission entsteht.

(3) **Die Klasse einer Lasereinrichtung** im Sinne dieser Unfallverhütungsvorschrift kennzeichnet das durch die zugängliche Laserstrahlung bedingte Gefährdungspotential nach Maßgabe folgender Bedingungen:

1. **Klasse 1:** Die zugängliche Laserstrahlung ist ungefährlich.

2. **Klasse 2:** Die zugängliche Laserstrahlung liegt nur im sichtbaren Spektralbereich (400 nm bis 700 nm). Sie ist bei kurzzeitiger Bestrahlungsdauer (bis 0,25 s) ungefährlich auch für das Auge.

3. **Klasse 3 A:** Die zugängliche Laserstrahlung wird für das Auge gefährlich, wenn der Strahlungsquerschnitt durch optische Instrumente verkleinert wird. Ist dies nicht der Fall, ist die ausgesandte Laserstrahlung im sichtbaren Spektralbereich (400 nm bis 700 nm) bei kurzzeitiger Bestrahlungsdauer (bis 0,25 s), in den anderen Spektralbereichen auch bei Langzeitbestrahlung, ungefährlich.

4. **Klasse 3 B:** Die zugängliche Laserstrahlung ist gefährlich für das Auge und in besonderen Fällen auch für die Haut.

5. **Klasse 4:** Die zugängliche Laserstrahlung ist sehr gefährlich für das Auge und gefährlich für die Haut. Auch diffus gestreute Strahlung kann gefährlich sein. Die Laserstrahlung kann Brand- oder Explosionsgefahr verursachen.

---

* Seit 01. Mai 2014 gilt eine neue Systematik bei der Nummerierung der Unfallverhütungsvorschriften. Die DGUV Vorschrift 11 entspricht der BGV B2, die Inhalt sind unverändert.

(4) **Der Grenzwert der zugänglichen Strahlung (GZS)** im Sinne dieser Unfallverhütungsvorschrift ist der Maximalwert, der für eine bestimmte Klasse nach den allgemein anerkannten Regeln der Technik zulässig ist.

(5) **Die maximal zulässige Bestrahlung (MZB)** im Sinne dieser Unfallverhütungsvorschrift stellt den Grenzwert für eine ungefährliche Bestrahlung des Auges oder der Haut dar.

(6) **Der Laserbereich** im Sinne dieser Unfallverhütungsvorschrift ist der Bereich, in welchem die Werte für die maximal zulässige Bestrahlung überschritten werden können.

III. Bau und Ausrüstung

§ 3 Allgemeines

(1) Der Unternehmer hat dafür zu sorgen, daß Lasereinrichtungen entsprechend den Bestimmungen dieses Abschnittes III beschaffen sind.

(2) Für Lasereinrichtungen, die unter den Anwendungsbereich der Richtlinie des Rates vom 14. Juni 1989 zur Angleichung der Rechtsvorschriften der Mitgliedstaaten für Maschinen (89/392/EWG), zuletzt geändert durch die Richtlinie des Rates vom 20. Juni 1991 (91/368/EWG), und der Richtlinie des Rates vom 30. November 1989 über Mindestvorschriften für Sicherheit und Gesundheitsschutz bei Benutzung von Arbeitsmitteln durch Arbeitnehmer bei der Arbeit (89/655/EWG) fallen, gelten die folgenden Bestimmungen.

(3) Für Lasereinrichtungen, die unter den Anwendungsbereich der Richtlinie 89/392/EWG fallen und nach dem 31. Dezember 1992 erstmals in Betrieb genommen werden, gelten anstatt der Beschaffenheitsanforderungen dieses Abschnittes die Beschaffenheitsanforderungen des Anhangs I der Richtlinie. Der Unternehmer darf diese Einrichtungen erstmals nur in Betrieb nehmen, wenn ihre Übereinstimmung mit den Bestimmungen der Richtlinie durch eine EG-Konformitätserklärung nach Anhang II sowie das EG-Zeichen nach Anhang III der Richtlinie nachgewiesen ist.

(4) Absatz 3 gilt nicht für Lasereinrichtungen, die den Anforderungen dieses Abschnittes entsprechen und bis zum 31. Dezember 1994 in den Verkehr gebracht worden sind.

(5) Lasereinrichtungen, die nicht unter Absatz 3 fallen, müssen spätestens am 1. Januar 1997 mindestens den Anforderungen der Richtlinie 89/655/EWG entsprechen.

§ 4 Lasereinrichtungen

(1) Lasereinrichtungen müssen den Klassen 1 bis 4 zugeordnet und entsprechend gekennzeichnet sein. Bei Änderung von Zuordnungsvoraussetzungen muß eine Änderung von Klassenzuordnung und -kennzeichnung vorgenommen werden.

(2) Lasereinrichtungen müssen entsprechend ihrer Klasse und Verwendung mit den für einen sicheren Betrieb erforderlichen Schutzeinrichtungen ausgerüstet sein.

(3) Lasereinrichtungen der Klassen 2 bis 4 müssen so eingerichtet sein, daß unbeabsichtigtes Strahlen verhindert ist.

(4) Optische Einrichtungen zur Beobachtung oder Einstellung an Lasereinrichtungen müssen so beschaffen sein, daß der Grenzwert der zugänglichen Strahlung für die Klasse 1 nicht überschritten wird.

(5) Optische Geräte, die vom Hersteller als Vorsatzgeräte für Lasereinrichtungen bestimmt sind, müssen, sofern sie nicht in einer klassifizierten Lasereinrichtung fest eingebaut sind, mit Angaben versehen sein, anhand deren die Änderung der Strahl- und Expositionsdaten einer Laserstrahlenquelle durch das Vorsatzgerät beurteilt werden kann.

(6) Lasereinrichtungen der Klassen 1 bis 3 A müssen so beschaffen sein, daß keine Vorsatzgeräte angebracht werden können, durch die sich Lasereinrichtungen der Klassen 3 B oder 4 ergeben würden.

IV. Betrieb

A. Gemeinsame Bestimmungen

§ 5 Anzeige

(1) Der Unternehmer hat den Betrieb von Lasereinrichtungen der Klassen 3 B oder 4 der Berufsgenossenschaft und der für den Arbeitsschutz zuständigen Behörde vor der ersten Inbetriebnahme anzuzeigen.

(2) Für den mobilen Einsatz von Lasereinrichtungen nach § 14 Abs. 1 genügt eine einmalige Anzeige.

§ 6 Laserschutzbeauftragte

(1) Der Unternehmer hat für den Betrieb von Lasereinrichtungen der Klassen 3 B oder 4 Sachkundige als Laserschutzbeauftragte schriftlich zu bestellen.

(2) Der Unternehmer hat dem Laserschutzbeauftragten folgende Aufgaben zu übertragen:

1. Überwachung des Betriebes der Lasereinrichtungen,
2. Unterstützung des Unternehmers hinsichtlich des sicheren Betriebs und der notwendigen Schutzmaßnahmen,
3. Zusammenarbeit mit den Fachkräften für Arbeitssicherheit bei der Erfüllung ihrer Aufgaben einschließlich Unterrichtung über wichtige Angelegenheiten des Laserstrahlenschutzes.

(3) Absatz 1 gilt nicht, wenn der Unternehmer der Berufsgenossenschaft nachweist, daß er selbst die erforderliche Sachkunde besitzt, und den Betrieb der Lasereinrichtungen selbst überwacht.

§ 7 Abgrenzung und Kennzeichnung von Laserbereichen

(1) Verläuft der Laserstrahl von Lasereinrichtungen der Klassen 2 oder 3 A im Arbeits- oder Verkehrsbereich, hat der Unternehmer dafür zu sorgen, daß der Laserbereich deutlich erkennbar und dauerhaft gekennzeichnet wird.

(2) Der Unternehmer hat dafür zu sorgen, daß Laserbereiche von Lasereinrichtungen der Klassen 3 B oder 4 während des Betriebes abgegrenzt und gekennzeichnet sind. Er hat außerdem dafür zu sorgen, daß in geschlossenen Räumen der Betrieb von Lasereinrichtungen der Klasse 4 an den Zugängen zu den Laserbereichen durch Warnleuchten angezeigt wird.

(3) Von den Absätzen 1 und 2 darf beim Einsatz von Laserstrahlung über größere Entfernung und im Freien abgewichen werden, wenn durch andere technische oder organisatorische Maßnahmen sichergestellt wird, daß Personen keiner Laserstrahlung oberhalb der maximal zulässigen Bestrahlung ausgesetzt sind.

§ 8 Schutzmaßnahmen beim Betrieb von Lasereinrichtungen

(1) Der Unternehmer hat durch technische oder organisatorische Maßnahmen dafür zu sorgen, daß eine Bestrahlung oberhalb der maximal zulässigen Bestrahlung, auch durch reflektierte oder gestreute Laserstrahlung, verhindert wird.

(2) Ist dies in Laserbereichen von Lasereinrichtungen der Klassen 3 B oder 4 nicht möglich, so hat der Unternehmer zum Schutz der Augen oder der Haut geeignete Augenschutzgeräte, Schutzkleidung oder Schutzhandschuhe zur Verfügung zu stellen.

(3) Der Unternehmer hat dafür zu sorgen, daß Versicherte, die Lasereinrichtungen der Klassen 2 bis 4 anwenden oder die sich in Laserbereichen von Lasereinrichtungen der Klassen 3 B oder 4 aufhalten, über das zu beachtende Verhalten unterwiesen worden sind.

(4) Die für einen sicheren Betrieb erforderlichen Schutzeinrichtungen und die persönlichen Schutzausrüstungen nach Absatz 2 sind von den Versicherten zu benutzen.

§ 9 Instandhaltung von Lasereinrichtungen

Ändert sich während der Instandhaltung die Klasse von Lasereinrichtungen, so hat der Unternehmer dafür zu sorgen, daß die Bestimmungen dieses Abschnittes für die höhere Klasse eingehalten werden.

§ 10 Nebenwirkungen der Laserstrahlung

(1) Der Unternehmer hat dafür zu sorgen, daß Schutzmaßnahmen getroffen sind, sofern die Energie- oder Leistungsdichte der Laserstrahlung eine Zündung brennbarer Stoffe oder explosionsfähiger Atmosphäre herbeiführen kann.

(2) Der Unternehmer hat dafür zu sorgen, daß Schutzmaßnahmen getroffen sind, sofern durch Einwirkung von Laserstrahlung gesundheitsgefährdende Gase, Dämpfe, Stäube, Nebel, explosionsfähige Gemische oder Sekundärstrahlungen entstehen können.

§ 11 Beschäftigungsbeschränkung

(1) Der Unternehmer darf Jugendliche in Laserbereichen, in denen Lasereinrichtungen der Klasse 3 B oder 4 betrieben werden, nicht beschäftigen.

(2) Absatz 1 gilt nicht für die Beschäftigung Jugendlicher über 16 Jahre, soweit

1. dies zur Erreichung ihres Ausbildungszieles erforderlich ist und
2. ihr Schutz durch Aufsicht eines Fachkundigen gewährleistet ist.

§ 12 Ärztliche Versorgung bei Augenschäden

Besteht Grund zu der Annahme, daß durch Laserstrahlung ein Augenschaden eingetreten ist, hat der Unternehmer dafür zu sorgen, daß der Versicherte unverzüglich einem Augenarzt vorgestellt wird.

B. Zusätzliche Bestimmungen für besondere Anwendungen

§ 13 Lasereinrichtungen für Vorführ- und Anzeigezwecke

(1) Bei Lasereinrichtungen, die für Vorführungen, Anzeigen, Schaustellungen und Darstellungen von Lichteffekten verwendet werden, hat der Unternehmer den Versicherten Anweisungen zu erteilen, wie die zugängliche Bestrahlung möglichst niedrig gehalten werden kann. Die Versicherten haben diese Anweisungen zu befolgen.

(2) Bei Lasereinrichtungen nach Absatz 1, bei denen Laserbereiche entstehen, hat der Unternehmer dafür zu sorgen, daß sich in diesen Bereichen nur Versicherte aufhalten, deren Anwesenheit dort erforderlich ist.

§ 14 Lasereinrichtungen für Leitstrahlverfahren und Vermessungsarbeiten

(1) Der Unternehmer hat dafür zu sorgen, daß für Leitstrahlverfahren und Vermessungsarbeiten nur folgende Lasereinrichtungen verwendet werden:

1. Lasereinrichtungen der Klassen 1, 2 oder 3 A,
2. Lasereinrichtungen der Klasse 3 B, die nur im sichtbaren Wellenlängenbereich (400 bis 700 nm) strahlen, eine maximale Ausgangsleistung von 5 mW haben und bei denen Strahlachse oder Strahlfläche so eingerichtet und gesichert sind, daß eine Gefährdung der Augen verhindert wird.

(2) Von Absatz 1 darf abgewichen werden, wenn der Unternehmer die beabsichtigte Verwendung stärkerer Lasereinrich-tungen und die hierbei zu treffenden Sicherheitsmaßnahmen der Berufsgenossenschaft mindestens 14 Tage vor Aufnahme der Arbeiten unter Angabe der Gründe schriftlich mitteilt und die Berufsgenossenschaft nicht widerspricht.

§ 15 Lasereinrichtungen für Unterrichtszwecke

(1) Der Unternehmer hat dafür zu sorgen, daß für Unterrichtszwecke nur Lasereinrichtungen der Klassen 1 oder 2 verwendet werden.

(2) Beim Betrieb von Lasereinrichtungen der Klasse 2 für Unterrichtszwecke hat der Unternehmer dafür zu sorgen, daß besondere Schutzmaßnahmen getroffen werden, insbesondere durch zusätzliche Leistungsbegrenzung, Abgrenzung, Kennzeichnung, spezielle Unterweisung und Unterrichtung.

(3) Die Absätze 1 und 2 gelten nicht für Lasereinrichtungen, die in der Lehre in Hochschulen, bei der individuellen Ausbildung und in der Erwachsenenbildung verwendet werden.

§ 16 Lasereinrichtungen für medizinische Anwendung

(1) Der Unternehmer hat dafür zu sorgen, daß bei der medizinischen Anwendung von Laserstrahlung im Bereich von Organen, Körperhöhlen und Tuben, die brennbare Gase oder Dämpfe enthalten können, Schutzmaßnahmen gegen Brand- und Explosionsgefahr getroffen werden.

(2) Müssen Instrumente bei medizinischer Anwendung in den Strahlengang gebracht werden, so hat der Unterneh-

mer solche Instrumente zur Verfügung zu stellen, die durch Formgebung und Material gefährliche Reflexionen weitgehend ausschließen.

(3) Wird Laserstrahlung zu medizinischen Zwecken eingesetzt, so hat der Unternehmer dafür zu sorgen, daß dabei verwendete optische Einrichtungen zur Beobachtung oder Einstellung mit geeigneten Schutzfiltern ausgerüstet sind, sofern die maximal zulässige Bestrahlung überschritten werden kann.

(4) Der Unternehmer hat bei der medizinischen Anwendung der Laserstrahlung von Lasereinrichtungen der Klasse 4 mittels freibeweglichen Lichtleiterendes oder Handstücks dafür zu sorgen, daß Hilfsgeräte und Abdeckmaterialien, die dem Laserstrahl versehentlich ausgesetzt werden können, mindestens schwer entflammbar sind.

§ 17 Lichtwellenleiter-Übertragungsstrecken in Fernmeldeanlagen und Informationsverarbeitungsanlagen mit Lasersendern

(1) Der Unternehmer hat dafür zu sorgen, daß auch bei einer nicht bestimmungsgemäßen Trennung des Übertragungsweges von Lichtwellenleiter-Übertragungsstrecken Versicherte keiner Laserstrahlung oberhalb der maximal zulässigen Bestrahlung ausgesetzt werden.

(2) Kann bei der Errichtung, beim Einmessen, bei der Erprobung und bei der Instandhaltung von Lichtwellenleiter-Übertragungssystemen Laserstrahlung oberhalb der Werte der maximal zulässigen Bestrahlung austreten, darf der Unternehmer mit diesen Arbeiten nur Versicherte beauftragen, die für

den Umgang mit diesen Systemen besonders unterwiesen sind.

V. Ordnungswidrigkeiten

§ 18 Ordnungswidrigkeiten

Ordnungswidrig im Sinne des § 710 Abs. 1 Reichsversicherungsordnung (RVO)[1] handelt, wer vorsätzlich oder fahrlässig den Bestimmungen

- des § 3 Abs. 1 in Verbindung mit § 3 Abs. 3 Satz 2,
  § 4,
- der § 5 Abs. 1,
  § 6 Abs. 1 oder 2,
  § 7 Abs. 1 oder 2,
  §§ 8 bis 10,
  § 11 Abs. 1,
  §§ 12, 13 Abs. 2,
  § 14 Abs. 1,
  § 15 Abs. 1 oder 2,
  § 16 oder
  § 17

zuwiderhandelt.

VI. Übergangs- und Ausführungsbestimmungen

§ 19 Übergangs- und Ausführungsbestimmungen

§ 4 Abs. 2 gilt nicht für Lasereinrichtungen, die vor dem Inkrafttreten dieser Unfallverhütungsvorschrift in Betrieb waren.

---

[1] Durch einen Sammelnachtrag zum 1. Januar 1997 wurde der bislang in Paragraph „Ordnungswidrigkeiten" bzw. „Strafbestimmung" enthaltene Verweis auf „§ 710 Abs. 1 Reichsversicherungsordnung (RVO)" bzw. „§ 710 RVO" in „§ 209 Abs. 1 Nr. 1 Siebtes Buch Sozialgesetzbuch (SGB VII)" geändert.

VII. Inkrafttreten

§ 20 Inkrafttreten

Diese Unfallverhütungsvorschrift tritt am 1. April 1988[2] in Kraft. Gleichzeitig tritt die Unfallverhütungsvorschrift „Laserstrahlen" (VBG 93) vom 1. April 1973 in der Fassung vom 1. Oktober 1984 außer Kraft.

---

[2] Zu diesem Zeitpunkt wurde diese Unfallverhütungsvorschrift erstmals von einer Berufsgenossenschaft in Kraft gesetzt.

Technische Regeln für Biostoffe

Technische Regeln für Biostoffe

TRBA 130
Arbeitsschutzmaßnahmen in akuten biologischen Gefahrenlagen

Ausgabe: Juni 2012
Änderung: März 2013

Die Technischen Regeln für Biologische Arbeitsstoffe (TRBA) geben den Stand der Technik, Arbeitsmedizin und Arbeitshygiene sowie sonstige gesicherte wissenschaftliche Erkenntnisse für Tätigkeiten mit biologischen Arbeitsstoffen, einschließlich deren Einstufung, wieder. Sie werden vom **Ausschuss für Biologische Arbeitsstoffe (ABAS)** ermittelt bzw. angepasst und vom Bundesministerium für Arbeit und Soziales im Gemeinsamen Ministerialblatt (GMBl) bekannt gegeben.

Die TRBA 130 „Arbeitsschutzmaßnahmen in akuten biologischen Gefahrenlagen" konkretisiert im Rahmen ihres Anwendungsbereichs die Anforderungen der Biostoffverordnung. Bei Einhaltung der Technischen Regeln kann der Arbeitgeber insoweit davon ausgehen, dass die entsprechenden Anforderungen der Verordnung erfüllt sind. Wählt der Arbeitgeber eine andere Lösung, muss er damit mindestens die gleiche Sicherheit und den gleichen Gesundheitsschutz für die Beschäftigten erreichen.

1 Allgemeines

Für Arbeitsschutzmaßnahmen bei akuten biologischen Gefahrenlagen gibt es in Deutschland bisher keine bundeseinheitlichen Regelungen. Diese TRBA dient dazu, ein einheitliches Arbeitsschutzniveau für diese Tätigkeiten festzulegen und bereits bestehende Regelungen zu harmonisieren.

Biologische Gefahrenlagen können entstehen durch:

- die Verbreitung biologischer Agenzien mit terroristischer oder krimineller Absicht,
- Havarien in Produktionsstätten oder Laboratorien, in denen biologische Agenzien verwendet, gelagert oder transportiert werden,
- natürlich ablaufendes Infektionsgeschehen (z. B. Epidemie, Pandemie).

Unter akuter biologischer Gefahrenlage wird nur das primäre Ereignis ohne das nachgelagerte Infektionsgeschehen verstanden. Daher findet diese TRBA z.b. auf Pandemien keine Anwendung.

2 Anwendungsbereich

Diese TRBA gilt für akute biologische Gefahrenlagen mit bioterroristischem oder kriminellem Hintergrund oder aufgrund des akzidentiellen Freiwerdens biologischer Agenzien bei Havarien. Sie dient dem Schutz der Beschäftigten bei dem Ersteinsatz nach Verdacht auf eine akute biologische Gefahrenlage und beschreibt die Arbeitsschutzmaßnahmen beim Ersteinsatz, nicht jedoch Maßnahmen bezüglich des in

TRBA 130

Nachfolge ablaufenden Infektionsgeschehens (Bsp. Pandemie). Sie befasst sich mit Tätigkeiten, die im Gefahrenbereich und im Absperrbereich auszuführen sind.

Kommen Einheiten zum Einsatz, die gemäß den Regeln der Feuerwehrdienstvorschrift „Einheiten im ABC-Einsatz" (FwDV 500) tätig werden, gelten die Vorgaben dieser TRBA als erfüllt.

3 Begriffsbestimmungen

3.1 Biologische Agenzien

Als biologische Agenzien werden in dieser TRBA Infektionserreger (Mikroorganismen) und deren Toxine im Sinne der Biostoffverordnung betrachtet. Die Biostoffverordnung unterteilt die Mikroorganismen in vier Risikogruppen. Wesentliche Kriterien für die Zuordnung zu einer Risikogruppe sind die Eigenschaft, Krankheiten beim gesunden Menschen hervorzurufen, die Schwere dieser Erkrankung, das Behandlungspotenzial sowie die Gefahr der Ausbreitung in der Allgemeinbevölkerung. Bei den biologischen Agenzien, die zu akuten biologischen Gefahrenlagen führen können, handelt es sich zumeist um Infektionserreger, die in die Risikogruppen 3 oder 4 nach Biostoffverordnung eingestuft sind.

3.2 Gefahrenbereich

Der Gefahrenbereich in der Biostoffverordnung ergibt sich aus der Gefährdungsbeurteilung. Da in biologischen Gefahrenlagen eine normale Gefährdungsbeurteilung wie bei vorhersehbaren Bedingungen bei bestimmungsgemäßem Betrieb nicht durchführbar ist, wurde der in dieser TRBA benutzte Begriff des „Gefahrenbereichs" etwas erweitert und umschreibt den räumlichen Bereich, in dem im Falle einer beabsichtigten Freisetzung biologischer Agenzien diese vermutet werden oder vorhanden sind und die Gefahr einer Übertragung bestehen könnte. Diese Begriffsbestimmung ist bei den betroffenen Einsatzkräften etabliert. Der Gefahrenbereich wird definitionsgemäß auch als Kontaminationsbereich bezeichnet. Die Festlegung des Gefahrenbereichs im Sinne dieser TRBA erfolgt durch Abschätzung, ggf. durch Messungen bzw. anhand eines Sicherheitsradius (siehe Abb. 1); topografische sowie meteorologische Gegebenheiten sind hierbei angemessen zu berücksichtigen.

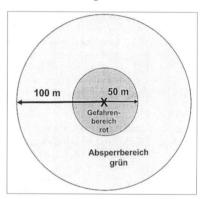

Abb. 1: Gefahren- und Absperrbereich nach Feuerwehrdienstvorschrift 500 (FwDV 500)

3.3 Absperrbereich

Angrenzend an den Gefahrenbereich kann ein Absperrbereich eingerichtet werden. Der Absperrbereich wird definitionsgemäß auch als Reinbereich bezeichnet. In diesem Bereich ist grundsätzlich keine Gefährdung durch Infektionserreger oder Toxine anzunehmen.

TRBA 130

Im Absperrbereich besteht die Möglichkeit, die medizinische Behandlung von Personen durch Einrichtung und Betrieb eines Behandlungsplatzes vor Ort zu organisieren, bis alle Bedingungen für einen fachgerechten Transport zur weiteren Behandlung in Einrichtungen des Gesundheitswesens erfüllt sind.

3.4 Dekontaminationsplatz (Dekon-Bereich)

Am Dekontaminationsplatz werden Dekontaminations- bzw. Desinfektionsmaßnahmen durchgeführt. Er wird an der Grenze des Gefahrenbereichs und – sofern verletzte Kontaminierte vorliegen – in der Regel vor dem medizinischen Behandlungsplatz eingerichtet. Der Dekontaminationsplatz folgt dem Einbahnstraßenprinzip und gliedert sich zur Verhinderung einer Kontaminationsverschleppung in den zur unreinen Seite hin befindlichen Schwarzbereich und den zur reinen Seite angelegten Weißbereich. Alle Personen, Materialien (wie z.B. Proben) und Geräte, die den Gefahrenbereich verlassen, müssen über den Dekontaminationsplatz ausgeschleust werden (siehe Abb. 2).

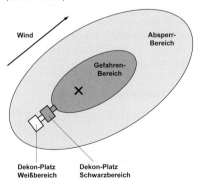

Abb. 2: Lage des Dekon-Platzes modifiziert nach FwDV 500

3.5 Schutzstufe

Eine Schutzstufe umfasst die technischen, organisatorischen und persönlichen Schutzmaßnahmen, die auf der Grundlage der Gefährdungsbeurteilung nach der Biostoffverordnung zum Schutz der Beschäftigten festzulegen sind. Es gibt vier Schutzstufen, wobei der Schutzstufe 4 Tätigkeiten mit dem höchsten Gefährdungspotenzial zugeordnet werden. Bei Gefährdungen durch Toxine sind angemessene Schutzmaßnahmen festzulegen.

3.6 Fachkunde

Fachkundig im Sinne dieser TRBA ist, wer aufgrund seiner Ausbildung und aufgrund der beruflichen Erfahrung sowie spezieller, erworbener Kenntnisse mit den Gefährdungen durch biologische Agenzien und den erforderlichen Maßnahmen vertraut ist. Für den Einsatz in biologischen Gefahrenlagen sind tätigkeitsbezogene Schulungen sowie regelmäßige Übungen und Fortbildungen der beruflichen Erfahrung gleichzusetzen. Die Schulung muss Informationen über Einsatz- und Schutzmaßnahmen sowie Kenntnisse des Infektionsschutzes, der Hygiene, den Gebrauch persönlicher Schutzausrüstung, die Handhabung von Desinfektionsmitteln und die Kennzeichnung von Gefahrenbereichen vermitteln. Anforderungen an die Fachkunde sind in Anhang 2 beschrieben.

3.7 Ansteckungsverdächtige Person

Ein Ansteckungsverdächtiger ist eine Person, von der anzunehmen ist, dass sie durch Kontakt mit einer möglicherweise infektiösen Substanz Krankheitserreger aufgenommen hat, ohne jedoch – z.B. aufgrund der Inkubationszeit – Krankheitssymptome zu zeigen.

4 Gefährdungsbeurteilung

4.1 Einführung

Bei biologischen Gefahrenlagen im Sinne dieser TRBA handelt es sich um unvorhersehbare Ereignisse. Sie zeichnen sich aus durch:

- die Variabilität des biologischen Agenz und der Art der Freisetzung sowie
- die Möglichkeit der Entwicklung eines sich selbständig potenzierenden Schadensprozesses (Ausbreitungspotenzial), der ggf. erst Wochen nach dem Initialereignis wahrnehmbar ist.

Eine Gefährdungsbeurteilung, wie sie die TRBA 400 für den bestimmungsgemäßen Betrieb von z. B. Laboratorien und Produktionsstätten bzw. Tätigkeiten in der Forst- und Agrarwirtschaft oder im Gesundheitswesen vorsieht, ist deshalb nicht möglich. In der Regel liegen zu Beginn des Ereignisses keine genauen Informationen über die biologischen Agenzien vor. Gleiches gilt für Art und Ausmaß der Ausbringung und die örtlichen Gegebenheiten. Aus diesem Grund ist zuerst davon auszugehen, dass es sich bei den ausgebrachten biologischen Agenzien um Erreger der Risikogruppen 3 oder 4 oder um Toxine handelt. Bei der Festsetzung der Schutzmaßnahmen ist deshalb zunächst vom höchsten möglichen Gefährdungspotenzial auszugehen, d.h. die Tätigkeiten sind der Schutzstufe 4 zuzuordnen. Die Schutzmaßnahmen sind entsprechend zu treffen. Hierbei sind alle bekannten Aufnahmewege zu berücksichtigen.

Aufgrund der besonderen Situation kann bei solchen Gefahrenlagen die im Arbeitsschutz üblicherweise geltende Rangfolge der Schutzmaßnahmen (technische, organisatorische, persönliche) in der Regel nicht eingehalten werden. Organisatorische Maßnahmen und persönliche Schutzmaßnahmen erlangen daher besondere Bedeutung.

Bei biologischen Gefahrenlagen mit kriminellem oder terroristischem Hintergrund muss davon ausgegangen werden, dass die ausgebrachten biologischen Agenzien ein hohes Infektions- oder Intoxikationspotenzial besitzen und eine ernste Gefahr, vorrangig für die Einsatzkräfte darstellen.

Grundsätzlich muss bei allen unklaren Ereignissen zusätzlich zu einer Personengefährdung durch Kontamination mit biologischen Stoffen eine Kontamination mit chemischen oder radioaktiven Substanzen oder auch die Möglichkeit der Explosionsgefahr in Betracht gezogen werden.

Zunächst ist das Ereignis, das zu einer biologischen Gefahrenlage geführt hat, zu berücksichtigen. Die Art bzw. Form der Ausbringung gefährlicher biologischer Agenzien kann eine maßgebliche Rolle für die Wirksamkeit der getroffenen Schutzmaßnahmen spielen.

Sobald konkrete Informationen für eine differenzierte Gefährdungsbeurteilung vorliegen, z.B. aufgrund des Ergebnisses der Erkundung, können die Schutzmaßnahmen spezifisch angepasst werden. Sie sollten immer dann angepasst werden, wenn dadurch die Belastung der Einsatzkräfte z.B. durch persönliche Schutzausrüstung (PSA) gemindert werden kann.

4.2 Tätigkeiten

Beispiele für Tätigkeiten im Gefahrenbereich sind:

- die Rettung Verletzter,
- die Detektion, die Probenahme und der Probentransport kontaminierter Materialien,

- die Dekontamination von kontaminierten Personen, Bereichen und Materialien,
- die Betreuung, die medizinische Versorgung und der Transport kontaminierter Personen innerhalb des Gefahrenbereichs sowie
- sonstige Tätigkeiten im Rahmen der Wiederherstellung bzw. der Aufrechterhaltung der öffentlichen Sicherheit und Ordnung.

Bei Tätigkeiten im Gefahrenbereich handelt es sich um nicht gezielte Tätigkeiten nach § 2 Biostoffverordnung. Die betroffenen Institutionen/Organisationen sind insbesondere:

- Feuerwehr, Rettungsdienst, Notarzt, Katastrophenschutz und andere Vertreter der nicht-polizeilichen Gefahrenabwehr wie z.b. Einsatzkräfte des Bundes,
- die polizeiliche Gefahrenabwehr, Gesundheitsbehörden (z.B. Gesundheitsämter), Veterinärbehörden (z.B. Veterinärämter), Umweltbehörden, örtliche Verwaltungsbehörden, sowie ggf. weitere Behörden und Einheiten, die auf biologische Gefahrenlagen spezialisiert sind,
- Untersuchungslaboratorien,
- private Notfallrettungs- und Krankentransportunternehmen,
- behandelnde und/oder aufnehmende Einrichtungen des Gesundheitswesens sowie
- Entsorgungsunternehmen.

4.3 Biologische Agenzien

Bei den biologischen Agenzien handelt es sich zumeist um Infektionserreger, die in die Risikogruppen 3 oder 4 nach Biostoffverordnung eingestuft sind. Dazu gehören beispielsweise humane oder Affen-Pockenviren, Erreger des viralen hämorrhagischen Fiebers (z. B. Ebola, Lassa), Milzbranderreger (*Bacillus anthracis*), Erreger der Pest (*Yersinia pestis*), Erreger der Brucellose (*Brucella spp.*) sowie weitere Infektionserreger; hierzu existieren verschiedene Listen wie beispielsweise die Liste der EU (EU list of high threat pathogens) oder die Liste der Centers for Disease Control and Prevention (CDC). Ein Beispiel für Toxine biologischen Ursprungs ist das Botulinumtoxin.

4.4 Übertragungswege

Infektionen können durch die Aufnahme von Infektionserregern oder Toxinen

- über die Atemwege (Luftübertragung),
- über direkten Haut- bzw. Schleimhautkontakt,
- über den Magen-Darmtrakt,
- über Verletzungen hervorgerufen werden.

4.5 Gefahrenbereich festlegen und absichern

Werden Einsatzkräfte zu einem Verdachtsfall einer biologischen Gefahrenlage gerufen, so treffen diese eine Erstbeurteilung der Lage und ziehen unverzüglich Polizei, Ordnungsbehörden sowie die Gesundheitsbehörden hinzu. Diese treffen je nach Beurteilung der Situation und der Infektionsgefährdung weitere Maßnahmen und beziehen weitere Einsatzkräfte ein.

Der Gefahrenbereich ist durch Abschätzung und ggf. durch Messungen festzulegen. Einfluss auf die Ausdehnung des Gefahrenbereichs haben insbesondere:

- Art und Ausmaß der Ausbringung (z.B. feste oder flüssige Aerosole, gas- oder staubförmige Substanzen),

TRBA 130

– Umgebungs- und Witterungseinflüsse (z.B. im Freien oder in geschlossenen Räumen, Windverhältnisse).

Sollte es nicht möglich sein, diesen anhand objektiver Kriterien zu bestimmen, so wird empfohlen, einen Radius von mindestens 50 m um die Ausbringungsstelle als Gefahrenbereich festzulegen (siehe z. B. FwDV 500, Abb. 1). Bei regionalen Besonderheiten (z.B. Ausbreitungsmöglichkeit durch einen Wasserlauf) sind ggf. weitergehende Maßnahmen notwendig.

Biologisch kontaminiertes Gelände ist abzusichern (z.B. mit Flatterband) und mit dem Zeichen für Biogefährdung sowie dem Hinweis „Biogefährdung, Zutritt nur für Berechtigte" zu kennzeichnen. Zur Kennzeichnung sollte das Warnzeichen W 16 (gleichseitiges Dreieck, gelbe Grundfarbe) gemäß der Technischen Regel für Arbeitsstätten, Sicherheits- und Gesundheitsschutzkennzeichnung, ASR A1.3 Verwendung finden (siehe Abb. 3).

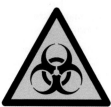

Abb. 3: Warnung vor Biogefährdung (gemäß ASR A1.3)

4.6 Tätigkeiten im Gefahrenbereich mit hohem Infektions- bzw. Kontaminationsrisiko (Tätigkeiten mit hohem Risiko)

Tätigkeiten im Gefahrenbereich mit hohem Infektions- bzw. Kontaminationsrisiko durch biologische Agenzien können z.B. die Erkundung, das Retten, das Messen, die Probenahme, kriminalistische Ermittlungen und die Flächendekontamination sein. Das Festlegen und Kennzeichnen des Gefahrenbereichs vor Ort ist ebenfalls als Tätigkeit mit hohem Risiko einzustufen.

Diese Tätigkeiten werden von Sonderkräften mit entsprechendem Auftrag durchgeführt. Hierzu können z.B. Feuerwehr, Probenahmeteams, Rettungsdienst, THW sowie ggf. Polizei und Gesundheitsbehörden gehören.

4.7 Tätigkeiten im Gefahrenbereich mit noch bestehendem Infektions- und Kontaminationsrisiko (Tätigkeiten mit Risiko)

Tätigkeiten im Gefahrenbereich mit noch bestehendem Infektions- und Kontaminationsrisiko sind z.B. das Einrichten eines Sammelpunktes und ggf. einer Patientenablage für kontaminierte Betroffene und Verletzte, bis hin zur Dekontamination/ Desinfektion und Übergabe der Dekontaminierten in den Absperrbereich. Bei diesen Tätigkeiten ist die Belastung durch biologische Agenzien noch vorhanden, jedoch geringer als bei den unter Nummer 4.6 beschriebenen Tätigkeiten, d.h. es besteht noch ein Infektions- und Kontaminationsrisiko. Zum Einsatz gelangen Einsatzkräfte wie z.B. Dekontaminationsteams, Sanitäts- und Betreuungsdienste sowie ggf. Polizei und Gesundheitsbehörden.

4.8 Tätigkeiten im Absperrbereich

Tätigkeiten in diesem Bereich sind z.B. das Aufbauen eines Behandlungsplatzes sowie die medizinische Versorgung und Betreuung von bereits dekontaminierten Betroffenen. Darüber hinaus werden hier alle technischen, taktischen und organisatorischen

Tätigkeiten zur Gefahrenabwehr vor Ort und zur Sicherung der Einsatzkräfte im Gefahrenbereich durchgeführt. Dieser Grundsatz gilt auch für alle vor- und nachbereitenden Tätigkeiten der Schadensbeseitigung, sofern diese im Geltungsbereich dieser TRBA erfolgen. Zum Einsatz gelangen Einsatzkräfte mit entsprechendem Auftrag, wie z.B. der Rettungsdienst oder der Sanitäts- und Betreuungsdienst des Katastrophenschutzes.

4.9 Spezielle Tätigkeiten

4.9.1 Versorgung und Transport Verletzter

Die erste medizinische Versorgung verletzter oder kontaminierter Personen ist eine Tätigkeit im Gefahrenbereich mit hohem Risiko (siehe Nummer 4.6). Der Transport zur weiteren Behandlung erfolgt über den Dekon-Platz. Neben den in dieser TRBA vorgesehenen Schutzmaßnahmen sind die Grundsätze der TRBA 250 „Biologische Arbeitsstoffe im Gesundheitswesen und in der Wohlfahrtspflege" entsprechend anzuwenden.

4.9.2 Dekontamination

Die Dekontamination von kontaminierten Materialien oder kontaminierten Personen erfolgt gemäß dem Stand der Technik durch spezielle Einsatzkräfte im Gefahrenbereich (vgl. Abb. 2 Dekon-Platz Schwarzbereich) und entspricht einer Tätigkeit mit noch bestehendem Infektions- bzw. Kontaminationsrisiko (siehe Nummer 4.7).

Bei den zu treffenden Schutzmaßnahmen ist zu berücksichtigen, dass neben der Gefährdung durch biologische Agenzien eine Gefährdung durch die bei der Dekontamination verwendeten Desinfektions- bzw. Dekontaminationsmittel auftreten kann.

Die bei der Dekontamination dem Stand der Technik entsprechenden Desinfektionsmittel und -verfahren sind den Listen des RKI (Robert Koch-Institut) bzw. VAH (Verbund für angewandte Hygiene e.V.) und ggf. der DVG (Deutsche Veterinärmedizinische Gesellschaft) zu entnehmen. Diese werden in der Regel von den zuständigen Gesundheits- und Veterinärbehörden angeordnet. Dabei sind die Umweltbedingungen wie die Temperatur und der Temperatur-Wirkbereich der Desinfektionsmittel zu beachten. So sind die Mittel der RKI-Liste zumeist nur bei Raumtemperatur getestet.

Nach erfolgter Dekontamination/Desinfektion können Verletzte im Dekon-Platz Weißbereich (vgl. Abb. 2) medizinisch versorgt werden, bis der Transport und die Versorgung in einem Krankenhaus möglich sind.

Bei starken Verletzungen, die dringender lebensrettender Maßnahmen bedürfen, ist möglicherweise nur eine Not-Dekontamination möglich. In solchen Fällen ist in Abhängigkeit von dem Ergebnis der Gefährdungsbeurteilung und den vermuteten biologischen Agenzien ein Sonderisoliertransport notwendig. Der Behandlungsbereich im Krankenhaus erfordert dann ggf. Schutzmaßnahmen der Schutzstufe 4 Patientenstationen (siehe auch TRBA 250).

4.9.3 Probenahme, -verpackung und -transport

Soweit die Probenahme oder Messung der Festlegung des Gefahrenbereichs dienen, sind sie als Tätigkeiten mit hohem Risiko einzustufen. Probenahmeverfahren bei biologischen Gefahrenlagen können sehr vielfältig sein. Deshalb gibt es kein Standardverfahren, das genau festlegt, wie bei der Probenahme vorzugehen ist. Es wird auf die Empfehlungen für die Probenahme zur Ge-

TRBA 130

fahrenabwehr im Bevölkerungsschutz des Bundesamtes für Bevölkerungsschutz und Katastrophenhilfe (BBK) verwiesen. Ggf. ist die Art der Probenahme mit dem untersuchenden Labor im Vorfeld abzusprechen.

Für die Verpackung der genommenen Probe und den Transport sind die gültigen Vorschriften zu beachten, die für die höchste anzunehmende Risikogruppe gelten (siehe Anhang 1).

Im Notfall kann der Probentransport bei biologischen Gefahrenlagen von gefahrgutrechtlichen Vorschriften freigestellt werden (GGVSEB-Durchführungsrichtlinien), wenn

- die Beförderungen von Einsatzkräften oder unter deren Bewachung durchgeführt werden, soweit diese im Zusammenhang mit Notfallmaßnahmen erforderlich sind

und
- Notfallbeförderungen zur Rettung menschlichen Lebens oder zum Schutz der Umwelt durchgeführt werden, vorausgesetzt, es werden alle Maßnahmen zur völlig sicheren Durchführung dieser Beförderungen getroffen.

4.9.4 Probenuntersuchung

Die Untersuchung von Verdachtsproben umfasst diagnostische Orientierungsuntersuchungen sowie – bei positiven Befunden – eine weitergehende Diagnostik zur endgültigen Identifizierung der vorhandenen Agenzien und Untersuchungen zu deren weiterer Differenzierung und Charakterisierung. Tätigkeiten im Rahmen von Orientierungsuntersuchungen sind nicht gezielte Tätigkeiten im Sinne der Biostoffverordnung. Tätigkeiten im Rahmen der weitergehenden Diagnostik sind in der Regel gezielte Tätigkeiten nach Biostoffverordnung. Die Untersuchung des Probenmaterials muss in geeigneten Laboratorien stattfinden, welche dem Stand der Technik nach TRBA 100 „Schutzmaßnahmen für gezielte und nicht gezielte Tätigkeiten mit biologischen Arbeitsstoffen in Laboratorien" entsprechen. Erste orientierende Untersuchungen können – sofern verfügbar und validiert – von den Einsatzkräften vor Ort durchgeführt werden. Weitergehende Informationen sind Anhang 3 zu entnehmen.

5 Schutzmaßnahmen bei Tätigkeiten im Gefahrenbereich vor Ort

5.1 Allgemeines

Die erforderlichen Schutzmaßnahmen einschließlich der persönlichen Schutzausrüstungen sind entsprechend der Gefährdungsbeurteilung festzulegen und zu treffen. Die Einsatzkräfte haben die erforderlichen Schutzmaßnahmen einzuhalten und Schutzvorrichtungen sowie die persönlichen Schutzausrüstungen zu verwenden. Tätigkeiten bei der Probenuntersuchung im Labor liegen im Regelungsbereich der TRBA 100 und die notwendigen Schutzmaßnahmen sind dort beschrieben (siehe Nummer 5).

Der Aufenthalt im Gefahrenbereich ist auf das für die Durchführung der Tätigkeiten notwendige Mindestmaß zu beschränken.

5.2 Technische Maßnahmen

Technische Maßnahmen können in biologischen Gefahrenlagen nur eingeschränkt realisiert werden. Dazu gehören z.B. Maßnahmen im Dekon-Bereich wie

- der Aufbau von Dekontaminationszelten mit Einpersonenduschkabinen,
- der Einsatz eines Dekontaminations-Lastkraftwagens,
- der Aufbau von befahrbaren Dekontaminationsschleusen (ggf. mit Verwehschutz oder begehbarem Gerüst) oder
- Durchfahrbecken für die Fahrzeugdekontamination.

5.3 Allgemeine organisatorische Maßnahmen und Hygienemaßnahmen

Von den im Gefahrenbereich tätigen Einsatzkräften sind Name, Anschrift, Organisation, Art und Dauer der Tätigkeit sowie die Erreichbarkeit nach dem Einsatz zu dokumentieren.

Die Anzahl der im Gefahrenbereich eingesetzten Personen ist auf das für die Durchführung der Arbeiten notwendige Mindestmaß zu beschränken. Hierbei sind die physiologische Belastung durch die persönliche Schutzausrüstung insbesondere durch Atemschutz und Schutzanzüge und die damit verbundene Begrenzung der Einsatzzeit (Tragezeitbeschränkung) zu berücksichtigen. Die Aufenthaltsdauer besonders bei Tätigkeiten mit hoher Belastung durch biologische Agenzien ist auf das Mindestmaß zu begrenzen.

Die Personen im Gefahrenbereich müssen fachkundig sein (siehe Anhang 2).

Um die Verschleppung von biologischen Agenzien bzw. die Kontamination von Einsatzkräften und Materialien zu vermeiden, sind Hygiene- und Desinfektionsmaßnahmen festzulegen. Zur Vermeidung von Gefährdungen für Beschäftigte in der weiteren Versorgung Betroffener und Verletzter, z.B. in Aufnahme-Krankenhäusern, sollte durch die Einsatzleitung ein umfangreiches Informationsmanagement so früh wie möglich eingesetzt und aktuell gehalten werden.

5.4 Arbeitsanweisungen/Betriebsanweisungen

Für Tätigkeiten im Gefahrenbereich sind Arbeitsanweisungen/Betriebsanweisungen zu erstellen. Einsatzkräfte sind den Arbeitsanweisungen/Betriebsanweisungen entsprechend regelmäßig zu schulen. Dies betrifft insbesondere solche Tätigkeiten, bei denen mit einer erhöhten Unfallgefahr oder erhöhten Infektionsgefährdung zu rechnen ist. Die Arbeitsanweisungen/Betriebsanweisungen sollen auch die Durchführung von Desinfektions- und Dekontaminationsmaßnahmen und das An- und Ablegen von Schutzkleidung umfassen.

5.5 Einweisung/Unterweisung

Die Einsatzkräfte sind vor Aufnahme der Tätigkeiten zum Arbeits- und Infektionsschutz einzuweisen. Diese Einweisung dient der lageabhängigen Information und ersetzt nicht den Erwerb der Fachkunde im Sinne dieser TRBA. Darüber hinaus ist jährlich unter Einbeziehung einer fachkundigen Person zum Arbeits- und Infektionsschutz sowie dem Verhalten bei Unfällen und Notfällen zu unterweisen.

5.6 Vorfälle, Unfälle und Erste Hilfe

Nach jedem Vorfall (z.B. Beschädigung der persönlichen Schutzausrüstung, insbesondere beim Einatmen oder bei Haut- oder Schleimhautkontakt mit kontaminierten bzw. vermutlich kontaminierten Materialien) und Unfall (Verletzungen) hat die betroffene Einsatzkraft den Gefahrenbereich sofort über die Dekontaminationsstelle nach erfolgter Dekontamination zu verlassen.

TRBA 130

Der Vorfall oder Unfall ist dem Verantwortlichen vor Ort zu melden und von diesem zu dokumentieren. Der Betroffene ist sofort ärztlich zu versorgen. Ggf. ist eine Postexpositionsprophylaxe durchzuführen.

5.7 Persönliche Schutzausrüstungen (PSA)

Bei den hier empfohlenen Maßnahmen handelt es sich um Mindestanforderungen hinsichtlich der Gefährdung durch biologische Agenzien. In Abhängigkeit von den auszuführenden Tätigkeiten können weitergehende Maßnahmen erforderlich sein (z.B. Schutz vor chemischer oder mechanischer Gefährdung). Bei der Auswahl der PSA sind die eingesetzten Dekontaminationsmittel zu berücksichtigen. Übergangsstellen zwischen verschiedenen PSA (z.B. zwischen Handschuhen und Schutzanzug) sind zu fixieren (z.B. mit geeignetem Klebeband).

Grundsätzlich wird unterschieden zwischen PSA bei der Erkundung und der Menschenrettung als Maßnahmen im Rahmen des ersten Zugriffs bzw. bei Tätigkeiten mit hohem Infektions- bzw. Kontaminationsrisiko (entspricht Nummer 4.6 Tätigkeiten mit hohem Risiko) und PSA für alle anderen Tätigkeiten im Gefahrenbereich im Anschluss an die Maßnahmen des ersten Zugriffs bzw. bei Tätigkeiten mit noch bestehendem Infektions- bzw. Kontaminationsrisiko (siehe Nummer 4.7 Tätigkeiten mit Risiko).

5.7.1 PSA bei Tätigkeiten mit hohem Risiko

Atemschutz

Umluftunabhängige Systeme wie z.B. Pressluftatmer; ist nach dem Ergebnis der Gefährdungsbeurteilung kein umluftunabhängiges System notwendig oder können solche Systeme aufgrund der Art der Tätigkeit nicht eingesetzt werden, können Systeme wie bei Tätigkeiten mit Risiko verwendet werden.

Körperschutz

Gasdichter Schutzanzug Kategorie III, Typ 1 oder abhängig von der Gefährdungsbeurteilung vor Ort flüssigkeitsdichte Schutzanzüge Kategorie III, Typ 3B vorzugsweise mit angearbeiteten Stiefelsocken und Gamaschen.

Handschutz

Flüssigkeitsdichte Schutzhandschuhe mit Schutz gegen mechanische und biologische Risiken (CE Kat. III, z.B. nach DIN EN 420, 388, 374, AQL ≤ 1,5).

Fußschutz

Sicherheitsstiefel mit durchtrittsicherer Sohle und Zehenschutz (Qualität S3 bzw. S5 z.B. nach DIN EN ISO 20345).

Augenschutz

Ist bereits im Atemschutz integriert.

5.7.2 PSA für Tätigkeiten mit Risiko

Atemschutz

Gebläseunterstützter Atemschutz (TH3) bzw. Vollmasken (P3), je nach verwendetem Desinfektions- bzw. Dekontaminationsmittel muss der Partikelschutz durch entsprechende Gasfilter ergänzt werden (Kombinationsfilter).

Körperschutz

Flüssigkeitsdichte Schutzanzüge der Kategorie III, Typ 3B vorzugsweise mit angearbeiteten Stiefelsocken und Gamaschen; abweichend von dem oben beschriebenen Schutzanzug der Kategorie III, Typ 3B mit Respiratorhaube als Atemschutz können auch gebläseunterstützte Schutzanzüge mit integrierten Atemschutzhauben, Handschuhen und Füßlingen eingesetzt werden, die den genannten Anforderungen entsprechen.

Handschutz

Flüssigkeitsdichte Schutzhandschuhe mit Schutz gegen mechanische und biologische Risiken (CE Kat. III, z.B. nach DIN EN 420, 388, 374, AQL ≤ 1,5).

Fußschutz

Sicherheitsstiefel mit durchtrittsicherer Sohle und Zehenschutz (Qualität S3 bzw. S5 z.B. nach DIN EN ISO 20345).

Augenschutz

Ist bereits im Atemschutz integriert.

6 Patiententransport

6.1 Allgemeines

Verletzte und möglicherweise kontaminierte Personen sind, sofern die Möglichkeit besteht, dass eine Infektion mit einem biologischen Arbeitsstoff der Risikogruppe 4 stattgefunden hat, zur Behandlung und weiteren Beobachtung nach erfolgter Erstbehandlung und Dekontamination an zuständige Behandlungszentren (Sonderisolierstationen) oder entsprechende von der zuständigen Gesundheitsbehörde benannte Ersatzeinrichtungen zu transportieren. Der Transport erfolgt durch den Rettungsdienst bzw. andere Einheiten, sofern aus Kapazitätsgründen erforderlich.

6.2 Persönliche Schutzausrüstungen (PSA)

Beim Transport bzw. der Versorgung ansteckungsverdächtiger Personen nach Nummer 3.7 können, sofern der Patient dekontaminiert wurde, partikelfiltrierende Halbmasken FFP3 vorzugsweise mit Ausatemventil evtl. in Verbindung mit Augenschutz und Schutzanzüge der Kategorie III, Typ 4B verwendet werden.

Ist jedoch mit einer erhöhten Ansteckungsgefahr durch den Patienten zu rechnen (z. B. beim Transport bereits erkrankter Personen) ist – je nach Risikobewertung – ggf. zusätzliche persönliche Schutzausrüstung einzusetzen.

6.3 Weitere Maßnahmen

Darüber hinaus sind folgende Vorkehrungen zu treffen bzw. Maßnahmen zu ergreifen:

- Der Transport ist dem aufnehmenden Krankenhaus unter Angabe der Umstände und der angenommenen Gefährdung anzumelden.
- Maßnahmen, den aufzunehmenden Patienten zu isolieren und Maßnahmen zum Schutz des Personals sowie der anderen Patienten, sind einzuleiten.
- Nach dem/den Transport/en ist das Fahrzeug zu dekontaminieren/desinfizieren.
- Beim Transport und der weiteren Patientenversorgung ist die TRBA 250 zu beachten.

7 Arbeitsmedizinische Vorsorge

Für den Bereich der arbeitsmedizinischen Vorsorge gilt die Verordnung zur arbeitsmedizinischen Vorsorge vom 18. Dezember 2008 (BGBl. I S. 2768), die im Anhang Teil 2 Anlässe für Pflicht- und Angebotsuntersuchungen enthält, in der jeweils geltenden Fassung.

TRBA 130

8 Literatur

Hinweis: Die Literaturangaben enthalten Links auf Fundstellen im Internet, da die entsprechenden Seiten geändert werden können, kann für die Links keine Gewähr übernommen werden.

1. Gesetze, Verordnungen, Technische Regeln

Biostoffverordnung, siehe auch http://www.bundesrecht.juris.de/bundesrecht/biostoffv/gesamt.pdf, mit zugehörigen Technischen Regeln für Biologische Arbeitsstoffe (TRBA), TRBA siehe auch http://www.baua.de/trba, insbesondere folgende

- TRBA 100 „Schutzmaßnahmen für gezielte und nicht gezielte Tätigkeiten mit biologischen Arbeitsstoffen in Laboratorien", http://www.baua.de/de/Themen-von-A-Z/Biologische-Arbeitsstoffe/TRBA/TRBA-100.html__nnn=true
- TRBA 250 „Biologische Arbeitsstoffe im Gesundheitswesen und in der Wohlfahrtspflege", http://www.baua.de/de/Themen-von-A-Z/Biologische-Arbeitsstoffe/TRBA/TRBA-250.html__nnn=true
- TRBA 400 „Handlungsanleitung zur Gefährdungsbeurteilung und zur Unterrichtung der Beschäftigten bei Tätigkeiten mit biologischen Arbeitsstoffen", http://www.baua.de/de/Themen-von-A-Z/Biologische-Arbeitsstoffe/TRBA/TRBA-400.html__nnn=true
- TRBA 450 „Einstufungskriterien für biologische Arbeitsstoffe", http://www.baua.de/de/Themen-von-A-Z/Biologische-Arbeitsstoffe/TRBA/TRBA-450.html__nnn=true
- TRBA 460 „Einstufung von Pilzen in Risikogruppen", http://www.baua.de/de/Themen-von-A-Z/Biologische-Arbeitsstoffe/TRBA/TRBA-460.html__nnn=true
- TRBA 462 „Einstufung von Viren in Risikogruppen", http://www.baua.de/de/Themen-von-A-Z/Biologische-Arbeitsstoffe/TRBA/TRBA-462.html__nnn=true
- TRBA 464 „Einstufung von Parasiten in Risikogruppen", http://www.baua.de/de/Themen-von-A-Z/Biologische-Arbeitsstoffe/TRBA/TRBA-464.html__nnn=true
- TRBA 466 „Einstufung von Bakterien (Bacteria) und Archaebakterien (Archaea) in Risikogruppen", http://www.baua.de/de/Themen-von-A-Z/Biologische-Arbeitsstoffe/TRBA/TRBA-466.html__nnn=true
- TRBA 500 „Allgemeine Hygienemaßnahmen: Mindestanforderungen", http://www.baua.de/de/Themen-von-A-Z/Biologische-Arbeitsstoffe/TRBA/TRBA-500.html__nnn=true

Verordnung zur arbeitsmedizinischen Vorsorge (ArbMedVV), vom 18. Dezember 2008 (BGBl I S. 2768) http://www.gesetze-im-internet.de/bundesrecht/arbmedvv/gesamt.pdf

ASR A1.3: Technische Regel für Arbeitsstätten, „Sicherheits- und Gesundheitsschutzkennzeichnung", http://www.baua.de/de/Themen-von-A-Z/Arbeitsstaetten/ASR/pdf/ASR-A1-3.pdf?blob=publicationFile

Gesetz über die Beförderung gefährlicher Güter (Gefahrgutbeförderungsgesetz – GGBefG) http://bundesrecht.juris.de/bundesrecht/gefahrgutg/gesamt.pdf

TRBA 130

Verordnung über die innerstaatliche und grenzüberschreitende Beförderung gefährlicher Güter auf der Straße, mit Eisenbahnen und auf Binnengewässern (Gefahrgutverordnung Straße, Eisenbahn und Binnenschifffahrt – GGVSEB) http://www.gesetze-im-internet.de/bundesrecht/ggvseb/gesamt.pdf

Gesetz über die Durchführung von Maßnahmen des Arbeitsschutzes zur Verbesserung der Sicherheit und des Gesundheitsschutzes der Beschäftigten bei der Arbeit (Arbeitsschutzgesetz – ArbSchG) http://www.gesetze-im-internet.de/bundesrecht/arbschg/gesamt.pdf

Gesetz zur Verhütung und Bekämpfung von Infektionskrankheiten beim Menschen (Infektionsschutzgesetz – IfSG) http://www.gesetze-im-internet.de/bundesrecht/ifsg/gesamt.pdf

Gesetz zu den Internationalen Gesundheitsvorschriften (2005) (IVG) http://www.gesetze.juris.de/bundesrecht/igvg_2005/gesamt.pdf

2. Sonstige Veröffentlichungen national (Deutschland)

Feuerwehrdienstvorschrift (FwDV) 500 „Einheiten im ABC – Einsatz, Stand August 2004; Ausschuss Feuerwehrangelegenheiten, Katastrophenschutz und zivile Verteidigung (AFKzV), http://www.bbk.bund.de/SharedDocs/Downloads/BBK/DE/FIS/Downloads RechtundVorschriften/Volltext_Fw_Dv/FwDV%20500.pdf? blob=publicationFile

Rahmenkonzept zur Dekontamination verletzter Personen der Bund-Länder-Arbeitsgruppe, Endfassung September 2006, Hrsg. Bundesamt für Bevölkerungsschutz und Katastrophenhilfe: http://www.bbk.bund.de/SharedDocs/Downloads/BBK/DE/Downloads/GesBevS/Rahmenkonzept_DekonV.html

Handbuch „Biologische Gefahren I" (3. Auflage), Herausgeber Bundesamt für Bevölkerungsschutz und Katastrophenhilfe, Robert Koch-Institut, Bezugsquelle: http://www.bbk.bund.de/SharedDocs/Downloads/BBK/DE/Publikationen/PublikationenForschung/BioGef-I_3Auflage.html

Handbuch „Biologische Gefahren II" (1. Auflage), Herausgeber Bundesamt für Bevölkerungsschutz und Katastrophenhilfe, Robert Koch-Institut, Bezugsquelle: http://www.bbk.bund.de/SharedDocs/Downloads/BBK/DE/Publikationen/PublikationenForschung/BioGefahren-II-MedVers.html

Ständige Konferenz für Katastrophenvorsorge und Bevölkerungsschutz (SKK) SKK DV 500 „Richtlinie für Rettungs-, Sanitäts- und Betreuungsaufgaben im CBRN/ABC-Einsatz, Dezember 2008

Verpackungsanweisung P620 Beförderung ansteckungsgefährlicher Tierkörper und Stoffe, Bundesanstalt für Materialforschung und -prüfung (BAM), http://www.bam.de/de/service/amtl_mitteilungen/gefahrgutrecht/gefahrgutrecht_medien/allge meinverf_adr_003.pdf bzw.http://www.bmvbs.de/cae/servlet/contentblob/60542/publicationFile/32003/adr-2011.pdf (P 620 auf Seite 728)

Empfehlungen für die Probenahme zur Gefahrenabwehr im Bevölkerungsschutz, Bundesamt für Bevölkerungsschutz und Katastrophenhilfe, 2010,

http://www.bbk.bund.de/SharedDocs/Downloads/BBK/DE/Publikationen/PublikationenForschung/FiB_Band5.html

TRBA 130

Maßnahmen bei Todesfall an gemeingefährlichen Infektionserregern, W. Eisenmenger, R. Gillich, P. Graf, S. Ippisch, A. Nerlich, A. Riepertinger in Handbuch „Biologische Gefahren I" (3. Auflage), Herausgeber Bundesamt für Bevölkerungsschutz und Katastrophenhilfe, Robert Koch-Institut, http://www.bbk.bund.de/SharedDocs/Downloads/BBK/DE/Publikationen/PublikationenForschung/BioGefI_3Auflage.pdf?__blob=publicationFile

Desinfektionsmittelliste des RKI (Robert Koch-Institut), http://www.rki.de/DE/Content/Infekt/Krankenhaushygiene/Desinfektionsmittel/desinfektionsmittel_node.html

Desinfektionsmittelliste des VAH (Verbund für angewandte Hygiene), Bezug über mhp Verlag GmbH, http://vah.data-room.de/

Desinfektionsmittelliste der Deutschen Veterinärmedizinischen Gesellschaft (DVG) e.V., http://www.dvg.net/index.php?id=145

3. Sonstige Veröffentlichungen europäisch

Technical guidance on generic preparedness planning – interim document European Commission, April 2005, Annex 7, EU list of high threat pathogens, http://ec.europa.eu/health/ph_threats/Bioterrorism/keydo_bio_01_en.pdf

Guidance document on use of medicinal products for treatment and prophylaxis of biological agents that might be used as weapons of bioterrorism, European Medicines Agency (EMEA)/Committee for Proprietary Medicinal Products (CPMP), http://www.ema.europa.eu/docs/en_GB/document_library/Regulatory_and_procedural_guideline/2010/01/WC500049399.pdf

Europäisches Übereinkommen über die internationale Beförderung gefährlicher Güter auf der Straße (ADR), http://www.bmvbs.de/SharedDocs/DE/Artikel/UI/Gefahrgut/gefahrgutrecht-vorschriften-strasse.html

4. Internationale Übereinkommen

International Air Transport Association (IATA)
http://www.iata.org/worldwide/europe/germany/Pages/index.aspx
http://www.iata.org/ps/publications/dgr/Pages/manuals.aspx

International Air Transport Association (ICAO)
http://www.icao.int/anb/fls/dangerous goods/

5. Sonstige Veröffentlichungen außereuropäisch

Centers for Disease Control and Prevention (CDC), Bioterrorism, Agents/Diseases by category, http://www.bt.cdc.gov/agent/agentlist-category.asp

Auf den Abdruck der Anhänge wird verzichtet.

TRBA 250
Biologische Arbeitsstoffe im Gesundheitswesen und in der Wohlfahrtspflege

Ausgabe: März 2014
Zuletzt geändert: 02.05.2018 GMBl. Nr. 15 S. 259

Die Technischen Regeln für Biologische Arbeitsstoffe (TRBA) geben den Stand der Technik, Arbeitsmedizin und Arbeitshygiene sowie sonstige gesicherte wissenschaftliche Erkenntnisse für Tätigkeiten mit biologischen Arbeitsstoffen wieder.

Sie werden vom **Ausschuss für Biologische Arbeitsstoffe (ABAS)** ermittelt bzw. angepasst und vom Bundesministerium für Arbeit und Soziales im Gemeinsamen Ministerialblatt (GMBl) bekannt gegeben.

Die TRBA 250 „Biologische Arbeitsstoffe im Gesundheitswesen und in der Wohlfahrtspflege" konkretisiert im Rahmen ihres Anwendungsbereichs die Anforderungen der Biostoffverordnung. Bei Einhaltung der Technischen Regeln kann der Arbeitgeber insoweit davon ausgehen, dass die entsprechenden Anforderungen der Verordnung erfüllt sind. Wählt der Arbeitgeber eine andere Lösung, muss er damit mindestens die gleiche Sicherheit und den gleichen Gesundheitsschutz für die Beschäftigten erreichen.

Die vorliegende Technische Regel schreibt die Technische Regel 250 „Biologische Arbeitsstoffe im Gesundheitswesen und in der Wohlfahrtspflege" (Stand April 2012) fort und wurde unter Federführung des Fachbereichs „Gesundheitsdienst und Wohlfahrtspflege" (FB Wo-Ges) der Deutschen Gesetzlichen Unfallversicherung (DGUV) in Anwendung des Kooperationsmodells (vgl. Leitlinienpapier[1] zur Neuordnung des Vorschriften- und Regelwerks im Arbeitsschutz vom 31. August 2011) erarbeitet.

1 Anwendungsbereich

1.1 Diese TRBA findet Anwendung auf Tätigkeiten mit biologischen Arbeitsstoffen in Bereichen des Gesundheitswesens und der Wohlfahrtspflege, in denen Menschen medizinisch untersucht, behandelt oder gepflegt werden.

Im Anwendungsbereich eingeschlossen sind Tätigkeiten, die der Ver- und Entsorgung oder der Aufrechterhaltung des Betriebes der oben genannten Bereiche dienen.

Zu den Tätigkeiten mit biologischen Arbeitsstoffen im Anwendungsbereich dieser Regel zählt die berufliche Arbeit mit Menschen, Produkten, Gegenständen oder Materialien, wenn aufgrund dieser Arbeiten Biostoffe auftreten oder freigesetzt werden und Beschäftigte damit in Kontakt kommen können.

---

[1] http://www.gda-portal.de/de/Vorschriften Regeln/VorschriftenRegeln.html

TRBA 250

Hinweis: Dies kann z. B. durch das Einatmen von Bioaerosolen, Haut- und Schleimhautkontakte oder Schnitt- und Stichverletzungen geschehen.

Dies sind nicht gezielte Tätigkeiten nach § 2 Absatz 8 Biostoffverordnung (BioStoffV).

1.2 Diese TRBA findet keine Anwendung auf Laboratorien, die in den Anwendungsbereich der TRBA 100 „Schutzmaßnahmen für Tätigkeiten mit Biologischen Arbeitsstoffen in Laboratorien" fallen. Hierzu gehören beispielsweise Einrichtungen und Praxen der Labormedizin, Medizinischen Mikrobiologie bzw. Hygiene und Umweltmedizin sowie Laboratorien der Transfusionsmedizin.

Für Labortätigkeiten in Arztpraxen, z. B. der Dermatologie, der Urologie und der inneren Medizin oder in Apotheken und zahntechnischen Einrichtungen, ist es nicht zwingend erforderlich, die TRBA 100 heranzuziehen, sofern diese in Art und Umfang geringfügig sind, da diese Tätigkeiten von der TRBA 250 abgedeckt werden. Derartige Labortätigkeiten sind z. B.:

- Tätigkeiten der Präanalytik wie die Probenvorbereitung und Aufarbeitung für die Analyse (z. B. Zugabe von Reagenzien, wie EDTA, Zentrifugieren zur Plasmagewinnung oder für das Urin-Sediment),
- die Anwendung einfacher Laborschnelltests und mikroskopischer Nachweismethoden,
- die Anwendung orientierender diagnostischer Kultivierungsverfahren in geschlossenen Systemen wie z. B. Eintauchnährboden ohne weiterführende Diagnostik,
- die Probenlagerung und Probenverpackung zum Transport.

Finden darüber hinaus weitergehende diagnostische Arbeiten (insbesondere Kultivierungen) statt, so unterliegen diese den Anforderungen der TRBA 100.

Im Einzelfall ist im Rahmen der Gefährdungsbeurteilung zu ermitteln, welche TRBA anzuwenden ist.

1.3 Die in Nummer 1.1 genannten Tätigkeiten können z. B. in folgenden Arbeitsbereichen und Einrichtungen stattfinden:

- Krankenhäuser/Kliniken, Arzt- und Zahnarztpraxen,
- Rettungsdienste, Krankentransport und sanitätsdienstliche Versorgung,
- Reha-Einrichtungen und Heime,
- Arbeitsbereiche der stationären und ambulanten Alten- und Krankenpflege, Hospize,
- humanmedizinische Lehr- und Forschungsbereiche,
- Blut- und Plasmaspende-Einrichtungen,
- Anatomie, Pathologie und Rechtsmedizin,
- Praxen von Heilpraktikern,
- Arbeitsbereiche der Medizinischen Kosmetik,
- Arbeitsbereiche, in denen zahntechnische Werkstücke angenommen oder desinfiziert werden

sowie in anderen Arbeitsbereichen, in denen Tätigkeiten mit biologischen Arbeitsstoffen von Angehörigen der Fachberufe im Gesundheitswesen ausgeübt werden.

1.4 Im Einzelfall ist im Rahmen der Gefährdungsbeurteilung nach § 5 Arbeitsschutzgesetz (ArbSchG) zu prüfen, ob spezielle Tätigkeiten in den in Nummer 1.1 genannten Bereichen des Gesundheitswesens und der Wohlfahrtspflege unter die BioStoffV fallen. Ist dies der Fall, so sind die hier beschriebenen Regelungen anzuwenden.

1.5 Wird bei der Gefährdungsbeurteilung festgestellt, dass in Arbeitsbereichen außerhalb des Gesundheitswesens und der Wohlfahrtspflege vergleichbare Tätigkeiten mit biologischen Arbeitsstoffen durchgeführt werden, sollten die hier beschriebenen Regelungen analoge Anwendung finden.

Derartige Tätigkeiten sind z. B.:

- das Untersuchen von Exkrementen bei der Detektion von Körperschmuggelware in der Zollverwaltung,
- die richterlich angeordnete Blutentnahme als Maßnahme der Strafprozessordnung (sog. „polizeiliche Blutproben"),
- die Durchführung von Leibesvisitationen, bei denen Kontakt mit Körpersekreten oder zu kontaminierten Gegenständen wahrscheinlich ist,
- die Rücknahme verliehener Pflegehilfsmittel, das Anpassen von Körperersatzstücken und die Stomapflege in Sanitätshäusern, wenn dabei Kontakt mit potenziell infektiösem Material auftreten kann

und
- Krankenfahrten/Patientenfahrdienste einschließlich aller damit verbundenen Tätigkeiten am Patienten, bei denen unvorhergesehener Kontakt mit Körpersekreten, Blut oder infektiösen Aerosolen auftreten kann.

2 Begriffsbestimmungen

2.1 Biologische Arbeitsstoffe (Biostoffe) sind in der Biostoffverordnung abschließend definiert.

Gemäß § 3 Biostoffverordnung (BioStoffV) werden biologische Arbeitsstoffe nach ihrem Infektionsrisiko in vier Risikogruppen eingeordnet.

Bei bestimmten biologischen Arbeitsstoffen, die in der Richtlinie 2000/54/EG in Risikogruppe 3 eingestuft und mit zwei Sternchen (**) versehen wurden, ist das Infektionsrisiko für Arbeitnehmer begrenzt, da eine Übertragung über den Luftweg normalerweise nicht erfolgen kann. Diese werden zur Vereinfachung im Folgenden als biologische Arbeitsstoffe der „Risikogruppe 3(**)" bezeichnet.

Da im Anwendungsbereich dieser TRBA in der Regel nur biologische Arbeitsstoffe mit infektiösen Eigenschaften eine Rolle spielen, werden im Folgenden auch die Begriffe „Infektionserreger", „Krankheitserreger" oder „Erreger" verwendet.

2.2 Untersuchen und Behandeln umfasst alle Tätigkeiten, mit denen Krankheiten, Leiden oder Körperschäden bei Menschen festgestellt, geheilt oder gelindert werden sollen oder Geburtshilfe geleistet wird.

2.3 Pflege umfasst alle Hilfeleistungen am Patienten bei den gewöhnlichen und regelmäßig wiederkehrenden Verrichtungen im Ablauf des täglichen Lebens, bei denen Kontakte zu Krankheitserregern bestehen können.

2.4 Arbeitskleidung ist eine Kleidung, die anstelle oder in Ergänzung der Privatkleidung bei der Arbeit getragen wird. Zur Arbeitskleidung zählt auch Berufs- bzw. Bereichskleidung. Sie ist eine berufsspezifische Kleidung, die auch als Standes- oder Dienstkleidung, z. B. Uniform, getragen werden kann. Arbeitskleidung ist eine Kleidung ohne spezielle Schutzfunktion.

Kontaminierte Arbeitskleidung ist Arbeitskleidung, die bei Tätigkeiten gemäß dieser Regel mit Körperflüssigkeiten, Körperausscheidungen oder Körpergewebe in Kontakt gekommen ist. Dabei ist eine Kontamination nicht immer bereits mit bloßem Auge erkennbar.

2.5 Schutzkleidung ist jede Kleidung, die dazu bestimmt ist, Beschäftigte vor schädigenden Einwirkungen bei der Arbeit zu schützen oder die Kontamination der Arbeits- oder Privatkleidung durch biologische Arbeitsstoffe zu vermeiden.

2.6 Potenziell infektiöses Material ist Material, das Krankheitserreger enthalten und bei entsprechender Exposition zu einer Infektion führen kann.

Dabei handelt es sich erfahrungsgemäß um

- Körperflüssigkeiten, z. B. Blut, Speichel,
- Körperausscheidungen, z. B. Stuhl oder
- Körpergewebe.

2.7 Arbeitsbereiche sind Bereiche, in denen Tätigkeiten mit biologischen Arbeitsstoffen durchgeführt werden. Zum Arbeitsbereich können auch häusliche Bereiche zählen, z. B. Tätigkeitsbereiche von Pflegediensten in Privatwohnungen und beim betreuten Wohnen.

2.8 Nadelstichverletzung (NSV) im Sinne dieser TRBA ist jede Stich-, Schnitt- und Kratzverletzung der Haut durch stechende oder schneidende Instrumente, die durch Patientenmaterial verunreinigt sind – unabhängig davon, ob die Wunde blutet oder nicht. NSV können durch alle benutzten medizinischen Instrumente, die die Haut penetrieren können, wie Nadeln, Lanzetten, Kanülen, Skalpelle, chirurgische Drähte, verursacht werden.

2.9 Patienten sind Personen, die gemäß dieser Regel medizinisch untersucht, behandelt oder gepflegt werden. Der Begriff umfasst auch die in verschiedenen Einrichtungen unterschiedlich bezeichneten Personen wie Bewohner, Pflegekunden, Betreute.

2.10 Fachlich geeignet sind Personen, die aufgrund ihrer abgeschlossenen Ausbildung und Erfahrung Infektionsgefahren erkennen und Maßnahmen zu Ihrer Abwehr treffen können, z. B. Ärzte, Zahnärzte, Gesundheits- und Krankenpfleger, Medizinisch-technische Assistenten, Hebammen, Desinfektoren, Medizinische, Zahnmedizinische Fachangestellte, Rettungssanitäter und -assistenten und Altenpfleger.

2.11 Hinweise sind nähere Erläuterungen bzw. Verweise auf angrenzende Rechtsgebiete; sie entfalten keine Vermutungswirkung im Sinne des § 8 Absatz 5 Satz 3 BioStoffV.

3 Beurteilung der Arbeitsbedingungen

3.1 Gefährdungsbeurteilung

3.1.1 Vor Beginn der Tätigkeiten mit Biostoffen hat der Arbeitgeber gemäß § 4 BioStoffV eine Gefährdungsbeurteilung durchzuführen und die Ergebnisse zu dokumentieren.

Die Gefährdungsbeurteilung ist die Basis für die Feststellung,

- wie Expositionen vermieden, oder wenn das nicht möglich ist, vermindert werden können,
- welche sicheren Arbeitsverfahren dazu anzuwenden sind und
- welche Maßnahmen zur Beherrschung nicht vermeidbarer Expositionen zu treffen sind.

Tätigkeiten im Anwendungsbereich dieser TRBA sind nicht gezielte Tätigkeiten nach § 2 Absatz 8 BioStoffV. Aufgrund der Art der Tätigkeit und der Übertragungswege der erfahrungsgemäß auftretenden bzw. diagnostizierten biologischen Arbeitsstoffe ist zu prüfen, welcher Gefährdung die Beschäftigten ausgesetzt sein können. Zu berücksichtigen sind dabei auch die Dauer der Tätigkeit und die Häufigkeit, in der sie ausgeübt wird. Arbeitsplatzaspekte, die Auswirkungen auf die Sicherheit und Gesundheit der Beschäftigten haben können, sind in die Gefährdungsbeurteilung einzubeziehen. Hierzu gehören insbesondere Fragen der Arbeitsorganisation, z. B. Qualifikation der Ausführenden, psychische Belastungen und bestehender Zeitdruck. In diesem Zusammenhang sind die Personalausstattung, die Arbeitszeiten und die Pausengestaltung zu berücksichtigen.

3.1.2 Die Gefährdungsbeurteilung ist mindestens jedes zweite Jahr zu überprüfen und ggf. zu aktualisieren.

Eine Aktualisierung ist weiterhin immer dann durchzuführen, wenn Veränderungen, die die Sicherheit der Beschäftigten beeinträchtigen können, oder neue Informationen über Gefährdungen dies erfordern.

Hierzu gehören z. B.:

- Erkenntnisse, dass die festgelegten Schutzmaßnahmen nicht angemessen sind,
- der geplante Einsatz neuer Arbeitsgeräte, Arbeitsverfahren oder Arbeitsabläufe,
- das Auftreten neuer/veränderter Gefährdungen durch Infektionserkrankungen, z. B. Ausbrüche, neue Erreger, die besondere Schutzmaßnahmen erforderlich machen,
- Erkenntnisse aus Unfällen, aus der arbeitsmedizinischen Vor-

sorge oder aus aufgetretenen Erkrankungen bei den Beschäftigten, die in unmittelbarem Zusammenhang mit der verrichteten Tätigkeit stehen.

3.1.3 Die Gefährdungsbeurteilung muss fachkundig durchgeführt werden. Verfügt der Arbeitgeber nicht selbst über die erforderlichen Kenntnisse, hat er sich fachkundig beraten zu lassen. Anforderungen an die Fachkunde werden in der TRBA 200 „Anforderungen an die Fachkunde nach Biostoffverordnung" präzisiert.

3.1.4 Entsprechend den für die durchzuführenden Tätigkeiten ermittelten spezifischen Gefährdungen, sind arbeitsmedizinische Aspekte in die Gefährdungsbeurteilung einzubeziehen und fachkundig zu beurteilen. Vorrangig ist hierbei der bestellte Betriebsarzt zu beteiligen, welcher über die spezifischen Kenntnisse zu den Gefährdungen an den entsprechenden Arbeitsplätzen verfügt.

Arbeitsmedizinischer Sachverstand ist insbesondere hinzuzuziehen bei

a) Tätigkeiten mit Infektionsgefahren, bei denen
- eine arbeitsmedizinische Pflichtvorsorge gemäß der Verordnung zur arbeitsmedizinischen Vorsorge (ArbMedVV) zu veranlassen oder
- eine Angebotsvorsorge gemäß ArbMedVV anzubieten ist,

b) Tätigkeiten, bei denen
- Hygienemaßnahmen oder spezielle Desinfektionsmaßnahmen erforderlich sind,
- die Organisation spezieller Erste-Hilfe-Maßnahmen oder einer postexpositionellen Prophylaxe notwendig ist,
- persönliche Schutzausrüstung zu tragen ist (z. B. Schutzhandschuhe, Atemschutz) und
- Belastungen der Haut auftreten können, die Maßnahmen zum Hautschutz erforderlich machen.

3.2 Informationsbeschaffung

3.2.1 Die Gefährdung der Beschäftigten ergibt sich aus den durchgeführten Tätigkeiten und den biologischen Arbeitsstoffen, die dabei auftreten können.

Der Arbeitgeber hat deshalb zu ermitteln, welche Tätigkeiten ausgeübt werden und welche biologischen Arbeitsstoffe dabei erfahrungsgemäß vorkommen können.

Bei Tätigkeiten, bei denen Kontakte zu

- Körperflüssigkeiten, z. B. Blut, Speichel,
- Körperausscheidungen, z. B. Stuhl, oder
- Körpergeweben

stattfinden, muss mit der Möglichkeit des Vorhandenseins relevanter Krankheitserreger (siehe Nummer 3.3.2) gerechnet werden, soweit keine anderen Erkenntnisse vorliegen.

3.2.2 Die verbindlichen Einstufungen von biologischen Arbeitsstoffen in Risikogruppen sind den TRBA 460 für Pilze, 462 für Viren, 464 für Parasiten und 466 für Bakterien zu entnehmen. Maßgeblich für die Einstufung sind die infektiösen Eigenschaften des biologischen Arbeitsstoffes; sensibilisierende und toxische Wirkungen beeinflussen die Zuordnung zu einer Risikogruppe nicht und sind gesondert ausgewiesen.

3.2.3 Spezifische Informationen zu Erregern von Infektionserkrankungen gibt auf nationaler Ebene

- das Robert Koch-Institut (RKI).

Hilfestellungen zur Durchführung der Gefährdungsbeurteilung geben

- die entsprechenden Technischen Regeln für Biologische Arbeitsstoffe (TRBA) und die Beschlüsse des ABAS sowie
- Branchenregeln und Informationsschriften der Deutschen Gesetzlichen Unfallversicherung (DGUV) und der Träger der gesetzlichen Unfallversicherung.

Von Bedeutung sind weiterhin die Empfehlungen der Kommission für Krankenhaushygiene und Infektionsprävention (KRINKO), die sich im Wesentlichen auf den Patientenschutz beziehen, aber auch Aspekte des Beschäftigtenschutzes enthalten.

Hinweis: Eine Zusammenstellung von Veröffentlichungen ist im Anhang 10 enthalten.

3.2.4 Zur Abschätzung der Relevanz einzelner Erreger ist die epidemiologische Situation im Einzugsbereich zu betrachten. Zur Informationsbeschaffung ist daher in medizinischen Einrichtungen eine enge Kooperation mit dem Hygienefachpersonal gemäß § 23 Absatz 8 Infektionsschutzgesetz (IfSG) notwendig. Ansonsten können die Gesundheitsämter einschlägig informieren. Aktuelle Informationen zur epidemiologischen Situation einzelner Erreger werden auch im Internet bereitgestellt, insbesondere auf den Seiten des Robert Koch-Instituts.

3.2.5 Der Arbeitgeber hat dafür zu sorgen, dass bei der Verlegung, Überweisung oder Entlassung von Patienten, die an einer Infektionskrankheit leiden oder mit infektiologisch relevanten Erregern kolonisiert sind, Informationen über notwendige Schutzmaßnahmen, die zur Verhütung von Infektionen erforderlich sind, an die aufnehmenden oder die weiterbehandelnden Einrichtungen gegeben werden. Dabei sind die länderspezifischen Hygieneverordnungen auf Grundlage des § 23 Absatz 8 IfSG zu berücksichtigen. Der Schutz personenbezogener Daten ist zu beachten.

3.3 Übertragungswege und tätigkeitsbezogene Gefährdungen

3.3.1 Je nach Übertragungsweg unterscheidet man

- **Kontaktinfektionen** durch das Eindringen von Krankheitserregern über Haut sowie Schleimhäute:
  - direkte Kontakte: Übertragung von Krankheitserregern von einem kolonisierten/infizierten Menschen durch direkten Körperkontakt (Berührung) oder durch direkten Kontakt zu infektiösen Körperflüssigkeiten, z. B. Spritzer ins Auge,

TRBA 250

oder
- indirekte Kontakte: Übertragung durch kontaminierte Gegenstände. Infektionen, z. B. durch Nahrungsaufnahme bei mangelnder Händehygiene.

• **Luftübertragene Infektionen** durch das Einatmen erregerhaltigen Materials in die Lunge bzw. nach Auftreffen der luftgetragenen Erreger auf die Schleimhäute des oberen Atemtraktes in Form von:
- Tröpfchen (Anhusten, Anniesen) bzw. Tröpfchenkernen oder
- sonstigen Aerosolen, z. B. durch Nutzung rotierender Instrumente, in der Hochfrequenz-, Laserchirurgie oder bei Druckluft- bzw. Dampfdruckverfahren.

• **Verletzungsbedingte Infektionen** durch Eindringen von Krankheitserregern in den Körper (parenteral) durch:
- Stich- und Schnittverletzungen oder
- Bisse und Kratzer von Menschen und Tieren, Insektenstiche.

3.3.2 Bei der Beurteilung tätigkeitsbezogener Gefährdungen sind insbesondere die mit der Tätigkeit verknüpften Expositionsmöglichkeiten in Verbindung mit den spezifischen Übertragungswegen möglicherweise vorhandener Krankheitserreger zu bewerten. So besteht für Beschäftigte, die Personen mit blutübertragbaren Infektionserkrankungen untersuchen, behandeln oder pflegen,

ein erhöhtes Infektionsrisiko bei Tätigkeiten mit Kontakten zu Blut, insbesondere wenn diese verletzungsbedingt, z. B. durch Nadelstichverletzungen, auftreten können. Dagegen ist eine Gefährdung durch luftübertragene Krankheitserreger, z. B. bei Manipulationen in Mund, Nase, Rachenbereich oder Gesicht, von entsprechend infektiösen Patienten gegeben.

Gegebenenfalls können auch mehrere Übertragungswege in Betracht kommen. Manche Krankheitserreger sind aufgrund ihrer niedrigen Infektionsdosis oder hohen Virulenz sehr leicht übertragbar, z. B. Noroviren.

In der Tabelle 1 sind beispielhaft Vorkommen und Übertragungswege einiger Infektionserreger mit Tätigkeitsbeispielen aufgelistet.

TRBA 250

Tabelle 1 Vorkommen und Übertragungswege einiger Infektionserreger mit Tätigkeitsbeispielen (nicht abschließend)

Material	Infektionserreger	Risikogruppe	Übertragungswege gemäß Nummer 3.3.1	beispielhafte Tätigkeiten
Blut	Hepatitis-B-Virus (HBV)	3(**)	verletzungsbedingt, ggf. Kontakt zu Schleimhaut oder vorgeschädigter Haut	Operationen; Legen parenteraler Zugänge; Blutentnahmen
	Hepatitis-C-Virus (HCV)	3(**)		
	Humanes Immundefizienz-Virus (HIV)	3(**)		
Wundsekret, Drainageflüssigkeit	Staphylococcus sp.	2	Kontakt	Wundversorgung, Verbandwechsel, Drainageversorgung
Atemwegssekret (Sputum; Trachealsekret; Bronchoalveoläre Lavage)	Saisonale Influenza-Viren	2	luftübertragen, Kontakt	Absaugen; Tracheotomieren; Intubieren; Extubieren, Hustenprovokation (Physikalische Therapie, Inhalation)
	Corynebacterium diphtheriae	2		
	Streptococcus pyogenes	2		
	Haemophilus spp.	2		
	Mycobacterium tuberculosis-Komplex	3		
Mageninhalt, Erbrochenes	Noroviren	2	luftübertragen, Kontakt	Gastroskopie; pflegerische Maßnahmen
	Rotaviren	2		
Stuhl	Noroviren	2	Kontakt	Operationen am Darm; Rekto-, Koloskopie; Materialgewinnung; pflegerische Maßnahmen
	Rotaviren	2		
	Salmonella enteritidis	2		
	Salmonella Typhi	3(**)		
	Campylobacter spp.	2		
	Clostridium difficile	2		
	Hepatitis-A-Virus (HAV)	2		
	Hepatitis-E-Virus (HEV)	2		

Im Internetauftritt des Robert Koch-Instituts finden sich in der Rubrik „Infektionskrankheiten A-Z" nähere Informationen zu einzelnen Erregern von Infektionskrankheiten sowie in dem erregerspezifischen „RKI-Ratgeber für Ärzte" auch Fachinformationen zu tätigkeitsbezogenen Gefährdungen.

3.4 Zuordnung zu Schutzstufen

3.4.1 Allgemeines

(1) Tätigkeiten in Einrichtungen des Gesundheitsdienstes im Sinne der BioStoffV sind hinsichtlich ihrer Infektionsgefährdung einer Schutzstufe zuzuordnen.

Hierzu zählen Arbeitsstätten, in denen Menschen stationär medizinisch untersucht, behandelt oder gepflegt werden oder ambulant medizinisch untersucht und behandelt werden (siehe § 2 Absatz 14 BioStoffV).

Hinweis: Auch bei Tätigkeiten, die nach BioStoffV keiner Schutzstufe zugeordnet werden müssen, sind angemessene Schutzmaßnahmen festzulegen. Dies ist z. B. bei Tätigkeiten in der ambulanten Pflege der Fall, auf die in Nummer 5.1 eingegangen wird. Da die hier durchgeführten Tätigkeiten zum Teil durchaus mit denjenigen mit Schutzstufenzuordnung vergleichbar sind, erfolgen entsprechende Querverweise.

(2) Es werden vier Schutzstufen in Abhängigkeit von der Höhe der tätigkeitsbedingten Infektionsgefährdung unterschieden. Den Schutzstufen sind spezifische Schutzmaßnahmen zugeordnet.

Da bei Tätigkeiten im Gesundheitswesen häufig keine konkreten Kenntnisse zu vorhandenen Krankheitserregern vorliegen, ist der mögliche Kontakt zu potenziell infektiösem Material, z. B. Körperflüssigkeiten, ausschlaggebend für die Zuordnung zu einer Schutzstufe.

Ist der Infektions- bzw. Kolonisationsstatus bekannt und liegt eine Infektionskrankheit oder eine Kolonisation des Patienten vor, so bestimmen Risikogruppe und Eigenschaften des biologischen Arbeitsstoffes, z. B. Infektionsdosis und Übertragungsweg, in Verbindung mit der Tätigkeit das erforderliche Schutzniveau und damit die Zuordnung zur entsprechenden Schutzstufe. Die epidemiologische Situation ist mit einzubeziehen.

(3) Arbeitsbereiche, in denen weitgehend Tätigkeiten der gleichen Schutzstufe stattfinden, können auch insgesamt dieser Schutzstufe zugeordnet werden.

So kann z. B. ein Operationsbereich (OP-Bereich) oder die unreine Seite der Zentralsterilisation insgesamt der Schutzstufe 2 zugeordnet werden, da hier weitgehend Tätigkeiten der Schutzstufe 2 durchgeführt werden.

Dagegen ist es nicht sinnvoll, das Patientenzimmer insgesamt einer bestimmten Schutzstufe zuzuordnen. Patientenzimmer stellen Bereiche dar, in denen neben Tätigkeiten der Schutzstufe 2,

- z. B. Blutabnahmen, Wechsel von Drainageflaschen, Pflege von inkontinenten Patienten und Heimbewohnern,

auch Tätigkeiten der Schutzstufe 1,

- z. B. routinemäßige Reinigungsarbeiten, sowie

Tätigkeiten, welche nicht unter die Biostoffverordnung fallen,

- z. B. die Essensausgabe, stattfinden.

3.4.2 Beschreibung der Schutzstufen

(1) **Schutzstufe 1**

Tätigkeiten, bei denen

- kein Umgang oder sehr selten ein geringfügiger Kontakt mit potenziell infektiösem Material, wie Körperflüssigkeiten, -ausscheidungen oder -gewebe

und

- keine offensichtliche sonstige Ansteckungsgefahr besteht,

sind der Schutzstufe 1 zuzuordnen. Bei diesen Tätigkeiten sind die Mindestschutzmaßnahmen der Nummer 4.1 anzuwenden.

Beispiele für Tätigkeiten der Schutzstufe 1:

- Röntgenuntersuchung, Kernspin-Tomographie,
- Ultraschalluntersuchungen,
- EKG- und EEG-Untersuchungen,
- bestimmte körperliche Untersuchungen, z. B. Auskultieren eines Patienten ohne Symptome einer Atemwegsinfektion,
- Reinigungsarbeiten nichtkontaminierter Flächen.

Tätigkeiten in Blutspendediensten können der Schutzstufe 1 zugeordnet werden, wenn nach Charakterisierung der Blutproben auszuschließen ist, dass Erreger der Risikogruppe 2 und höher vorliegen können. Dies ist der Fall, wenn es sich um einen klinisch unauffälligen Spender handelt und die Probenmaterialien HIV-, HBV- und HCV-negativ sind. In der Regel ist dann davon auszugehen, dass eine Infektionsgefährdung durch andere Krankheitserreger zwar nicht auszuschließen, aber dennoch unter Beachtung der allgemeinen Hygienemaßnahmen vernachlässigbar ist.

(2) **Schutzstufe 2**

Tätigkeiten, bei denen

- es regelmäßig und nicht nur in geringfügigem Umfang zum Kontakt mit potenziell infektiösem Material, wie Körperflüssigkeiten, -ausscheidungen oder -gewebe kommen kann,

oder

- eine offensichtliche sonstige Ansteckungsgefahr, etwa durch eine luftübertragene Infektion oder durch Stich- und Schnittverletzungen besteht,

sind in der Regel der Schutzstufe 2 zuzuordnen.

Bei Tätigkeiten mit Körperflüssigkeiten und -ausscheidungen, die bekanntermaßen Krankheitserreger der Risikogruppe 3(**) enthalten, ist anhand der Gefährdungsbeurteilung zu prüfen, ob eine Zuordnung der Tätigkeiten zur Schutzstufe 2 möglich oder ob im Einzelfall eine Zuordnung zur Schutzstufe 3 erforderlich ist, z. B. bei Gefahr von Haut- oder Schleimhautkontaminationen durch Spritzer.

Tätigkeiten, die der Schutzstufe 2 zugeordnet werden, sind z. B.:

- Punktieren, Injizieren, Blutentnehmen,
- Legen von Gefäßzugängen,
- Entnehmen von Proben zur Diagnostik,
- Endoskopieren/Zystoskopieren,
- Katheterisieren,
- Operieren,
- Obduzieren,
- Nähen und Verbinden von Wunden,
- Intubieren, Extubieren,

TRBA 250

- Absaugen respiratorischer Sekrete,
- Wechseln von Windeln und von mit Fäkalien verunreinigter Kleidung,
- Waschen, Duschen, Baden inkontinenter Patienten,
- Umgang mit fremdgefährdenden Menschen bei Gefahr von Biss- und Kratzverletzungen,
- Zahnärztliche Behandlungen,
- Annahme und Desinfektion von kontaminierten Werkstücken in Dentallaboratorien,
- Umgang mit benutzten Instrumenten (Kanülen, Skalpelle),
- Umgang mit infektiösen bzw. potenziell infektiösen Abfällen,
- Umgang mit benutzter Wäsche von Patienten und Bewohnern (Ausziehen, Abwerfen, Sammeln), die mit Körperflüssigkeiten oder -ausscheidungen behaftet ist,
- Reinigen und Desinfizieren kontaminierter Flächen und Gegenstände,
- Arbeiten an kontaminierten Medizinprodukten (inkl. medizinischer Geräte), Hilfsmitteln (z. B. orthopädische Schuhe) und anderen Gegenständen, wenn diese aufgrund mangelnder Zugänglichkeit oder anderer nachvollziehbarer Gründe nicht vor Aufnahme der Tätigkeiten desinfiziert worden sind,
- Spritzenwechsel in Drogenambulanzen.

(3) Schutzstufe 3

Tätigkeiten sind dann der Schutzstufe 3 zuzuordnen, wenn folgende Kriterien erfüllt sind:

a) Es liegen biologische Arbeitsstoffe der Risikogruppe 3 vor, die schon in niedriger Konzentration eine Infektion bewirken können

oder

es können hohe Konzentrationen von biologischen Arbeitsstoffen der Risikogruppe 3 auftreten

und

b) es werden Tätigkeiten durchgeführt, die eine Übertragung möglich machen, z. B. Gefahr von Aerosolbildung, Spritzern oder Verletzungen.

Dies gilt auch, wenn ein entsprechender Verdacht besteht.

In Ausnahmefällen kann dies auch auf biologische Arbeitsstoffe der Risikogruppe 3(**) zutreffen (siehe auch Nummer 3.4.2 Absatz 2).

Die Behandlung eines Patienten mit offener Lungentuberkulose während der infektiösen Phase ist aufgrund der hohen Ansteckungsgefahr über Aerosole der Schutzstufe 3 zuzuordnen.

(4) Schutzstufe 4

Tätigkeiten im Rahmen der Untersuchung, Behandlung und Pflege von Patienten, die mit einem hochkontagiösen lebensbedrohlichen Krankheitserreger (biologischer Arbeitsstoff der Risikogruppe 4) infiziert sind, oder bei denen ein entsprechender Verdacht vorliegt, sind der Schutzstufe 4 zuzuordnen. Biologische Arbeitsstoffe der Risikogruppe 4 sind z. B. Ebola-, Marburg- oder Lassaviren.

4 Schutzmaßnahmen

Um einer möglichen Gefährdung der Beschäftigten durch Infektionserreger entgegenzuwirken, hat der Arbeitgeber die erforderlichen Schutzmaßnahmen zu veranlassen. Die Maßnahmen ergeben sich

TRBA 250

aus der Zuordnung der Tätigkeiten hinsichtlich ihrer Infektionsgefährdung nach Nummer 3.4 in eine der vier Schutzstufen. Bei allen Tätigkeiten im Anwendungsbereich dieser Regel sind die Mindestschutzmaßnahmen der Nummer 4.1 einzuhalten, sofern in Nummer 5 keine Ausnahmen formuliert sind.

Bei Tätigkeiten, die den Schutzstufen 2 bis 3 zugeordnet werden, ist dieser allgemeine Mindeststandard durch weitere Schutzmaßnahmen entsprechend den Nummern 4.2 bis 4.3 zu ergänzen. Die Nummer 4.4 umfasst alle spezifischen Schutzmaßnahmen der Schutzstufe 4. Die Schutzmaßnahmen der Schutzstufen 2 bis 4 sind in Abhängigkeit vom Ergebnis der Gefährdungsbeurteilung gegebenenfalls tätigkeits- und arbeitsplatzbezogen anzupassen.

Auf besondere Arbeitsbereiche und Tätigkeiten, bei denen gegebenenfalls zusätzliche Schutzmaßnahmen notwendig sind oder auf einige Maßnahmen auch verzichtet werden kann, wird in Nummer 5 eingegangen. Hier werden auch die Schutzmaßnahmen für Tätigkeiten in der ambulanten Pflege behandelt, für welche gemäß BioStoffV keine Schutzstufen festgelegt werden müssen.

4.1 Mindestschutzmaßnahmen

4.1.1 Handwaschplatz

(1) Den Beschäftigten sind leicht erreichbare Handwaschplätze mit fließendem warmem und kaltem Wasser, Spendern für Hautreinigungsmittel und Einmalhandtüchern zur Verfügung zu stellen.

(2) Die Handwaschbecken sind mit Armaturen auszustatten, welche ohne Handberührungen bedienbar sind. Geeignet sind z. B. haushaltsübliche Einhebelmischbatterien mit verlängertem Hebel, die mit dem Handgelenk bedienbar sind, oder selbstschließende Waschtisch-Armaturen (Druckknopf).

(3) Galten die Anforderungen nach Absatz 2 bis zur Bekanntmachung dieser TRBA nicht, so ist eine entsprechende Nachrüstung nur im Zusammenhang mit einer Neugestaltung oder wesentlichen Umgestaltung des Handwaschplatzes erforderlich.

(4) Absatz 1 gilt nicht für Rettungs- und Krankentransportfahrzeuge.

4.1.2 Hygienische Händedesinfektion

(1) Dort wo eine hygienische Händedesinfektion erforderlich ist, sind Desinfektionsmittelspender bereitzustellen. Die Mindestanforderungen an einen hygienischen und sicheren Betrieb dieser Spender sind zu beachten.

(2) Vor Verlassen des Arbeitsbereichs ist aus Gründen des Beschäftigtenschutzes nach

- Patientenkontakt,
- Kontakt zu potenziell infektiösen Materialien oder Oberflächen

oder

- Ausziehen der Schutzhandschuhe

eine hygienische Händedesinfektion durchzuführen.

Hinweis: Aus Patientenschutzgründen erfolgt eine hygienische Händedesinfektion auch vor Patientenkontakt bzw. vor aseptisch durchzuführenden Tätigkeiten.

4.1.3 Hautschutz und -pflege

(1) Händewaschen ist grundsätzlich hautbelastend und daher auf ein notwendiges Minimum zu reduzieren. Auf den Vorrang der Desinfektion vor der Reinigung wird hingewiesen. Tätigkeiten in feuchtem Milieu führen zu einer erhöhten Hautbelastung. Der Arbeitgeber hat zu prüfen, ob solche Belastungen reduziert werden können. Insbesondere sollen Handschuhe nur so lange wie nötig getragen werden.

(2) Der Arbeitgeber hat geeignete Hautschutz- und -pflegemittel zur Verfügung zu stellen. Er hat einen Hautschutzplan zur Auswahl von Präparaten für Hautreinigung, -schutz und -pflege zu erstellen und die Mitarbeiter in deren regelmäßiger und richtiger Anwendung zu unterweisen.

Wegen des Risikos einer Hautschädigung und wegen Perforationsgefahr sind Schutz- und OP-Handschuhe nur auf trockene Hände anzuziehen.

Bei längerem Tragen von luftundurchlässigen Schutzhandschuhen können zusätzlich Unterziehhandschuhe aus Baumwolle oder aus anderen Geweben mit vergleichbaren Eigenschaften (Saugfähigkeit, Hautverträglichkeit) sinnvoll sein.

Hinweise: Mitarbeitern, bei denen Hautschäden im Bereich der Unterarme und Hände vorliegen, ist eine Vorstellung beim Betriebsarzt anzuraten.

Siehe auch TRGS 401 „Gefährdung durch Hautkontakt - Ermittlung, Beurteilung, Maßnahmen".

4.1.4 Oberflächen

Oberflächen (Fußböden, Arbeitsflächen, Oberflächen von Arbeitsmitteln) müssen leicht zu reinigen und beständig gegen die verwendeten Reinigungsmittel und gegebenenfalls Desinfektionsmittel sein.

4.1.5 Hygieneplan

Der Arbeitgeber hat für die einzelnen Arbeitsbereiche entsprechend der Gefährdungsbeurteilung neben geeigneten baulichen Voraussetzungen Maßnahmen zur Vermeidung einer Infektionsgefährdung in Form eines Hygieneplans schriftlich festzulegen und deren Befolgung zu überwachen. Der Hygieneplan soll Regelungen zu Desinfektion, Reinigung und Sterilisation sowie zur Ver- und Entsorgung enthalten. Dabei sind die Erfordernisse des Arbeitsschutzes gemäß § 9 Absatz 2 und § 11 Absatz 1 BioStoffV und des Patientenschutzes gemäß §§ 23 und 36 Infektionsschutzgesetz idealerweise in einem Dokument zu bündeln. Anhang 2 gibt Hinweise für die Erstellung eines Hygieneplans.

4.1.6 Nahrungs- und Genussmittel

Beschäftigte dürfen an Arbeitsplätzen, an denen die Gefahr einer Kontamination durch biologische Arbeitsstoffe besteht, keine Nahrungs- und Genussmittel zu sich nehmen oder lagern. Hierfür sind vom Arbeitgeber leicht erreichbare Pausenräume oder Pausenbereiche (abgetrennte Bereiche innerhalb von Räumen der Arbeitsstätte) zur Verfügung zu stellen.

4.1.7 Schmuck und Fingernägel

Bei Tätigkeiten, die eine hygienische Händedesinfektion erfordern, dürfen an Händen und Unterarmen z. B. keine

- Schmuckstücke,
- Ringe, einschließlich Eheringe,
- Armbanduhren,
- Piercings,
- künstlichen Fingernägel,
- sogenannten Freundschaftsbänder getragen werden.

Fingernägel sind kurz und rund geschnitten zu tragen und sollen die Fingerkuppe nicht überragen.

Hinweis: Lackierte Fingernägel können den Erfolg einer Händedesinfektion gefährden. Deswegen ist im Rahmen der Gefährdungsbeurteilung zu entscheiden, ob auf Nagellack verzichtet werden muss.

4.1.8 Umkleidemöglichkeiten und Arbeitskleidung

Der Arbeitgeber hat nach § 9 Absatz 1 Nummer 4 BioStoffV dafür zu sorgen, dass vom Arbeitsplatz getrennte Umkleidemöglichkeiten vorhanden sind, sofern Arbeitskleidung erforderlich ist; die Arbeitskleidung ist regelmäßig sowie bei Bedarf zu wechseln und zu reinigen. Die Beschäftigten haben die bereitgestellten Umkleidemöglichkeiten zu nutzen.

4.1.9 Diagnostische Proben

Diagnostische Proben für den Versand sind entsprechend den transportrechtlichen Regelungen zu verpacken. Dabei sind Patientenproben bei denen eine minimale Wahrscheinlichkeit besteht, dass sie Krankheitserreger enthalten, von den für den Transport auf der Straße (ADR[2]) und mit der Eisenbahn (RID[3]) geltenden Gefahrgutregelungen freigestellt, wenn die Verpackung bestimmte Voraussetzungen erfüllt. Enthalten die Proben nachweislich Krankheitserreger oder werden diese vermutet, so gelten die entsprechenden transportrechtlichen Verpackungs- und Kennzeichnungsvorschriften (P620 für ansteckungsgefährliche Stoffe der Kategorie A und P650 für ansteckungsgefährliche Stoffe der Kategorie B).

Hinweis: Nicht zum Postversand zugelassen sind Patientenproben, die der Kategorie B zugeordnet sind und die Krankheitserreger der Risikogruppe 3 enthalten, sowie Patientenproben, die der Kategorie A zugeordnet sind.

Eine Übersicht über die geltenden Transportregelungen gibt auch die Broschüre „Patientenproben richtig versenden" der Berufsgenossenschaft für Gesundheitsdienst und Wohlfahrtspflege (BGW).

4.1.10 Ausbildung und fachliche Eignung

Der Arbeitgeber darf Tätigkeiten im Anwendungsbereich dieser TRBA nur Personen übertragen, die eine abgeschlossene Ausbildung in Berufen des Gesundheitswesens haben oder die von einer fachlich geeigneten Person unterwiesen sind und beaufsichtigt werden.

Die Forderung nach Aufsicht ist dann erfüllt, wenn

a) der Aufsichtführende den zu Beaufsichtigenden so lange überwacht, bis er sich überzeugt hat, dass dieser die übertragene Tätigkeit beherrscht, und
b) anschließend stichprobenweise die richtige Durchführung der übertragenen Tätigkeit überprüft.

Hinweis: Zur Beschäftigung von Praktikanten siehe Anhang 3 „Handlungsanleitung

---

2) ADR: Europäisches Übereinkommen über die internationale Beförderung gefährlicher Güter auf der Straße
3) RID: Ordnung für die internationale Eisenbahnbeförderung gefährlicher Güter

TRBA 250

zum Einsatz von Praktikantinnen und Praktikanten".

4.1.11 Jugendarbeits- und Mutterschutz

Der Arbeitgeber darf Jugendliche, werdende oder stillende Mütter mit Tätigkeiten mit biologischen Arbeitsstoffen nur beschäftigen, soweit dies mit den Bestimmungen des Jugendarbeitsschutzgesetzes und des Mutterschutzgesetzes vereinbar ist.

4.2 Schutzmaßnahmen bei Tätigkeiten der Schutzstufe 2

Zusätzlich zu den Maßnahmen der Nummer 4.1 sind die nachfolgenden Schutzmaßnahmen einzuhalten.

4.2.1 Oberflächen (Desinfektion)

Oberflächen (Arbeitsflächen und angrenzende Wandflächen, Fußböden, Flächen eingebauter Einrichtungen, Flächen an Geräten und Apparaten, die mit biologischen Arbeitsstoffen in Kontakt kommen können) müssen zusätzlich zu den Anforderungen nach Nummer 4.1.4 beständig gegen Desinfektionsmittel sein.

Hinweis: Je nach zu erwartender Verunreinigung kann diese Forderung für Wandflächen z. B. durch fachgerechte Anstriche mit Beschichtungsstoffen oder -systemen der Nassabriebbeständigkeit-Klasse 2[4] erfüllt werden.

4.2.2 Toiletten

(1) In Krankenhäusern, Praxen und sonstigen Einrichtungen, in denen regelmäßig Tätigkeiten der Schutzstufe 2 durchgeführt werden, müssen für die Beschäftigten und die Patienten gesonderte Toiletten vorhanden sein. Es ist darauf zu achten, dass die Toilettenräume ausreichend groß sind und entsprechend der Anzahl der Beschäftigten in angemessener Zahl zur Verfügung stehen.

Hinweis: Zur Berechnung der Anzahl der Toiletten und zur Gestaltung der Toilettenräume siehe Technische Regel für Arbeitsstätten ASR A4.1 „Sanitärräume".

(2) War die Einrichtung getrennter Toiletten bis zur Bekanntmachung dieser TRBA aufgrund eines Bestandsschutzes nicht erforderlich, so findet Absatz 1 nur bei einer Neugestaltung oder wesentlichen Umgestaltung des Sanitärbereichs Anwendung.

(3) Toiletten, die von Beschäftigten genutzt werden, müssen aus Gründen der Hygiene und des Infektionsschutzes bei Bedarf, mindestens aber arbeitstäglich, gereinigt und gegebenenfalls desinfiziert werden.

Hinweis: Studien zeigen, dass beim Spülvorgang erregerhaltige Aerosole freigesetzt werden können.

4.2.3 Minimierung von Aerosolen

Alle eingesetzten Verfahren sollen so erfolgen, dass die Bildung von Aerosolen minimiert wird. Beispiele hierfür sind

– die Erfassung gesundheitsschädlicher Rauche beim Einsatz von medizinischen Lasern und Hochfrequenz-Kautern,

– der Einsatz entsprechender Absaugtechnik bei zahnärztlichen Behandlungen oder

---

[4] DIN EN 13300 „Wasserhaltige Beschichtungsstoffe und Beschichtungssysteme für Wände und Decken im Innenbereich"

- das Abdecken oder die Absaugung des Ultraschallbades bei der Reinigung von Instrumenten.

4.2.4 Zugangsbeschränkung

Der Zugang zu Arbeitsbereichen, die insgesamt der Schutzstufe 2 zugeordnet sind, ist auf die berechtigten Personen zu beschränken. Siehe auch Nummer 3.4.1 Absatz 3.

4.2.5 Prävention von Nadelstichverletzungen

(1) Beim Umgang mit benutzten medizinischen Instrumenten und Geräten sind Maßnahmen zu ergreifen, die eine Verletzungs- und Infektionsgefahr der Beschäftigten minimieren.

Dabei ist ein integrierter Ansatz zur Minimierung des Risikos von Nadelstichverletzungen (NSV) unter Ausschöpfung aller technischen, organisatorischen und persönlichen Maßnahmen notwendig. Dies schließt Fragen der Arbeitsorganisation und die Schaffung eines Sicherheitsbewusstseins sowie das Verfahren für die Erfassung von NSV und die Durchführung von Folgemaßnahmen mit ein.

(2) Der Arbeitgeber hat fachlich geeignetes Personal in ausreichender Anzahl einzusetzen, um Stich- und Schnittverletzungen, z. B. durch Fehlbedienung aufgrund von Hektik, zu vermeiden.

Weiterhin sind Schutzmaßnahmen entsprechend der in den folgenden Absätzen beschriebenen Kriterien festzulegen.

(3) Vorrangig sind solche geeigneten und sicheren Arbeitsverfahren und Arbeitsmittel auszuwählen, die den Einsatz spitzer und scharfer medizinischer Instrumente überflüssig machen. Dies sind z. B.:

- Nadelfreie Infusionssysteme mit Rückschlagventil zur Konnektion mit Venenzugängen für das Zuspritzen von Medikamenten und für die Blutentnahme,
- Kunststoffkanülen für nadelfreies Aufziehen von Körperflüssigkeiten,
- Stumpfe Kanülen zum Spülen von Wurzelkanälen in der Endodontie,
- Stumpfe Rundkörper-Nadeln zum Nähen weniger dichter innerer Bindegewebe/Faszien/Muskeln.

(4) Ist der Einsatz spitzer und scharfer medizinischer Instrumente notwendig, sind Arbeitsgeräte mit Sicherheitsmechanismen (im Folgenden „Sicherheitsgeräte") unter Maßgabe der folgenden Ziffern 1 bis 7 zu verwenden, bei denen keine oder eine geringere Gefahr von Stich- und Schnittverletzungen besteht, soweit dies zur Vermeidung einer Infektionsgefährdung erforderlich und technisch möglich ist.

1. Sicherheitsgeräte sind bei folgenden Tätigkeiten aufgrund erhöhter Infektionsgefährdung oder Unfallgefahr einzusetzen:
   - Behandlung und Versorgung von Patienten, die nachgewiesenermaßen durch Erreger der Risikogruppe 3 (einschließlich 3**) oder höher infiziert sind,
   - Behandlung fremdgefährdender Patienten,
   - Tätigkeiten im Rettungsdienst und in der Notfallaufnahme,
   - Tätigkeiten in Krankenhäusern bzw. -stationen im Justizvollzug,

TRBA 250

- Blutentnahmen,
- sonstige Punktionen zur Entnahme von Körperflüssigkeiten,
- Legen von Gefäßzugängen.

2. Bei allen sonstigen nicht unter die Ziffer 1 fallenden Tätigkeiten hat der Arbeitgeber in der Gefährdungsbeurteilung das Unfallrisiko und das Infektionsrisiko zu bewerten und angemessene Maßnahmen zu treffen.

   Hinweis: Es ist zu vermeiden, in einem Arbeitsbereich für vergleichbare Tätigkeiten sowohl Sicherheitsgeräte als auch herkömmliche Instrumente einzusetzen. Dies könnte zu Fehlbedienungen führen.

3. Sicherheitsgeräte zur Verhütung von Stich- und Schnittverletzungen müssen folgende Eigenschaften erfüllen:

   - Sie dürfen weder Patienten noch Beschäftigte gefährden.
   - Sie müssen einfach und anwendungsorientiert zu benutzen sein.
   - Der Sicherheitsmechanismus ist Bestandteil des Systems und kompatibel mit anderem Zubehör.
   - Die Aktivierung des Sicherheitsmechanismus muss:
     - selbstauslösend sein oder einhändig erfolgen können,
     - sofort nach Gebrauch möglich sein,
     - einen erneuten Gebrauch ausschließen und
     - durch ein deutliches Signal (fühlbar, sichtbar oder hörbar) gekennzeichnet sein.

4. Die Auswahl der Sicherheitsgeräte hat anwendungsbezogen zu erfolgen, insbesondere unter dem Gesichtspunkt der Handhabbarkeit und Akzeptanz durch die Beschäftigten.

   Dabei hat der Arbeitgeber folgende Vorgehensweise zu berücksichtigen:

   - Einbeziehung der Anwender und der Arbeitnehmer-Vertreter;
   - Sammeln von Informationen über aktuell gehandelte Sicherheitsgeräte einschließlich allgemein vorhandener Erfahrungen beim Umgang mit Sicherheitsgeräten (siehe Anhang 4 „Erfahrungen beim Einsatz von Sicherheitsgeräten");
   - Auswahl vorzugsweise anhand praktischer Probeexemplare unter Einbeziehung der Anwender;
   - Evaluierung der Praxiserfahrungen aussichtsreicher Sicherheitsgeräte hausintern z. B. in einer Abteilung. Dabei bietet sich der begleitende Einsatz von Rückmelde-Bögen an (siehe Anhang 5 Beispiel für ein Muster „Interner Rücklaufbogen – Evaluierung Sicherheitsgeräte").

5. Beim Umgang mit spitzen und scharfen Instrumenten müssen Arbeitsablauf und Arbeitsumgebung mit dem Ziel gestaltet werden, dass ein ungestörtes, unterbrechungsfreies und konzentriertes Arbeiten möglich ist.

TRBA 250

6. Es ist sicherzustellen, dass die Beschäftigten die Sicherheitsgeräte richtig anwenden können. Dazu ist es notwendig, über die Sicherheitsgeräte zu informieren und deren Handhabung in der praktischen Anwendung zu vermitteln.

7. Die Wirksamkeit der getroffenen Maßnahmen ist zu überprüfen. Dazu gehört auch ein Verfahren zur lückenlosen Erfassung und Analyse von NSV, um technische und organisatorische Unfallursachen erkennen und eine Abhilfe vornehmen zu können (siehe auch Anhang 6 Beispiel für einen „Erfassungs- und Analysebogen Nadelstichverletzung").

(5) Gebrauchte Kanülen dürfen nicht in die Kanülenabdeckung (Schutzkappe) zurückgesteckt werden. Sie dürfen auch nicht verbogen oder abgeknickt werden, es sei denn, diese Manipulation dient der Aktivierung einer integrierten Schutzvorrichtung.

Der Sicherheitsmechanismus darf nicht durch Manipulationen außer Kraft gesetzt werden.

Werden Tätigkeiten ausgeübt,

- die nach dem Stand der Technik eine Mehrfachverwendung des medizinischen Instruments erforderlich machen, z. B. bei der Lokalanästhesie in der Zahnmedizin, und
- bei der die Kanüle in die Kanülenabdeckung zurückgesteckt werden muss,

ist dies zulässig, wenn ein Verfahren angewendet wird, das ein sicheres Zurückstecken der Kanüle in die Kanülenabdeckung mit einer Hand erlaubt, z. B. Verwendung eines Schutzkappenhalters.

Das anzuwendende Verfahren ist in einer Arbeitsanweisung nach § 14 Absatz 4 Nummern 2 und 3 BioStoffV festzulegen.

(6) Gebrauchte spitze und scharfe medizinische Instrumente einschließlich derer mit Sicherheitsmechanismus sind unmittelbar nach Gebrauch durch den Anwender in Abfallbehältnissen zu sammeln.

Die Abfallbehältnisse müssen den Abfall sicher umschließen. Dabei sind die Behälter so nah wie möglich am Verwendungsort der spitzen, scharfen oder zerbrechlichen medizinischen Instrumente aufzustellen. Sie dürfen nicht umgefüllt werden.

Die Abfallbehältnisse müssen folgende Eigenschaften aufweisen:

- Sie sind fest verschließbare Einwegbehältnisse.
- Sie geben den Inhalt, z. B. bei Druck, Stoß, Fall, nicht frei.
- Sie sind durchdringfest.
- Ihre Beschaffenheit wird durch Feuchtigkeit nicht beeinträchtigt.
- Behältergröße und Einfüllöffnung sind abgestimmt auf das zu entsorgende Gut.
- Sie öffnen sich beim Abstreifen von Kanülen nicht.
- Sie sind eindeutig und verwechslungsicher als Abfallbehältnisse zu erkennen (Farbe, Form, Beschriftung).
- Die Abfallbehältnisse sind auf die Entsorgungskonzeption und auf die verwendeten Spritzensysteme

TRBA 250

(Abstreifvorrichtung für verschiedene Kanülenanschlüsse) abgestimmt.
- Ihre maximale Füllmenge ist angegeben, ihr Füllgrad ist erkennbar.

Hinweis: Die DIN EN ISO 23907 beschreibt die Prüfanforderungen, die solche Abfallbehältnisse zu erfüllen haben.

Gefüllte Abfallbehältnisse sind sicher zu entsorgen.

4.2.6 Bereitstellung und Einsatz Persönlicher Schutzausrüstung (allgemein)

(1) Der Arbeitgeber hat nach § 8 Absatz 4 Nummer 4 BioStoffV zusätzlich Persönliche Schutzausrüstung (PSA), einschließlich Schutzkleidung, gemäß den Nummern 4.2.7 bis 4.2.10 in ausreichender Stückzahl zur Verfügung zu stellen, wenn bauliche, technische und organisatorische Maßnahmen nicht ausreichen, um die Gefährdung durch Infektionserreger auszuschließen oder hinreichend zu verringern.

(2) Die PSA ist auf der Grundlage des Ergebnisses der Gefährdungsbeurteilung auszuwählen. Die Beschäftigten sind bei der Auswahl der PSA in geeigneter Weise zu beteiligen. Der Einsatz belastender PSA ist auf das unbedingt erforderliche Maß zu beschränken und darf keine Dauermaßnahme sein.

(3) Der Arbeitgeber hat die zur Verfügung gestellte PSA einschließlich geeigneter Schutzkleidung zu reinigen bzw. zu desinfizieren sowie instand zu halten und falls erforderlich sachgerecht zu entsorgen. Er hat die Voraussetzungen zu schaffen, dass PSA beim Verlassen des Arbeitsplatzes sicher abgelegt und getrennt von anderen Kleidungsstücken aufbewahrt werden kann.

(4) Die Beschäftigten müssen die bereitgestellte PSA verwenden, solange eine Gefährdung besteht.

4.2.7 Schutzkleidung

(1) Wenn bei einer Tätigkeit mit Kontaminationen der Arbeitskleidung gerechnet werden muss, ist die vom Arbeitgeber gestellte Schutzkleidung zu tragen. Ein Kontakt mit Körperflüssigkeiten oder -ausscheidungen ist zu erwarten, z. B. beim Pflegen von Patienten

- mit Inkontinenz oder
- mit sezernierenden Wunden.

(2) Die ausgewählte Schutzkleidung muss die Arbeitskleidung an allen Stellen bedecken, die tätigkeitsbedingt kontaminiert werden können. Bei möglicher Durchnässung der Kleidung bzw. des Schuhwerks ist vom Arbeitgeber gestellte flüssigkeitsdichte Schutzkleidung bzw. Fußbekleidung zu tragen.

(3) Wird bei Tätigkeiten, bei denen nach Gefährdungsbeurteilung keine Schutzkleidung zu tragen ist, dennoch die Arbeitskleidung kontaminiert, ist sie zu wechseln und vom Arbeitgeber wie Schutzkleidung zu desinfizieren und zu reinigen.

(4) Schutzkleidung oder kontaminierte Arbeitskleidung darf von den Beschäftigten nicht zur Reinigung nach Hause mitgenommen werden. Getragene Schutzkleidung ist von anderer Kleidung getrennt aufzubewahren. Pausen- und Bereitschaftsräume dürfen nicht mit Schutzkleidung oder kontaminierter Arbeitskleidung betreten werden.

4.2.8 Schutzhandschuhe

(1) Wenn bei einer Tätigkeit mit einem Kontakt der Hände zu potenziell infektiösem Material gerechnet werden muss, sind Schutzhandschuhe zu tragen.

Tätigkeiten mit möglichem Handkontakt zu Körperflüssigkeiten oder zu Körperausscheidungen können z. B. sein:

- Verbandswechsel,
- Blutabnahmen,
- Anlegen von Blasenkathetern,
- Waschen inkontinenter Patienten.

(2) Als Handschuhe sind geeignet

- flüssigkeitsdichte, ungepuderte und allergenarme medizinische Handschuhe[5] mit einem Qualitätskriterium AQL (Accepted Quality Level) von $\leq$ 1,5 bei möglichem Kontakt zu Körperflüssigkeiten und -ausscheidungen;
- flüssigkeitsdichte, ungepuderte, allergenarme und zusätzlich reinigungs- bzw. desinfektionsmittelbeständige Schutzhandschuhe[6] mit verlängertem Schaft zum Umstülpen bei Reinigungs- und Desinfektionsarbeiten, damit das Zurücklaufen der kontaminierten Reinigungsflüssigkeit unter den Handschuh verhindert wird.

Hinweis: Das Tragen von flüssigkeitsdichten Handschuhen während eines erheblichen Teils der Arbeitszeit gilt

---

5) DIN EN 455 Teile 1 bis 3 „Medizinische Handschuhe zum einmaligen Gebrauch"
6) DIN EN 374-1: Schutzhandschuhe gegen Chemikalien und Mikroorganismen sowie DIN EN 420: Schutzhandschuhe – Allgemeine Anforderungen und Prüfverfahren

als Feuchtarbeit (siehe auch Nummer 4.1.3 „Hautschutz und -pflege"). Siehe auch TRGS 401 „Gefährdung durch Hautkontakt – Ermittlung – Beurteilung – Maßnahmen".

In Abhängigkeit von der Tätigkeit können weitere Handschuheigenschaften erforderlich sein.

4.2.9 Augen- und Gesichtsschutz

Wenn bei einer Tätigkeit mit Verspritzen oder Versprühen potenziell infektiöser Materialien oder Flüssigkeiten gerechnet werden muss und technische Maßnahmen keinen ausreichenden Schutz darstellen, ist der vom Arbeitgeber gestellte Augen- oder Gesichtsschutz zu tragen.

Dies kann beispielsweise der Fall sein bei:

- operativen Eingriffen, z. B. in der Gefäßchirurgie, in der Orthopädie (Fräsarbeiten an Knochen),
- endoskopischen Untersuchungsverfahren,
- Punktionen von Arterien,
- Intubationen, Extubationen, Trachealkanülenpflege und -wechsel,
- zahnärztlichen Tätigkeiten, wie Zahnsteinentfernen mit Ultraschall,
- Reinigung kontaminierter Instrumente von Hand oder mit Ultraschall,
- Tätigkeiten in der Pathologie, z. B. bei Arbeiten mit handgeführten Arbeitsmitteln oder bei der Kompression des Brustkorbes des Verstorbenen durch Anheben und Umlagern.

Als Augen- bzw. Gesichtsschutz sind z. B. geeignet

- Bügelbrille mit Seitenschutz, ggf. mit Korrekturgläsern,
- Überbrille,
- Korbbrille,
- Visier, Gesichtsschutzschild.

TRBA 250

Je nach den Expositionsbedingungen kann ggf. ein zusätzliches Tragen von Atemschutz, z. B. FFP2-Maske[7], etwa beim Freisetzen von infektionserregerhaltigen Aerosolen, notwendig sein.

4.2.10 Atemschutz

(1) Die geforderte Minimierung der Gefährdung durch luftübertragbare Krankheitserreger wird nach Ausschöpfung aller anderen technischen und organisatorischen Maßnahmen (insbesondere der Impfschutz der Beschäftigten, Hygienemaßnahmen) durch das Tragen von Atemschutz erreicht. Werden Patienten mit Verdacht auf eine Erkrankung durch luftübertragbare Erreger behandelt, hat der Arbeitgeber im Rahmen der Gefährdungsbeurteilung ein betriebsbezogenes Konzept zum Schutz der Beschäftigten vor luftübertragbaren Infektionen festzulegen.

Hinweis: Bezüglich einer pandemischen Situation siehe ABAS Beschluss 609 „Arbeitsschutz beim Auftreten einer nicht ausreichend impfpräventablen humanen Influenza".

(2) Der Arbeitgeber hat für die zuvor genannten Zwecke geeignete FFP-Masken bereitzustellen.

Hinweise: Durch filtrierende Halbmasken (FFP) kann eine Reduktion infektiöser Aerosole in der eingeatmeten Luft um bis zu 92% bei FFP2- und bis zu 98% bei FFP3-Masken erreicht werden.

Entscheidend für die Wirksamkeit der Maske ist neben den Filtereigenschaften vor allem der Dichtsitz der Maske.

Die angegebenen Werte der Reduktion gelten nur für einen optimalen Sitz, der nur durch sorgfältiges, korrektes Aufsetzen erreicht wird. In der Regel stellt das Tragen einer gut angepassten FFP2-Maske einen geeigneten Schutz vor infektiösen Aerosolen, einschließlich Viren dar, da davon ausgegangen werden kann, dass diese an kleinste Tröpfchen oder Tröpfchenkerne gebunden sind.

(3) Sind Patienten mit luftübertragbaren Krankheitserregern infiziert und müssen Tätigkeiten an diesen Patienten bzw. in deren Nähe ausgeführt werden, sind mindestens FFP2-Masken zu tragen.

Hinweise: Solche Tätigkeiten sind z. B. die Versorgung und Pflege von Patienten mit Erkrankungen durch luftübertragbare Erreger, insbesondere wenn die Beschäftigten dabei Hustenstößen der Patienten ausgesetzt sein können.

Auf das Tragen der FFP2-Masken kann im Einzelfall verzichtet werden, wenn bekannt ist, dass der betroffene Beschäftigte über einen ausreichenden Immunschutz, z. B. aufgrund einer Impfung, verfügt.

Mund-Nasen-Schutz (MNS) ist kein Atemschutz und kann nicht vor dem Einatmen von Aerosolen schützen, aber er ist ein wirksamer Schutz vor Berührung von Mund und Nase mit kontaminierten Händen. Werden Tätigkeiten an Patienten, die an luftübertragbaren Krankheiten erkrankt sind, ausgeführt und trägt der Patient einen MNS, reicht für den Behandler das gleichzeitige Tragen eines MNS als geeignete Hygienemaßnahme in der Regel aus. Dies gilt nicht, wenn der

---

7) FFP: filtering face piece, partikelfiltrierende Halbmaske

Erreger der Risikogruppe 3 zugeordnet ist.

(4) Das richtige Aufsetzen von FFP-Masken ist zu demonstrieren und zu üben. Hilfreich ist die Prüfung des Dichtsitzes mit Hilfe geeigneter Methoden (Fit-Test) während der Schulung.

Hinweis: Informationen zum korrekten Sitz und zur Tragedauer von FFP-Masken sowie zum Unterschied von MNS und FFP-Masken siehe Anhang 7. Barthaare im Bereich der Dichtlinie zwischen Atemschutzmaske und Gesichtshaut können die Schutzwirkung der Schutzmaske beeinträchtigen. Darauf sind Bartträger hinzuweisen.

4.3 Schutzmaßnahmen bei Tätigkeiten der Schutzstufe 3

Zusätzlich zu den Maßnahmen der Nummern 4.1 und 4.2 sind die nachfolgenden Schutzmaßnahmen einzuhalten.

4.3.1 Übertragung von Tätigkeiten

Tätigkeiten der Schutzstufe 3 dürfen nur fachkundigen und anhand der Arbeitsanweisungen eingewiesenen und geschulten Beschäftigten übertragen werden.

Hinweis: Anforderungen an die Fachkunde werden in der TRBA 200 „Anforderungen an die Fachkunde nach Biostoffverordnung" präzisiert.

4.3.2 Beschränkung der Mitarbeiterzahl

Die Zahl der Beschäftigten, die Tätigkeiten der Schutzstufe 3 ausüben, ist auf das notwendige Mindestmaß zu beschränken.

4.3.3 Abtrennung

Bereiche, in denen Tätigkeiten der Schutzstufe 3 stattfinden, sind bei Erfordernis durch einen Vorraum, einen Schleusenbereich oder eine ähnliche Maßnahme von den übrigen Arbeitsbereichen abzutrennen.

4.3.4 Persönliche Schutzausrüstung

Zusätzlich zu der PSA nach den Nummern 4.2.6 bis 4.2.10 kann bei Tätigkeiten der Schutzstufe 3 der Einsatz besonderer PSA notwendig sein.

Bei Behandlung eines Patienten mit offener Lungentuberkulose während der infektiösen Phase ist das Tragen von Atemschutz mindestens der Klasse FFP2 erforderlich.

Hinweis: Siehe auch Empfehlungen des Deutschen Zentralkomitees zur Bekämpfung der Tuberkulose „Infektionsprävention bei Tuberkulose", Pneumologie, Online-Publikation 2012.

4.4 Schutzmaßnahmen bei Tätigkeiten der Schutzstufe 4

4.4.1 Sonderisolierstationen

Die Untersuchung, Behandlung und Pflege von Patienten, die mit einem Infektionserreger der Risikogruppe 4 infiziert sind, erfolgt in einer Sonderisolierstation (Behandlungszentrum/Patientenstation der Schutzstufe 4). Die dabei einzuhaltenden Schutzmaßnahmen sind in Anhang 1 Teil 1 konkretisiert. Informationen zu diesen Behandlungszentren sind in Anhang 1 Teil 2 enthalten.

TRBA 250

4.4.2 Auftreten von infizierten bzw. krankheitsverdächtigen Patienten

Patienten sollen bei entsprechendem Krankheitsverdacht nach Möglichkeit am Ort der ersten Verdachtsdiagnose (z. B. Arztpraxis, Rettungsstelle, Notaufnahme) verbleiben und umgehend entsprechend des in den jeweiligen Bundesländern festgelegten Vorgehens in eine Sonderisolierstation verlegt werden; dies gilt auch für den Umgang mit Kontaktpersonen.

Der Beschluss 610 des ABAS „Schutzmaßnahmen für Tätigkeiten außerhalb von Sonderisolierstationen bei der Versorgung von Patienten, die mit hochpathogenen Krankheitserregern infiziert oder krankheitsverdächtig sind" beschreibt Anforderungen zum Schutz der Beschäftigten, für Arztpraxen, Notaufnahmen, Rettungsdienste sowie für Krankenhäuser, die in einer Ausnahmesituation Patienten außerhalb einer Sonderisolierstation versorgen müssen.

5 Spezifische Arbeitsbereiche und Tätigkeiten – besondere und zusätzliche Schutzmaßnahmen

5.1 Ambulante Pflege (Versorgung)

5.1.1 Häusliche Versorgung

(1) Die häusliche Versorgung pflegebedürftiger Menschen („Pflegekunden") durch ambulante Pflegedienste umfasst Tätigkeiten im Rahmen der

- **Grundpflege**, z. B. Waschen und Duschen, Zahnpflege, Unterstützung beim Toilettengang bzw. Versorgung inkontinenter Personen, Unterstützung bei der Nahrungsaufnahme, Unterstützung beim An- und Auskleiden,

und der

- **Behandlungspflege**, z. B. Injektionen und Infusionen, Blutentnahmen, Verbandwechsel, Medikamentengabe, Drainage- und Wundversorgung, Katheteranlage und -wechsel, ärztliche Assistenz, die gegebenenfalls auch Tätigkeiten der

- **Intensivpflege**, z. B. Portversorgung, Wechsel und Pflege von Trachealkanülen, Beatmungstherapie, spezielle Wundversorgung, Legen gastraler Ernährungssonden und deren Pflege, Versorgung von Nieren-, Galle- und Stuhlfisteln,

beinhalten kann.

(2) Einige dieser Tätigkeiten, z. B. Unterstützung beim An- und Auskleiden, sind mit Tätigkeiten der Schutzstufe 1, viele jedoch mit Tätigkeiten der Schutzstufe 2 vergleichbar, da es zu Kontakten mit potenziell infektiösem Material wie Blut, Exkreten, Sekreten, Ausscheidungen kommen kann.

Hinweis: Siehe Nummer 3.4.2 Absätze (1) und (2).

(3) Während der Pflege üben Beschäftigte Tätigkeiten im häuslichen Bereich der zu pflegenden Person aus. Dies können Privathaushalte sein oder in zunehmendem Maße auch neue Wohnformen wie ambulant betreute Wohngemeinschaften, in denen z. B. Demenzkranke betreut werden. Deswegen sind die Bedingungen innerhalb der „Kundenwohnung" in die Gefährdungsbeurteilung einzubeziehen.

TRBA 250

(4) Die Bereitstellung von Schutzkleidung, Persönlicher Schutzausrüstung und Arbeitsmitteln erfolgt in der Regel in den Diensträumen des ambulanten Dienstes. Finden hier auch Tätigkeiten wie die Reinigung kontaminierter Arbeits- oder Schutzkleidung oder der PSA statt, sind diese in die Gefährdungsbeurteilung einzubeziehen.

(5) Der Arbeitgeber hat in Arbeitsanweisungen Festlegungen zum Umgang mit Arbeitskleidung und persönlicher Schutzausrüstung sowie zu den erforderlichen Maßnahmen zur Hygiene und Desinfektion zu treffen.

(6) Während der Pflegetätigkeiten ist Arbeitskleidung zu tragen. Ist mit Kontaminationen der Arbeitskleidung zu rechnen, ist die vom Arbeitgeber gestellte Schutzkleidung sowie die jeweils notwendige persönliche Schutzausrüstung (Schutzhandschuhe, flüssigkeitsdichte Schürzen, FFP-Masken 7 als Atemschutz, wenn infektiöse Aerosole freiwerden können) zu verwenden. Der Arbeitgeber hat festzulegen, bei welchen Tätigkeiten welche Schutzkleidung und Persönliche Schutzausrüstung (PSA) zu tragen ist. Er legt auch fest, wann Mund-Nasen-Schutz als Berührungsschutz erforderlich ist.

(7) Kontaminierte Schutzkleidung und PSA sind – sofern es sich nicht um Einwegprodukte handelt – vom Arbeitgeber mit geeigneten Verfahren zu desinfizieren und zu reinigen. In der gleichen Weise ist mit kontaminierter Arbeitskleidung zu verfahren.

Behältnisse zum Sammeln kontaminierter Arbeitskleidung (z. B. mitwaschbarer ausreichend widerstandsfähiger Wäschesack) und benutzter wiederverwendbarer Schutzkleidung bzw. PSA sind vorzuhalten.

(8) Die notwendigen Hygienemaßnahmen sind entsprechend der Arbeitsanweisung umzusetzen, insbesondere die hygienische Händedesinfektion. Zudem sind den Beschäftigten Hautschutz- und -pflegemittel zur Verfügung zu stellen.

Hinweise: Die Händedesinfektion soll tätigkeitsnah erfolgen. Dafür haben sich Kittelflaschen bewährt.

Bei der Auswahl der Desinfektionsmittel ist neben dem Verwendungszweck und dem Wirkungsspektrum auch deren mögliche gesundheitsschädliche Wirkung zu berücksichtigen.

Es sollte vertraglich sichergestellt sein, dass die vorhandene Waschgelegenheit im häuslichen Bereich des Pflegekunden genutzt werden kann.

(9) Zur Vermeidung von Stich- und Schnittverletzungen sind Sicherheitsgeräte (Sicherheitslanzetten, Instrumente zur Blutabnahme mit Sicherheitsmechanismus) – wie in Nummer 4.2.5 beschrieben – einzusetzen.

(10) Zur Entsorgung verwendeter spitzer und scharfer Arbeitsgeräte sind die in Nummer 4.2.5 Absatz 6 beschriebenen Behälter mitzuführen und zu benutzen. Gebrauchte Kanülen dürfen nicht in die Kanülenabdeckung zurückgesteckt werden. Auch Instrumente mit ausgelöstem Sicherheitsmechanismus müssen entsprechend entsorgt werden.

Hinweis: Die Abfallbehältnisse können gegebenenfalls über den Hausmüll des Pflegekunden entsorgt werden. *Siehe auch Anhang 8 – Abfallschlüssel 180101.*

(11) Für wiederverwendbare kontaminierte Arbeitsgeräte müssen geeignete Transportbehältnisse zur Verfügung stehen, falls die Geräte nicht vor Ort desinfiziert/aufbereitet werden können.

(12) Treten besondere Infektionsgefährdungen aufgrund einer Erkrankung/Infektion des Pflegekunden/Patienten auf, sind weitergehende Schutzmaßnahmen unter Einbeziehung des Übertragungsweges im Rahmen der Gefährdungsbeurteilung festzulegen.

5.1.2 Tätigkeiten in Diensträumen

(1) Die folgenden Maßnahmen sind einzuhalten, wenn der ambulante Pflegedienst einen zentralen Bereich in den Diensträumen vorhält, in dem kontaminierte Arbeitskleidung gewaschen, Schutzkleidung bzw. PSA desinfiziert und gereinigt, kontaminierte Arbeitsgeräte aufbereitet und/oder kontaminierte Abfälle zur Entsorgung zentral gesammelt werden.

(2) Der Arbeitsbereich, in dem die vorgenannten Tätigkeiten stattfinden, muss über leicht zu reinigende Oberflächen (Fußböden, Arbeitsflächen, Oberflächen von Arbeitsmitteln) verfügen, die beständig gegen die verwendeten Reinigungs- und Desinfektionsmittel sind.

(3) Kontaminierte Wäsche darf vor dem Waschen nicht sortiert werden. Der gefüllte Wäschesack ist ungeöffnet einem geeigneten Waschverfahren zuzuführen.

(4) Der Arbeitgeber hat Folgendes bereitzustellen:

- Einen Handwaschplatz wie in Nummer 4.1.1 beschrieben,
- Desinfektionsmittelspender für die hygienische Händedesinfektion wie in Nummer 4.1.2 beschrieben und
- Hautschutz- und Hautpflegemittel wie in Nummer 4.1.3 beschrieben.

(5) Kontaminierte Abfälle sind gemäß den Anforderungen der LAGA (Bund/Länder Arbeitsgemeinschaft Abfall) einzusammeln und zu entsorgen.

Hinweis: Siehe Nummer 5.6 und Anhang 8.

5.2 Instandhaltung

5.2.1 Unter Instandhaltung werden Wartung, Inspektion und Instandsetzung (=Reparatur) verstanden. Instandhaltungsarbeiten stellen risikobehaftete Tätigkeiten dar, da es sich häufig um ungewohnte und gegebenenfalls unter außergewöhnlichen Bedingungen, z. B. enge Räume, Zeitdruck, durchzuführende Arbeiten handelt. Die mit Instandhaltungsarbeiten betrauten Beschäftigten sind daher vor Arbeitsaufnahme gesondert zu unterweisen.

Hinweis: Siehe § 9 Absatz 2 Betriebssicherheitsverordnung.

5.2.2 Geräte, die mit biologischen Arbeitsstoffen kontaminiert sind oder sein können, müssen vor Instandhaltungsarbeiten – soweit möglich – gereinigt und desinfiziert werden. Erst danach darf eine Arbeitsfreigabe erfolgen. Ist eine Desinfektion nicht oder nicht ausreichend möglich, ist eine spezielle Arbeitsanweisung mit den erforderlichen Schutzmaßnahmen notwendig.

Sind mehrere Unternehmen an der Instandhaltung beteiligt, sind die Ausführungen zur Zusammenarbeit verschiedener Auftraggeber (Nummer 9) zu berücksichtigen.

5.3 Reinigungsarbeiten

Reinigungsarbeiten in Arbeitsbereichen des Gesundheitswesens und der Wohlfahrtspflege umfassen alle regelmäßigen Reinigungs- und Desinfektionsmaßnahmen zur Aufrechterhaltung des hygienischen Soll-Zustandes.

Zu den Reinigungsarbeiten zählen z. B.:

- Reinigung der Verkehrswege (Treppen, Flure),
- Reinigung und Desinfektion der Behandlungsräume und OP-Räume,
- Reinigung der Patientenzimmer einschließlich der sanitären Anlagen,
- Bettenaufbereitung,
- Reinigung von Fahr- und Transportmitteln (z. B. Rettungswagen).

In Einrichtungen des Gesundheitsdienstes nach BioStoffV (siehe Nummer 3.4.1) sind diese Tätigkeiten im Rahmen der Gefährdungsbeurteilung einer Schutzstufe zuzuordnen. So entspricht die Reinigung eines Stationsflurs im Allgemeinen einer Tätigkeit der Schutzstufe 1, die Reinigung von OP-Räumen mit der Entfernung von Verunreinigungen durch Blut dagegen der Schutzstufe 2.

Hinweis: Siehe auch Schriften der Unfallversicherungsträger zu Reinigungs- und Desinfektionsarbeiten im Gesundheitswesen.

5.4 Aufbereitung von Medizinprodukten

5.4.1 Die Aufbereitung von Medizinprodukten hat zum Ziel, eine Infektionsgefährdung von Patienten, Anwendern und Dritten auszuschließen. Sie umfasst im Sinne der TRBA im Wesentlichen die folgenden Prozessschritte:

- die Vorbereitung für die Reinigung,
- die Reinigung,
- die Desinfektion und ggf.
- die Sterilisation.

Bei der Aufbereitung mit Körperflüssigkeiten kontaminierter Medizinprodukte handelt es sich in der Regel um Tätigkeiten der Schutzstufe 2. Dies gilt insbesondere bei der Aufbereitung invasiv gebrauchter Medizinprodukte. Bei Instrumenten, die bei Patienten mit bekannten Erkrankungen durch Erreger der Risikogruppe 3 eingesetzt waren, sind entsprechend der Übertragungswege ggf. zusätzliche Schutzmaßnahmen zu ergreifen.

Hinweis: Grundsätzliche Anforderungen an die Hygiene und Infektionsprävention bei der Aufbereitung von Medizinprodukten siehe Empfehlung der Kommission für Krankenhaushygiene und Infektionsprävention (KRINKO) beim Robert Koch-Institut (RKI) und des Bundesinstitutes für Arzneimittel und Medizinprodukte (BfArM) „Anforderungen an die Hygiene bei der Aufbereitung von Medizinprodukten" (in der jeweils gültigen Fassung).

5.4.2 Folgende präventive Maßnahmen sind am Anfallsort, z. B. im OP oder

TRBA 250

Eingriffs-/Funktionsraum erforderlich:

- Spitze und scharfe Instrumente sind – sofern es sich um Einwegmaterial handelt – möglichst unmittelbar vor Ort sicher zu entsorgen oder separat auf einem Sieb/ einer Nierenschale abzulegen.
- Einwegartikel, wie z. B. Skalpellklingen, Nadeln und Kanülen, sind – wenn möglich – mit Hilfsmitteln wie Pinzetten oder Zangen aus den Sieben/Nierenschalen zu entfernen.
- Tupfer und Kompressen sind während des Eingriffs sofort in einem Abwurf zu entsorgen.
- Alle manuell aufzubereitenden Instrumente sind gesondert zu sammeln.
- Instrumente der Minimal Invasiven Chirurgie (MIC), welche zur Instrumentenaufbereitung demontiert werden müssen, sind gesondert zu behandeln und – wenn möglich – bereits bei der Demontage auf den MIC-Reinigungswagen aufzustecken.

Hinweis: Die höchste Infektionsgefährdung liegt beim Vorbereiten der Instrumente für die Reinigung vor, da diese hier noch mit Blut, weiteren Körperflüssigkeiten oder Körpergewebe kontaminiert sind.

5.4.3 Die Verletzungsrisiken sind bei der manuellen Reinigung deutlich höher, daher ist wenn möglich eine alleinige maschinelle Reinigung und Desinfektion zu bevorzugen. Einige Instrumente erfordern eine mechanische Reinigung und Desinfektion mit der Hand, um etwa eine Entfernung gröberer Anhaftungen zu gewährleisten. Die Desinfektion bewirkt eine Erregerreduktion.

5.4.4 Potenziell infektiöse Instrumente sind in einem von der unmittelbaren Patientenversorgung getrennten Raum aufzubereiten. Der Raum muss über eine Lüftungsmöglichkeit verfügen. Sofern mit Blut, Sekreten und/oder Gewebestücken kontaminierte Instrumente einer mechanischen Vorreinigung unterzogen werden, bei der es zu einer Aerosolbildung kommt (z. B. Luft oder Wasser aus Druckpistolen), ist eine geeignete Arbeitsplatzabsaugung vorzusehen. Der Raum darf nicht zu anderen Zwecken der offenen Lagerung, des Umkleidens oder als Sozialraum genutzt werden.

Erfolgt die Aufbereitung in einer Zentralsterilisation, sind deren Eingabeseite (unreine Seite) und Ausgabeseite (reine Seite) räumlich oder organisatorisch voneinander zu trennen. Die Eingabeseite ist so zu bemessen, dass das aufzubereitende Gut kurzzeitig gelagert werden kann. Vor dem Verlassen der unreinen Seite ist die Schutzkleidung abzulegen, und die Hände sind zu desinfizieren.

5.4.5 Die Reinigung und die Desinfektion der Instrumente soll vorzugsweise im geschlossenen System eines Reinigungs-Desinfektionsgerätes (RDG) erfolgen, um Verletzungs- und Kontaminationsgefahren zu minimieren und um die Beschäftigten vor Kontakt mit dem Desinfektionsmittel zu schützen. Dabei ist ein vorheriges Umpacken kontaminierter Instrumente durch organisatorische und technische Maßnahmen zu vermeiden. Aus Sicht des Arbeitsschutzes sollen bei der Beschaffung von Instrumenten solche bevorzugt werden, die maschinell aufbereitet werden können, sofern funktionelle Anforderungen dem nicht entgegenstehen.

5.4.6 Bei der manuellen Reinigung von Instrumenten, insbesondere bei verklebtem, angetrocknetem Material, ist die Bildung von Aerosolen zu minimieren. Um eine Kontamination mit potenziell infektiösem Material zu vermeiden, darf keine Reinigung unter scharfem Wasserstrahl erfolgen. Bei Instrumenten, die mit einer Bürste gereinigt werden müssen, ist wegen der Gefahr des Verspritzens das Bürsten nur unter der Wasseroberfläche im Reinigungsbecken zu tätigen. Die Wasserflotte ist regelmäßig zu wechseln, insbesondere nach der Reinigung von Instrumenten mit Einsatz bei bekanntermaßen infektiösen Patienten. Falls (Zusatz-)Instrumente im Ultraschallbad gereinigt werden, muss dieses abgedeckt oder abgesaugt werden.

5.4.7 Zahntechnische, orthopädische oder andere Medizinprodukte, die kontaminiert sein können und zur Weiterbearbeitung vorgesehen sind, müssen vor Abgabe vom Abgebenden, z. B. Zahnarztpraxis, Orthopädiepraxis, desinfiziert werden.

Hinweis: Siehe auch Mitteilung der Kommission für Krankenhaushygiene und Infektionsprävention beim Robert Koch-Institut „Infektionsprävention in der Zahnheilkunde – Anforderungen an die Hygiene" (in der jeweils gültigen Fassung).

5.4.8 Folgende Persönliche Schutzausrüstung ist zu tragen:

Bei der Eingabe kontaminierter und ggf. manuell vorgereinigter Instrumente in das RDG (maschinelle Aufbereitung):

- Flüssigkeitsdichte Schutzkleidung (Kittel).
- Flüssigkeitsdichte Einmalhandschuhe.

Bei der manuellen Reinigung und Desinfektion von Instrumenten oder Geräten:

- Flüssigkeitsdichte Schutzkleidung (Langärmeliger Kittel).
- Flüssigkeitsdichte langstulpige Schutzhandschuhe. Die Schutzhandschuhmaterialien sind entsprechend dem Reinigungs- und Desinfektionsmittel bzw. dem potenziell infektiösen Gut auszuwählen.
- Augen- und Mund-Nasen-Schutz; optional kann anstelle einer Schutzbrille auch ein Gesichtsvisier verwendet werden.
- Schnittfeste oder schnitthemmende Handschuhe bei Tätigkeiten an scharfen Kanten von Geräten.

Je nach den Expositionsbedingungen ist gegebenenfalls ein zusätzliches Tragen von Atemschutz, z. B. FFP2, erforderlich. Dies kann z. B. bei Instrumenten notwendig sein, die bei Tuberkulose-Kranken zur Anwendung kamen.

5.4.9 Besondere Schutzmaßnahmen sind bei der Reinigung, Desinfektion und Sterilisation von Instrumenten, die bei CJK- oder vCJK-Patienten oder

TRBA 250

Patienten mit vergleichbaren spongiformen Enzephalopathien oder entsprechenden Verdachtsfällen eingesetzt waren, erforderlich.

Hinweis: Siehe Anlage 7 der unter 5.4.1 genannten KRINKO-Empfehlung.

5.5 Umgang mit benutzter Wäsche

5.5.1 Benutzte Wäsche, die bei Tätigkeiten nach Nummer 3.4.2 Absatz 2 oder 3 anfällt, ist unmittelbar im Arbeitsbereich in ausreichend widerstandsfähigen und dichten sowie eindeutig gekennzeichneten Behältnissen zu sammeln. Eine Abstimmung zwischen den Arbeitsbereichen, in denen die Wäsche anfällt, und der Wäscherei ist zur richtigen Sammlung und Kennzeichnung erforderlich.

Hinweis: Details zur Sammlung können den Schriften der Unfallversicherungsträger zur Infektionsgefährdung durch den Umgang mit benutzter Wäsche entnommen werden.

5.5.2 Das Sammeln schließt insbesondere ein:

a) Gesondertes Erfassen von Wäsche, die einem besonderen Waschverfahren zugeführt werden muss.

b) Gesondertes Erfassen von nasser (stark mit Körperflüssigkeiten oder Körperausscheidungen durchtränkter) Wäsche in dichten Behältnissen.

c) Vor dem Abwurf der Wäsche sind Fremdkörper daraus zu entfernen.

Wäsche, die Fremdkörper enthält, von denen ein Verletzungsrisiko ausgeht, darf der Wäscherei nicht übergeben werden.

5.6 Entsorgung von Abfällen

5.6.1 Die Zuordnung der Abfälle zu einzelnen Abfallschlüsseln (AS) entsprechend der Abfallverzeichnisverordnung (AVV) erfolgt aufgrund europäischer Vorgaben. National sind für die Entsorgung von Abfällen die „Vollzugshilfe zur Entsorgung von Abfällen aus Einrichtungen des Gesundheitsdienstes" der Länderarbeitsgemeinschaft Abfall (LAGA) sowie länderspezifische Regelungen maßgeblich. Dabei sind besondere Anforderungen aus Sicht des Arbeitsschutzes und der Infektionsprävention sowohl für die Beschäftigten der Einrichtung als auch für die der Entsorgungsbetriebe zu berücksichtigen.

Hinweis: Hilfestellung bietet die Broschüre „Abfallentsorgung – Informationen zur sicheren Entsorgung von Abfällen im Gesundheitsdienst" der BGW.

5.6.2 Tätigkeiten, die im Rahmen des Sammelns, Verpackens, Bereitstellens, Transportierens und Behandelns medizinischer Abfälle aus der Untersuchung, Behandlung und Pflege erfolgen, sind im Allgemeinen der Schutzstufe 2 zuzuordnen. Gesondert zu berücksichtigen sind Tätigkeiten bei der Entsorgung medizinischer Abfälle, welche biologische Arbeitsstoffe der Risikogruppe 3 oder 4 enthalten. Dabei sind im Einzelfall je nach Infektionsrisiko die notwendigen Maßnahmen unter Berücksichtigung der örtlichen Bedingungen vom Betriebsbeauftragten für Abfall in Abstimmung mit dem für die Hygiene Zuständigen und gegebenenfalls dem Betriebsarzt bzw. der Fachkraft für Arbeitssicherheit festzulegen.

5.6.3 Werden gefüllte Abfallbehältnisse bis zur weiteren Entsorgung zwischengelagert, müssen diese Sammelorte so gestaltet sein, dass durch die Art der Lagerung eine Gefährdung ausgeschlossen wird. Die Abfallbehältnisse müssen nach den Anforderungen der Entsorgung (transportfest, feuchtigkeitsbeständig, fest verschließbar) ausgewählt und für jedermann erkennbar gekennzeichnet sein. Beim innerbetrieblichen Transport der Abfälle zu zentralen Lagerstellen und Übergabestellen ist sicherzustellen, dass ein Austreten der Abfälle vermieden wird. Dabei ist der Aufbau des innerbetrieblichen Sammel- und Transportsystems auf die außerhalb der Einrichtung vorhandenen Entsorgungswege abzustimmen.

5.6.4 Abfälle des AS 180101, 180104, 180203 sind unmittelbar am Ort ihres Anfallens in sicher verschlossenen Behältnissen zu sammeln und ohne Umfüllen oder Sortieren zur zentralen Sammelstelle zu befördern. Die Abfälle dürfen auch an der Sammelstelle nicht umgefüllt oder sortiert werden.

5.6.5 Abfälle des AS 180102 und 180103* sind in reißfesten, feuchtigkeitsbeständigen und dichten Behältnissen zu sammeln und ohne Umfüllen oder Sortieren in geeigneten, sicher verschlossenen Behältnissen zur zentralen Sammelstelle zu befördern. Eine Kontamination der Außenseite der Sammelgefäße ist in jedem Falle zu vermeiden. Falls dennoch Kontaminationen vorkommen, sind geeignete Desinfektionsmaßnahmen vorzunehmen. Abfälle nach AS 180103* dürfen nur in vom Robert Koch-Institut zugelassenen Desinfektionsanlagen zerkleinert und erst danach gegebenenfalls verdichtet werden.

5.6.6 Die zentrale Sammelstelle muss so gestaltet sein, dass eine Desinfektion der Oberflächen möglich ist und durch die Lagerung der Abfälle Beschäftigte oder Dritte nicht gefährdet werden. Das Eindringen von Schädlingen ist zu verhindern. Zusätzlich müssen bei der Lagerung der Abfälle des AS 180102 und 180103* eine Staub- und Geruchsbelästigung durch Lüftung sowie eine Gasbildung in den Sammelbehältnissen durch Kühlung vermieden werden.

Hinweise: Informationen für das Einsammeln und Befördern von Abfällen innerhalb der Einrichtung finden sich in der Tabellenspalte „Sammlung – Lagerung" in Anhang 8 dieser TRBA.

Die Abfallsatzungen der Kommunen und die speziellen Anforderungen an die Abfallentsorgung für Arztpraxen und andere Einrichtungen des Gesundheitswesens bleiben dabei zu beachten. Es ist daher sinnvoll, sich bei der Gewerbeabfallberatung der örtlichen Gemeinde über die speziellen Modalitäten der Abfallentsorgung zu informieren. Hin-

TRBA 250

weise enthält auch die unter 5.6.1 genannte Broschüre „Abfallentsorgung – Informationen zur sicheren Entsorgung von Abfällen im Gesundheitsdienst".

5.7 Multiresistente Erreger

5.7.1 Erreger mit Antibiotikaresistenzen, so genannte Multiresistente Erreger (MRE), unterscheiden sich bezüglich ihrer Übertragungswege und krankmachenden Wirkungen sowie ihrer Eigenschaften in der Umwelt und ihrer Empfindlichkeit gegenüber Desinfektionsmitteln nicht von gleichen Erregern ohne diese Resistenz. Für den Arbeitsschutz ist deshalb die strikte Einhaltung der allgemeinen Hygienemaßnahmen ausreichend. Barriere-/Isolierungs-Maßnahmen allein können unzureichende oder nicht strikt eingehaltene allgemeine Hygienemaßnahmen nicht ersetzen.

5.7.2 Werden Tätigkeiten durchgeführt, bei denen es nicht zum Kontakt mit Körperflüssigkeiten kommt, z. B. bei Betreten des Patientenzimmers zum Austeilen von Essen, und dies auch akzidentiell, z. B. durch unkontrollierte Hustenstöße bei Tracheotomierten, nicht zu erwarten ist, ist keine persönliche Schutzausrüstung erforderlich. Sollte es im Rahmen dieser Tätigkeiten doch zu Kontakt mit Körperflüssigkeiten kommen, z. B. weil der Patient droht, aus dem Bett zu stürzen, so kann durch Wechsel gegebenenfalls kontaminierter Arbeitskleidung das Risiko der MRE-Übertragung vermieden werden. Beim Verlassen des Zimmers ist eine Händedesinfektion erforderlich.

5.7.3 Bei vorhersehbarem Kontakt zu Körperflüssigkeiten bei Tätigkeiten an MRE-tragenden Patienten sind Schutzmaßnahmen erforderlich, die dazu dienen, die Beschäftigten zu schützen und den Erreger innerhalb der Einrichtung nicht weiterzuverbreiten. Diese Maßnahmen müssen anhand individueller Risikoanalysen festgelegt werden. Ist ein Kontakt zu den Schleimhäuten von Nase oder Mund ausgeschlossen, ist ein Mund-Nasen-Schutz als Berührungsschutz im Allgemeinen entbehrlich. Bezüglich Aerosol-produzierender Tätigkeiten siehe Nummer 4.2.10 „Atemschutz".

5.7.4 Mit einem Auftreten von MRE in Arbeitsbereichen des Gesundheitswesens ist grundsätzlich immer zu rechnen. Treten in einem Bereich nachgewiesenermaßen MRE auf, sind die Schulungen gem. Infektionsschutzgesetz und MedHygV[8] sicherzustellen. Dies schließt auch die zeitnahe Kommunikation mit den jeweils an der Patientenbetreuung Beteiligten ein.

5.7.5 Im Patientenzimmer bereitgehaltene Schutzkleidung muss staub- und kontaminationsgeschützt sein.

5.7.6 An die Abfallentsorgung und Wäscheaufbereitung sind aus infektionspräventiver Sicht im Vergleich zu anderen Abfällen im Gesundheitswesen keine speziellen Anforderungen zu stellen.

Hinweis zu Nummer 5.7: *Überregionale und regionale Netzwerke zu*

---

[8] Verordnung zur Hygiene und Infektionsprävention in medizinischen Einrichtungen

Multiresistenten Erregern (MRE)[9], z. B. in Bayern, Niedersachsen, Nordrhein-Westfalen, können zur Schulung und Kommunikation wichtige Unterstützung bieten, da sie die Bekanntmachung und Vereinheitlichung des MRE-Managements im Gesundheitswesen zum Ziel haben. Sie stellen zum Teil spezifische Informationen, meist auf Webseiten, zur Verfügung (FAQ, Merkblätter, Überleitungsbögen) und koordinieren die Netzwerkarbeit der Einrichtungen des Gesundheitswesens vor Ort, die dann aktiv im Netzwerk mitarbeiten können.

5.8 Pathologie – Durchführung von Sektionen und Bearbeitung von Nativproben

5.8.1 Informationen für die Gefährdungsbeurteilung

(1) Die Pathologie ist gekennzeichnet durch die Arbeit an potenziell infektiösen Geweben oder Organen im Rahmen von Leichenöffnungen, Obduktionen, Autopsien und Sektionen zur Klärung der Erkrankungs- bzw. Todesursache sowie zu wissenschaftlichen Zwecken. Erregerart, Erregermenge und Infektiosität sind oft noch nicht bekannt.

Es ist zusätzlich zu beachten, dass kurz nach Eintritt des Todes neben den autolytischen Zersetzungsprozessen Fäulnis- und Verwesungsprozesse einsetzen, die mit einer starken Mikroorganismenvermehrung verbunden sind. Vorrangig sind daran aus dem Darm stammende Bakterien (darunter auch der Risikogruppe 2) beteiligt. Darüber hinaus tritt häufig das Wachstum von Schimmelpilzen auf.

(2) Leichenöffnungen erstrecken sich stets, soweit der Zustand der Leiche das gestattet, auf die Öffnung der Kopf-, Brust- und Bauchhöhle. Durch die Öffnung der Leiche wird die Wahrscheinlichkeit des Kontaktes mit potenziell infektiösen Materialien erhöht. Infektionsgefährdung besteht für die Beschäftigten prinzipiell beim direkten Kontakt mit den Leichen bzw. ihren Teilen oder Körperflüssigkeiten. Beim Aufschneiden ganzer Organe, potenziell flüssigkeitsgefüllter Gedärme, Blasen und Zysten sowie von Lymphknoten können Körperflüssigkeiten wie Blut und Lymphe austreten, und Aerosole entstehen. Es kommen Stich- und Schnittwerkzeuge zum Einsatz, so dass die Gefahr der Infektion über Schnittwunden und Nadelstichverletzungen besteht.

5.8.2 Anforderungen an Räumlichkeiten und technische Ausstattung

(1) Der Sektionsraum muss durch einen Vorraum zu betreten sein, der folgendermaßen ausgestattet ist:

- Möglichkeit zum getrennten An- und Ablegen der spezifischen Sektionskleidung bzw. der Straßenkleidung (Schwarz-Weiß-Prinzip),
- Handwaschbecken und Desinfektionsmittelspender (nach den Nummern 4.1.1 und 4.1.2),
- geeignete Sammelbehälter zur Entsorgung benutzter PSA.

(2) Aus dem Sektionsraum sollen Sichtverbindungen in andere Räume bestehen.

---

[9] z. B. Methicillin-resistenter Staphylococcus aureus (MRSA), Vancomycin-resistente Enterokokken (VRE)

TRBA 250

Es müssen Kommunikationsmöglichkeiten nach außen, beispielsweise über Telefon oder Sprechanlage, vorhanden sein.

(3) Die Pathologie muss geeignete Räumlichkeiten zur Lagerung von bereits obduzierten und noch nicht obduzierten Leichen aufweisen. Eine geeignete Lösung stellen z. B. zwei Kühlräume dar.

In Pathologien sind aus infektionspräventiven Gründen direkte Anfahrtsmöglichkeiten mit kurzer Wegeführung und die Vermeidung von Durchgangsverkehr sinnvoll.

(4) Der Sektionsraum ist mit Sektionstischen aus Edelstahl auszustatten, die umlaufende Profilränder mit innen stark abgerundeten Ecken haben und Abläufe mit ausreichendem Gefälle enthalten. Die Ablaufstutzen sollen zur Minimierung von Spritzern tief bis zur Ablaufrinne herunterreichen, die wiederum im Hallenboden versenkt und mit einem bündig schließenden, abnehmbaren Metallgitter überdeckt ist.

Oberflächen im Sektionsraum müssen den Anforderungen der Nummer 4.2.1 entsprechen.

(5) Sind zusätzlich zu den Routineuntersuchungen Sektionen mit besonderer Infektionsgefahr zu erwarten, ist möglichst ein separater Sektionsraum vorzusehen. Dieser sollte über einen eigenen Vorraum verfügen. Eine nachrangige Möglichkeit stellt die zeitlich-organisatorische Trennung der Tätigkeiten dar.

(6) Die Aerosolbildung ist zu minimieren, insbesondere, wenn der Verdacht besteht, dass eine Infektion mit luftübertragbaren Krankheitserregern vorliegt.

So tragen Absaugungen an Knochensägen zur Aerosolminimierung bei. Finden weitere Bearbeitungsschritte von entnommenen Geweben oder Organen im Sektionsbereich statt, sind je nach Größe des Untersuchungsguts Mikrobiologische Sicherheitswerkbänke (MSW) oder Pathologie-Arbeitstische mit einer technischen Lüftung mit Verdrängungsströmung einzusetzen.

(7) Um Verletzungsgefahren durch Verrutschen der zu bearbeitenden Körpersegmente zu minimieren, sind Möglichkeiten zur Fixierung, z. B. spezielle Schraubstöcke, vorzusehen.

5.8.3 Umgang mit Instrumenten und Materialien

(1) Es müssen geeignete Möglichkeiten vorhanden sein, Instrumente im Zuge der Sektion wiederholt abzulegen. Dies kann beispielsweise durch eine auf dem Sektionstisch stabil platzierbare Instrumentenablage oder durch einen mobilen Beistelltisch erfolgen.

(2) Spitze und scharfe Instrumente sind in stich- und bruchfesten Behältern nach Nummer 4.2.5 Absatz 6 zu sammeln.

(3) Zur Sammlung infektiöser Abfälle aus der Sektion sind geeignete, leicht desinfizierbare Entsorgungsbehälter mit glatten Innenflächen oder Einwegbehälter jeweils mit verschließbarem Deckel einzusetzen. Die Entsorgung hat entsprechend Nummer 5.6 zu erfolgen.

(4) Arbeitsgeräte und -flächen müssen nach Beendigung der Sektion gereinigt und desinfiziert werden. Als Desinfektionsmittel sind geeignete wirksame und anerkannte

Substanzen zu verwenden. Sollten im Einzelfall Vorreinigungsschritte notwendig sein, müssen diese mit einem druckreduzierten Wasserstrahl und/oder Einmal- Wischtüchern erfolgen.

Hinweis: *Manuelle Reinigung von Instrumenten siehe Nummer 5.4.6.*

(5) Proben-Transportbehältnisse zur Weitergabe an nachgeordnete Bereiche müssen bruchsicher, dicht verschließbar, flüssigkeitsdicht, dauerhaft gekennzeichnet und leicht zu desinfizieren sein. Der Einsatz offener Probenschalen ist zu vermeiden.

(6) Der direkte Kontakt zu potenziell infektiösem Material ist so weit wie möglich zu verhindern. Der Einsatz von entsprechenden Hilfsmitteln ist vorzusehen.

5.8.4 Persönliche Schutzausrüstung (PSA)

(1) Die notwendige Persönliche Schutzausrüstung umfasst einen Schutzkittel, einen geeigneten Gesichtsschutz (Gesichtsschild, Visier), Bereichsschuhe sowie flüssigkeitsdichte und gegebenenfalls mit Schnittschutzeigenschaften ausgestattete Schutzhandschuhe.

Es wird empfohlen, die Schutzkleidung als spezifische Sektionsschutzkleidung zu kennzeichnen (etwa durch die Farbgebung). Sie darf nicht außerhalb des Pathologiebereichs getragen werden.

(2) Bei Untersuchungsschritten, bei denen z. B. größere Flüssigkeitsmengen auftreten können, sind zusätzlich flüssigkeitsdichte, desinfizierbare Schürzen beziehungsweise Einmalschürzen zu tragen.

(3) Die Bereichsschuhe müssen flüssigkeitsdicht und rutschhemmend sein sowie eine ausreichende Profilierung aufweisen.

(4) Sind Gefährdungen durch biologische Arbeitsstoffe der Risikogruppe 3, z. B. Mycobacterium tuberculosis, zu erwarten, und ist kein ausreichender technischbaulicher Schutz möglich, ist zusätzlich zu dem Gesichtsvisier Atemschutz nach Nummer 4.2.10 zu tragen.

6 Verhalten bei Unfällen

6.1 Festlegung von Maßnahmen

6.1.1 Der Arbeitgeber hat gemäß § 13 BioStoffV vor Aufnahme einer Tätigkeit der Schutzstufen 2 bis 4 die erforderlichen Maßnahmen festzulegen, die bei Unfällen notwendig sind, um die Auswirkungen auf die Sicherheit und Gesundheit der Beschäftigten und anderer Personen zu minimieren.

6.1.2 Für Beschäftigte, die bei ihren Tätigkeiten durch Stich- und Schnittverletzungen an benutzten spitzen und scharfen medizinischen Instrumenten oder durch sonstigen Kontakt mit Körperflüssigkeiten, insbesondere Schleimhautkontakt, gefährdet sind, müssen Maßnahmen nach Nadelstichverletzungen und entsprechenden Kontakten zur Abwendung und Eingrenzung einer Infektion festgelegt werden. Die Maßnahmen sind in Abstimmung mit dem Betriebsarzt oder einer anderen fachlich geeigneten Person festzulegen.

6.1.3 Zu den durchzuführenden Maßnahmen gehören insbesondere:

TRBA 250

- Unmittelbare Durchführung lokaler Sofortmaßnahmen (Desinfektion, Dekontamination).
- Recherchen zur Infektiosität des Indexpatienten, wofür die Zustimmung der Betroffenen erforderlich ist.
- Benennung einer Stelle, die im Falle einer HIV-, HBV- und HCV-Exposition Maßnahmen der Prophylaxe (z. B. PEP[10]) festlegt und durchführt.
- Erhebung des Serostatus des Beschäftigten bei einer möglichen HIV-, HBV- oder HCV-Exposition (serologische Kontrolle) zur Erfassung einer Infektion.
- Festlegung entsprechender Verfahren, falls bei Unfällen mit einer Gefährdung durch andere Biostoffe gerechnet werden muss (z. B. Patienten mit TSE).

Hinweis: Empfehlungen zur Vorgehensweise und zum Verhalten insbesondere nach Nadelstichverletzungen finden sich bei den Unfallversicherungsträgern.

6.1.4 Die Beschäftigten sind zu den festgelegten Maßnahmen zu unterweisen. Es ist insbesondere darauf hinzuweisen, dass jedes in Nummer 6.1.2 genannte Unfallereignis zu melden ist und bei Erfordernis einer serologischen Kontrolle bzw. PEP die entsprechende Stelle unmittelbar nach dem Unfall aufzusuchen ist.

Hinweis: Geeignete Stelle ist insbesondere der Durchgangsarzt. Die Benennung eines in der Nähe befindlichen Durchgangsarztes wird empfohlen.

6.2 Dokumentation und Analyse

6.2.1 Der Arbeitgeber hat ein innerbetriebliches Verfahren zur lückenlosen Erfassung von Unfällen zu etablieren[11]. Insbesondere sind alle Nadelstichverletzungen und sonstigen Haut- oder Schleimhautkontakte zu potenziell infektiösem Material zu dokumentieren und der vom Arbeitgeber benannten Stelle zu melden.

6.2.2 Diese Daten sind nach § 11 Absatz 5 BioStoffV unter der Fragestellung technischer oder organisatorischer Unfallursachen auszuwerten und Abhilfemaßnahmen sind festzulegen (siehe auch Anhang 6 Beispiel für einen „Erfassungs- und Analysebogen Nadelstichverletzung").

6.2.3 Die Beschäftigten und ihre Vertretungen sind über die Ergebnisse zu informieren, hierbei sind individuelle Schuldzuweisungen zu vermeiden.

7 Betriebsanweisung und Unterweisung der Beschäftigten

7.1 Betriebsanweisung und Arbeitsanweisung

7.1.1 Der Arbeitgeber hat nach § 14 Absatz 1 BioStoffV schriftliche Betriebsanweisungen zu erstellen und bei maßgeblichen Änderungen der Arbeitsbedingungen zu aktualisieren. Dies ist nicht erforderlich, wenn ausschließlich Tätigkeiten mit biologischen Arbeitsstoffen der Risikogruppe 1 ohne sensibilisierende oder toxische Wirkungen ausgeübt

---

10) PEP: Postexpositionsprophylaxe

11) Siehe auch Dokumentationspflicht nach Unfallverhütungsvorschrift „Grundsätze der Prävention" (DGUV Vorschrift 1)

werden. Die Betriebsanweisung ist arbeitsbereichs-, tätigkeits- und stoffbezogen auf der Grundlage der Gefährdungsbeurteilung und der festgelegten Schutzmaßnahmen zu erstellen. Die Betriebsanweisung hat insbesondere folgende Punkte zu enthalten:

- Mit der Tätigkeit verbundene Gefahren für die Beschäftigten:
  - Auftretende biologische Arbeitsstoffe und deren Risikogruppen sowie
  - Relevante Übertragungswege bzw. Aufnahmepfade.
- Erforderliche Schutzmaßnahmen und Verhaltensregeln:
  - Maßnahmen zur Expositionsverhütung,
  - Richtige Verwendung scharfer oder spitzer medizinischer Instrumente,
  - Hygienemaßnahmen, ggf. Verweis auf den Hygieneplan,
  - Tragen, Verwenden und Ablegen von persönlicher Schutzausrüstung,
  - Verhalten bei Verletzungen, bei Unfällen, bei Betriebsstörungen sowie im Notfall.
- Maßnahmen der Ersten Hilfe, gegebenenfalls Hinweise zur Postexpositionsprophylaxe,
- Maßnahmen zur Entsorgung von kontaminierten Abfällen,
- Informationen zu arbeitsmedizinischen Präventionsmaßnahmen einschließlich Immunisierung.

7.1.2 Die Betriebsanweisung ist in einer für die Beschäftigten verständlichen Form und Sprache abzufassen und an geeigneter Stelle in der Arbeitsstätte bekannt zu machen und zur Einsichtnahme auszulegen oder auszuhängen. Es ist möglich, Betriebsanweisung und Hygieneplan zu kombinieren.

Geeignete Stellen sind z. B. der Arbeitsplatz, das Stationszimmer, das Untersuchungszimmer, das Kraftfahrzeug bei Mitarbeitern ambulanter Pflegedienste, der Rettungs- oder Krankentransportwagen.

Beispiel einer Betriebsanweisung siehe Anhang 9, Gliederung eines Hygieneplans siehe Anhang 2.

7.1.3 Für Tätigkeiten der Schutzstufen 3 und 4 sind zusätzlich zur Betriebsanweisung Arbeitsanweisungen zu erstellen, die am Arbeitsplatz vorliegen müssen. Arbeitsanweisungen sind auch erforderlich für Tätigkeiten mit erhöhter Infektionsgefährdung, z. B. bei

- Tätigkeiten, bei denen erfahrungsgemäß eine erhöhte Unfallgefahr besteht,
- Tätigkeiten, bei denen bei einem Unfall mit schweren Infektionen zu rechnen ist oder
- Instandhaltungsarbeiten an kontaminierten Geräten.

Bei der medizinischen Untersuchung, Behandlung und Pflege von Patienten außerhalb von ambulanten und stationären Einrichtungen des Gesundheitsdienstes[12] hat der Arbeitgeber in Arbeitsanweisungen den Umgang mit persönlicher Schutzausrüstung und Arbeitskleidung so-

---

12) Tätigkeiten, die nicht in Arbeitsstätten sondern im privaten Bereich z. B. der häuslichen Alten- und Krankenpflege durchgeführt werden

TRBA 250

wie die erforderlichen Maßnahmen zur Hygiene und zur Desinfektion festzulegen.

7.2 Unterweisung

7.2.1 Beschäftigte, die Tätigkeiten mit biologischen Arbeitsstoffen ausführen, müssen anhand der Betriebsanweisung und der betrieblichen Hygienemaßnahmen (Hygieneplan) über die auftretenden Gefahren und über die erforderlichen Schutzmaßnahmen unterwiesen werden. Dies gilt auch für Fremdfirmen (Wartungs-, Instandhaltungs- und Reinigungspersonal) und sonstige Personen (z. B. Praktikanten).

Die Unterweisung soll so gestaltet sein, dass das Sicherheitsbewusstsein der Beschäftigten gestärkt wird. Die Umsetzung der Unterweisungsinhalte ist zu kontrollieren.

Die Beschäftigten sind auch über die Voraussetzungen zu informieren, unter denen sie Anspruch auf arbeitsmedizinische Vorsorge nach der Verordnung zur arbeitsmedizinischen Vorsorge haben.

7.2.2 Im Rahmen der Unterweisung hat eine allgemeine arbeitsmedizinische Beratung der Beschäftigten zu erfolgen. Diese ist unter Beteiligung des mit der Durchführung der arbeitsmedizinischen Vorsorge beauftragten Arztes durchzuführen. Eine Beteiligung ist z. B. auch durch die Schulung der Personen, die die Unterweisung durchführen, oder durch die Mitwirkung an der Erstellung geeigneter Unterrichtsmaterialien zur arbeitsmedizinischen Prävention gegeben.

Die Themenfelder, zu denen die Beschäftigten informiert und beraten werden müssen, sind in Abhängigkeit vom Ergebnis der Gefährdungsbeurteilung festzulegen. Sie betreffen unter anderem:

1. mögliche tätigkeitsbedingte gesundheitliche Gefährdungen durch die verwendeten oder vorkommenden biologischen Arbeitsstoffe.

Dabei sind insbesondere

a) die typischen bzw. mit der Tätigkeit verbundenen Übertragungswege bzw. Aufnahmepfade,

b) die möglichen Krankheitsbilder und Symptome,

c) medizinische Faktoren, die zu einer Erhöhung des Risikos führen können, wie
   – eine verminderte Immunabwehr, z. B. aufgrund einer immunsuppressiven Behandlung oder einer Erkrankung wie Diabetes mellitus,
   – das Vorliegen chronisch obstruktiver Atemwegerkrankungen in Verbindung mit Tätigkeiten mit potenziell sensibilisierenden biologischen Arbeitsstoffen,
   – eine gestörte Barrierefunktion der Haut,
   – eine sonstige individuelle Disposition oder
   – Schwangerschaft und Stillzeit sowie

d) die Möglichkeiten der Impfprophylaxe zu berücksichtigen.

2. die einzuhaltenden Verhaltensregeln, z. B. zu Hygieneanforderungen, Hautschutz und -pflege und deren konsequente Umsetzung,
3. die medizinischen Aspekte der Notwendigkeit, Geeignetheit und des Gebrauchs von persönlicher Schutzausrüstung, z. B. Schutzhandschuhe, Schutzkleidung, Atemschutz, einschließlich Handhabung, maximale Tragzeiten, Wechselturnus und möglicher körperlicher Belastungen,
4. die Maßnahmen der Ersten Hilfe und der Postexpositionsprophylaxe sowie das Vorgehen bei Schnitt- und Stichverletzungen,
5. die erforderliche arbeitsmedizinische Vorsorge (Pflicht- bzw. Angebotsvorsorge), deren Untersuchungsumfang und Nutzen und mögliche Impfungen,
6. das Angebot einer arbeitsmedizinischen Vorsorge beim Auftreten einer Erkrankung, wenn der Verdacht eines ursächlichen Zusammenhangs mit der Tätigkeit besteht.

7.2.3 Die Unterweisung ist vor Aufnahme der Tätigkeiten sowie bei maßgeblichen Änderungen der Arbeitsbedingungen, mindestens jedoch jährlich, durchzuführen. Sie muss in einer für die Beschäftigten verständlichen Form und Sprache mündlich, arbeitsplatz- und tätigkeitsbezogen erfolgen.

Inhalt und Zeitpunkt der Unterweisungen sind zu dokumentieren und vom Unterwiesenen durch Unterschrift zu bestätigen.

7.3 Pflichten der Beschäftigten

Die Beschäftigten haben die Arbeiten so auszuführen, dass sie nach ihren Möglichkeiten sowie gemäß der durch den Arbeitgeber erteilten Unterweisung und erstellten Arbeitsanweisungen, durch die Anwendung technischer, organisatorischer und persönlicher Maßnahmen eine Gefährdung ihrer Person und Dritter durch biologische Arbeitsstoffe möglichst verhindern. Zur Verfügung gestellte persönliche Schutzausrüstung ist bestimmungsgemäß zu verwenden.

8 Erlaubnis-, Anzeige-, Aufzeichnungs- und Unterrichtungspflichten

8.1 Erlaubnis

Die erstmalige Aufnahme von Tätigkeiten der Schutzstufe 4 in einer Sonderisolierstation (Patientenstation der Schutzstufe 4) bedarf nach § 15 Absatz 1 BioStoffV der Erlaubnis der zuständigen Behörde. Die Erlaubnis umfasst die baulichen, technischen und organisatorischen Voraussetzungen nach dieser Verordnung zum Schutz der Beschäftigten und anderer Personen vor den Gefährdungen durch biologische Arbeitsstoffe. Die Erlaubnis ist schriftlich mit den gemäß § 15 Absatz 3 BioStoffV geforderten Unterlagen zu beantragen.

8.2 Anzeige

Der Arbeitgeber hat der zuständigen Behörde die Aufnahme eines infizierten Patienten in eine Patientenstation der Schutzstufe 4 sowie das Einstellen der erlaubnispflichtigen Tätigkeit mit den nach § 16 BioStoffV geforderten Angaben anzuzeigen.

TRBA 250

8.3 Unterrichtung der Behörde

Die zuständige Behörde ist gemäß § 17 Absatz 1 BioStoffV unverzüglich über jeden Unfall und jede Betriebsstörung bei Tätigkeiten mit Biostoffen der Risikogruppe 3 oder 4, die zu einer ernsten Gesundheitsgefahr der Beschäftigten führen können sowie über Krankheits- und Todesfälle, die auf Tätigkeiten mit Biostoffen zurückzuführen sind, unter genauer Angabe der Tätigkeit zu unterrichten. Im Zusammenhang mit der Anwendung von § 17 Absatz 1 Nummer 1 der BioStoffV sind Nadelstichverletzungen an benutzten Kanülen als Unfälle dann unverzüglich der zuständigen Behörde zu melden, wenn die Infektiosität des Indexpatienten bekannt und dieser nachgewiesenermaßen mit HIV, HBV oder HCV infiziert ist.

Hinweis: Die Unfallmeldung an den zuständigen Unfallversicherungsträger ersetzt nicht die Unterrichtung der zuständigen Behörde.

8.4 Verzeichnis

8.4.1 Bei Tätigkeiten der Schutzstufe 3 oder 4 hat der Arbeitgeber gemäß § 7 Absatz 3 BioStoffV zusätzlich ein Verzeichnis über die Beschäftigten zu führen, die diese Tätigkeiten ausüben. In dem Verzeichnis sind die Art der Tätigkeiten und die vorkommenden Biostoffe sowie aufgetretene Unfälle und Betriebsstörungen anzugeben. Es ist personenbezogen für den Zeitraum von mindestens zehn Jahren nach Beendigung der Tätigkeit aufzubewahren.

8.4.2 Der Arbeitgeber hat

a) den Beschäftigten die sie betreffenden Angaben in dem Verzeichnis zugänglich zu machen; der Schutz der personenbezogenen Daten ist zu gewährleisten,

b) bei Beendigung des Beschäftigungsverhältnisses dem Beschäftigten einen Auszug über die ihn betreffenden Angaben des Verzeichnisses auszuhändigen; der Nachweis über die Aushändigung ist vom Arbeitgeber wie Personalunterlagen aufzubewahren.

Das Verzeichnis über die Beschäftigten kann zusammen mit dem Biostoffverzeichnis nach § 7 Absatz 2 BioStoffV geführt werden.

9 Zusammenarbeit Beschäftigter verschiedener Arbeitgeber – Beauftragung von Fremdfirmen

9.1 Zusammenarbeit Beschäftigter verschiedener Arbeitgeber

Werden Beschäftigte mehrerer Arbeitgeber gleichzeitig an einem Arbeitsplatz tätig oder wird eine Fremdfirma mit Arbeiten, z. B. mit Instandhaltungs- oder Reinigungsarbeiten, beauftragt, haben die Arbeitgeber entsprechend § 8 Arbeitsschutzgesetz bei der Durchführung der Sicherheits- und Gesundheitsschutzbestimmungen zusammenzuarbeiten. Eine gegenseitige Information ist erforderlich, ggf. ist auch eine gemeinsame Beurteilung der Arbeitssituation und ihrer Gefährdungen vorzunehmen. Die daraus resultierenden Maßnahmen zum Schutz der Beschäftigten sind abzustimmen.

9.2 Beauftragung von Fremdfirmen

9.2.1 Bei der Beauftragung einer Fremdfirma hat der Arbeitgeber als Auftraggeber die Fremdfirma bei der Gefährdungsbeurteilung bezüglich betriebsspezifischer Gefahren[13] zu unterstützen und über spezifische Verhaltensregeln zu informieren. Der Auftraggeber hat sicherzustellen, dass Tätigkeiten mit besonderen Gefahren[14] durch eine aufsichtführende Person koordiniert und überwacht werden. Ggf. kann die aufsichtführende Person auch von den beteiligten Unternehmen gemeinsam benannt werden. Zur Abwehr besonderer Gefahren ist sie mit entsprechender Weisungsbefugnis auszustatten – sowohl gegenüber Beschäftigten des eigenen als auch des anderen Unternehmens. Die Weisungsbefugnis wird zweckmäßigerweise zwischen den beteiligten Unternehmen vertraglich vereinbart.

Hinweis: Siehe auch Unfallverhütungsvorschrift „Grundsätze der Prävention" (DGUV Vorschrift 1).

9.2.2 Ebenso sollte vertraglich festgelegt werden, wer für die Festlegung der Arbeitsschutzmaßnahmen und die Einweisung der Beschäftigten sowie die Unterweisung entsprechend § 14 BioStoffV (siehe auch Nummer 7 dieser TRBA) zuständig ist. Prinzipiell sind die Sicherungsmaßnahmen an dem instand zu haltenden Arbeitsmittel von dem Arbeitgeber zu veranlassen, der die unmittelbare Verantwortung für den Betrieb des Arbeitsmittels trägt. Die Schutzmaßnahmen im Zusammenhang mit der Instandhaltungtätigkeit veranlasst der Arbeitgeber, der die unmittelbare Verantwortung für die Durchführung der Arbeiten trägt (Fremdfirma).

Die Sicherheitsanforderungen sowie Anforderungen an die Qualifikation des Instandhaltungspersonals (TRBS 1112 „Instandhaltung") sollten bereits bei Auftragserteilung festgelegt werden.

10 Arbeitsmedizinische Vorsorge[15]

Arbeitsmedizinische Vorsorge richtet sich nach der Verordnung zur arbeitsmedizinischen Vorsorge (ArbMedVV) und den dazu veröffentlichten Arbeitsmedizinischen Regeln (AMR).

Arbeitsmedizinische Vorsorge dient der individuellen ärztlichen Beratung von Beschäftigten über die Wechselwirkungen von Arbeit und physischer und psychischer Gesundheit. Sie dient auch der Früherkennung arbeitsbedingter Gesundheitsstörungen sowie der Feststellung, ob bei Ausübung einer bestimmten Tätigkeit eine erhöhte gesundheitliche Gefährdung besteht. Zu diagnostischen Zwecken und bei Erforderlichkeit können unter anderem Blutentnahmen und körperliche Untersuchungen erfolgen, jedoch nicht gegen den

---

[13] Betriebsspezifische Gefahren sind z. B. solche aus dem Umgang mit biologischen Arbeitsstoffen, wie etwa Infektionsgefahren bei Reinigungsarbeiten

[14] Besondere Gefahren können sich z. B. durch Arbeiten ergeben, die nicht gezielte Tätigkeiten mit biologischen Arbeitsstoffen der Schutzstufen 2 bis 4 einschließen oder die sich aus der Zusammenarbeit Beschäftigter verschiedener Arbeitgeber ergeben.

[15] Bei der Nummer 10 handelt es sich um einen Beitrag des Ausschusses für Arbeitsmedizin (AfA- Med).

Willen der Beschäftigten. Impfungen sind als Bestandteil der arbeitsmedizinischen Vorsorge den Beschäftigten anzubieten, soweit das Risiko einer Infektion tätigkeitsbedingt und im Vergleich zur Allgemeinbevölkerung erhöht ist und der oder die Beschäftigte nicht bereits über einen ausreichenden Immunschutz verfügt.

Mit der Durchführung der Arbeitsmedizinischen Vorsorge hat der Arbeitgeber einen Arzt mit der Gebietsbezeichnung Arbeitsmedizin oder mit der Zusatzbezeichnung Betriebsmedizin zu beauftragen. Dies sollte möglichst der nach dem Arbeitssicherheitsgesetz bestellte Betriebsarzt sein.

Die Anlässe für die Pflicht- und die Angebotsvorsorge bei gezielten bzw. nicht gezielten Tätigkeiten mit biologischen Arbeitsstoffen sowie bei erfolgter Exposition gegenüber biologischen Arbeitsstoffen sind abschließend in §§ 4 und 5 in Verbindung mit Anhang Teil 2 ArbMedVV aufgeführt. Über die Vorschriften des Anhangs hinaus hat der Arbeitgeber den Beschäftigten auf ihren Wunsch hin regelmäßig arbeitsmedizinische Vorsorge nach Maßgabe des § 5a ArbMedVV zu ermöglichen (Wunschvorsorge).

Ist eine Pflichtvorsorge vorgeschrieben, darf der Arbeitgeber die Tätigkeit nur ausüben lassen, wenn der oder die Beschäftigte an der Pflichtvorsorge teilgenommen hat; ein Zwang, körperliche oder klinische Untersuchungen durchführen zu lassen, besteht allerdings nicht. Die Teilnahme an einer Angebotsvorsorge ist dagegen keine Tätigkeitsvoraussetzung. Das Ausschlagen eines Angebots vonseiten des Beschäftigten entbindet den Arbeitgeber zudem nicht von der Verpflichtung, weiter regelmäßig Angebotsvorsorge anzubieten.

Anhang 1
Sonderisolierstationen (Schutzstufe 4)

Teil 1: Sonderisolierstationen – Schutzmaßnahmen

1.1 Allgemeines

Die Untersuchung, Behandlung und Pflege von Patienten, die mit Krankheitserregern der Risikogruppe 4 infiziert sind, entsprechen Tätigkeiten der Schutzstufe 4. Diese müssen grundsätzlich in einem Behandlungszentrum (Sonderisolierstation) der Schutzstufe 4 erfolgen. In Situationen, in denen die Kapazitäten dieser Behandlungszentren für die Versorgung erkrankter oder krankheitsverdächtiger Personen nicht ausreichen, z. B. bei bioterroristischen Anschlägen mit zahlreichen Verletzten und/oder krankheitsverdächtigen Personen, sind Absonderungsmaßnahmen entsprechend den Anweisungen der zuständigen Gesundheitsbehörden zu ergreifen, die der jeweiligen Situation angepasst werden. In solchen Situationen werden besonders die in Nummer 1.2 beschriebenen baulichen und technischen Anforderungen für die dann bereitzustellenden Stationen nicht realisiert werden können.

Hinweise: Einrichtungen des Gesundheitsdienstes, die für Tätigkeiten der Schutzstufe 4 vorgesehen sind, fallen unter die Erlaubnispflicht nach § 15 Absatz 1 BioStoffV (siehe auch Nummer 8.1). Eine fachkundige zuverlässige Person nach § 11 Absatz 7 Nummer 3 BioStoffV muss bestellt werden. Anforderungen an die Fachkunde werden in der TRBA 200 „Anforderungen an die Fachkunde nach Biostoffverordnung" präzisiert.

Die Schutzmaßnahmen der Schutzstufe 4 müssen zuverlässig eine Infektionsgefährdung der Beschäftigten und Dritter durch diese Krankheitserreger verhindern. Sie umfassen die folgenden Anforderungen.

1.2 Bauliche und technische Anforderungen für Sonderisolierstationen

Ein Behandlungszentrum der Schutzstufe 4 muss eine sichere bauliche Abtrennung zu anderen Arbeitsbereichen aufweisen. Dies kann durch die Errichtung eines eigenen Gebäudes oder durch die vollständige Separierung eines Gebäudeteils mit eigenen Zugängen und Versorgungswegen erfolgen. Bei der Planung des Behandlungszentrums ist zu berücksichtigen, dass Patienten ohne eine Gefährdung Dritter eingeschleust werden können.

1.2.1 Patientenbereich und Schleusensystem

Der Patientenbereich (Schwarzbereich) ist durch ein Schleusensystem mit mindestens zwei Schleusenkammern vom Außenbereich (Weißbereich) zu trennen.

Die äußere Schleusenkammer enthält den Umkleidebereich und eine Personendusche. Sie dient zum Anlegen der Schutzkleidung und der persönlichen Schutzausrüstung.

Über die angrenzende innere Schleusenkammer wird der Patientenbereich betreten. Beim Ausschleusen erfolgt eine Dekontamination der Schutzkleidung durch die in der inneren Schleusenkammer installierte Desinfektionsdusche.

Dabei sollten die Schleusenkammern ausreichend dimensioniert sein. Die Funktionsbereiche der äußeren und inneren Schleuse müssen eindeutig festgelegt werden.

Die Schleusenkammern und der Patientenbereich müssen gegenüber dem Außenbereich über einen gestaffelten Unterdruck verfügen, der zum Patientenbereich zunimmt, um das Austreten von kontaminierter Luft zu verhindern. Zweckmäßigerweise sind mindestens drei Druckstufen vorzusehen. Der jeweils vorhandene Unterdruck muss von innen wie außen leicht zu überprüfen sein und durch einen optischen und akustischen Alarmgeber kontrolliert werden.

Die Schleusentüren müssen dicht, selbstschließend und gegeneinander zu verriegeln sein, so dass das gleichzeitige Öffnen nicht möglich ist. Fenster müssen dicht, bruchsicher und nicht zu öffnen sein.

1.2.2 Zu- und Abluftsysteme

Das Zu- und Abluftsystem ist autark von sonstigen raumlufttechnischen (RLT-) Anlagen im Gebäude zu führen. Es muss rückschlagsicher und hinsichtlich der Zentralgeräte redundant ausgeführt sein und über eine Notstromversorgung verfügen. Das Zu- und Abluftsystem ist gegeneinander zu verriegeln, damit bei Ausfall von Ventilatoren die Luft nicht unkontrolliert austreten kann.

Das Zuluftsystem muss so konzipiert sein, dass keine kontaminierte Luft entweichen kann. Die Zuluft ist durch einen Hochleistungsschwebstofffilter und die Abluft durch zwei in Serie geschaltete Hochleistungsschwebstofffilter zu leiten, deren einwandfreie Funktion in eingebautem Zustand jeweils überprüfbar sein muss.

In die Planung der raumlufttechnischen Anlage sind das Konzept zur abschließenden Raumdesinfektion (z. B. Begasung) sowie der gefahrlose (kontaminationsarme) Filterwechsel einzubeziehen. Die Kanalwege sollten möglichst kurz sein.

1.2.3 Oberflächen, Desinfektion

Alle Oberflächen müssen wasserundurchlässig, leicht zu reinigen und gegen die verwendeten Desinfektionsmittel und Chemikalien beständig sein. Sie müssen glatt und fugenlos beschaffen sein. Ecken und Kanten des Raumes sollten aus Gründen der leichteren Reinigung/Desinfektion vorzugsweise gerundet sein.

Alle Durchtritte von Ver- und Entsorgungsleitungen müssen abgedichtet sein und sind gegen Rückfluss zu sichern. Gasleitungen sind durch Hochleistungsschwebstofffilter und Flüssigkeitsleitungen durch erregerdichte Filter zu schützen. Vorzugsweise sind dichtschließende demontable Dichtungen zu verwenden.

Schleusenkammern und Patientenbereich müssen zum Zweck der Schlussdesinfektion, z. B. durch Begasung, hermetisch abdichtbar sein.

Hinweis: Zwischen der Entlassung eines geheilten Patienten und Aufnahme eines neuen Patienten, die beide mit dem gleichen Erreger infiziert waren bzw. sind, ist ggf. eine gründliche Scheuer-Wisch-Desinfektion ausreichend (die Entscheidung ist in Absprache mit der zuständigen Gesundheitsbehörde zu treffen). Ist das Herunterfahren der Sonderisolierstation und die Freigabe für eine sonstige Nutzung vorgesehen, soll aus Gründen des Arbeitsschutzes nach der Scheuer-Wisch-Desinfektion noch eine Begasung erfolgen.

1.2.4 Sanitärraum

Wenn für das Patientenzimmer ein Sanitärraum vorgesehen ist, muss dieser mindestens den gleichen Unterdruck aufweisen wie das Patientenzimmer.

Der Sanitärraum muss an eine thermische Inaktivierungsanlage für die Abwässer aus Waschbecken, Dusche und Toilette angeschlossen sein. Unter Umständen können die Abwässer auch in einem entsprechend eingerichteten Tank gesammelt und chemisch inaktiviert werden. Bei einer chemischen Inaktivierung sind die abwasserrechtlichen Regelungen zur Einleitung von Chemikalien zu beachten.

1.2.5 Weitere Ausstattung der Patientenräume

Das Patientenzimmer muss im belegten Zustand ausreichend Bewegungsfreiraum für das Personal gewähren. Dabei ist auch genügend Platzkapazität für die zur Behandlung notwendigen Geräte einzuplanen.

Im Bereich der Schutzstufe 4 (Schwarzbereich) ist eine „Laborzeile" für die zur Steuerung der Therapie notwendigen analytischen Untersuchungen zulässig. Die Auswahl der entsprechenden Geräte muss unter dem Gesichtspunkt der Aerosolvermeidung erfolgen. Weitergehende diagnostische Untersuchungen inklusive Virusanalytik müssen in einem Labor der Schutzstufe 4 entsprechend der TRBA 100 erfolgen.

1.2.6 Abfälle

Die bei der Behandlung anfallenden Fest- und Flüssigabfälle sind zu autoklavieren. Dabei ist zu gewährleisten, dass keine Verschleppung von Krankheitserregern erfolgen kann. Vorzugsweise sollte ein Durchreicheautoklav eingesetzt werden, der im Schwarzbereich beschickt und im Weißbereich entleert wird. Die Verriegelungsautomatik darf ein Öffnen der Tür nur zulassen, wenn der Sterilisationszyklus abgeschlossen ist. Die Inaktivierung kontaminierter Prozessabluft und des Kondenswassers muss gewährleistet sein.

Hinweis: Für Flüssigabfälle kann auch ein gleichwertiges validiertes chemisches Inaktivierungsverfahren eingesetzt werden.

Die Inaktivierung und Entsorgung nicht autoklavierbarer Gegenstände, kann im Rahmen einer sachgerechten externen Auftragsentsorgung erfolgen. Die Verbrennung muss in einer für Abfälle mit dem Abfallschlüssel 180103* zugelassenen Sonderabfallverbrennungsanlage (SAV) vorgenommen werden. Die Verpackung und Kennzeichnung beim Transport der Abfälle zu der SAV muss dem ADR entsprechen. Ist dies z. B. aufgrund der Größe nicht möglich, ist die Vorgehensweise mit der zuständigen Behörde festzulegen.

Hinweis: Für die Verpackung und Kennzeichnung der Abfälle kann die Multilaterale Vereinbarung M 281 angewandt werden. Nach Ablauf der Gültigkeitsfrist dieser Vereinbarung (Ende 2016), ist entsprechend der dann vorgesehenen Regelungen zu verfahren.

1.2.7 Notstromversorgung, Sicherheitsbeleuchtung, Überwachung

Für alle sicherheitsrelevanten Einrichtungen ist eine Notstromversorgung erforderlich. Je nach Sicherheitsaspekten kann eine Anlage zur unterbrechungsfreien Stromversorgung notwendig sein.

Das Behandlungszentrum muss mit einer Sicherheitsbeleuchtung ausgestattet sein.

Eine Einrichtung zur visuellen Überwachung, z. B. durch Kamera oder kontinuierliche Sichtverbindung, muss vorhanden sein. Das behandelnde Team muss innerhalb des Behandlungszentrums, d. h. beim Tragen von persönlicher Schutzausrüstung, und nach außen über geeignete Kommunikationsmöglichkeiten verfügen.

1.3 Organisatorische Maßnahmen, Hygienemaßnahmen

1.3.1 Management des Behandlungsbereichs

Der Zutritt zum Behandlungszentrum muss kontrolliert sein; er darf nur durch befugte und fachkundige Personen, welche anhand der Arbeitsanweisungen (vergleiche Nummer 1.3.2) eingewiesen und geschult sind, erfolgen.

Das Vorgehen zum Management des Behandlungsbereichs, zur Inbetriebnahme der Sonderisolierstation und zur Organisation der Patientenversorgung muss verbindlich geregelt sein. Es ist sinnvoll, einsatzbereites Ersatzpersonal im Weißbereich ständig zur Verfügung zu haben, welches bei Notfällen umgehend einspringen kann.

Es müssen Festlegungen zur Dauer der Arbeitsschichten getroffen werden. Diese müssen die tätigkeitsbedingten körperlichen Beanspruchungen, natürliche Bedürfnisse und die Dauer des Ein- und Ausschleusens berücksichtigen. An der Festlegung ist der Betriebsarzt zu beteiligen.

1.3.2 Arbeitsanweisungen, Hygieneplan, Desinfektion

Für alle Tätigkeiten, welche im Behandlungszentrum stattfinden, müssen Arbeitsanweisungen nach § 14 Absatz 4 BioStoffV vorhanden sein. Dies betrifft insbesondere

- das Einschleusen und Ausschleusen des Behandlungsteams,

TRBA 250

- das Anlegen und Ablegen der Schutzkleidung sowie die entsprechenden Desinfektionsschritte,
- das Einschleusen des Patienten,
- die Versorgung des Patienten,
- die Entsorgung von Flüssig- und Festabfällen,
- das Vorgehen bei Unfällen,
- das Vorgehen bei verstorbenen Patienten,
- die Vorgehensweise nach Behandlungsende sowie
- Reparatur und Wartung.

In einem Hygieneplan sind alle Desinfektionsmaßnahmen und verwendeten Desinfektionsmittel und -verfahren festzulegen. Dies betrifft insbesondere die

- Desinfektionsdusche,
- Dekontamination der wieder verwendbaren Persönlichen Schutzausrüstung wie z. B. das Atemschutzzubehör (Respirator, Haube, Schlauch etc.) und ggf. der Stiefel,
- Dekontamination und ggf. Aufbereitung gebrauchter Instrumente und Geräte,
- Dekontamination bzw. Desinfektion von Oberflächen,
- sichere Entsorgung von Flüssig- und Festabfällen,
- Bettendesinfektion und
- Festlegungen zur Raumdesinfektion nach Behandlungsende.

1.3.3 Innerbetrieblicher Plan zur Abwehr von Gefahren

Das Verhalten bei Betriebsstörungen, Unfällen und Notfällen sowie die entsprechenden Informations-, Melde- und Unterrichtungspflichten sind in einem innerbetrieblichen Plan nach § 13 Absatz 3 und 4 BioStoffV zu regeln.

Er muss auch Regelungen zur Abwendung von Gefahren enthalten, die beim Versagen einer Einschließungsmaßnahme durch die Freisetzung hochpathogener biologischer Arbeitsstoffe entstehen können. Der Plan muss

- Informationen über spezifische Gefahren,
- Namen der für die Durchführung der Rettungsmaßnahmen zuständigen Personen sowie
- Angaben über den Umfang von Sicherheitsübungen und deren regelmäßige Durchführung

enthalten. Er ist mit den zuständigen innerbetrieblichen und betriebsfremden Rettungs- und Sicherheitskräften abzustimmen und ist so zu gestalten, dass die Sicherheitskräfte in der Lage sind, ihre Rettungs- und Gefahrenabwehrmaßnahmen festzulegen.

Es sind Warnsysteme und Kommunikationsmöglichkeiten zur unverzüglichen Warnung der Beschäftigten und Alarmierung der Rettungs- und Sicherheitsdienste zu schaffen, deren Funktionstüchtigkeit gewährleistet ist.

1.3.4 Unterweisung/Training

Die Mitglieder des Behandlungsteams sowie sonstige betroffene Beschäftigte sind regelmäßig, mindestens jedoch jährlich, unter Einbeziehung der Arbeitsanweisungen, des Hygieneplans, der Notfallplanung und der arbeitsmedizinischen Präventionsmaßnahmen zu unterweisen. Der Inhalt der Unterweisung ist schriftlich festzuhalten und die Teilnahme mit Unterschrift zu bestätigen.

Damit ein reibungsloser Betriebsablauf gewährleistet ist, sind die Mitglieder des Behandlungsteams regelmäßig, mindestens jedoch vierteljährlich, zu trainieren. Diese Trainings sollten insbesondere die Einrichtung des Isolationsbetriebes sowie alle bei der Behandlung infizierter Personen anfallenden sicherheitsrelevanten Tätigkeiten beinhalten. Dies betrifft vor allem auch das Ein- und Ausschleusen.

1.4 Persönliche Schutzausrüstung (PSA)

Bei der Behandlung von infizierten Personen ist folgende PSA notwendig:

1.4.1 Atemschutz

Es ist gebläseunterstützter Atemschutz (TH3P) nach EN 12941 zu tragen. Je nach verwendetem Desinfektionsmittel muss der Partikelschutz durch entsprechende Gasfilter ergänzt werden (Kombinationsfilter).

In Abhängigkeit vom Ergebnis der Gefährdungsbeurteilung, z. B. bei stark verringerter Kontagiosität des Erregers, kann unter Umständen auf Filtergeräte mit Gebläse (z. B. Respiratorhaube) verzichtet werden. In diesem Fall können partikelfiltrierende Halbmasken FFP3 (geprüft nach DIN EN 149; Filterflies zusätzlich geprüft nach EN 14683 (Spritzschutz IIR), vorzugsweise mit Ausatemventil, evtl. in Verbindung mit Augenschutz (beschlagfreie Schutzbrille CE Kat II, Rahmenkennzeichnung 5 nach DIN EN 166) verwendet werden.

1.4.2 Körperschutz

Es sind Einmalschutzanzüge der Kategorie III, Typ 3 B mit Füßlingen zu tragen. Als Unterkleidung kann die Bereichskleidung getragen werden. Das Tragen von Schuhen aus desinfizierbarem Material (z. B. Clogs) ist zulässig. Der Übergang der Ärmel zu den Handschuhen muss durch Abkleben mit flüssigkeitsdichtem Klebeband fixiert und abgedichtet werden. Ggf. kann es sinnvoll sein, Kontaminationen der Vorderseite des Schutzanzuges durch das Tragen einer Plastik-Einmalschürze zu verringern.

Abweichend von dem oben beschriebenen Schutzanzug der Kategorie III, Typ 3 B mit Respiratorhaube als Atemschutz können auch gebläseunterstützte Schutzanzüge mit integrierten Atemschutzhauben, Handschuhen und Füßlingen eingesetzt werden, die den genannten Anforderungen entsprechen.

1.4.3 Handschutz

Zum Schutz der Hände sind drei Paar flüssigkeitsdichte Schutzhandschuhe mit Schutz gegen mechanische und biologische Risiken (CE Kat. III, DIN EN 420, 388, 374, AQL ≤ 1.5) zu tragen:

– inneres Paar: unter dem Anzug (z. B. aus Nitril)
– mittleres Paar: über dem Anzug (z. B. aus Nitril) konnektiert (vorzugsweise Schutzhandschuh mit verlängerter Stulpe und einer Schaftlänge ≥ 300 mm)
– äußeres Paar: medizinischer Handschuh („Arbeitshandschuh" z. B. aus Nitril oder Latex, vorzugsweise Indikatorhandschuh).

1.4.4 Fußschutz

Ist bereits in 1.4.2 beschrieben.

1.4.5 Augenschutz

Ist bereits in 1.4.1 beschrieben.

TRBA 250

Teil 2: Sonderisolierstationen – Wichtige Adressen

Behandlungs-, Kompetenz- und Trainingszentren

Seit 2003 gibt es ein Netzwerk der Kompetenz- und Behandlungszentren der Länder für das Management und die Versorgung von Personen mit hochkontagiösen und lebensbedrohlichen Erkrankungen.

Zusammen mit weiteren Einrichtungen wurde 2014 ein ständiger Arbeitskreis der Kompetenz- und Behandlungszentren (STAKOB) beim Robert Koch-Institut eingerichtet:

- Behandlungszentren stellen zur Versorgung Erkrankter spezielle Sonderisolierstationen (SIS) mit entsprechend geschultem Personal zur Verfügung.
- Kompetenzzentren bilden dabei die spezielle Expertise im öffentlichen Gesundheitswesen ab.
- Trainingszentren bieten Fort- und Weiterbildungen zu unterschiedlichen Themen, wie z. B. richtiges An- und Ablegen von persönlicher Schutzausrüstung, an.

Nähere Informationen zu dem STAKOB und zu den Zentren finden sich im Internetangebot des Robert Koch-Instituts, www.rki.de, Menüpunkt: „Kommissionen", Menüpunkt: „Arbeitskreis STAKOB".

Nationale Referenzzentren und Konsiliarlaboratorien

Auf Überlegungen zur epidemiologischen Relevanz von Erregern, zur Spezialdiagnostik, aber auch auf Fragen zur Resistenz und zu Maßnahmen des Infektionsschutzes basierend, sind Nationale Referenzzentren (NRZ) und Konsiliarlaboratorien (KL) berufen worden.

Aufgabe der NRZ ist die Überwachung wichtiger Infektionserreger. Die KL halten zusätzlich für ein möglichst breites Spektrum von Krankheitserregern fachlichen Rat vor. Nähere Informationen zu den NRZ und KL finden sich im Internetangebot des Robert Koch-Instituts, www.rki.de, Menüpunkt: Infektionsschutz, Menüpunkt: „Diagnostik: NRZ und Konsiliarlaboratorien".

Anhang 2
Hinweise für die Erstellung eines Hygieneplans

Ziel des Hygieneplans gemäß dieser TRBA ist es, Übertragungen von Infektionen durch Mikroorganismen und schädigende Einflüsse durch erforderliche Reinigungs-, Desinfektions-, Sterilisations- sowie Ver- und Entsorgungsmaßnahmen zu verhindern.

Entsprechend erforderliche Präventionsmaßnahmen sind in Abhängigkeit des arbeitsplatz-spezifischen Risikos festzulegen. Nachfolgend ist beispielhaft die Vorgehensweise zur Erstellung eines solchen tätigkeitsbezogenen Hygieneplans aufgeführt.

Gefährdungsanalyse

Im ersten Schritt sind die Gefährdungsmerkmale eines Arbeitsplatzes oder ggf. eines Bereichs zu definieren (Gefahr einer Kontamination, Infektion, Intoxikation oder Sensibilisierung).

Im zweiten Schritt ist festzulegen, wer gefährdet sein kann und ggf. unter welchen Voraussetzungen.

Präventionsmaßnahmen

Unter Beachtung der für den Arbeitsplatz/den Bereich geltenden Vorschriften (Gesetze und Verordnungen) sind unter Hinzuziehen relevanter Regelwerke (Empfehlungen, Richt- und Leitlinien, Normen etc.) risikoadaptierte Handlungs- und Verhaltensanweisungen zu erstellen und einrichtungsspezifisch verbindlich vorzugeben. Die Beschäftigten sind entsprechend zu schulen. Fachkräfte (für Arbeitssicherheit bzw. für Hygiene) sind durch schriftliche Regelungen entsprechend der gesetzlichen Vorgaben beratend oder verantwortlich in die Umsetzung einzubinden.

Maßnahmenstruktur

<u>Basismaßnahmen:</u> Diese enthalten grundlegende, für alle verbindliche Regelungen zu den Bereichen Händehygiene, Arbeits- bzw. Schutzkleidung, Reinigungs- und Desinfektionsmaßnahmen.

<u>Risikobezogene Maßnahmen:</u> Unter speziellen Voraussetzungen können zusätzliche Regelungen erforderlich sein. Beispiele hierfür sind:

a) *Erregereigenschaften* wie Virulenz (z. B. Hepatitis-Viren, HIV, Tuberkulose-Erreger, Gastroenteritis-Erreger, Influenza-Viren), Toxinbildung (z. B. Clostridien, Staphylokokken) oder andere Eigenschaften (z. B. definierte Antibiotikaresistenzen bestimmter Bakterien);

b) *bestimmte Tätigkeiten* wie Operationen, Injektionen, Punktionen, Labordiagnostik, Endoskopien;

c) *definierte Bereiche* wie Küche, Wäscherei, Zentrale Sterilgutversorgungsabteilung, Physikalische Therapie, Entsorgung.

Anhang 3
Handlungsanleitung zum Einsatz von Praktikantinnen und Praktikanten

Vorwort

Praktikanten[16] sind heute aus dem Arbeitsalltag einer Einrichtung im Gesundheitswesen nicht mehr wegzudenken. Sie können tätigkeitsabhängig ebenso Infektionsgefahren ausgesetzt sein wie regulär Beschäftigte.

Praktikanten sind gemäß § 2 SGB VII gesetzlich unfallversichert. Die Biostoffverordnung (BioStoffV)[17] regelt den Schutz von Beschäftigten, wenn diese aufgrund ihrer Arbeit durch biologische Einwirkungen gefährdet sind oder sein können. Nach § 2 Absatz 9 BioStoffV zählen zu den Beschäftigten, neben den im Arbeitsschutzgesetz genannten Personengruppen, auch ausdrücklich *„...Schülerinnen und Schüler, Studierende und sonstige Personen, insbesondere an wissenschaftlichen Einrichtungen und in Einrichtungen des Gesundheitsdienstes Tätige."* So sind beispielsweise auch Praktikanten, Schülerpraktikanten, Praktikanten aus berufsbildenden und berufsfindenden Schulen, Famulanten, Doktoranden, Hospitanten, Stipendiaten etc. einbezogen. Damit umfasst der Geltungsbereich der BioStoffV außer Arbeitsverhältnissen und Praktikantentätigkeiten zum Zweck der Berufsausbildung auch andere Formen von Praktikantenverhältnissen in Einrichtungen des Gesundheitswesens. Mit § 12 der BioStoffV wird sichergestellt, dass

---

16) Im Text wird aufgrund der besseren Lesbarkeit nur die männliche Form verwendet.
17) Verordnung über Sicherheit und Gesundheitsschutz bei Tätigkeiten mit Biologischen Arbeitsstoffen (BioStoffV) vom 15.07.2013.

TRBA 250

die Verordnung zur arbeitsmedizinischen Vorsorge (ArbMedVV) auch für diesen Personenkreis gilt[18].

Diese Handlungsanleitung soll den Entscheidungsträgern helfen, für diese Mitarbeiter einen adäquaten Arbeits- und Gesundheitsschutz sicher zu stellen. Auch beim Einsatz von Praktikanten ist daran zu denken, dass alle Maßnahmen auf der Grundlage der tätigkeitsbezogenen Gefährdungsbeurteilung zu treffen sind.

Bei fast allen Praktika im Rahmen der Berufsausbildung von Gesundheitsberufen, die in Einrichtungen des Gesundheitswesens stattfinden, ist davon auszugehen, dass auch Tätigkeiten mit Infektionsgefährdungen stattfinden, die in den Anwendungsbereich der BioStoffV fallen. Diese Praktika werden im Folgenden als **„Berufspraktika"** bezeichnet.

Finden Praktika außerhalb der Berufsausbildung mit vergleichbaren Tätigkeiten statt, sind diese analog den Berufspraktika zu behandeln. Als sogenannte **„Schnupperpraktika"** bzw. **Kurzpraktika** werden kurzzeitige Praktika bezeichnet, die nicht der beruflichen Ausbildung dienen und beispielsweise nur einen Eindruck über den entsprechenden beruflichen Alltag vermitteln sollen.

Dies sind z. B. Betriebspraktika während der Vollschulzeitpflicht von Kindern[19] oder während der Ferien von Jugendlichen[20].

Für Praktikanten, die unter 18 Jahre alt sind und kein Berufspraktikum durchführen, sind nur Tätigkeiten zulässig, bei denen kein direkter Umgang mit potenziell infektiösem Material erfolgt und die Gefährdungen durch Krankheitserreger mit denen der Allgemeinbevölkerung vergleichbar sind.

Grundsätzlich sollte von allen Praktikanten im Gesundheitsdienst erwartet werden, dass sie den von der Ständigen Impfkommission (STIKO) empfohlenen Impfschutz für Kinder und Jugendliche aufweisen.

1 Berufspraktika

1.1 Praktikanten unter 18 Jahren

1. Jugendliche Praktikanten dürfen nur Kontakt zu Biostoffen haben, wenn dies im Rahmen ihrer Ausbildung geschieht, die Tätigkeit zum Erreichen des Ausbildungszieles notwendig und ihr Schutz durch die Aufsicht eines Fachkundigen gewährleistet ist (§ 22 Absatz 2 JArbSchG).

2. Bei Praktikanten <u>unter</u> 18 Jahren wird empfohlen, eine schriftliche Zustimmung der Erziehungsberechtigten für das Praktikum einzuholen.

Hinweis: Jugendliche, deren Berufspraktikum mehr als zwei Monate andauern soll, müssen vor dessen Beginn von einem Arzt untersucht werden. Diese Erstuntersuchung nach Jugendarbeitsschutzgesetz darf nicht mehr als 14 Monate zurückliegen (§ 32 JArbSchG).

Sie ist nicht identisch mit der arbeitsmedizinischen Vorsorge durch einen Betriebsarzt.

1.2 Generelle Forderungen

Die folgenden Punkte gelten für Praktikanten über 18 Jahren und für Praktikanten unter 18 Jahren, die ein Berufspraktikum durchführen.

---

18) Verordnung zur arbeitsmedizinischen Vorsorge (ArbMedVV) vom 23.10.2013.
19) „Kind" ist nach § 2 Absatz 1 Jugendarbeitsschutzgesetz, wer unter 15 Jahren ist.
20) „Jugendlicher" ist nach § 2 Absatz 2 Jugendarbeitsschutzgesetz, wer 15 aber noch nicht 18 Jahre alt ist.

1. Praktikanten dürfen nur Tätigkeiten ausüben, für die keine Fachkundevoraussetzungen nach § 11 Absatz 6 BioStoffV bestehen.

2. Im Rahmen der Gefährdungsbeurteilung hat der Arbeitgeber festzulegen, ob eine arbeitsmedizinische Vorsorge veranlasst oder angeboten werden muss. Hinsichtlich der Pflichtvorsorge ist in Einrichtungen zur medizinischen Untersuchung, Behandlung und Pflege von Menschen maßgeblich, ob Tätigkeiten mit regelmäßigem direkten Kontakt zu erkrankten oder krankheitsverdächtigen Personen ausgeübt werden beziehungsweise Tätigkeiten, bei denen es regelmäßig und in größerem Umfang zu Kontakt mit Körperflüssigkeiten, Körperausscheidungen oder Körpergewebe kommen kann, insbesondere Tätigkeiten mit erhöhter Verletzungsgefahr oder Gefahr von Verspritzen und Aerosolbildung (Anhang Teil 2 Ziffer 3c der ArbMedVV).

Im Rahmen der arbeitsmedizinischen Vorsorge sind den Praktikanten auch die relevanten Impfungen anzubieten. In der folgenden Tabelle werden beispielhaft relevante Impfanlässe aufgeführt:

Tabelle: Beispielhafte Nennung relevanter Impfungen mit Bezug auf Arbeitsbereiche und Tätigkeiten

Arbeitsbereich	Tätigkeit	Impfung
Einrichtungen zur medizinischen Untersuchung, Behandlung und Pflege von Menschen	Tätigkeiten mit regelmäßigem direkten Kontakt zu erkrankten oder krankheitsverdächtigen Personen	Bordetella pertussis Hepatitis-A-Virus Masernvirus Mumpsvirus Rubivirus
Einrichtungen zur medizinischen Untersuchung, Behandlung und Pflege von Menschen	Tätigkeiten, bei denen es regelmäßig und in größerem Umfang zu Kontakt mit Körperflüssigkeiten, Körperausscheidungen oder Körpergewebe kommen kann, insbesondere Tätigkeiten mit erhöhter Verletzungsgefahr oder Gefahr von Verspritzen und Aerosolbildung	Hepatitis-B-Virus
Einrichtungen zur medizinischen Untersuchung, Behandlung und Pflege von Kindern	Tätigkeiten mit regelmäßigem direkten Kontakt zu erkrankten oder krankheitsverdächtigen Kindern	Varizella-Zoster-Virus (VZV)[1]
Einrichtungen ausschließlich zur Betreuung von Menschen	Tätigkeiten, bei denen es regelmäßig und in größerem Umfang zu Kontakt mit Körperflüssigkeiten, Körperausscheidungen oder Körpergewebe kommen kann, insbesondere Tätigkeiten mit erhöhter Verletzungsgefahr oder Gefahr von Verspritzen und Aerosolbildung	Hepatitis-A-Virus Hepatitis-B-Virus

[1]: evtl. zusätzlich zu den Zeilen 1 und 2

TRBA 250

In Abhängigkeit von der konkreten Praktikumsstelle können weitere einrichtungsbezogene Impfangebote im Einzelfall notwendig sein.

3. Alle Praktikanten sind rechtzeitig vor Aufnahme der Tätigkeit dem Arzt nach § 7 ArbMedVV vorzustellen. Dieser informiert die Praktikanten im Rahmen der arbeitsmedizinischen Vorsorge über die praktikumsbezogenen Infektionsgefährdungen, nimmt eventuell eine Untersuchung vor und stellt gegebenenfalls fest, ob eine ausreichende Immunität gegen die in Frage kommenden Biostoffe besteht.

   Nach arbeitsmedizinischer Beratung und gegebenenfalls erfolgter Untersuchung bzw. Impfung können je nach Ausbildungs- und Kenntnisstand definierte Tätigkeiten durchgeführt werden.

4. Der Arzt sollte sich den Impfausweis des Praktikanten vorlegen lassen.

5. Auf der Grundlage der Gefährdungsbeurteilung nach BioStoffV (in der Regel Aufgabe des Praktikumsbetriebs) ist festzulegen, welche Schutzmaßnahmen bei welchen Tätigkeiten einzuhalten sind. Die notwendige persönliche Schutzausrüstung einschließlich der Schutzkleidung wird durch den Praktikumsbetrieb für die Praktikanten bereitgestellt. Dieser sichert auch die Desinfektion, Reinigung und bei Erfordernis auch die Instandsetzung der Schutzkleidung beziehungsweise kontaminierter Arbeitskleidung.

6. Die Praktikanten und Erziehungsberechtigten erhalten vor Beginn eine Information über Gefährdungen, Verhalten während des Praktikums, die nötigen Schutzmaßnahmen und Impfungen.

7. Eine Unterweisung auf der Grundlage der Gefährdungsbeurteilung zu Beginn des Praktikums sowie eine geeignete Beaufsichtigung und Betreuung müssen während des Praktikums sichergestellt sein.

8. Die Praktikanten sollten von der entsprechenden Leitung, z. B. der Pflegedienstleitung und/oder der Personalabteilung vor Beginn des Praktikums mit dem Hinweis auf Einsatzort und Zeitraum des Praktikums dem Betriebsarzt gemeldet werden.

9. Im Falle schwangerer Praktikantinnen kommen die Regelungen des Mutterschutzgesetzes zum Tragen.

2 Schnupperpraktika und Kurzpraktika

1. Für Praktikanten unter 18 Jahren, die keine Berufspraktika, sondern z. B. Schnupperpraktika oder Kurzpraktika durchführen, hat der Praktikumsbetrieb Festlegungen zu treffen, bei welchen Tätigkeiten keine Gefährdung durch Krankheitserreger bestehen kann (**eingeschränkter Tätigkeitskatalog**).

   Folgende Arbeitsbereiche sind nicht geeignet: Intensiv- und OP-Bereiche; TBC-/HIV- Stationen; Bereiche mit MRE-positiven Patienten; Pathologie (beispielhafte Auflistung).

2. Da innerhalb dieser Praktika keine infektionsgefährdenden Tätigkeiten ausgeführt werden, entfällt die Notwendigkeit der arbeitsmedizinischen Vorsorge und eines Impfangebotes nach ArbMedVV. Es sollte aber auf die von der STIKO empfohlenen Impfungen hingewiesen werden.

3 Maßnahmen des Arbeitsschutzes und der Unfallverhütung – Kostenträger

Nach dem Arbeitsschutzgesetz darf der Arbeitgeber Maßnahmen des Arbeitsschutzes und der Unfallverhütung nicht den Beschäftigten auferlegen. In der Regel hat er diese zu übernehmen. Dies gilt auch für Impfungen, die im Rahmen der arbeitsmedizinischen Vorsorge angeboten und durchgeführt werden. Der Praktikumsgeber, in dessen Betrieb oder Einrichtung der Praktikant die Tätigkeiten ausübt, ist als Arbeitgeber anzusehen, sofern das Praktikum inhaltlich und organisatorisch nicht in einem anderen Verantwortungsbereich liegt. Bei Berufspraktika kann somit beispielsweise die Ausbildungsstätte, mit der der Ausbildungsvertrag geschlossen wurde, als Arbeitgeber fungieren.

Anhang 4
Erfahrungen beim Einsatz von Sicherheitsgeräten

Die Auswahl der Sicherheitsgeräte hat gemäß Nummer 4.2.5 Absatz 4 Ziffer 4 anwendungsbezogen zu erfolgen. Dabei sind vorliegende Erfahrungen beim Einsatz von Sicherheitsgeräten zu berücksichtigen. Zum Erscheinungsdatum der TRBA kann Folgendes festgestellt werden:

- Eine Marktübersicht über Sicherheitsgeräte bietet das „Verzeichnis sicherer Produkte" im Portal „www.sicheres-krankenhaus.de" [1].
- Je nach Verwendungszweck und Stand der Technik sind bei den Sicherheitsgeräten unterschiedliche Sicherheitsmechanismen realisiert, die entweder nach dem Einsatz vom Anwender noch aktiviert werden müssen (sog. aktive Systeme) oder selbstauslösend sind (sog. passive Systeme).
- Besonders bewährt haben sich Sicherheitsgeräte mit nach der vorgesehenen Anwendung automatisch auslösendem Sicherheitsmechanismus, z. B.:
  - Einmal-Sicherheits-Lanzetten mit Rückzugsmechanismus
  - Sicherheits-Pen-Kanülen mit automatischer Abschirmung
  - Sicherheits-Venenverweilkatheter mit einrastendem Sicherheitsmechanismus beim Ziehen des Stahlmandrins aus dem Katheterschlauch
  - Injektionsspritzen mit Verriegelungsmechanismus
- Wenn in definierten Anwendungsbereichen keine Sicherheitsgeräte auf dem Markt sind, welche die in Nummer 4.2.5 Absatz 4 Ziffer 3 genannten Anforderungen erfüllen, können bis zur Entwicklung geeigneter Sicherheitsgeräte Instrumente ohne Sicherheitsmechanismus – unter Beachtung angepasster Sicherheitsmaßnahmen – weiter verwendet werden. Dies ist dann in der Gefährdungsbeurteilung zu dokumentieren. Das Muster „Raster einer Gefährdungsbeurteilung für das Dekonnektieren von Shuntkanülen" kann dabei – analog auch für andere Anwendungen als in der Dialyse – als Vorlage dienen [2].

TRBA 250

Anhang 5
Beispiel für ein Muster „Interner Rücklaufbogen – Evaluierung Sicherheitsgeräte"

Zur hausinternen Überprüfung der Erprobung aussichtsreicher Sicherheitsgeräte, z. B. in einer Abteilung.

Datum:	
Tätigkeit:	
Abteilung:	

Sicherheitsgerät: (Firma; Marke; Modell)		Häufigkeit der Anwendung (pro Schicht):	

Bitte kreuzen Sie die passende Antwort (1 trifft zu, ..., 5 trifft gar nicht zu) an. Wenn die Frage nicht auf das verwendete Produkt passt, kreuzen Sie **N** an.

	1	2	3	4	5	N
1. Das Gerät erfordert **keine** wesentliche Änderung der Anwendungstechnik.						
2. Das Gerät braucht nicht mehr Zeit als ein anderes.						
3. Der Sicherheitsmechanismus löst sich automatisch/ selbstauslösend aus.						
4. Der Sicherheitsmechanismus kann mit **einer** Hand aktiviert werden.						
5. Die Auslösung des Sicherheitsmechanismus ist sichtbar/hörbar/fühlbar.						
6. Der Sicherheitsmechanismus funktioniert zuverlässig.						
7. Das Handling des Gerätes funktioniert auch mit Handschuhen.						
8. Das Gerät erlaubt eine gute Sicht auf die aspirierte Flüssigkeit.						
9. Die Anwendung ist einfach zu erlernen.						
10. Das Gerät gefährdet den Patienten nicht.						

Glauben Sie, dass das Gerät Ihre Sicherheit wesentlich erhöht?
Ja ☐ Nein ☐, weil _____

Wenn Sie <u>verschiedene</u> Sicherheitsgeräte kennen, welches würden Sie bevorzugen?
_____

Haben Sie noch Fragen oder Hinweise für ein sicheres Arbeiten bei Ihrer Tätigkeit bzw. mit diesem Gerät?
_____

TRBA 250

Anhang 6
Beispiel für einen „Erfassungs- und Analysebogen Nadelstichverletzung"

Ein Fragebogen zur Erkennung von möglichen organisatorischen und technischen Unfallursachen nach Nadelstichverletzung (NSV) sollte nachfolgende Punkte enthalten. Individuelle Schuldzuweisungen sind zu vermeiden (siehe auch Nummer 4.2.5 Absatz 4 Ziffer 7 sowie Nummer 6.2).

Dabei dient dieser Bogen nicht dem innerbetrieblichen Management nach NSV (Durchgangsarzt, Betriebsarzt, Laborkontrollen). Diese Maßnahmen sind in Nummer 6.1 genannt.

Vorgang: Aktenzeichen o.ä. zur Identifizierung des Unfalls, Unfalldatum

Verletzter: Erhebung von

- Geschlecht
- Alter
- Berufserfahrung (Jahre)
- Betriebszugehörigkeit (Jahre)
- erlernter Beruf
- zum Unfallzeitpunkt ausgeübte Tätigkeit

Unfallhergang: kurze Schilderung des Unfallablaufs

- Unfallzeitpunkt
- verstrichene Zeit seit Arbeitsbeginn
- Verletzungsart
- Verletzungsinstrument (genaue Angabe)
- verletztes Körperteil
- Wurde PSA getragen? Welche?

Mögliche Unfallursachen (Mehrfachnennung möglich):

- Zeitdruck
- Ablenkung durch Umgebungsfaktoren
- Störung durch andere Personen
- Unerwartete Bewegung des Patienten
- Arbeitsumfeld: technische oder organisatorische Mängel, räumliche Beengtheit
- Müdigkeit
- Überlastung
- Mangelnde Schulung/Kenntnis der Anwendung
- ...

Abhilfe kann geschaffen werden durch folgende Maßnahmen:

- Technisch: ....
- Organisatorisch: ....
- Persönlich: ....
- Sonstiges: ....

Anhang 7
Informationen zum korrekten Sitz, zur Tragedauer von FFP-Masken[21], zum Unterschied von MNS[22] und FFP-Masken sowie zu Partikelgrößen in infektiösen Aerosolen

1 Hinweise zum korrekten Sitz von FFP-Masken

Prüfung mit Überdruck: Nach dem Anlegen der partikelfiltrierenden Halbmaske ist das Ausatemventil (sofern vorhanden) zu verschließen. Durch leichtes Ausatmen der Luft entsteht in der Maske ein spürbarer Überdruck. Bei Ausströmen von Luft über den Dichtrand muss die Maske neu angepasst werden. Ist ein Verschließen des Ausatemventils nicht möglich, kann diese Methode nicht angewendet werden.

Prüfung mit Unterdruck: Die partikelfiltrierende Halbmaske ist mit beiden Händen zu umschließen. Durch tiefes Einatmen und Anhalten der Luft entsteht in der Maske ein Unterdruck. Bei Einströmen von Luft über den Dichtrand muss die Maske neu angepasst werden.

Noch besser geeignet als die oben beschriebenen Prüfungen und deshalb empfohlen wird die Durchführung eines so genannten Fit-Tests, mit dem der Dichtsitz von Masken qualitativ oder quantitativ beim Träger der Maske bestimmt werden kann [1].

Es wird darauf hingewiesen, dass beim Tragen eines Bartes im Bereich der Dichtlinie von Atemschutzgeräten die erwartete Schutzwirkung wegen des schlechten Dichtsitzes nicht zu erreichen ist.

---

21) FFP: Filtering Face Piece = partikelfiltrierende Halbmaske
22) MNS: Mund-Nasen-Schutz

2 Hinweise zur Tragedauer und Wiederverwendbarkeit von FFP-Masken

FFP-Masken weisen nur einen geringfügig erhöhten Atemwiderstand sowie ein geringes Gewicht auf [2]. Sie gehören der Atemschutzgeräte-Gruppe 1 an. In Einrichtungen des Gesundheitsdienstes ist davon auszugehen, dass sich die Maskenfilter beim Tragen nicht durch Stäube zusetzen, d.h. der Einatemwiderstand bleibt im Normbereich. Im Einzelfall ist eine FFP3-Maske dennoch der Gruppe 2 zuzuordnen, wenn z. B. körperlich schwer gearbeitet wird oder ungünstige klimatische Verhältnisse vorliegen. Diese Fälle sind im Rahmen der Gefährdungsbeurteilung nach Arbeitsschutzgesetz festzustellen. Müssen Atemschutzgeräte der Gruppe 2 getragen werden, ist eine arbeitsmedizinische Vorsorge nach der Verordnung zur arbeitsmedizinischen Vorsorge (ArbMedVV) Pflicht.

Laut ArbMedVV ist bei Tätigkeiten, die das Tragen von Atemschutzgeräten der Gruppe 1 erfordern, den Trägern eine arbeitsmedizinische Vorsorge anzubieten. Für das kurzzeitige Tragen von Atemschutzgeräten der Gruppe 1 bis 30 Minuten siehe [3]. Weitere Hinweise zur Tragedauer von Atemschutzgeräten siehe Schriften der Unfallversicherungsträger zur „Benutzung von Atemschutzgeräten".

FFP-Masken sind aus hygienischen Gründen nach der Benutzung zu entsorgen.

Für den Fall, dass während einer Pandemie FFP-Masken nicht in ausreichender Anzahl zur Verfügung stehen und nur die Möglichkeit besteht, auf bereits benutzte Masken zurückzugreifen, können diese ausnahms-

TRBA 250

weise unter folgenden Bedingungen auch mehrfach, jedoch längstens über eine Arbeitsschicht, eingesetzt werden (siehe auch [4]):

- vor und nach dem Absetzen der Maske sind die Hände zu desinfizieren, Kontaminationen der Innenseite sind zu vermeiden,
- die Maske wird nach Gebrauch trocken an der Luft aufbewahrt (nicht in geschlossenen Behältern!) und
- die Maske wird anschließend vom selben Träger benutzt (der Zugriff durch andere Personen muss ausgeschlossen sein).

3 Zur Unterscheidung von partikelfiltrierendem Atemschutz (FFP) und Mund-Nasen-Schutz (MNS)

Partikelfiltrierender Atemschutz (FFP)

Partikelfiltrierende Halbmasken sind Atemschutzgeräte, die nach der europäischen Norm DIN EN 149 geprüft sind und die Anforderungen dieser Norm erfüllen. Die Norm unterscheidet die Geräteklassen FFP1, FFP2 und FFP3. Die Verwendung von Atemschutzgeräten unterliegt der Verordnung über Sicherheit und Gesundheitsschutz bei der Benutzung persönlicher Schutzausrüstungen bei der Arbeit (PSA-Benutzungsverordnung).

Entscheidend für die Schutzwirkung eines Atemschutzgerätes ist die Gesamtleckage. Diese setzt sich zusammen aus dem Filterdurchlass und der so genannten Verpassungsleckage, die durch Undichtigkeiten zwischen der Dichtlinie der Maske und dem Gesicht des Trägers entsteht. Nach DIN EN 149 werden beide Eigenschaften der FFP-Masken geprüft. FFP1- Masken haben die geringste Schutzwirkung, während FFP3-Masken die größte aufweisen.

Als gesamte nach innen gerichtete Leckage (Gesamtleckage) für die einzelnen Geräte sind nach dem Prüfverfahren der DIN EN 149 (zulässige Werte für acht der zehn arithmetischen Mittelwerte, wobei ein Wert pro Prüfperson bestimmt wird) anzusetzen:

FFP1 max. 22%
FFP2 max. 8%
FFP3 max. 2%.

Für die Verwendung von partikelfiltrierenden Halbmasken zum Schutz von Beschäftigten vor aerogen übertragenen Infektionserregern sprechen ihr gutes Rückhaltevermögen bezüglich Partikeln auch < 5 µm und die definierte maximale Gesamtleckage (bei korrekter Benutzung!).

Mund-Nasen-Schutz (MNS)

MNS (synonym Operationsmasken – OP-Masken) wird überwiegend in der medizinischen Erstversorgung, der ambulanten und Krankenhausversorgung und -behandlung sowie in der Pflege verwendet und ist ein Medizinprodukt. Das Tragen von MNS durch den Behandler schützt dabei vor allem den Patienten vor Spritzern des Behandlers. Die für MNS bestehende europäische Norm [5] gilt nicht für Masken, die ausschließlich für den persönlichen Schutz des Personals bestimmt sind.

Nach der europäischen Norm für Atemschutzgeräte DIN EN 149 [2] an handelsüblichen MNS durchgeführte Untersuchungen des Instituts für Arbeitsschutz (IFA) der DGUV zeigen, dass die Gesamtleckage vieler MNS deutlich über den für partikelfiltrierende Halbmasken (FFP) zulässigen Werten liegt. Nur einige wenige MNS erfüllen die wesentlichen Anforderungen (Filterdurchlass, Gesamtleckage, Atemwiderstand) an eine filtrierende Halbmaske der Geräteklasse FFP1 [6].

MNS kann wirkungsvoll das Auftreffen makroskopischer Tröpfchen im Auswurf des Patienten auf die Mund- und Nasenschleimhaut des Trägers verhindern.

MNS schützt Mund und Nase des Trägers vor Berührungen durch kontaminierte Hände.

Weitere Hinweise zu den Unterschieden von MNS und FFP-Masken können der Literatur [6] sowie dem Literaturverzeichnis des ABAS-Beschlusses 609 entnommen werden.

4 Hinweise zu Partikelgrößen in infektiösen Aerosolen

Die Festlegung einfacher Sicherheitsabstände von 1 bis 1,5 Metern zum Hustenden, unter der Annahme, dass Erreger, die vor allem durch „Tröpfchen" („droplets") übertragen werden, schnell zu Boden sinken würden, ist aus folgenden Gründen nicht für den Gesundheitsschutz der Beschäftigten ausreichend.

1. Aerosole aus festen oder flüssigen Partikeln in Luft stellen eine Verteilung der Partikel über mehrere Größenordnungen dar. Auch wenn ein wesentlicher Anteil der Partikel etwa die Größe eines Tröpfchens von 100 µm Durchmesser aufweist, ist vom gleichzeitigen Vorhandensein kleinerer Partikel (< 5 µm oder < 2,5 µm, siehe unten), meist als „Tröpfchenkerne" („airborne") bezeichnet, auszugehen. Kleinere Partikel verbleiben länger in der Luft und können sich über Luftbewegungen im Raum verteilen.
2. Selbst große Tröpfchen mit Durchmesser 100 µm benötigen 6 Sekunden, um aus 2 m Höhe auf den Boden zu sinken. Tröpfchen von 10 µm Durchmesser benötigen für die gleiche Strecke 10 Minuten, Tröpfchenkerne von 1 µm benötigen 16,6 Stunden [7].
3. Neuere Studien zur Indoorbelastung in Wartezimmern zeigen, dass der Anteil an kleinen, d.h. lungengängigen Partikeln, größer als bisher erwartet sein kann:

- in einer Studie von W. Yang et al. wurden während der Influenza-Saison 2009-2010 verschiedene Partikelfraktionen in Wartezimmern von Gesundheitseinrichtungen, aber auch in Flugzeugen, gesammelt und mit molekularbiologischen Methoden auf das Vorhandensein von Influenza A-Virus-RNA untersucht [8]. Im Mittel wurden 64% der Influenza A-Virus-behafteten Partikel in der Fraktion < 2,5 µm gefunden, die mehrere Stunden in der Luft bleiben kann.
- F.M. Blachere et al. untersuchten das Vorkommen von Influenza A-RNA in Aerosolproben aus Wartebereichen einer Hospital-Notaufnahme [9]. 46% der gefundenen Influenza-A-behafteten Partikel lagen im Größenbereich > 4 µm, 49% lagen im Größenbereich 1 bis 4 µm, 4% im Bereich < 1 µm. D. h. mehr als 50% der Influenza-A-behafteten Partikel lagen in der einatembaren Fraktion vor, weshalb die Autoren den möglichen Übertragungsweg „airborne" betonen.

Deshalb kommt der Verwendung von Atemschutz eine größere, d.h. wirksamere Rolle in der Prävention von Infektionen durch luftübertragene Erreger im Vergleich zu den eingangs genannten Abstandsempfehlungen zu.

Anhang 8
Abfallschlüssel für Einrichtungen zur Pflege und Behandlung von Menschen entsprechend der LAGA-Vollzugshilfe[23]

Die mit einem Sternchen (*) versehenen Abfallarten im Abfallverzeichnis sind gefährlich im Sinne des § 48 des Kreislaufwirtschaftsgesetzes.

AVV[24] Abfallschlüssel (AS) AS 18 01 01	AVV-Bezeichnung: spitze oder scharfe Gegenstände	Abfalleinstufung: nicht gefährlich
Abfalldefinition: Spitze und scharfe Gegenstände, auch als "sharps" bezeichnet.		

Anfallstellen	Bestandteile	Sammlung – Lagerung	Entsorgung
Gesamter Bereich der Patientenversorgung	Skalpelle, Kanülen von Spritzen und Infusionssystemen, Gegenstände mit ähnlichem Risiko für Schnitt- und Stichverletzungen.	Erfassung am Abfallort in stich- und bruchfesten Einwegbehältnissen, kein Umfüllen, Sortieren oder Vorbehandeln.	Keine Sortierung! Ggf. Entsorgung gemeinsam mit Abfällen des AS 18 01 04.
Hinweise: Eine sichere Desinfektion der Kanülen-Hohlräume ist schwierig.			

AVV Abfallschlüssel AS 18 01 02	AVV-Bezeichnung: Körperteile und Organe einschließlich Blutbeutel und Blutkonserven	Abfalleinstufung: nicht gefährlich
Abfalldefinition: Körperteile, Organabfälle, gefüllte Behältnisse mit Blut und Blutprodukten		

Anfallstellen	Bestandteile	Sammlung – Lagerung	Entsorgung
z.B. Operationsräume, ambulante Einrichtungen mit entsprechenden Tätigkeiten.	Körperteile, Organabfälle, Blutbeutel, mit Blut oder flüssigen Blutprodukten gefüllte Behältnisse.	gesonderte Erfassung am Anfallort, keine Vermischung mit Siedlungsabfällen, kein Umfüllen, Sortieren oder Vorbehandeln, Sammlung in sorgfältig verschlossenen Einwegbehältnissen (zur Verbrennung geeignet), Zur Vermeidung von Gasbildung begrenzte Lagerung.	Gesonderte Beseitigung in zugelassener Verbrennungsanlage, z.B. Sonderabfallverbrennung (SAV), einzelne Blutbeutel: Entleerung in die Kanalisation möglich (unter Beachtung hygienischer und infektionspräventiver Gesichtspunkte). Kommunale Abwassersatzung beachten.
Hinweise: Diese Einstufung gilt nur für Abfälle, die nicht unter AS 18 01 03* einzustufen sind. Extrahierte Zähne sind keine Körperteile i.S. dieses Abfallschlüssels.			

---

23) LAGA: Länderarbeitsgemeinschaft Abfall
24) AVV: Abfallverzeichnisverordnung

TRBA 250

AVV Abfallschlüssel **AS 18 01 03***	AVV-Bezeichnung: andere Abfälle, an deren Sammlung und Entsorgung aus infektionspräventiver Sicht besondere Anforderungen gestellt werden.		Abfalleinstufung: gefährlicher Abfall
Abfalldefinition: Abfälle, die mit meldepflichtigen Erregern behaftet sind, wenn dadurch eine Verbreitung der Krankheit zu befürchten ist (siehe Text!).			
Anfallstellen	Bestandteile	Sammlung – Lagerung	Entsorgung
z.B. Operationsräume, Isoliereinheiten von Krankenhäusern, mikrobiologische Laboratorien, klinisch-chemische und infektionsserologische Laboratorien, Dialysestationen und -zentren bei Behandlung bekannter Hepatitisvirusträger, Abteilungen für Pathologie.	Abfälle, die mit erregerhaltigem Blut, Sekret oder Exkret behaftet sind oder Blut in flüssiger Form enthalten. z.B.: mit Blut oder Sekret gefüllte Gefäße, blut- oder sekretgetränkter Abfall aus Operationen, gebrauchte Dialysesysteme aus Behandlung bekannter Virusträger. Mikrobiologische Kulturen aus z.B. Instituten für Hygiene, Mikrobiologie und Virologie, Labormedizin, Arztpraxen mit entsprechender Tätigkeit.	Am Anfallort verpacken in reißfeste, feuchtigkeitsbeständige und dichte Behältnisse. Sammlung in sorgfältig verschlossenen Einwegbehältnissen (zur Verbrennung geeignet, Bauartzulassung). Kein Umfüllen oder Sortieren. Zur Vermeidung von Gasbildung begrenzte Lagerung.	Keine Verwertung! Keine Verdichtung oder Zerkleinerung. Entsorgung als gefährlicher Abfall mit Entsorgungsnachweis: Beseitigung in zugelassener Abfallverbrennungsanlage, z.B. Sonderabfallverbrennung (SAV). oder: Desinfektion mit vom RKI zugelassenen Verfahren, dann Entsorgung wie AS 18 01 04. Achtung: Einschränkung bei bestimmten Erregern (CJK, TSE).
Hinweise: auch spitze und scharfe Gegenstände, Körperteile und Organabfälle von Patienten mit entsprechenden Krankheiten.			

TRBA 250

AVV Abfallschlüssel **AS 18 01 04**	AVV-Bezeichnung: Abfälle, an deren Sammlung und Entsorgung aus infektionspräventiver Sicht keine besonderen Anforderungen gestellt werden (z.B. Wäsche, Gipsverbände, Einwegkleidung)		Abfalleinstufung: nicht gefährlich
Abfalldefinition: mit Blut, Sekreten bzw. Exkreten behaftete Abfälle, wie Wundverbände, Gipsverbände, Einwegwäsche, Stuhlwindeln, Einwegartikel etc.			
Anfallstellen	Bestandteile	Sammlung – Lagerung	Entsorgung
Gesamter Bereich der Patientenversorgung	Wund- und Gipsverbände, Stuhlwindeln, Einwegwäsche, Einwegartikel (z.B. Spritzenkörper), etc. Gering mit Zytostatika kontaminierte Abfälle, wie Tupfer, Ärmelstulpen, Handschuhe, Atemschutzmasken, Einmalkittel, Plastik-/ Papiermaterial, Aufwischtücher, leere Zytostatikabehältnisse nach bestimmungsgemäßer Anwendung (Ampullen, Spritzenkörper ohne Kanülen etc.), Luftfilter und sonstiges gering kontaminiertes Material von Sicherheitswerkbänken. nicht: Getrennt erfasste, nicht kontaminierte Fraktionen von Papier, Glas, Kunststoffen (diese werden unter eigenen Abfallschlüsseln gesammelt).	Sammlung in reißfesten, feuchtigkeitsbeständigen und dichten Behältnissen. Transport nur in sorgfältig verschlossenen Behältnissen (ggf. in Kombination mit Rücklaufbehältern). Kein Umfüllen (auch nicht im zentralen Lager), Sortieren oder Vorbehandeln (ausgenommen Aufgabe in Presscontainer).	Verbrennung in zugelassener Abfallverbrennungsanlage (HMV) oder eine andere zugelassene thermische Behandlung. Behältnisse mit größeren Mengen Körperflüssigkeiten können unter Beachtung von hygienischen und infektionspräventiven Gesichtspunkten in die Kanalisation entleert werden (kommunale Abwasserersatzung beachten). Alternativ ist durch geeignete Maßnahmen sicherzustellen, dass keine flüssigen Inhaltsstoffe austreten.
Hinweise: Diese Einstufung gilt nur für Abfälle, die nicht AS 18 01 03* zuzuordnen sind. Dieser Abfall stellt ein Gemisch aus einer Vielzahl von Abfällen dar, dem auch andere nicht besonders überwachungsbedürftige Abfälle zugegeben werden können, für die aufgrund der geringen Menge eine eigenständige Entsorgung wirtschaftlich nicht zumutbar ist. Werden Abfälle dieses AS im Rahmen der Siedlungsabfallentsorgung durch den öffentlich-rechtlichen Entsorgungsträger eingesammelt und beseitigt, ist eine gesonderte Deklaration nicht notwendig.			

Anhang 9
Beispiel einer Betriebsanweisung nach § 14 Biostoffverordnung

Verantwortlich:	Betriebsanweisung nach § 14 BioStoffV	Stand:
Unterschrift:	**Seniorenheim** Inkontinenzversorgung, Hilfe bei Toilettengängen, Wäschewechsel verschmutzter Wäsche	

GEFAHRENBEZEICHNUNG

Es muss vor allem mit Infektionserregern gerechnet werden, die Erkrankungen des Magen-DarmTraktes auslösen können, exemplarisch sind hier Noroviren, *Campylobacter spp.* und *Clostridium difficile* zu nennen. Daneben können andere über Körperausscheidungen übertragbare Infektionserreger, wie Hepatitis-A-Virus, eine Gefährdung darstellen. Die genannten Erreger sind alle in Risikogruppe 2 eingestuft.

GEFAHREN FÜR DEN MENSCHEN

Die Übertragung der Erreger kann durch Kontakt mit Stuhl/Urin oder kontaminierten Gegenständen oder Wäsche wie Steckbecken, Bettwäsche erfolgen.

SCHUTZMASSNAHMEN UND VERHALTENSREGELN

- Bereitgestellte Arbeitskleidung (60°C waschbar) tragen – ist mit Kontaminationen zu rechnen, so ist die geeignete Schutzkleidung (Einmalkittel; flüssigkeitsdichte Schürze) zu verwenden.
- Zum Sammeln kontaminierter Arbeitskleidung und Schutzkleidung stehen Behältnisse zur Verfügung.
- Bereitgestellte Einmalhandschuhe (Name: ....) tragen.
- Mund-/Nasenschutz bei der Beseitigung von Erbrochenem oder Stuhl tragen. Während der Hilfestellung bei sich übergebenden Personen möglichst FFP2-Masken tragen, da sie vor Einatmen feiner Bioaerosole (u.a. Schutz vor Noroviren) schützen können.
- Aufgefundene spitze, scharfe Arbeitsgeräte sind in den gekennzeichneten, durchstichsicheren Behältern zu sammeln.

Beachten Sie den Hygiene- und Hautschutzplan:
- Händedesinfektionsmittel verwenden! Achtung: viruzides Produkt (Name: ....) bei Norovirusinfektionen benutzen!
- Schmuck/Ringe an Händen und Unterarmen sind bei diesen Tätigkeiten nicht erlaubt!
- Verunreinigte/kontaminierte Haut waschen; insbesondere wenn mit Sporenbildnern wie *Clostridium difficile* zu rechnen ist.
- Zum Abtrocknen Einmal-(Papier)-handtücher verwenden, Hautschutz und -pflegemittel einsetzen.
- Reinigung und Desinfektion von Arbeitsflächen, bei Norovirusinfektionen hierzu bereitgestelltes Produkt (Name.................................) verwenden!
- Desinfektionsmittel: Einwirkzeiten beachten; sprühen vermeiden!
- Angebotene Arbeitsmedizinische Vorsorge beachten!

Die Nahrungs- und Genussmittel dürfen nur in den Pausenräumen gelagert und zu sich genommen werden.

VERHALTEN IM GEFAHRFALL

Nach Verunreinigung/Kontamination betroffene Stellen desinfizieren, grobe Verschmutzungen mit Einmaltuch vorher aufnehmen.

Bei Bedarf weitere Schutzmaßnahmen treffen. Vorgesetzten benachrichtigen!

ERSTE HILFE

Durchgangsarzt: ....Betriebsarzt: ....

Vorkommnisse im Verbandbuch dokumentieren.

Notruf / Rettungsleitstelle: (0) 112

Sachgerechte Entsorgung

Möglicherweise kontaminierte Materialien in Mülleimern mit Deckeln und ausreichend stabilen Plastiksäcken sammeln. Anschließend direkt im Hausmüll entsorgen.

Anhang 10
Vorschriften und Regeln, Literatur

10.1 Vorschriften und Regeln

10.1.1 Gesetze, Verordnungen, Technische Regeln, Europäische Richtlinien

(siehe auch http://www.gesetze-im-internet.de)

- Arbeitsschutzgesetz (ArbSchG)
- Biostoffverordnung (BioStoffV) mit zugehörigen Technischen Regeln für Biologische Arbeitsstoffe (TRBA) und Beschlüssen des ABAS, insbesondere
  - TRBA 100 „Schutzmaßnahmen für Tätigkeiten mit biologischen Arbeitsstoffen in Laboratorien"
  - TRBA 200 „Anforderungen an die Fachkunde nach Biostoffverordnung" (in Vorbereitung)
  - TRBA 230 „Schutzmaßnahmen bei Tätigkeiten mit biologischen Arbeitsstoffen in der Land- und Forstwirtschaft und bei vergleichbaren Tätigkeiten"
  - TRBA 460 „Einstufung von Pilzen in Risikogruppen"
  - TRBA 462 „Einstufung von Viren in Risikogruppen"
  - TRBA 464 „Einstufung von Parasiten in Risikogruppen"
  - TRBA 466 „Einstufung von Prokaryonten (Bacteria und Archaea) in Risikogruppen"
  - Beschluss 609 „Arbeitsschutz beim Auftreten einer nicht ausreichend impfpräventablen humanen Influenza"
  - Beschluss 610 „Schutzmaßnahmen für Tätigkeiten außerhalb von Sonderisolierstationen bei der Versorgung von Patienten, die mit hochpathogenen Krankheitserregern infiziert oder krankheitsverdächtig sind"

  TRBA und Beschlüsse des ABAS siehe auch http://www.baua.de/trba

  ABAS-Beschluss zu betrieblichen Ersthelfern siehe http://www.baua.de/de/Themenvon-A-Z/Biologische-Arbeitsstoffe/ABAS/aus-dem-ABAS/Ersthelfer.html nnn=true

- Gefahrstoffverordnung (GefStoffV) mit zugehörigen Technischen Regeln für Gefahrstoffe (TRGS), insbesondere
  - TRGS 401 „Gefährdung durch Hautkontakt – Ermittlung, Beurteilung, Maßnahmen"
  - TRGS 525 „Umgang mit Gefahrstoffen in Einrichtungen zur humanmedizinischen Versorgung",

  TRGS siehe auch http://www.baua.de/trgs

- Arbeitsstättenverordnung (ArbStättV) mit zugehörigen Technischen Regeln für Arbeitsstätten (ASR), insbesondere
  - ASR A4.1 „Sanitärräume"
  - ASR A4.2 „Pausen- und Bereitschaftsräume"

  ASR siehe auch http://www.baua.de/asr

- Betriebssicherheitsverordnung (BetrSichV) mit zugehörigen Technischen Regeln für Betriebssicherheit (TRBS), insbesondere
  - TRBS 1112 „Instandhaltung"

  TRBS siehe auch http://www.baua.de/trbs

- Verordnung zur arbeitsmedizinischen Vorsorge
- Infektionsschutzgesetz (IfSG)

TRBA 250

- Verordnung zur Hygiene und Infektionsprävention in medizinischen Einrichtungen (MedHygV)
- Jugendarbeitsschutzgesetz (JArbSchG)
- Mutterschutzgesetz (MuSchG)
- Richtlinie 2000/54/EG des Europäischen Parlaments und des Rates vom 18. September 2000 über den Schutz der Arbeitnehmer gegen Gefährdung durch biologische Arbeitsstoffe bei der Arbeit
- Richtlinie 2010/32/EU des Rates vom 10. Mai 2010 zur Durchführung der von HOSPEEM und EGÖD geschlossenen Rahmenvereinbarung zur Vermeidung von Verletzungen durch scharfe/spitze Instrumente im Krankenhaus- und Gesundheitssektor

10.1.2 Vorschriften, Regeln und Informationen der gesetzlichen Unfallversicherungsträger

(siehe auch http://publikationen.dguv.de)

- **DGUV-Vorschriften**
  - Grundsätze der Prävention (DGUV Vorschrift 1)
  - Betriebsärzte und Fachkräfte für Arbeitssicherheit (DGUV Vorschrift 2)
- **DGUV Regeln und Informationen**
  - Benutzung von Schutzkleidung (DGUV Regel 112-189)
  - Benutzung von Atemschutzgeräten (DGUV Regel 112-190)
  - Benutzung von Schutzhandschuhen (DGUV Regel 112-195)
  - Umgang mit Wäsche aus Bereichen mit erhöhter Infektionsgefährdung (DGUV Information 203-084)
  - Prävention chemischer Risiken beim Umgang mit Desinfektionsmitteln im Gesundheitswesen (DGUV Information 207-206)
  - Reinigungsarbeiten mit Infektionsgefahr in medizinischen Bereichen (DGUV Regel 101-017)
  - Risiko Nadelstich (DGUV Information 207-024)
  - Zahntechnische Laboratorien – Schutz vor Infektionsgefahren (DGUV Information 203-021)
  - Neu- und Umbauplanung im Krankenhaus unter Gesichtspunkten des Arbeitsschutzes (DGUV Information 207-016) mit Ergänzungsmodul „Anforderungen an Funktionsbereiche" (DGUV Information 207-017), sowie „Anforderungen an Pflegebereiche (DGUV Information 207-xxx)

- **Berufsgenossenschaft Rohstoffe und chemische Industrie**

(siehe auch http://bgrci.de)

- Einstufung biologischer Arbeitsstoffe: Viren (DGUV Information 213-088)
- Einstufung biologischer Arbeitsstoffe: Parasiten (DGUV Information 213-089)
- Einstufung biologischer Arbeitsstoffe: Prokaryonten (Bacteria und Archaea) (DGUV Information 213-090)
- Einstufung biologischer Arbeitsstoffe: Pilze (DGUV Information 213-092)
- Merkblattreihe „Sichere Biotechnologie", insbesondere – Fachbegriffe (B 001)

- **Berufsgenossenschaft für Gesundheitsdienst und Wohlfahrtspflege**

(siehe auch http://www.bgw-online.de)

- Patientenproben richtig versenden (BGW 09-19-011)

TRBA 250

- Abfallentsorgung – Informationen zur sicheren Entsorgung von Abfällen im Gesundheitsdienst (BGW 09-19-000)
- Berufsgenossenschaft Energie Textil Elektro Medienerzeugnisse
  (siehe auch http://www.bgetem.de)
- Information „Infektionsgefährdung und Schutzmaßnahmen in Orthopädieschuhtechnikbetrieben" (S 051)

10.1.3 Normen und ähnliche Richtlinien

- DIN EN 149 Atemschutzgeräte – Filtrierende Halbmasken zum Schutz gegen Partikeln – Anforderungen, Prüfung, Kennzeichnung
- DIN EN 455 Teile 1 bis 4: Medizinische Handschuhe zum einmaligen Gebrauch
- DIN EN 13300 Wasserhaltige Beschichtungsstoffe und Beschichtungssysteme für Wände und Decken im Innenbereich
- DIN EN ISO 23907 Schutz vor Stich- und Schnittverletzung – Anforderungen und Prüfverfahren – Behälter für spitze und scharfe Abfälle

10.1.4 Spezielle Literatur zu einzelnen Nummern und Anhängen

Zu Nummer 3 Beurteilung der Arbeitsbedingungen

- Empfehlungen der Kommission für Krankenhaushygiene und Infektionsprävention (KRINKO), siehe www.rki.de, Menüpunkt: Infektionsschutz, Menüpunkt: Infektions- und Krankenhaushygiene, insbesondere

- Empfehlungen zur Händehygiene
- Anforderung der Krankenhaushygiene und des Arbeitsschutzes an die Hygienebekleidung und persönliche Schutzausrüstung
- Anforderungen an die Hygiene bei Punktionen und Injektionen
- Anforderungen an die Hygiene bei der Reinigung und Desinfektion von Flächen
- Anforderungen an die Hygiene bei der Aufbereitung von Medizinprodukten
- Anforderungen an Gestaltung, Eigenschaften und Betrieb von dezentralen Desinfektionsmittel-Dosiergeräten
- Infektionsprävention in Heimen
- Anforderungen der Hygiene an die baulich-funktionelle Gestaltung und apparative Ausstattung von Endoskopieeinheiten
- Anforderungen der Hygiene bei Operationen und anderen invasiven Eingriffen
- Anhang zu den Anforderungen der Hygiene beim ambulanten Operieren in Krankenhaus und Praxis
- Infektionsprävention in der Zahnheilkunde – Anforderungen an die Hygiene
  (www.rki.de/DE/Content/Infekt/Krankenhaushygiene/Kommission/kommission_node.h tml)
- Informationen des Robert Koch-Instituts (RKI) über humanpathogene Erreger: www.rki.de
- Informationen des ABAS: www.baua.de/abas
- Informationen der DGUV und der Träger der gesetzlichen Unfallversicherung: www.dguv.de

Zu Nummer 4 Schutzmaßnahmen

4.1.9 Diagnostische Proben

- Broschüre „Patientenproben richtig versenden" (BGW 09-19-011) www.bgw-online.de
- „Europäisches Übereinkommen über die internationale Beförderung gefährlicher Güter auf der Straße" (ADR), 2015, mit zugehörigen Verordnungen und Verpackungsanweisungen P620 und P650.

4.2.2 Toiletten

- Technische Regeln für Arbeitsstätten ASR A4.1 „Sanitärräume"
- Hj. Gebhardt, I. Levchuk, C. Mühlemeyer, K.-H. Lang, Abschlussbericht zum Forschungsprojekt F 2159 „Bedarfsgerechte Auslegung und Ausstattung von Sanitärräumen", BAuA Dortmund/Berlin/Dresden 2013, www.baua.de
- Johnson DL; Mead KR; Lynch RA; Hirst DV, Lifting the lid on toilet plume aerosol: A literature review with suggestions for future research, American journal of infection control 2013, 41 (3):254-8
- S Strauss, P Sastry, C Sonnex, S Edwards, J Gray, Contamination of environmental surfaces by genital human papillomaviruses, Sex Transm Infect 2002; 78:135-138, http://sti.bmj.com/content/78/2/135.full.pdf+html

4.2.7 Schutzkleidung

- ABAS-Beschluss 45/2011 „Kriterien zur Auswahl der PSA bei Gefährdungen durch biologische Arbeitsstoffe" vom 5.12.2011, www.baua.de/abas

4.2.8 Schutzhandschuhe

- DIN EN 455 Teile 1 bis 4 Medizinische Handschuhe zum einmaligen Gebrauch
- DIN EN 420 Schutzhandschuhe – Allgemeine Anforderungen und Prüfverfahren
- DIN EN 374 Teil 1 Schutzhandschuhe gegen Chemikalien und Mikroorganismen – Terminologie und Leistungsanforderungen
- Onlineportal „Branchen-Arbeits-Schutz-Informations-System (BASIS)", Modul Hand- und Hautschutz, Dentaltechnik, http://www.basis-bgetem.de/hh

4.3.4 Persönliche Schutzausrüstung (Schutzstufe 3)

- Empfehlungen des Deutschen Zentralkomitees zur Bekämpfung der Tuberkulose „Infektionsprävention bei Tuberkulose", Pneumologie, Online-Publikation 2012

Zu Nummer 5 Spezifische Arbeitsbereiche und Tätigkeiten – besondere und zusätzliche Schutzmaßnahmen

5.7 Multiresistente Erreger

- Empfehlungen der Kommission für Krankenhaushygiene und Infektionsprävention (KRINKO), siehe www.rki.de, Menüpunkt: Infektionsschutz, Menüpunkt: Infektions- und Krankenhaushygiene, insbesondere
  - Empfehlungen zur Prävention und Kontrolle von Methicillin-resistenten Staphylococcus aureus-Stämmen (MRSA) in Krankenhäusern und anderen medizinischen Einrichtungen

- Kommentar zu den „Empfehlungen zur Prävention und Kontrolle von MRSA-Stämmen in Krankenhäusern und anderen medizinischen Einrichtungen"
- Hygienemaßnahmen bei Infektionen oder Besiedlung mit multiresistenten gramnegativen Stäbchen (www.rki.de/DE/Content/Infekt/Krankenhaushygiene/Kommission/kommission_node.html)

5.9.7 Aufbereitung von Instrumenten

- Beschluss 603 des ABAS „Schutzmaßnahmen bei Tätigkeiten mit Transmissibler Spongiformer Enzephalopathie (TSE) assoziierter Agenzien in TSE-Laboratorien", www.baua.de/abas
- Empfehlung der Kommission für Krankenhaushygiene und Infektionsprävention (KRINKO) beim Robert Koch-Institut (RKI) und des Bundesinstitutes für Arzneimittel und Medizinprodukte (BfArM) „Anforderungen an die Hygiene bei der Aufbereitung von Medizinprodukten", Bundesgesundheitsblatt 2012, 55, S. 1244–1310 bzw. www.rki.de

Zu Anhang 1 Sonderisolierstationen (Schutzstufe 4)

- Fock, Peters, Wirtz, Scholz, Fell, Bußmann; Rahmenkonzept zur Gefahrenabwehr bei außergewöhnlichen Seuchengeschehen; Gesundheitswesen 2001; 63:695-702; Georg Thieme Verlag Stuttgart
- Fock, Koch, Wirtz, Peters, Ruf, Grünewald; Erste medizinische und antiepidemische Maßnahmen bei Verdacht auf virales hämorrhagisches Fieber; Me. Welt 5/2001

Siehe auch aktuelle Informationen des Robert Koch-Institutes im Internet.

Zum Umgang mit hochkontagiösen lebensbedrohlichen Krankheiten siehe z. B. https://hsm.hessen.de/gesundheit/infektionskrankheiten/hochkontagioeselebensbedrohende-erkrankungen

- DIN EN 166 Persönlicher Augenschutz – Anforderungen
- DIN EN 170 Persönlicher Augenschutz – Ultraviolettschutzfilter – Transmissionsanforderungen und empfohlene Anwendung
- DIN EN 374 Teil 1 Schutzhandschuhe gegen Chemikalien und Mikroorganismen – Terminologie und Leistungsanforderungen
- DIN EN 388 Schutzhandschuhe gegen mechanische Risiken
- DIN EN 420 Schutzhandschuhe – Allgemeine Anforderungen und Prüfverfahren
- DIN EN 12941 Atemschutzgeräte – Gebläsefiltergeräte mit einem Helm oder einer Haube – Anforderungen, Prüfung, Kennzeichnung

Zu Anhang 4 Erfahrungen beim Einsatz von Sicherheitsgeräten

[1] „Verzeichnis sicherer Produkte" im Portal www.sicheres-krankenhaus.de der Unfallkasse NRW und der BGW

[2] „Raster einer Gefährdungsbeurteilung für das Dekonnektieren von Shuntkanülen", BGW, Empfehlung des ABAS mit Beschluss 7/2010 am 18.05.2010 zur TRBA 250 „Biologische Arbeitsstoffe im Gesundheitswesen und in der Wohlfahrtspflege"

Sowie weitere Stellungnahmen des ABAS zur TRBA 250, siehe www.baua.de/abas
Link: Sonstige Stellungnahmen des ABAS

Zu Anhang 7 Informationen zum korrekten Sitz, zur Tragedauer von FFP-Masken, zum Unterschied von MNS und FFP-Masken sowie zu Partikelgrößen in infektiösen Aerosolen

[1] Auswahlhilfe für Atemschutzgeräte: Der Fittest – ein Muss für Betriebe? C. Thelen, sicher ist sicher – Arbeitsschutz aktuell, Nr. 2, 2013, S. 74-76.

[2] DIN EN 149 (August 2009) „Atemschutzgeräte – Filtrierende Halbmasken zum Schutz gegen Partikeln – Anforderungen, Prüfung, Kennzeichnung", Beuth Verlag GmbH, Berlin.

[3] Handlungsanleitung für die arbeitsmedizinische Vorsorge nach dem DGUV-Grundsatz G 26 „Atemschutzgeräte" (BGI/GUV-I 504-26, Ausgabe Oktober 2010); siehe http://www.dguv.de/publikationen

[4] Institute of Medicine of the National Academies, „Reusability of Facemasks During an Influenza Pandemic: Facin the Flu", April 2006, http://www.iom.edu/CMS/3740/32033/34200.aspx

[5] DIN EN 14683 Chirurgische Masken – Anforderungen und Prüfverfahren, Ausgabe Februar 2006, Beuth Verlag GmbH, Berlin.

[6] Zur Frage des geeigneten Atemschutzes vor luftübertragenen Infektionserregern; Dreller, S., Jatzwauk, L., Nassauer, A., Paskiewicz, P., Tobys, H.-U., Rüden, H., Gefahrstoffe – Reinhalt. d. Luft, 66 (2006) Nr. 1?2, S. 14-24.

[7] Kappstein, Nosokomiale Infektionen, Georg Thieme Verlag 2009.

[8] W. Yang, S. Elankumaran, L.C. Marr, „Concentrations and size distributions of airborne influenza A viruses measured indoors at a health centre, a day-care centre and on aeroplanes", J. R. Soc. Interface (2011), 8, S. 1176 -1184.

[9] F.M. Blachere, W.G. Lindsley, T.A. Pearce, S.E. Anderson, M. Fisher, R. Khakoo, B.J. Meade, O. Lander, S. Davis, R.E. Thewlis, I. Celik, B.T. Chen, D.H. Beezhold, „Measurement of Airborne Influenza Virus in a Hospital Emergency Department", Clinical Infectious Diseases 2009, 48, S. 438 - 440.

Weitere Literatur zur Leistungsfähigkeit von FFP-Masken und MNS (surgical masks):

Evaluating the protection afforded by surgical masks against influenza bioaerosols, Gawn, J., Clayton, M., Makison, C., Crook, B., HSL, Research Report 619, Ed. Health and Safety Executive, UK 2008, siehe http://www.hse.gov.uk/research/rrhtm/rr619.htm

Zu Anhang 8 Abfallschlüssel für Einrichtungen zur Pflege und Behandlung von Menschen entsprechend der LAGA-Vollzugshilfe

– Mitteilung der Bund/Länder-Arbeitsgemeinschaft Abfall (LAGA) 18 „Vollzugshilfe zur Entsorgung von Abfällen aus Einrichtungen des Gesundheitsdienstes", Stand: September 2009, siehe http://www.laga-online.de

TRBA 255
Arbeitsschutz beim Auftreten von nicht ausreichend impfpräventablen respiratorischen Viren mit pandemischem Potenzial im Gesundheitsdienst

Ausgabe 2021
vom 13.07.2021 GMBl. Seite 911

Die Technischen Regeln für Biologische Arbeitsstoffe (TRBA) geben den Stand der Technik, Arbeitsmedizin und Arbeitshygiene sowie sonstige gesicherte arbeitswissenschaftliche Erkenntnisse wieder.

Sie werden vom **Ausschuss für Biologische Arbeitsstoffe** ermittelt bzw. angepasst und vom Bundesministerium für Arbeit und Soziales (BMAS) im Gemeinsamen Ministerialblatt (GMBl) bekannt gegeben.

Diese TRBA konkretisiert im Rahmen ihres Anwendungsbereichs Anforderungen der Biostoffverordnung. Bei Einhaltung dieser Technischen Regel TRBA 255 kann der Arbeitgeber davon aus-gehen, dass die entsprechenden Anforderungen der Verordnung erfüllt sind. Wählt der Arbeitgeber eine andere Lösung, muss er damit mindestens die gleiche Sicherheit und den gleichen Gesundheitsschutz für die Beschäftigten erreichen.

Die TRBA 255 „Arbeitsschutz beim Auftreten von nicht impfpräventablen respiratorischen Viren mit pandemischem Potenzial im Gesundheitsdienst" wurde auf Grundlage des ehemaligen Beschlusses 609 „Arbeitsschutz beim Auftreten einer nicht ausreichend impfpräventablen humanen Influenza" des Ausschusses für Biologische Arbeitsstoffe (ABAS) vom Ad-hoc-Arbeitskreis „COVID-19" des ABAS erarbeitet. Der ehemalige Beschluss 609 wurde unter Federführung des Koordinierungskreises für Biologische Arbeitsstoffe (KOBAS) der Deutschen Gesetzlichen Unfallversicherung (DGUV) in Anwendung des Kooperationsmodells1 (vgl. Leitlinienpapier zur Neuordnung des Vorschriften- und Regelwerks im Arbeitsschutz vom 31. August 2011) erarbeitet.

1 Anwendungsbereich und Zielsetzung

(1) Die TRBA 255 konkretisiert die Biostoffverordnung (BioStoffV) [1] für die Dauer einer epidemischen Lage von nationaler Tragweite im Sinne von § 5 Infektionsschutzgesetz [2], die durch nicht ausreichend impfpräventable respiratorische Viren – im Folgenden „pandemische Viren" – verursacht wird. Sie findet auch Anwendung, wenn aufgrund vorliegender Erkenntnisse – insbesondere über eine internationale biologische Gefahrenlage – damit gerechnet werden muss, dass es zu einer epidemischen Lage von nationaler Tragweite kommen kann.

(2) Die TRBA dient dem Schutz von Beschäftigten im Gesundheitswesen, die Personen untersuchen, behandeln, pflegen oder in sonstiger Weise versorgen, wenn diese mit dem pandemischen Virus infiziert oder als Verdachtsfälle einzustufen sind, also der Verdacht besteht, dass sie infiziert oder erkrankt sind oder als Ausscheider gelten.

(3) Die TRBA gilt nicht für Labortätigkeiten, hierfür kommt die TRBA 100 „Schutzmaßnahmen für Tätigkeiten mit biologischen Arbeitsstoffen in Laboratorien" zur Anwendung [3].

(4) Ziel der TRBA ist es, über die TRBA 250 „Biologische Arbeitsstoffe im Gesundheitswesen und in der Wohlfahrtpflege" [4] hinaus, spezielle Maßnahmen für den Fall einer Epidemie oder Pandemie festzulegen, um

1. den Schutz der Beschäftigten unter Berücksichtigung der besonderen Gefahrenlage sicherzustellen,
2. die Gefahr der Ausbreitung des Virus zu minimieren,
3. dazu beizutragen, die Funktion des Gesundheitswesens aufrecht zu erhalten und
4. die Folgen einer epidemischen Lage einzugrenzen.

Erforderliche Anpassungen der TRBA an den jeweils aktuellen Wissensstand zu dem jeweils aktuellen pandemischen Virus, werden durch einen Ad-hoc-Arbeitskreis des Ausschusses für Biologische Arbeitsstoffe (ABAS) erfolgen [5].

2 Begriffsbestimmungen

2.1 Verdachtsfälle

Die Definition von Verdachtsfällen erfolgt durch das Robert Koch-Institut [6]. Diese Definition kann sich im Verlauf der Pandemie ändern und wird vom RKI laufend aktualisiert. Als Verdachtsfälle im Sinne der TRBA 255 gelten Personen, die die Kriterien des RKI für Verdachtsfälle erfüllen.

2.2 Patienten

Personen, die mit einem pandemischen Virus infiziert oder an ihm erkrankt sind oder unter entsprechendem Infektionsverdacht (Verdachtsfälle) stehen, werden in dieser TRBA als Patienten bezeichnet. Das gilt auch für Personen, die sich nicht in medizinischen Einrichtungen oder medizinischer Behandlung befinden und die vorgenannten Voraussetzungen erfüllen.

2.3 Nicht ausreichend impfpräventabel

(1) „Nicht ausreichend impfpräventabel" umfasst in der TRBA folgende Möglichkeiten:

1. Ein Impfstoff ist nicht vorhanden oder
2. vorhandene Impfstoffe sind nicht wirksam oder
3. ein wirksamer Impfstoff steht nicht in ausreichender Zahl von Dosen für Beschäftigte/die Bevölkerung zur Verfügung oder
4. der Impfstoff ist für die Mehrzahl der Personen nicht geeignet.

(2) Informationen zur Verfügbarkeit und Wirksamkeit von Impfstoffen sind auf den Seiten der Ständigen Impfkommission (STIKO) – www.stiko.de [7] zu finden.

2.4 Pandemie/pandemisches Potenzial

(1) Von einer Epidemie wird gesprochen, wenn eine Infektionskrankheit in einer Region in einem kurzen Zeitraum stark gehäuft auftritt. Weitet sie sich weltweit aus, wird sie als Pandemie bezeichnet.

(2) Ein pandemisches Potenzial ist bei einem Virus mit hoher Kontagiosität insbesondere bei fehlender Immunität in der Bevölkerung und bei langen Inkubationszeiten bzw. milden oder asymptomatischen Verläufen gegeben, da auf diese Weise gesunde bzw. vermeintlich gesunde, aber infizierte Menschen das pandemische Virus unbemerkt in andere Weltregionen verbreiten können.

(3) Ein pandemisches Virus, das bei gesunden Menschen überwiegend milde Symptome verursacht, kann durch die hohe Zahl von Erkrankten in einem begrenzten Zeitraum das Gesundheitssystem eines Staates überlasten [8].

2.5 Mund-Nasen-Schutz (MNS)

Mund-Nasen-Schutz (MNS) bzw. medizinische Gesichtsmasken sind Medizinprodukte und unterliegen damit dem Medizinprodukterecht [63]. Sie dienen überwiegend dem Fremdschutz und schützen Dritte vor der Exposition gegenüber möglicherweise infektiösen Tröpfchen desjenigen, der den MNS trägt. Sie dienen auch dem Schutz des Gesichtes vor Berührung mit kontaminierten Händen sowie als Spritzschutz für dessen Träger (siehe auch Abschnitt 4.1.2 Absatz 5). Medizinische Gesichtsmasken unterliegen als Medizinprodukte einem Konformitätsbewertungsverfahren gemäß der europäischen Medizinprodukteverordnung 2017/745 [68]. Die diesem Konformitätsverfahren zugrundeliegende Norm ist die DIN EN 14683 [9].

2.6 Tröpfchen und Aerosole (Tröpfchenkerne)

(1) Flüssigkeitströpfchen werden z.B. beim Husten, Niesen, Sprechen und Atmen über die Atemluft in die Umgebungsluft freigesetzt. Diese können Biostoffe oder deren Bestandteile enthalten. Die Größe der in die Luft abgegebenen Tröpfchen kann in Abhängigkeit von der Art und Weise der Freisetzung deutlich variieren und liegt im Größenbereich von 1 nm bis zu mehreren 100 μm. Einmal in die Umgebungsluft freigesetzte Tröpfchen können in Abhängigkeit der Bedingungen (u.a. Temperatur und Luftfeuchte) durch Verdunsten des Wassers sehr schnell an Größe verlieren, so dass sogenannte „Tröpfchenkerne" (u.a. Biostoffe) übrigbleiben. Dichte und Volumen der Tröpfchen genauso wie die Strömungsverhältnisse im Raum, bestimmen deren Aufenthaltszeit. Im naturwissenschaftlichen Sprachgebrauch werden Tröpfchen (Dichte von 1) mit einem Durchmesser von 1 nm bis zu etwa 100 μm als Aerosol bezeichnet. Beinhalten sie Biostoffe oder stellen diese selbst einzelne Biostoffe oder deren partikuläre nicht flüchtige Bestandteile dar, handelt es sich um Bioaerosole.

(2) Dem medizinischen Sprachgebrauch Rechnung tragend werden im Sinne dieser Technischen Regel als „Tröpfchen" solche mit einem Durchmesser von > 5 μm bezeichnet, während Tröpfchen < 5 μm Durchmesser als Tröpfchenkerne oder Aerosole bezeichnet werden. Je kleiner die Tröpfchen, desto

länger können sie im luftgetragenen Zustand verweilen.

3 Informationsermittlung und Gefährdungsbeurteilung

3.1 Aktualisierung der Gefährdungsbeurteilung

(1) Im Fall einer epidemischen Lage von nationaler Tragweite oder bei der Gefahr, dass eine solche eintreten wird, hat der Arbeitgeber die Gefährdungsbeurteilung unverzüglich zu aktualisieren. Sie muss entsprechend der jeweils aktuellen Erkenntnisse über das pandemische Virus und die epidemiologische Situation regelmäßig angepasst werden. Die danach erforderlichen zusätzlichen Maßnahmen sind an die geänderten Prozesse im Sinne der Verhältnisprävention (Minimierung der Gefährdung, z.B. durch technische Lösungen) und der Verhaltensprävention (organisatorische Lösungen bzw. PSA) anzupassen.

Allgemeine Hinweise zur Durchführung einer Gefährdungsbeurteilung sind der TRBA 400 „Handlungsanleitung zur Gefährdungsbeurteilung und für die Unterrichtung der Beschäftigten bei Tätigkeiten mit biologischen Arbeitsstoffen" zu entnehmen [10]. Die TRBA 250 „Biologische Arbeitsstoffe im Gesundheitswesen und in der Wohlfahrtspflege" ist zu beachten [4]. Konkrete Hilfestellung zur Durchführung bieten auch die zuständigen Unfallversicherungsträger unter www.dguv.de [11] und für das Gesundheitswesen unter www.bgw-online.de [12].

(2) Bei der Durchführung der Gefährdungsbeurteilung nach § 4 BioStoffV durch den Arbeitgeber, sind zunächst alle zur Verfügung stehenden Informationen zu beschaffen und zu berücksichtigen. Beim Auftreten eines pandemischen Virus sind dies für die TRBA 255 insbesondere Informationen zu:

1. der Risikogruppe des pandemischen Virus nach BioStoffV,
2. der Art der Übertragung,
3. der epidemiologischen Situation,
4. der Symptomatik der Erkrankung, zusätzlich sind auch Verdachtsfälle nach Abschnitt 2.1 bei der Gefährdungsbeurteilung zu berücksichtigen, insbesondere sind Eigenschaften wie z.B. Kontagiosität in der präsymptomatischen Phase und asymptomatische Verläufe zu berücksichtigen,
5. den Risikokontakten, im Sinne von gefährdenden Kontakten nach den Regelungen des Arbeitsschutzes,
6. soweit bekannt die Infektionsdosis und Virulenz des pandemischen Virus,
7. der tätigkeitsbezogenen Expositionssituation, hierfür sind u.a. zu beachten:

    a) Art sowie Höhe, Dauer und Häufigkeit der Freisetzung des pandemischen Virus,

    b) Art sowie Höhe, Dauer und Häufigkeit der Exposition gegenüber dem pandemischen Virus,

    c) Erhalt der Infektiosität des pandemischen Virus außer-

TRBA 255

halb des Wirtsorganismus oder der Infektionsquelle,

d) Beständigkeit des pandemischen Virus gegenüber Desinfektionsmitteln,

e) Möglichkeit der medikamentösen Prophylaxe (vgl. Abschnitt 6).

(3) Neben den erregerbezogenen Informationen sind auch tätigkeitsbezogene Erkenntnisse zu ermitteln (z.B. zu kopfnahen oder aerosolgenerierenden Pflegetätigkeiten):

1. über bekannte Übertragungswege und die zu ergreifenden Gegenmaßnahmen,

2. über die Erkennung von Mustern aus der anonymisierten Auswertung der arbeitsmedizinischen Vorsorge zu erhöhten individuellen Gefährdungen, möglichen Schutzmaßnahmen und zu Verdachtsfällen für Berufskrankheiten und möglicher Wiedereingliederung nach Erkrankungen.

(4) In pandemischen Situationen und beim Auftreten eines neuen pandemischen Virus, kommt den psychischen Belastungen eine besondere Bedeutung zu. Diese Belastungen sind im Rahmen der Gefährdungsbeurteilung zu berücksichtigen. Hinweise dazu können der DGUV-Information „Psychische Belastung und Beanspruchung von Beschäftigten im Gesundheitsdienst während der Coronavirus-Pandemie" sowie der TRBA 400 entnommen werden [13, 10].

(5) Die Gefährdungsbeurteilung ist nach § 4 Absatz 1 BioStoffV fachkundig durchzuführen. Anforderungen an die Fachkunde sind in der TRBA 200 „Anforderungen an die Fachkunde nach Biostoffverordnung" näher beschrieben [14].

(6) Auf Basis der in Absatz 3 und 4 genannten Informationen sind vom Arbeitgeber Tätigkeiten jeweils einer Schutzstufe zuzuordnen und die erforderlichen Schutzmaßnahmen festzulegen, die zusätzlich zu den Schutzmaßnahmen der TRBA 250 zu ergreifen sind. Dazu zählt auch die Ermittlung der geeigneten persönlichen Schutzausrüstung (PSA).

3.2 Informationsermittlung

3.2.1 Situation mit pandemischem Potenzial

Aktuelle Informationen zur epidemiologischen Situation der auftretenden Viren sind zeitnah bei öffentlichen, wissenschaftlich berichterstattenden Institutionen, z.B. dem RKI, dem European Centre for Disease Prevention and Control (ECDC) oder der World Health Organization (WHO), einzuholen:

- www.rki.de [6],
- www.ecdc.eu [15] und
- www.who.int [8].

3.2.2 Symptomatik respiratorischer Viren

Sofern noch keine spezifischeren Informationen bekannt gegeben wurden, muss von der allgemeinen Symptomatik von Infektionen durch respiratorische Viren, wie z.B.:

1. plötzlicher Erkrankungsbeginn mit Fieber ($\geq 38{,}5\,°C$),

2. trockener Reizhusten, ggf. mit Halsschmerzen,

3. Muskel- und/oder Kopfschmerzen ausgegangen werden.

Weitere Erkenntnisse zur Symptomatik sind im konkreten Fall aus Fachinformationen, insbesondere des RKI zu entnehmen.

3.2.3 Risikogruppe des Virus nach BioStoffV

(1) Ist die Einstufung eines auftretenden pandemischen Virus aufgrund fehlender Daten noch nicht erfolgt und treten schwere Krankheitsverläufe auf, sind bei patientennaher Versorgung Maßnahmen der Schutzstufe 3 einzuhalten.

(2) Die aktuellen Informationen des Ausschusses für Biologische Arbeitsstoffe (ABAS) zur Einstufung des Virus können

– unter www.baua.de/abas [5]

und in der GESTIS-Biostoffdatenbank

– www.dguv.de/ifa/gestis/gestis-biostoffdatenbank/index.jsp [16]

verfolgt werden.

3.2.4 Übertragungswege

(1) Liegen zum Auftreten eines pandemischen Virus (noch) keine spezifischen Informationen vor, ist bei der Gefährdungsbeurteilung von Folgendem auszugehen:

1. Die Übertragung der Viren erfolgt primär durch Atemwegssekrete, also durch Tröpfchen, die relativ groß sind (> 5 µm). Diese Tröpfchen entstehen z.B. beim Sprechen, insbesondere aber beim Husten oder Niesen und können über eine Distanz von mehreren Metern über die Luft auf die Schleimhäute von Kontaktpersonen gelangen.

2. Eine Übertragung kann auch durch Tröpfchenkerne erfolgen, die kleiner sind (< 5 µm) und länger in der Luft schweben können.

3. Darüber hinaus kann eine Kontaktübertragung z.b. durch kontaminierte Hände erfolgen.

(2) Weitere Erkenntnisse zu Übertragungswegen sind im konkreten Fall aus Fachinformationen, insbesondere des Robert Koch-Institutes zu entnehmen [6].

3.2.5 Informationen zur Beständigkeit des Virus gegenüber Desinfektionsmitteln

(1) Für Desinfektionsmaßnahmen sind Desinfektionsmittel anzuwenden, die zusätzlich eine nachgewiesene Wirksamkeit gegen Viren aufweisen. Für den medizinischen Bereich gelistete Desinfektionsmittel haben grundsätzlich eine nachgewiesene Wirksamkeit gegen Bakterien (Bakterizidie) und Hefen (Levurozidie) [64].

(2) Bei behüllten Viren, z.B. Influenza- und Coronaviren, sind die Mittel mit dem Wirkbereich „begrenzt viruzid" zu bevorzugen. Für diesen Wirkbereich können die Produkte in der Regel geringer dosiert werden und es steht eine größere Auswahl an Wirkstoffen zur Verfügung. Insbesondere für die Händedesinfektion gibt es eine größere Zahl von Produkten, die auch besser verträglich sind als „viruzid" wirksame.

(3) Bei behördlich angeordneter Desinfektion sind gemäß § 18 IfSG Mittel aus der RKI-Desinfektionsmittelliste zu verwenden [2, 19].

(4) Weitere Informationen können der Stellungnahme „Prüfung und Deklaration der Wirksamkeit von Desinfektionsmitteln gegen Viren zur Anwendung im humanmedizinischen Bereich" des Arbeitskreises „Viruzidie" beim RKI entnommen werden [17]. Wirksame Desinfektionsmittel werden vom Verbund für angewandte Hygiene (VAH) [18] sowie dem Robert Koch-Institut bekanntgegeben [6].

3.2.6 Impfmöglichkeit / Expositionsprophylaxe der Beschäftigten

(1) Im Falle des Auftretens eines neuartigen pandemischen Virus steht zunächst kein wirksamer Impfstoff zur Verfügung. Daher beruht die Infektionsprävention einzelner Personen, wie auch von Personengruppen, ausschließlich auf den entsprechenden etablierten Maßnahmen zur Expositionsprophylaxe.

(2) Empfehlungen zu Impfungen gegen bekannte Erreger sind der Seite der STIKO [7] zu entnehmen.

(3) Beim Auftreten neuartiger Viren bzw. Infektionserkrankungen können besonders schutzbedürftige Personengruppen existieren. Im Rahmen der SARS-CoV-2 Pandemie wurden z.B. die Arbeitsmedizinische Empfehlung (AME) des Ausschusses für Arbeitsmedizin „Umgang mit aufgrund der SARS-CoV-2-Epidemie besonders schutzbedürftigen Beschäftigten" [20, 21] und die „Hinweise zur mutterschutzrechtlichen Bewertung von Gefährdungen durch SARS-CoV-2" des BMFSFJ [23] veröffentlicht.

4 Hygienemaßnahmen, Desinfektion und Abfallentsorgung

4.1 Allgemeine Hygienemaßnahmen

Im Folgenden werden Maßnahmen zum Schutz der Beschäftigten im Gesundheitswesen beschrieben. Diese Maßnahmen gelten zusätzlich zu den Regelungen der TRBA 250 „Biologische Arbeitsstoffe im Gesundheitswesen und in der Wohlfahrtspflege" [4] und den Maßnahmen der Basishygiene mit dem Fokus auf Patientenschutz, wie sie von der Kommission für Krankenhaushygiene und Infektionsprävention beim Robert Koch-Institut (KRINKO [24]) beschrieben sind. Hingewiesen sei diesbezüglich insbesondere auf die Empfehlung „Infektionsprävention im Rahmen der Pflege und Behandlung von Patienten mit übertragbaren Krankheiten" [25].

4.1.1 Hygienemaßnahmen bei Patienten

(1) Die Verbreitung des pandemischen Virus durch den Patienten und Übertragung auf die Beschäftigten kann vermindert werden durch:

1. das Tragen eines Mund-Nasen-Schutzes (MNS) durch den Patienten. Der MNS hält erregerhaltige Tröpfchen/Bioaerosole beim Husten oder Niesen zurück, so dass die Freisetzung der Infektionserreger reduziert bzw. die Auswurfweite verringert wird,

2. das Einhalten der Hygieneetikette der KRINKO [24] oder der Bundeszentrale für gesundheitliche Aufklärung (BZgA, [26]):

   a) Ausreichenden Abstand wahren, erreger- und situationsabhängig mindestens 1,5 m;

b) beim Husten oder Niesen von anderen Personen abwenden, in Einwegtaschentuch husten oder niesen und dieses unverzüglich im Anschluss in einen verschließbaren Müllbehälter geben;

c) sofern kein Tuch verfügbar ist, in die Ellenbeuge husten oder niesen und

3. Beachtung der Regeln für Händehygiene [4, 28].

(2) Der Patient soll zu den Regeln der Hygieneetikette geschult werden. Graphische Darstellungen der Regeln, die in den Räumen mit Patientenverkehr aufgehängt werden, unterstützen den Wissensgewinn und die Einhaltung der Regeln.

(3) In einer pandemischen Situation mit einer relevanten Anzahl von asymptomatischen oder präsymptomatischen Personen kann es notwendig sein, dass auch Personen ohne Infektionsverdacht diese Hygieneregeln einhalten müssen, sofern eine Infektion von Patienten und Beschäftigten nicht durch regelmäßige Testung ausgeschlossen werden kann. Die Häufigkeit der Testung richtet sich z.B. nach der lokalen epidemischen Lage, Sensitivität und Spezifität des Tests, Inkubationszeit und Betroffenheit von vulnerablen Gruppen.

4.1.2 Hygienemaßnahmen der Beschäftigten im Gesundheitswesen, Händedesinfektion

(1) Bei direktem Patientenkontakt, Kontakt mit erregerhaltigem Material oder kontaminierten Objekten sind geeignete medizinische Handschuhe zu tragen, siehe hierzu Abschnitt 7.2 Absatz 4.

Hinweis: Mit kontaminierten Schutzhandschuhen können Erreger auf Oberflächen übertragen werden.

(2) Nach Ablegen der Schutzhandschuhe sind diese in einem geschlossenen Behältnis zu entsorgen [27]. Anschließend ist eine Händedesinfektion mit einem Desinfektionsmittel mit nachgewiesener Wirksamkeit für das Wirkungsspektrum „begrenzt viruzid" (bzw. „viruzid" bei unbehüllten Viren) durchzuführen [17].

(3) Die Schutzhandschuhe sind so aus dem Spender zu entnehmen, dass der Spender und insbesondere die Spenderöffnung nicht durch Handkontakte kontaminiert werden. Die Schutzhandschuhe sind so auszuziehen, dass die Innenfläche nach außen gedreht wird und ein Schutzhandschuh mit dem anderen umhüllt wird.

Siehe auch die Empfehlung der Kommission für Krankenhaushygiene und Infektionsprävention beim Robert Koch-Institut „Händehygiene in Einrichtungen des Gesundheitswesens" [28], sowie den Empfehlungen der gesetzlichen Unfallversicherung [11] und der Berufsgenossenschaft für Gesundheitsdienst und Wohlfahrtspflege (BGW, [12]).

(4) Für Beschäftigte sind beim Umgang mit Patienten im Sinne dieser TRBA mindestens FFP2-Masken erforderlich.

(5) Sofern keine medizinischen Indikationen dagegensprechen und keine raumlufttechnische Anlage zur Verfügung steht, soll eine Verringerung der Viruskonzentration durch frühzeitiges geziel-

tes Stoßlüften über geöffnete Fenster (z.B. durch den Patienten) erzielt werden, bevor das Patientenzimmer von Beschäftigten betreten wird. Dieses Lüften soll auch erfolgen, wenn, ergänzend zum freien Lüften, mobile Raumluftreiniger oder ähnliche Geräte im Patientenzimmer eingesetzt werden. Eine Abstimmung mit dem Patienten soll fernmündlich erfolgen.

(6) Die Anzahl der Kontakte mit Infektionspotenzial, sowohl zu Menschen als auch mit Gegenständen, ist so gering wie möglich zu halten.

(7) Die Dauer der Exposition ist so gering wie möglich zu halten.

(8) Die Zahl der Beschäftigten, die mit dem Virus in Kontakt kommen können, ist auf die erforderlichen Personen zu reduzieren.

4.1.3 Lüften und Raumlufttechnische Anlagen

Intensives, fachgerechtes Lüften von Gebäudeinnenräumen bewirkt eine wirksame Abfuhr bzw. Verringerung der Konzentration ausgeschiedener Viren. Dies erfordert:

1. konsequentes, intensives und regelmäßiges freies Lüften über Fenster und Türen. Das Intervall der Lüftung ist z.B. abhängig vom Übertragungsweg (durch Tröpfchen oder Aerosole), der Ausscheidungsmenge und der infektiösen Dosis.

2. Anpassungen bei der Belüftung von Gebäudeinnenräumen durch Raumlufttechnische Anlagen (RLT-Anlagen). Entsprechende Empfehlungen gibt z.B. die DGUV in ihren „Empfehlungen zum Lüftungsverhalten an Innenraumarbeitsplätzen" [65].

Für weitere Informationen siehe z.b. die Publikation der Bundesanstalt für Arbeitsschutz und Arbeitsmedizin „Infektionsschutzgerechtes Lüften – Hinweise und Maßnahmen in Zeiten der SARS-CoV-2-Epidemie" [29, 30], die Empfehlung der Bundesregierung „Infektionsschutzgerechtes Lüften" [31] oder die Informationen der DGUV zu Infektionsschutz und Belüftung [66].

4.2 Flächendesinfektion und Reinigung

(1) Eine tägliche Wischdesinfektion der patientennahen (Handkontakt-) Flächen (z.B. Nachttisch, Nassbereich, Türgriffe) mit einem Desinfektionsmittel mit nachgewiesener Wirksamkeit für einen Wirkbereich, der das pandemische Virus einschließt, ist durchzuführen. Desinfektionsmaßnahmen sind dem Ausmaß der Kontamination anzupassen [32].

(2) Weitere Hinweise zur Desinfektion und Reinigung, z.B. von Geräten/Medizinprodukten, können den Empfehlungen der KRINKO beim RKI entnommen werden. Diese sind

- „Händehygiene in Einrichtungen des Gesundheitswesens" [28],

- „Infektionsprävention im Rahmen der Pflege und Behandlung von Patienten mit übertragbaren Krankheiten" [25],

- „Anforderungen an die Hygiene bei der Aufbereitung von Medizinprodukten" [33],

- „Anforderungen an die Hygiene bei der Reinigung und Desinfektion von Flächen" [32].

(3) Nach Beendigung der Tätigkeiten und Ablegen der persönlichen Schutzausrüstung (PSA) sind die Hände zu desinfizieren.

(4) Der Umgang mit benutzter Wäsche ist in der TRBA 250 geregelt [4]. Details zur Aufbereitung von Wäsche und Textilien können der DGUV Information 203-084 „Umgang mit Wäsche aus Bereichen mit erhöhter Infektionsgefährdung" entnommen werden [34].

(5) In einer pandemischen Situation mit einer relevanten Anzahl von asymptomatischen oder präsymptomatischen Personen kann es notwendig sein, die gesamte Wäsche der Gesundheitseinrichtung als kontaminiert zu behandeln, sofern eine Infektion von Patienten und Beschäftigten nicht durch Testung oder andere Erkenntnisse ausgeschlossen werden kann.

4.3 Abfall- und Abwasserentsorgung

Die TRBA 250 Anhang 8 ist grundsätzlich zu beachten [4]. Im Pandemiefall sind aktuelle Hinweise der Bund/Länder-Arbeitsgemeinschaft Abfall (LAGA, [27]) und der Bund/Länder-Arbeitsgemeinschaft Wasser (LAWA, [35]) zu entnehmen.

5 Fachkunde und Unterweisung

(1) Tätigkeiten mit Patienten im Anwendungsbereich dieser TRBA setzen eine fachliche Qualifikation im Sinne der TRBA 250 [4] und entsprechende praktische Fähigkeiten der Beschäftigten voraus. Insbesondere dem fachgerechten Umgang mit der persönlichen Schutzausrüstung unter den erforderlichen hygienischen Rahmenbedingungen wie Händedesinfektion, striktes Vermeiden des Hand-Kontaktes zur Innenseite der Maske fällt hierbei eine besondere Bedeutung zu. Regelmäßiges Trainieren, z.b. des fachgerechten An- und Ausziehens, erhöht die Sicherheit im Umgang mit persönlicher Schutzausrüstung (PSA) (siehe „Hinweise zum beispielhaften An- und Ablegen von PSA für Fachpersonal" des RKI [37]). Tätigkeiten dürfen daher nur auf entsprechend unterwiesene Beschäftigte übertragen werden.

(2) Die Unterweisung erfolgt anhand der Betriebsanweisung, welche auf der Grundlage der Gefährdungsbeurteilung nach BioStoffV zu aktualisieren ist. Dabei sind auch Fremdfirmen (z.b. Reinigungsdienste, Zeit- und Leiharbeitnehmende sowie Firmen für Instandhaltung und Wartung) und z.b. Auszubildende zu berücksichtigen.

(3) Die Vorgaben gemäß § 14 BioStoffV [1] sowie nach Abschnitt 7.2 der TRBA 250 [4] sind zu berücksichtigen.

(4) Die für die Erstversorgung und die Versorgung von Patienten mit einem pandemischen Virus eingesetzten Beschäftigten sind hinsichtlich der Übertragungswege und der zu beachtenden Schutzmaßnahmen unter Einbeziehung des Betriebsarztes wie in der TRBA 250 angeführt, zu unterweisen. Dabei ist auch speziell auf die Arbeitsmedizinische Vorsorge (Angebotsvorsorge nach Anhang Teil 2 Absatz 2 der ArbMedVV) hinzuweisen [36]. Ist aufgrund der vorhandenen epidemiologischen Daten bekannt, dass besonders schutzbedürftige Beschäftigtengruppen in Bezug auf das pandemische Virus existieren, so ist dies bei der Übertragung von Tätigkeiten zu berücksichtigen. Sie

sind über Möglichkeit der Wunschvorsorge mit Beratung (§ 5a ArbMedVV) zu informieren. Beschäftigte sind nicht verpflichtet, ihrem Arbeitgeber eine besondere Schutzbedürftigkeit zu offenbaren.

Hinweis: Der Arbeitgeber kann nur die Sachverhalte berücksichtigen, von denen er Kenntnis hat.

(5) Bestandteil der Unterweisung ist auch das Thema der psychischen Belastung und Beanspruchung von Beschäftigten. Diesbezüglich wird auf die Informationen der DGUV verwiesen [13].

(6) Die Unterweisung ist so durchzuführen, dass ein Sicherheitsbewusstsein geschaffen wird (§ 14 Absatz 2 BioStoffV). Die TRBA 400 gibt dazu Hinweise [10].

6 Prophylaxe

(1) Impfungen kommt, insbesondere auch während einer Pandemie, große Bedeutung zu. Eine Impfung und medikamentöse Prophylaxe gegen saisonale Erreger kann grundsätzlich prä- oder postexpositionell verabreicht werden. Verfügbare und risikolos kombinierbare Impfungen, z.b. saisonale Grippeschutzimpfungen oder medikamentöse Prophylaxe, sind in der betriebsärztlichen Beratung des Arbeitgebers zur Gefährdungsbeurteilung und in der Vorsorge angemessen zu berücksichtigen. Aktive Impfungen, die präexpositionell gegeben werden können, sind Bestandteil der arbeitsmedizinischen Vorsorge (AMR 6.5 [38]). Der Zugang zu einer postexpositionellen Prophylaxe muss grundsätzlich im Notfallplan (§ 13 BioStoffV) durch den Arbeitgeber geregelt werden.

(2) Stellungnahmen zu Impfungen in Pandemien gibt ggf. die STIKO, wie z.B. im Epidemiologischen Bulletin zur COVID-19-Pandemie veröffentlicht [39].

7 Einsatz Persönlicher Schutzausrüstungen

7.1 Allgemeine Hinweise zu Persönlicher Schutzausrüstung

(1) Persönliche Schutzausrüstungen (PSA) müssen den Beschäftigten individuell passen. Sie sind grundsätzlich für den Gebrauch durch eine Person bestimmt (PSA-Benutzungsverordnung § 2 Absatz 2, [40]).

(2) Zur Aufbewahrung ist ein abgegrenzter Bereich festzulegen, um eine sichere, für den Zugriff Dritter nicht zugängliche Ablagemöglichkeit für die PSA zu schaffen.

(3) Hinweise zur Auswahl von PSA finden sich auch in der Stellungnahme des ABAS vom 5.12.2011 „Kriterien zur Auswahl der PSA bei Gefährdungen durch biologische Arbeitsstoffe" [41].

(4) In einer pandemischen Situation mit einer relevanten Anzahl von asymptomatischen oder präsymptomatischen Personen (siehe Abschnitt 3.2.1) muss eine am Übertragungspotenzial orientierte Einzeltätigkeitsbetrachtung im Rahmen einer differenzierten Gefährdungsbeurteilung durchgeführt werden, um die erforderliche PSA zum Schutz der Beschäftigten auch bei Tätigkeiten an zu betreuenden/behandelnden Personen ohne Symptomatik festzulegen. Die Gefährdungsbeurteilung bezüglich der Auswahl der

TRBA 255

PSA erfolgt situationsbezogen (z.B. unterschiedliche Patientenbereiche, Besucherkontakte, etc.) unter Berücksichtigung der regionalen Situation. Es ist zu prüfen, ob ein gegenseitiger Schutz von Beschäftigten notwendig ist.

7.2 Schutzkleidung und Schutzhandschuhe

(1) Zum Schutz vor Übertragung eines pandemischen Virus ist in medizinischen Einrichtungen sowie in Pflegeheimen ein vorne durchgehend geschlossener Schutzkittel in der Schleuse bzw. vor Betreten des Zimmers des Patienten anzulegen und unmittelbar vor Verlassen des Zimmers dort zu entsorgen (Einwegkittel) oder im Fall eines Mehrwegkittels, dort zu belassen. Als Alternative zum Einwegkittel kann ein wasch- und desinfizierbarer Kittel, z.B. OP-Kittel nach entsprechender Aufbereitung wiederverwendet werden.

(2) Beim An- und Ausziehen ist darauf zu achten, dass eine Kontamination der Hände und des Gesichts vermieden wird. Nach Gebrauch sind die Kittel gesondert aufzubewahren, bis sie zur desinfizierenden Wäsche gegeben werden.

(3) Bei Reinigungs- und Desinfektionsarbeiten sind nach DIN EN ISO 374-1 geprüfte Schutzhandschuhe zu verwenden [42].

(4) Bei direktem Patientenkontakt, Kontakt mit erregerhaltigem Material oder kontaminierten Objekten, sind medizinische Handschuhe zum einmaligen Gebrauch (nach DIN EN 455 Teile 1 bis 3 bzw. DIN EN 374 Teil 1) u.a. mit einem Accepted Quality Level AQL ≤ 1,5, zu verwenden [43, 42].

(5) Bei aerosolproduzierenden Tätigkeiten, wie z.b. Bronchoskopie, Intubation oder Absaugen, wird eine feuchtigkeitsabweisende Haube zum Schutz der Haare vor Kontamination empfohlen.

7.3 Augenschutz

(1) Respiratorische Viren können auch über die Bindehaut in den Körper eindringen. Um die Kontamination der Augen durch virushaltige Spritzer, Tröpfchen oder Aerosole zu verhindern, bieten sich in Abhängigkeit von der Expositionssituation und dem möglichen Übertragungsweg des pandemischen Virus Augenschutzgeräte (Bügelbrillen mit Seitenschutz, Gesichtsschutzschirme oder Korbbrillen) an (siehe TRBA 250 [4]). Diese sind zusätzlich zum Atemschutz zu tragen.

(2) Bei Tätigkeiten, die mit der Gefahr einhergehen, dass das pandemische Virus über Tröpfchen auf die Augen übertragen wird, sind die Augen mindestens durch das Tragen von Korbbrillen oder durch an der Stirn dicht aufsitzende Gesichtsschutzschirme, die über das Kinn hinausgehen (beide nach DIN EN 166 [44]) zu bedecken. Das Visier schützt zusätzlich die Atemschutzmaske vor Spritzern.

(3) Bei Tätigkeiten, bei denen beim pandemischen Virus mit einer konjunktivalen Übertragung über Aerosole zu rechnen ist, aber auch bei spritzintensiven bzw. aerosolproduzierenden Tätigkeiten unmittelbar am Patienten (z.B. Intubieren, Extubieren, Tracheotomieren bei Intensivpatienten; Bronchos- bzw. Gastros-

kopieren bei jeglichen Patienten), muss eine Korbbrille[1] getragen werden.

(4) Das Tragen der Korbbrille2 ist bereits bei Tätigkeiten mit engem Kontakt (Abstand unter 1,5 m) zu Patienten mit einer ätiologisch ungeklärten Atemwegsinfektion (z.b. Arztpraxen, Ambulanzen oder Notaufnahmestationen) notwendig, wenn bekannt ist, dass eine Übertragung des pandemischen Virus durch Aerosole möglich ist und im Rahmen der Gefährdungsbeurteilung eine Infektionsgefahr gegenüber einem pandemischen Virus nicht ausgeschlossen werden kann. Soweit nach dem Stand der Wissenschaft der Übertragungsweg über die Bindehaut eine untergeordnete Rolle spielt, kann auf eine Korbbrille verzichtet werden.

(5) Das Aufsetzen der Augenschutzgeräte erfolgt mit desinfizierten Händen, das Absetzen mit desinfizierten Schutzhandschuhen.

(6) Die Augenschutzgeräte sind, unter Nutzung von Schutzhandschuhen, unmittelbar nach Gebrauch mit einem Desinfektionsmittel-getränkten Tuch zu wischdesinfizieren und an einem vor Bioaerosolen und unabsichtlichen Berührungen geschützten Ort in einem geeigneten Behältnis zu verwahren. Das Behältnis ist regelhaft zu desinfizieren.

7.4 Atemschutz

7.4.1 Allgemeine Regelungen zum Atemschutz

(1) Dem Atemschutz kommt bei respiratorischen Infektionen eine relevante Rolle zu. Mund-Nasen-Schutz (MNS) gehört nicht zur persönlichen Schutzausrüstung (PSA) und ist damit kein Atemschutz im Sinne des Arbeitsschutzes.

(2) Beim Einsatz von Atemschutzsystemen ist der Fremdschutz zu beachten. Atemschutz mit Ausatemventil und ohne ausreichende Filterung der Ausatemluft gewährt keinen Fremdschutz/Patientenschutz.

Hinweis: Eine Zuordnung verschiedener Tätigkeiten zum Tragen von Atemschutz ist aus der Tabelle in Anhang 1 „Einsatzszenarien von Atemschutzsystemen als Grundlage für die Gefährdungsbeurteilung" ersichtlich. Hinweise zur Anschaffung und Benutzung von wiederverwendbaren Atemschutzmasken sind in Abschnitt 7.4.4 beschrieben.

7.4.2 Kriterien zur Auswahl von Atemschutz

(1) In folgenden Fällen sind mindestens FFP2-Masken von den Beschäftigten zu tragen:

1. bei der Untersuchung, Behandlung, Pflege und Versorgung von Patienten, die an einem pandemischen Virus der Risikogruppe 3 bzw. bisher aufgrund unzureichender Erkenntnisse noch nicht eingestuften pandemischen Virus erkrankt sind oder die als Verdachtsfall gelten;

2. bei der Untersuchung, Behandlung, Pflege und Versorgung von Patienten, die an einem pandemischen Virus, das in die Risikogruppe 2 eingestuft ist, erkrankt sind oder die als Verdachtsfall gelten, wenn die Patienten keinen Mund-Nasen-Schutz tragen;

---

[1] auf die Kennzeichnung 5 achten (Gas und Feinstaub)

TRBA 255

(2) Wenn präsymptomatische oder asymptomatische Übertragungen bei einem pandemischen Virus beschrieben sind, ist bei Pflegebedürftigen ohne Symptomatik bei gesichtsnahen Tätigkeiten eine FFP2-Maske zu tragen, wenn der Pflegebedürftige keinen Mund-Nasen-Schutz trägt und im Rahmen der Gefährdungsbeurteilung eine Infektionsgefahr gegenüber einem pandemischen Virus nicht hinreichend ausgeschlossen werden kann.

(3) Bei Tätigkeiten am bzw. im Umfeld eines Patienten mit Infektionsverdacht oder mit bestätigter Infektion, bei denen ein hohes Infektionsrisiko durch Aerosole, z.B. bei Bronchoskopie, Intubation oder beim Absaugen besteht, sind FFP3-Masken zu tragen.

(4) Die praktische Unterweisung zur Benutzung der PSA hat dabei eine besondere Bedeutung (siehe Abschnitt 5).

7.4.3 Vorgaben zum Tragen von FFP-Masken

(1) Regelmäßiges Trainieren, z.B. des fachgerechten An- und Ausziehens, erhöht die Sicherheit im Umgang mit persönlicher Schutzausrüstung (PSA) [37].

(2) Eine Atemschutzmaske bietet nur ausreichend Schutz gegenüber Aerosolen, wenn sie dicht sitzt. Dazu müssen die Masken den individuellen Kopfformen angepasst werden können; ggf. sind Atemschutzmasken unterschiedlicher Hersteller bzw. Größen zu verwenden.

(3) Der Dichtsitz der Maske ist wie in Anhang 7 der TRBA 250 [4] beschrieben zu überprüfen.

(4) Es wird darauf hingewiesen, dass z.B. bei Gesichtshaaren oder starker Vernarbung im Bereich der Dichtlinie beim Tragen von Atemschutzgeräten die erwartete Schutzwirkung wegen des fehlenden Dichtsitzes nicht zu erreichen ist.

(5) Zur Verhinderung einer Kontaminationsverschleppung ist bei Verdachtsfällen idealerweise ein patientenbezogener Einsatz notwendig. Bei bestätigten Infektionsfällen wird der Einsatz in der Gefährdungsbeurteilung geregelt.

7.4.4 Tragedauer und Alternativen zu einmalverwendbaren FFP-Halbmasken

(1) FFP-Masken als Einwegprodukte sind nach Benutzung zu entsorgen. Bei Durchfeuchtung lässt die Schutzwirkung nach. Weitere Informationen, z.B. zur Verwendung von FFP-Masken, sind Anhang 7 der TRBA 250 zu entnehmen [4]. In u.s. Tabelle 1 „Verwendungshinweise zu den verschiedenen Gerätetypen unter pandemischen Bedingungen" sind Hinweise zum Filterwechsel, der Arbeitsmedizinischen Vorsorge und zur Tragezeit bei unterschiedlichen Masken zusammengestellt.

(2) Auf die „Stellungnahme des Ausschusses für Arbeitsmedizin (AfAMed) zu Tragezeitbegrenzungen für FFP2-Masken" wird verwiesen [62].

(3) Praktische Hinweise zur Verwendung von Atemschutz sind in der DGUV-Regel 112-190 „Benutzung von Atemschutzgeräten" ausführlich dargestellt [45]. Die dort angegebenen und in Tabelle 1 zusammengefassten Anhaltswerte für Tragezeiten wurden aus langjährigen Erfahrungen abgeleitet.

TRBA 255

Tabelle 1: Verwendungshinweise zu den verschiedenen Gerätetypen unter pandemischen Bedingungen (zur Tragezeit s. DGUV 120-190, Absatz 3.2.2 [45])

	Der regelhafte Masken-/Filterwechsel	Arbeitsmedizinische Vorsorge	Tragedauer-Empfehlung	Erholungsdauer
FFP Masken zum einmaligen Gebrauch				
FFP Halbmaske zur einmaligen Verwendung[1]	Entsorgung nach Gebrauch oder bei Durchfeuchtung	Angebotsvorsorge (biologische Arbeitsstoffe und Atemschutzgerät)	120 min. (ohne Ausatemventil 75 min)	30 min
Nach Desinfektion wiederverwertbare Maskenkörper mit auswechselbarem FFP-Filtervlies/P-Filter				
Wiederverwendbare Halbmasken mit wechselbarem Filtervlies	Entsorgung des Filtervlieses nach Gebrauch oder bei Durchfeuchtung	Angebotsvorsorge (biologische Arbeitsstoffe und Atemschutzgerät)	120 min. (ohne Ausatemventil 75 min)	30 min
Wiederverwendbare Halbmaske mit Partikelfilter	siehe Anhang 1	Angebotsvorsorge (biologische Arbeitsstoffe und Atemschutzgerät)	120 min	30 min
Wiederverwendbare Vollmaske mit Partikelfilter	siehe Anhang 1	Angebotsvorsorge (biologische Arbeitsstoffe und Atemschutzgerät)	105 min	30 min
Wiederverwendbare Gebläseunterstützte Filtergeräte mit Voll- oder Halbmasken	siehe Anhang 1	Angebotsvorsorge (biologische Arbeitsstoffe und Atemschutzgerät)	150 min	30 min
Wiederverwendbare Gebläseunterstützte Filtergeräte mit Helm oder Haube	siehe Anhang 1	Angebotsvorsorge (biologische Arbeitsstoffe)	–	–

(4) Aufgrund der deutlich geringeren körperlichen Belastung ist als Alternative zu FFP2- und FFP3-Masken der Einsatz von Gebläse-unterstütztem Atemschutz zu prüfen, insbesondere wenn die Tragedauerempfehlung überschritten wird und der Patient nachgewiesen am pandemischen Virus erkrankt ist (§8 Absatz 4 Nummer 4 BioStoffV).

(5) Darüber hinaus gewährleistet diese Form des Atemschutzes ein hohes Schutzniveau. Auch ist die richtige Handhabung leichter als bei FFP2- und FFP3-Masken. Ein besonderer Vorteil

---

1) Bei Masken beziehen sich die Kennzeichnungen „NR" und „R" auf Tests der Masken im industriellen Bereich und sind nicht für die Arbeit mit biologischem Material relevant.

dieser Geräte ist, dass diese Atemschutzgeräte von Bartträgern ohne Einschränkung verwendet werden können.

1. Voraussetzungen für den Einsatz wiederverwendbarer Masken:

   a) Einsatz CE-zertifizierter Geräte gemäß DIN EN 12941 (Hauben) oder DIN EN 12942 (Masken) [46, 47];

   b) Halb- und Vollmasken müssen CE-zertifiziert sein (inkl. Vierstelliger Nummer der notifizierenden Stelle) EG-Konformitätserklärung, DIN EN Normen 136, 140, 149 bzw. 1827; alle verwendeten Filter nach EN 143 [48-52];

   c) Die verwendeten Filtereinheiten müssen mit P2/P3, Haubensysteme mit TH2/TH3 und Maskensysteme mit TM2/TM3 gekennzeichnet sein (entspricht FFP2 oder FFP3);

   d) Beachtung der Herstellerangaben zu Passgrößen, Handhabung, Desinfektion und Prüfung.

2. Vor dem Einsatz:

   a) Vor der prinzipiellen Verwendung von Alternativen hat der Arbeitgeber die Gefährdungsbeurteilung anzupassen und eine Unterweisung durch eine fachkundige Person durchführen zu lassen. Grundsätzlich sind beim Tragen von Atemschutzgeräten nach der Erstunterweisung nachfolgend einmal jährlich Schulungen durchzuführen (z.B. nach DGUV-R 112-190 [45]). Die fachkundige Unterweisung der Beschäftigten zur korrekten Handhabung, insbesondere zur Desinfektion (Maske als Infektionsquelle), zu Problemen bei Bartträgern, bei Filterwechsel, Dichtheitsprüfung, Wartung und deren Dokumentation ist ordnungsgemäß durchzuführen. Die Unterweisung ist mit Angabe deren Inhalts zu dokumentieren. Die Teilnahme ist durch Unterschrift der Unterwiesenen zu bestätigen.

   b) Bei Geräten mit Halb- oder Vollmaske hat der Arbeitgeber arbeitsmedizinische Vorsorge nach ArbMedVV hinsichtlich des Tragens von Atemschutzgeräten anzubieten, bei Geräten mit Helm oder Haube mit einem Gewicht unter 3 kg und ohne Atemwiderstand entfällt diese (siehe Tabelle 1 und AMR 14.2 „Einteilung von Atemschutzgeräten in Gruppen" [53]).

   c) Filtergeräte mit Helm oder Haube haben keine Tragezeitbeschränkung, wenn sie Gebläse-unterstützt sind und keinen Atemwiderstand haben. Bei Geräten mit Halb- oder Vollmaske sind die Tragezeitbeschränkungen zu beachten. Die Festlegung konkreter Tragezeiten muss im Rahmen der Gefährdungsbeurteilung unter Einbeziehung des Betriebsarztes oder der Betriebsärztin erfolgen.

   d) Bei der Benutzung von wiederverwendbaren Hauben und

Benutzung von Hauben durch verschiedene Personen, ist eine Desinfektion nach jedem Tragen erforderlich und zu dokumentieren.

    e) Gebläse-unterstützter Atemschutz ist nach Herstellerangaben zu warten.

3. Nach dem Einsatz:

    a) Desinfektion, Lagerung und Filterwechsel entsprechend den Herstellerangaben.

    b) Bei Gebläse-unterstützten Systemen sind die Akkus zu laden.

(6) Partikelfilter sind i.d.R. aus Glasfasermaterial und deshalb beständiger als FFP-Filter. Besitzt der Maskenkörper neben dem Einatemventil ein Ausatemventil so wird verhindert, dass feuchte Ausatemluft durch die Filter abgeatmet wird. Beim Einsatz im Gesundheitsdienst kann die Durchfeuchtung aus der eingeatmeten Umgebungsluft und der Staubauftrag auf die Filter vernachlässigt werden. Bei Mehrfachgebrauch ist daher auch nicht von einer Vermehrung von Biostoffen auf oder im Filtermaterial auszugehen.

8 Beispiele für Schutzmaßnahmen bei Tätigkeiten, die ggf. erregerbezogen angepasst werden müssen

8.1 Niedergelassene Arztpraxen und Zahnarztpraxen

Die nachfolgenden Regelungen gelten für Arzt- und Zahnarztpraxen:

(1) Im Rahmen der medizinischen Untersuchung und Behandlung von Menschen in Praxen sind folgende organisatorische Maßnahmen zu berücksichtigen:

1. Patientenströme sinnvoll steuern, um Infektionsrisiken in den Praxisräumen zu minimieren:

    Trennung der Patientenströme: Wo räumlich möglich, Patientenmanagement im Eingangs- bzw. Wartebereich durchführen. Für Verdachtsfälle spezielle Sprechzeiten festlegen.

2. Bereitstellung von Information am Praxiseingang und auf der Internetseite: Verhaltensmaßnahmen am Praxiseingang und auf der Internetseite der Praxis an prominenter Stelle platzieren:

    a) Hinweis, sich bei Erkältungssymptomen nicht direkt in die Praxis zu begeben, sondern zunächst telefonisch das Vorgehen abzustimmen.

    b) Allgemeinverständliche Hinweise zu der entsprechenden Krankheit, einschließlich Kontagiosität des pandemischen Virus in der präsymptomatischen Phase, Inkubationszeit sowie zu Verhaltensmaßnahmen geben (Händehygiene, Husten- und Niesetikette, Tragen von MNS beim Betreten der Praxisräume, Abstand halten).

    c) Erläutern, ob und wann eine Erkrankung mit einer Testung auf das pandemische Virus abgeklärt werden sollte, nach den aktuellen Empfehlungen z.B. des RKI mit besonderer Berücksichtigung von Beschäftigten im Gesundheitsdienst.

3. Sollte die Möglichkeit der telefonischen Krankschreibung mit postalischer Zustellung der AU-Bescheinigung für Patienten mit einer leichten Atemwegserkrankung bestehen, ist davon Gebrauch zu machen.

4. Möglichkeit der postalischen Zustellung von Rezepten und Überweisungen bei in der Praxis bekannten Patientinnen und Patienten nutzen (situationsangemessene Auslegung von § 15 Absatz 2, § 24 Absatz 2 und Ziffer 4 Anhang 1 Anlage 4a Bundesmantelvertrag – Ärzte, [54]) und/oder deren Abholung nach terminlicher Vereinbarung ermöglichen, z.B. zu festgelegten Zeiten.

5. Am Eingang, am Telefon und auf der Internetseite auf den ärztlichen Bereitschaftsdienst (Tel. 116117 oder www.116117.de) für medizinische Hilfe in der Nacht, am Wochenende und an Feiertagen sowie für bestimmte Patientenfragen zur Vorgehensweise verweisen.

(2) Vorgehen in der Praxis bei einem Verdachtsfall:

Hinweise zum aktuellen Geschehen und Verhaltensweisen sind auf den Internetseiten des RKI und der Kassenärztlichen Bundesvereinigung (KBV) bzw. Kassenzahnärztlichen Bundesvereinigung (KZBV) zu erhalten und umzusetzen [55, 56]. Spezielle Regelungen für Beschäftigte im Gesundheitsdienst sind zu berücksichtigen. Hinweise für Patienten und ggf. Angehörige sind auf den Internetseiten der BZgA [26] zu finden.

8.2 Krankenhäuser und Kliniken

(1) Eine feste Zuordnung von medizinischem Personal verringert die Anzahl an Kontakten und somit das Risiko einer Übertragung. Dies ist, wenn möglich, zu berücksichtigen. Hinweise des RKI und der Deutschen Krankenhausgesellschaft (DKG) zum Vorgehen im Krankenhaus sind zu berücksichtigen und umzusetzen [57]. Hierzu gehören z.B.:

1. Isolierbereich festlegen, der ein von übrigen Arbeitsbereichen sicher abgetrennter Bereich ist, z.B. eine Etage um einen infizierten oder krankheitsverdächtigen Patienten zu versorgen, in dem z.B. der Flur als Schleusenbereich fungiert.

2. Unterbringung der Patienten in Einzelzimmern mit Nasszelle. Kohortenisolierung ist nur bei Familienangehörigen oder Patienten mit gleichen Laborbefunden möglich.

a) Patientenströme sinnvoll steuern, um Infektionsrisiken zu minimieren.

b) Trennung der Patientenströme: Wo räumlich möglich, Patientenmanagement im Eingangs- bzw. Wartebereich und der Notaufnahme durchführen. Für Verdachtsfälle spezielle Sprechzeiten festlegen, insbesondere nach Ende der regulären Sprechstunde.

TRBA 255

c) Die Infektionsschutzmaßnahmen in der Pandemie sind in das Konzept der Notfallversorgung zu integrieren.

d) Risiken durch raumlufttechnische Anlagen, durch die eine Verbreitung des pandemischen Virus in Aerosolen auf andere Räume möglich ist, sind vor Ort zu bewerten und zu minimieren. Ein ausreichender Luftaustausch im Patientenzimmer ist sicherzustellen (siehe auch 4.1.3).

(2) Hinweis zum ressourcenschonenden Einsatz von PSA im Krankenhaus und in Kliniken: Entsprechend der jeweiligen epidemiologischen Lage ist zu prüfen, ob Operationen, die nicht dringend erforderlich sind, auch zur Entlastung der Beschäftigten und zur Vorhaltung von Intensivkapazitäten, auf einen späteren Zeitpunkt verschoben werden können.

8.3 Stationäre, teilstationäre Einrichtungen und Tagespflegeeinrichtungen sowie ambulante Pflegeeinrichtungen

8.3.1 Allgemeine Regelungen für den stationären und ambulanten Bereich

(1) Die Versorgung infizierter Pflegebedürftiger erfordert die strenge Einhaltung von Hygiene- und Schutzmaßnahmen zum Beschäftigtenschutz und zum Schutz der pflegebedürftigen Menschen, um eine Verbreitung des Erregers mit pandemischem Potenzial sowie weiterer Krankheitserreger (z.B. auch bakterielle Infektionen) zu verhindern.

(2) Wird die Infektion eines pflegebedürftigen Menschen durch das pandemische Virus der Einrichtung bekannt, sind alle am Pflege- bzw. Unterbringungsprozess beteiligten Beschäftigten umgehend durch den Arbeitgeber darüber zu informieren.

(3) Beschäftigte, die Infizierte und sich in Isolation befindende Pflegebedürftige versorgen, sollten nicht zu den besonders schutzbedürftigen Beschäftigten im Sinne der Arbeitsmedizinischen Empfehlung „Umgang mit aufgrund des SARS-CoV-2-Epidemie besonders schutzbedürftigen Beschäftigten" [21] gehören (siehe auch Hinweis zu Abschnitt 5 Absatz 3).

(4) Bei Pflegebedürftigen mit ätiologisch ungeklärter Symptomatik sind dieselben Schutzmaßnahmen zu ergreifen, wie bei Verdachtsfällen.

(5) Beschäftigtenzusammenkünfte und Zusammenkünfte der Pflegebedürftigen sind auf ein Minimum zu reduzieren. Geltende Hygiene- und Abstandsregeln sind einzuhalten.

(6) Sind Krankenhauseinweisungen Infizierter erforderlich, ist der Rettungsdienst bei bestätigten Infektionen bzw. bei Krankheitsverdacht zum Schutz der dort Beschäftigten über die Notwendigkeit der in dieser TRBA beschriebenen Schutzmaßnahmen inkl. zu verwendender PSA zu informieren.

(7) Augenschutz: Das Tragen einer wiederverwendbaren Vollsichtschutzbrille ist bei engem Kontakt zu pflegebedürftigen Menschen mit einer ätiologisch ungeklärten Atemwegsinfektionssymptomatik ratsam, bei aerosolträchtigen bzw. spritzintensiven Tätigkeiten erforderlich.

TRBA 255

(8) Eine feste Zuordnung von Pflegepersonen zu Pflegebedürftigen verringert die Anzahl von Kontakten und somit das Risiko einer Übertragung. Dies ist zu berücksichtigen.

Hinweise: Um einer Verschleppung von Krankheitserregern vorzubeugen, sind Möglichkeiten, wie z.b. verschließbare Ablagen im Zimmer des zu pflegenden Menschen zu schaffen, damit die PSA nur patientenbezogen eingesetzt wird.

Auf die Informationen der Gesetzlichen Krankenversicherer (GKV) und der Pflegekassen wird hingewiesen [59].

8.3.2 Weitere Regelungen für stationäre Pflegeeinrichtungen, teilstationäre Einrichtungen und Tagespflegeeinrichtungen

(1) Bereits vor dem Auftreten erster Infektionen sollten getrennte Versorgungsbereiche auf den einzelnen Stationen/ Wohnbereichen festgelegt werden. Kontakte zwischen Pflegebedürftigen und Beschäftigten anderer Wohnbereiche oder Stationen sind hierbei zu vermeiden.

(2) Die Versorgung infizierter, eventuell infizierter oder nichtinfizierter Pflegebedürftiger sollte getrennt auf einzelnen Stationen oder Wohnbereichen erfolgen.

(3) Teilen sich mehrere Bewohnerinnen und Bewohner ein Zimmer und werden bei einer dieser Personen Krankheitssymptome beobachtet, sind die Hinweise für die pflegenden und betreuenden Beschäftigten sowie für die Dauer der räumlichen Trennung und ggf. weitere Informationen für alle Kontaktpersonen auf den RKI-Seiten zu finden.

(4) Auf Einzelregelungen der Bundesländer, auch zu Besuchsbeschränkungen, wird hingewiesen.

(5) Eine feste Zuordnung von Pflegepersonen zu Pflegebedürftigen verringert die Anzahl von Kontakten und somit das Risiko einer Übertragung. Dies ist zu berücksichtigen.

8.3.3 Weitere Regelungen für ambulante Pflegedienste

(1) Eine feste Zuordnung von Pflegepersonen zu Pflegebedürftigen verringert die Anzahl an Kontakten und somit auch das Risiko einer Übertragung. Das ist bei der Tourenplanung zu berücksichtigen.

(2) Die Versorgung infizierter, eventuell infizierter bzw. nichtinfizierter Pflegebedürftiger sollte in getrennten Touren erfolgen.

(3) Infektionsrelevante Kontaktflächen im von Beschäftigten genutzten Fahrzeug sind vor dem Wechsel der Beschäftigten, spätestens zum Ende jeder Tour, zu desinfizieren.

8.4 Transport von Patienten

(1) Bei einem Krankentransport eines Patienten außerhalb des Krankenhauses wird zusätzlich zu den Arbeitsschutzvorgaben auch auf die Gesetze und sonstigen spezifischen Regelungen der Bundesländer zum Patientenschutz und zum Rettungsdienst hingewiesen. Der Transport sollte möglichst als Einzeltransport erfolgen, dabei tragen Patienten MNS, sofern ihr klinischer Zustand dies erlaubt. Ist ein Transport im Krankenhaus unvermeidbar, ist der Zielbereich vorab zu informieren.

(2) Aussagen zur Auswahl und zum Tragen der notwendigen PSA sind Abschnitt 7 zu entnehmen.

(3) Unmittelbar nach dem Transport sind die vom Patienten potenziell kontaminierten Flächen und das Transportmittel, z.b. RTW, Transportliege bzw. -stuhl, vor erneuter Nutzung zu desinfizieren. Nach Ablegen der PSA sind die Hände zu desinfizieren.

8.5 Bevorratung von Desinfektionsmitteln und Persönlicher Schutzausrüstung

(1) Desinfektionsmittel und persönliche Schutzausrüstung sind durch den Arbeitgeber bereitzustellen. Im Falle einer Pandemie werden erfahrungsgemäß nicht alle benötigten Materialien in entsprechender Menge lieferbar sein. Bei den Planungen zur Sicherstellung des Versorgungsauftrages sind Sicherheit und Gesundheitsschutz der Beschäftigten im Sinne des ArbSchG zu gewährleisten [58]. Deshalb sind rechtzeitig entsprechende Maßnahmen zur ausreichenden Versorgung mit Desinfektionsmitteln und PSA zu ergreifen. Als Berechnungsgrundlage ist die einrichtungsspezifische Gefährdungsbeurteilung auf Grundlage der jährlich wiederkehrenden Influenzasituation heranzuziehen.

(2) Empfehlungen zur Bevorratung sind beispielhaft in der Empfehlung „Influenzapandemie – Risikomanagement in Arztpraxen" aufgeführt [60]. Für Krankenhäuser und Pflegeeinrichtungen ist der Bedarf analog abzuleiten. Auch PSA für andere Beschäftigte, wie z.B. das Reinigungspersonal, ist zu berücksichtigen.

Für den Fall einer Pandemie sollte in Anlehnung an die o.g. Empfehlung vorgehalten werden:

1. Mund-Nasen-Schutz (MNS) für betroffene (infektionsverdächtige) Patienten – ein MNS pro Patient;

2. medizinische Schutzhandschuhe für die medizinisch Beschäftigten – ein Paar pro Beschäftigtenkontakt mit einem betroffenen (infektionsverdächtigen) Patienten;

3. Händedesinfektionsmittel (viruzid bei unbehüllten bzw. begrenzt viruzid bei behüllten Viren) – 5 ml pro Vorgang;

4. Flächen- und Instrumentendesinfektionsmittel (viruzid bei unbehüllten bzw. begrenzt viruzid bei behüllten Viren nach Empfehlung des RKI);

5. MNS für medizinisch Beschäftigte – mindestens ein MNS pro Person und Tag/Schicht bei Erregern der Risikogruppe 2;

6. Atemschutzmasken (FFP2) für medizinisch Beschäftigte – mindestens eine Maske pro Person und Tag/Schicht bei Erregern der Risikogruppe 3 sowie bei Erregern der Risikogruppe 2, wenn der Patient keinen MNS trägt;

7. Schutzbrillen mit Seitenschutz oder Gesichtsschild für medizinisch Beschäftigte sowie Korbbrillen – eine Schutzbrille oder ein Gesichtsschild pro Person;

8. Schutzkittel für medizinisch Beschäftigte – mindestens zwei Schutzkittel pro Beschäftigtem und Woche bei separater Aufbewah-

rung und Aufbereitung durch desinfizierende Wäsche. Anders als im Krankenhaus, wo ein spezieller Kittel im Patientenzimmer verbleibt, ist in der Arztpraxis ein dauernder Kittelwechsel nicht möglich.

9. Bezüglich der Bevorratung antiviraler Medikamente für medizinisch Beschäftigte wird auf die „Empfehlungen zum Einsatz antiviraler Arzneimittel für die Postexpositions- und Langzeitprophylaxe während einer Influenzapandemie" von Bundesärztekammer und Kassenärztlicher Bundesvereinigung verwiesen [61].

9 Arbeitsmedizinische Vorsorge

Die arbeitsmedizinische Vorsorge ist entsprechend den Vorgaben der Verordnung zur arbeitsmedizinischen Vorsorge (ArbMedVV) festzulegen [36].

Konkrete Hinweise zur arbeitsmedizinischen Vorsorge finden sich in der TRBA 250 [4] und zum Tragen von Atemschutz in der ArbMedVV [36] Anhang Teil 4, der AMR 14.2 [53] sowie in der DGUV-Regel 112-190 [45].

Auf die Arbeitsmedizinische Regel „Umgang mit aufgrund der SARS-CoV-2-Epidemie besonders schutzbedürftigen Beschäftigten" [21] sowie die „Betriebsärztlichen Aufgaben im Arbeitsschutz in Zeiten der Pandemie" [67] wird hingewiesen.

TRBA 255

Anhang 1: Einsatzszenarien von Atemschutzsystemen als Grundlage für die Gefährdungsbeurteilung

Ausrüstung (Spezifikation)	Ziel des Einsatzes	Wiederverwendung	Tätigkeit am bzw. im Umfeld eines Patienten/Pflegebedürftigen ohne Infektions-Symptomatik[3]		Tätigkeit am bzw. im Umfeld eines Patienten/Pflegebedürftigen mit Infektions-Verdacht oder mit bestätigter Infektion	
			Gesichtsferne Tätigkeit (>1,5 m)[3]	Gesichtsnahe Tätigkeit[3]	geringes Infektionsrisiko durch Aerosole	hohes Infektionsrisiko durch Aerosole z.B. Bronchoskopie
Medizinischer Mund-Nasen-Schutz (MNS) (EN 14683)	Vorwiegend Fremdschutz, da Wirkung als Spuckschutz	nicht empfohlen[2]	ja, bei kürzeren Tätigkeiten oder guter Lüftungssituation	ja, wenn Patient/Pflegebedürftiger auch einen medizinischen MNS trägt	nein, höherer Schutz notwendig	nein, höherer Schutz notwendig
FFP 1 ohne Ausatemventil[1] Gesamtleckage max. 22% (EN 149)			nein, zu hohe Belastung für den Träger	nein, zu hohe Belastung für den Träger		
FFP 2 ohne Ausatemventil[1] Gesamtleckage max. 8% (EN 149)	Fremd- und Eigenschutz		nur bei längeren Tätigkeiten oder schlechter Lüftungssituation im Raum, wenn Patient/Pflegebedürftiger keinen MNS trägt	Nur wenn vom Patienten/Pflegebedürftigen kein MNS getragen wird oder bei längeren Tätigkeiten oder schlechter Lüftungssituation im Raum	ja, bei bestätigter Infektion zur Reduzierung der Belastung auch mit Ausatemventil möglich	
FFP 3 ohne Ausatemventil[1] Gesamtleckage max. 2% (EN 149)			nein, zu hohe Belastung bei der Nutzung	nein, zu hohe Belastung bei der Nutzung	nein, zu hohe Belastung bei der Nutzung	ja, bei bestätigter Infektion; zur Reduzierung der Belastung auch mit Ausatemventil möglich
Schutzmasken mit auswechselbarem Partikelfilter[1] Klasse P2 oder P3 (EN 140 und EN 143)	Vorwiegend Eigenschutz	Maskenkörper ja; Filter wechseln	s. FFP2 bzw. FFP3[1] nur wenn die Ausatemluft des Trägers wirksam gefiltert wird	s. FFP2 bzw. FFP3[1] nur wenn die Ausatemluft des Trägers wirksam gefiltert wird	s. FFP2 bzw. FFP3[1] ja, bei bestätigter Infektion, ansonsten nur wenn die Ausatemluft des Trägers wirksam gefiltert wird	s. FFP2 bzw. FFP3[1] ja, bei bestätigter Infektion, ansonsten nur wenn die Ausatemluft des Trägers wirksam gefiltert wird
Gebläseunterstützte Masken, Hauben oder Helme mit auswechselbarem Partikelfilter[1] Klasse TM2P, TM3P bzw. TH2P oder TH3P (EN 12941 und EN 12942)	Vorwiegend Eigenschutz, geringe Belastungen bei der Nutzung	ja				

[1] Masken- bzw. Gerätetypen mit Ausatemventil können nicht dem Fremdschutz dienen, außer die Ausatemluft wird wirksam gefiltert
[2] siehe für Ausnahmen zur Wiederverwendung TRBA 250 Anhang 7 Nummer 2
[3] Gilt nur für den Fall, dass asymptomatische, infizierte Personen Viren, z.B. über den Atem oder das Sprechen, ausscheiden und im Rahmen der Gefährdungsbeurteilung eine Infektionsgefahr gegenüber einem pandemischen Virus nicht hinreichend ausgeschlossen werden kann.

Literaturhinweise

[1] Biostoffverordnung (BioStoffV): Verordnung über Sicherheit und Gesundheitsschutz bei Tätigkeiten mit Biologischen Arbeitsstoffen vom 15.7.2013, BGBl I 2013, S. 2514; aktuelle Fassung: www.gesetze-im-internet.de/biostoffv_2013/

[2] Infektionsschutzgesetz (IfSG): Gesetz zur Verhütung und Bekämpfung von Infektionskrankheiten beim Menschen vom 20. Juli 2000, BGBl. I S. 1045; aktuelle Fassung: www.gesetze-im-internet.de/ifsg/

[3] TRBA 100 „Schutzmaßnahmen für Tätigkeiten mit biologischen Arbeitsstoffen in Laboratorien"; GMBl Nr. 51/52 vom 17. Oktober 2013, aktuelle Fassung: www.baua.de/DE/Angebote/Rechtstexte-und-Technische-Regeln/Regelwerk/TRBA/TRBA-100.html

[4] TRBA 250 „Biologische Arbeitsstoffe im Gesundheitswesen und in der Wohlfahrtspflege"; GMBl 2014 Nr. 10/11 vom 27. März 2014, aktuelle Fassung: www.baua.de/DE/Angebote/Rechtstexte-und-Technische-Regeln/Regelwerk/TRBA/pdf/TRBA-250.pdf?_blob=publicationFile&v=4

[5] Ausschuss für Biologische Arbeitsstoffe (ABAS): www.baua.de/abas

[6] Robert Koch-Institut (RKI): www.rki.de

[7] Ständige Impfkommission (STIKO) beim RKI: www.stiko.de

[8] World Health Organization (WHO): www.who.int

[9] DIN EN 14683: Medizinische Gesichtsmasken – Anforderungen und Prüfverfahren, Ausgabe Oktober 2019, Beuth Verlag GmbH, Berlin; www.beuth.de/de/norm/din-en-14683/311258244

[10] TRBA 400 „Handlungsanleitung zur Gefährdungsbeurteilung und für die Unterrichtung der Beschäftigten bei Tätigkeiten mit biologischen Arbeitsstoffen"; GMBl 2017, Nr. 10/11 vom 31. März 2017; aktuelle Fassung: www.baua.de/DE/Angebote/Rechtstexte-und-Technische-Regeln/Regelwerk/TRBA/pdf/TRBA-400.pdf?_blob=publicationFile&v=7

[11] Deutsche Gesetzliche Unfallversicherung (DGUV): www.dguv.de

[12] Berufsgenossenschaft für Gesundheitsdienst und Wohlfahrtspflege (BGW): www.bgw-online.de

[13] DGUV-Information „Psychische Belastung und Beanspruchung von Beschäftigten im Gesundheitsdienst während der Coronavirus-Pandemie", FBGIB-004 Mai 2020; https://publikationen.dguv.de/DguvWebcode?query=p021499

[14] TRBA 200 „Anforderungen an die Fachkunde nach Biostoffverordnung"; GMBl 2014, Nr. 38 vom 30.6.2014; aktuelle Fassung: www.baua.de/DE/Angebote/Rechtstexte-und-Technische-Regeln/Regelwerk/TRBA/pdf/TRBA-200.pdf?_blob=publication-File&v=2

[15] European Centre for Disease Prevention and Control (ECDC): www.ecdc.europa.eu/en

[16] GESTIS-Biostoffdatenbank – Gefahrstoffinformationssystem der Deutschen Gesetzlichen Unfallversicherung: www.dguv.de/ifa/gestis/gestis-biostoffdatenbank/index.jsp

[17] Stellungnahme des Arbeitskreises Viruzidie beim Robert Koch-Institut (RKI), des Fachausschusses Virusdesinfektion der Deutschen Vereinigung zur Bekämpfung der Viruskrankheiten (DVV) e. V. und der Gesellschaft für Virologie (GfV) e. V. sowie der Desinfektionsmittelkommission des Verbundes für Angewandte Hygiene (VAH) e. V.: „Prüfung und Deklaration der Wirksamkeit von Desinfektionsmitteln gegen Viren zur Anwendung im human-medizinischen Bereich"; Bundesgesundheitsblatt 2017 60:353–363; DOI 10.1007/s00103-016-2509-2, https://e-doc.rki.de/handle/176904/183

[18] Verbund für Angewandte Hygiene e. V. (VAH): https://vah-online.de

[19] Liste der vom Robert Koch-Institut geprüften und anerkannten Desinfektionsmittel und -verfahren, Bundesgesundheitsblatt 2017; www.rki.de/DE/Content/Infekt/Krankenhaushygiene/Desinfektionsmittel/Desinfektionsmittelliste/Desinfektionsmittelliste_node.html

[20] Ausschuss für Arbeitsmedizin (AfAMed): www.baua.de/afamed

[21] Arbeitsmedizinische Empfehlung (AME): „Umgang mit aufgrund der SARS-CoV-2-Epidemie besonders schutzbedürftigen Beschäftigten", Juli 2020; www.bmas.de/SharedDocs/Downloads/DE/PDF-Publikationen/arbeitsmedizinische-empfehlung-umgang-mit-schutzbeduerftigen.pdf? blob=publicationFile&v=2

[23] Bundesministerium für Familie, Senioren, Frauen und Jugend (BMFSFJ): „Hinweise zur mutterschutzrechtlichen Bewertung von Gefährdungen durch SARS-Cov-2", Februar 2021; https://www.bmfsfj.de/resource/blob/173850/31696e9e59bb06824dd617c54486f90e/20210226-informationsblatt-schwangere-corona-data.pdf

[24] Kommission für Krankenhaushygiene und Infektionsprävention (KRINKO): httwww.rki.de/DE/Content/Kommissionen/KRINKO/krinko_node.html

[25] Empfehlung der Kommission für Krankenhaushygiene und Infektionsprävention (KRINKO) beim Robert Koch-Institut „Infektionsprävention im Rahmen der Pflege und Behandlung von Patienten mit übertragbaren Krankheiten", Bundesgesundheitsblatt 2015; www.rki.de/DE/Content/Infekt/Krankenhaushygiene/Kommission/Downloads/Infektionspraev_Pflege_Diagnostik_Therapie.pdf? blob=publicationFile

[26] Bundeszentrale für gesundheitliche Aufklärung (BZgA): www.bzga.de

[27] Mitteilung 18 der Bund/Länder-Arbeitsgemeinschaft Abfall (LAGA) „Vollzugshilfe zur Entsorgung von Abfällen aus Einrichtungen des Gesundheitsdienstes", Januar 2015; www.laga-online.de/documents/m_2_3_1517834373.pdf; www.laga-online.de

[28] Empfehlung der Kommission für Krankenhaushygiene und Infektionsprävention beim Robert Koch-Institut „Händehygiene in Einrichtungen des Gesundheitswesens" Bundesgesundheitsblatt 2016; www.rki.de/DE/Content/Infekt/Krankenhaushygiene/Kommission/Downloads/Haendehyg_Rili.pdf? blob=publicationFile

[29] Bundesanstalt für Arbeitsschutz und Arbeitsmedizin (BAuA): www.baua.de

[30] Publikation der BAuA „Infektionsschutzgerechtes Lüften – Hinweise und Maßnahmen in Zeiten der SARS-CoV-2-Epidemie"; www.baua.de/DE/Angebote/Publikationen/Fokus/Lueftung.pdf? blob=publicationFile&v=11

[31] Empfehlung der Bundesregierung „Infektionsschutzgerechtes Lüften"; www.bmas.de/SharedDocs/Downloads/DE/Thema-Arbeitsschutz/infektionsschutzgerechtes-lueften.pdf? blob=publicationFile&v=3

[32] Empfehlung der Kommission für Krankenhaushygiene und Infektionsprävention beim Robert Koch-Institut „Anforderungen an die Hygiene bei der Reinigung und Desinfektion von Flächen", Bundesgesundheitsblatt 2004; www.rki.de/DE/Content/Infekt/Krankenhaushygiene/Kommission/Downloads/Flaeche_Rili.pdf? blob=publicationFile

[33] Empfehlung der Kommission für Krankenhaushygiene und Infektionsprävention beim Robert Koch-Institut und des Bundesinstituts für Arzneimittel und Medizinprodukte (BfArM) „Anforderungen an die Hygiene bei der Aufbereitung von Medizinprodukten", Bundesgesundheitsblatt 2012; www.rki.de/DE/Content/Infekt/Krankenhaushygiene/Kommission/Downloads/Medprod_Rili_2012.pdf? blob=publicationFile

[34] DGUV Information 203-084 „Umgang mit Wäsche aus Bereichen mit erhöhter Infektionsgefährdung", Fachbereich Energie, Textil, Elektro, Medienerzeugnisse (ETEM) 2016; https://publikationen.dguv.de/regelwerk/publikationen-nach-fachbereich/energie-textil-elektro-medienerzeugnisse-etem/textil-und-mode/3029/umgang-mit-waesche-aus-bereichen-mit-erhoehter-infektionsgefaehrdung

[35] Bund/Länder-Arbeitsgemeinschaft Wasser (LAWA): www.lawa.de

[36] Verordnung zur arbeitsmedizinischen Vorsorge (ArbMedVV) vom 18.12.2008 (BGBl. I, S. 2768), zuletzt geändert durch Artikel 3 Absatz 1 der Verordnung vom 15.11.2016 (BGBl. I, S. 2549) mit Wirkung vom 19.11.2016; www.gesetze-im-internet.de/arbmedvv/

[37] Hinweise zum beispielhaften An- und Ablegen von PSA für Fachpersonal, Stand August 2020; www.rki.de/DE/Content/InfAZ/N/Neuartiges_Coronavirus/PSA_Fachpersonal/Dokumente_Tab.html

[38] Arbeitsmedizinische Rege (AMR) Nr. 6.5 „Impfungen als Bestandteil der arbeitsmedizinischen Vorsorge bei Tätigkeiten mit biologischen Arbeitsstoffen", Dezember 2014; www.baua.de/DE/Angebote/Rechtstexte-und-Technische-Regeln/Regelwerk/AMR/pdf/AMR-6-5.pdf? blob=publicationFile&v=3

[39] Epidemiologisches Bulletin 18/2020 vom 30.4.2020: Stellungnahme der Ständigen Impfkommission (STIKO): Durchführung von empfohlenen Schutzimpfungen während der COVID-19-Pandemie; www.rki.de/DE/Content/Infekt/EpidBull/Archiv/2020/Ausgaben/18_20.pdf? blob=publicationFile

[40] PSA-Benutzungsverordnung (PSA-BV): „Verordnung über Sicherheit und Gesundheitsschutz bei derBenutzung persönlicher Schutzausrüstungen bei der Arbeit", 1996; aktuelle Fassung: www.gesetze-im-internet.de/psa-bv/PSA-BV.pdf

[41] ABAS-Beschluss 45/2011 vom 5.12.2011 Stellungnahme des ABAS „Kriterien zur Auswahl der PSA bei Gefährdungen durch biologische Arbeitsstoffe"; www.baua.de/DE/Aufgaben/Geschaeftsfuehrung-von-Ausschuessen/ABAS/pdf/PSA.pdf?blob=publicationFile&v=2

[42] DIN EN ISO 374-1: Schutzhandschuhe gegen gefährliche Chemikalien und Mikroorganismen – Teil 1: Terminologie und Leistungsanforderungen für chemische Risiken, Ausgabe 2018-10; www.beuth.de/de/norm/din-en-iso-374-1/294249464

[43] DIN EN 455-1 bis 3: Medizinische Handschuhe zum einmaligen Gebrauch – Teil 1: Anforderungen und Prüfung auf Dichtheit, Ausgabe 2020-7, www.beuth.de/de/norm/din-en-455-1/317510501; Teil 2: Anforderungen und Prüfung der physikalischen Eigenschaften, Ausgabe 2015, www.beuth.de/de/norm/din-en-455-2/222811394; Teil 3: Anforderungen und Prüfung für die biologische Bewertung, Ausgabe 2015, www.beuth.de/de/norm/din-en-455-3/222811472

[44] DIN EN 166: Persönlicher Augenschutz – Anforderungen, Ausgabe 2002; https://www.beuth.de/de/norm/din-en-166/42221820

[45] DGUV-Regel 112-190 „Benutzung von Atemschutzgeräten", Fachbereich Persönliche Schutzausrüstungen, 2011; https://publikationen.dguv.de/regelwerk/dguv-regeln/1011/benutzung-von-atemschutzgeraeten

[46] DIN EN 12941: Atemschutzgeräte – Gebläsefiltergeräte mit einem Helm oder einer Haube – Anforderungen, Prüfung, Kennzeichnung, Ausgabe 2009; www.beuth.de/de/norm/din-en-12941/112924549

[47] DIN EN 12942: Atemschutzgeräte – Gebläsefiltergeräte mit Vollmasken, Halbmasken oder Viertelmasken – Anforderungen, Prüfung, Kennzeichnung, Ausgabe 2009; www.beuth.de/de/norm/din-en-12942/112924599

[48] DIN EN 136: Atemschutzgeräte – Vollmasken – Anforderungen, Prüfung, Kennzeichnung, Ausgabe 1998; www.beuth.de/de/norm/din-en-136/3356893

[49] DIN EN 140: Atemschutzgeräte – Halbmasken und Viertelmasken – Anforderungen, Prüfung, Kennzeichnung, Ausgabe 1998; www.beuth.de/de/norm/din-en-140/7369088

[50] DIN EN 149: Atemschutzgeräte – Filtrierende Halbmasken zum Schutz gegen Partikeln – Anforderungen, Prüfung, Kennzeichnung, Ausgabe 2009; www.beuth.de/de/norm/din-en-149/118506130

[51] DIN EN 1827: Atemschutzgeräte – Halbmasken ohne Einatemventile und mit trennbaren Filtern zum Schutz gegen Gase, Gase und Partikeln oder nur Partikeln – Anforderungen, Prüfung, Kennzeichnung, Ausgabe 2009; www.beuth.de/de/norm/din-en-1827/119295058

[52] DIN EN 143: Atemschutzgeräte – Partikelfilter – Anforderungen, Prüfung, Kennzeichnung, Ausgabe 2007; www.beuth.de/de/norm/din-en-143/95601547

[53] Arbeitsmedizinische Regel (AMR) Nr. 14.2 „Einteilung von Atemschutzgeräten in Gruppen", Juni 2014; www.baua.de/DE/Angebote/Rechtstexte-und-Technische-Regeln/Regelwerk/AMR/pdf/AMR-14-2.pdf?blob=publicationFile&v=2

[54] Bundesmantelvertrag – Ärzte: www.kbv.de/html/bundesmantelvertrag.php

[55] KBV: Kassenärztlichen Bundesvereinigung www.kbv.de

[56] KZBV: Kassenzahnärztliche Bundesvereinigung www.kzbv.de

[57] DKG: Deutsche Krankenhausgesellschaft www.dkgev.de

[58] Arbeitsschutzgesetz (ArbSchG) vom 7. August 1996 (BGBl. I S. 1246), zuletzt geändert durch Artikel 427 der Verordnung vom 31. August 2015 (BGBl. I S. 1474); www.gesetze-im-internet.de/arbschg/index.html

[59] GKV: Gesetzlichen Krankenversicherer und Pflegekassen: www.gkv-spitzenverband.de

[60] Influenzapandemie: Risikomanagement in Arztpraxen ? Eine Empfehlung der Kassenärztlichen Bundesvereinigung, der Bundesärztekammer und der BGW, Herausgeber Berufsgenossenschaft für Gesundheitsdienst und Wohlfahrtspflege – BGW, 2008, www.bundesaerztekammer.de/fileadmin/user_upload/downloads/Risikomanagement_in_Arztpraxen.pdf

[61] Empfehlungen von Bundesärztekammer und Kassenärztlicher Bundesvereinigung zum Einsatz antiviraler Arzneimittel für die Postexpositions- und Langzeitprophylaxe während einer Influenzapandemie, Deutsches Ärzteblatt 2007, 104, S. A3571?A3581, siehe auch www.bundesaerztekammer.de/downloads/InfluenzaEmp-fAntiviral.pdf

[62] Stellungnahme des Ausschusses für Arbeitsmedizin (AfAMed) zu Tragezeitbegrenzungen für FFP2-Masken; https://www.baua.de/DE/Aufgaben/Geschaeftsfuehrung-von-Ausschuessen/AfAMed/pdf/Stellungnahme-Tragezeit-FFP2-Masken.pdf?__blob=publicationFile&v=3

[63] Bundesministerium für Gesundheit: https://www.bundesgesundheitsministerium.de/themen/gesundheitswesen/medizinprodukte.html

[64] Desinfektionsmittelliste der VAH: https://vah-online.de/files/download/VAH_Liste_Allgemeines_Vorwort.pdf

[65] SARS-CoV-2: Empfehlungen zum Lüftungsverhalten an Innenraumarbeitsplätzen. Fachbereich Aktuell FBVW-502: https://publikationen.dguv.de/widgets/pdf/download/article/3932

[66] Deutsche Gesetzliche Unfallversicherung. Sars-CoV-2: Infektionsschutz und Belüftung: https://www.dguv.de/de/mediencenter/hintergrund/lueften/index.jsp

[67] Publikation der BAuA „Betriebsärztliche Aufgaben im Arbeitsschutz in Zeiten der Pandemie"; https://www.baua.de/DE/Aufgaben/Geschaeftsfuehrung-von-Ausschuessen/AfAMed/Betriebsaerztliche-Aufgaben-Pandemie.html

[68] Richtlinie 93/42/EWG des Rates vom 14. Juni 1993 über Medizinprodukte: https://eur-lex.europa.eu/legal-content/DE/ALL/?uri=CELEX%3A31993L0042 (gültig bis 25.5.2021); ab dem 26.5.2021 gültige Verordnung 2017/745 des Europäischen Parlaments und des Rates vom 5. April 2017 über Medizinprodukte: https://eur-lex.europa.eu/legal-content/DE/TXT/?uri=CELEX%3A32017R0745

TRBA 255

TRBA 400
Handlungsanleitung zur Gefährdungsbeurteilung und für die Unterrichtung der Beschäftigten bei Tätigkeiten mit biologischen Arbeitsstoffen

Ausgabe: März 2017
1. Änderung vom 03.07.2018, GMBl Nr. 30

Die Technischen Regeln für Biologische Arbeitsstoffe (TRBA geben den Stand der Technik, Arbeitsmedizin und Arbeitshygiene sowie sonstige gesicherte arbeitswissenschaftliche Erkenntnisse für Tätigkeiten mit biologischen Arbeitsstoffen wieder.

Sie werden vom **Ausschuss für Biologische Arbeitsstoffe (ABAS)** ermittelt bzw. angepasst und vom Bundesministerium für Arbeit und Soziales im Gemeinsamen Ministerialblatt bekannt gegeben.

Die TRBA 400 „Handlungsanleitung zur Gefährdungsbeurteilung und für die Unterrichtung der Beschäftigten bei Tätigkeiten mit biologischen Arbeitsstoffen" konkretisiert im Rahmen ihres Anwendungsbereichs die Anforderungen der Biostoffverordnung. Bei Einhaltung der Technischen Regeln kann der Arbeitgeber insoweit davon ausgehen, dass die entsprechenden Anforderungen der Verordnungen erfüllt sind. Wählt der Arbeitgeber eine andere Lösung, muss er damit mindestens die gleiche Sicherheit und den gleichen Gesundheitsschutz für die Beschäftigten erreichen.

1. Anwendungsbereich und Zielsetzung

(1) Die TRBA 400 findet Anwendung bei der Durchführung der Gefährdungsbeurteilung nach den Paragrafen 4 bis 7 der Biostoffverordnung (BioStoffV) und bei der Unterrichtung der Beschäftigten. Sie beschreibt die dafür erforderlichen Verfahrensschritte und die Vorgehensweise und legt Beurteilungskriterien fest, auf deren Basis Schutzmaßnahmen abzuleiten sind.

(2) Die TRBA 400 dient dem Arbeitgeber und den an der Gefährdungsbeurteilung beteiligten Personen als übergeordnete Hilfestellung für die Durchführung der Gefährdungsbeurteilung. Liegen für Branchen oder Tätigkeiten bereits spezifische TRBA vor, sind diese vorrangig umzusetzen. Eine Übersicht über die Technischen Regeln für Biologische Arbeitsstoffe ist im Internet unter der Adresse www.baua.de/trba zu finden.

(3) Die TRBA 400 dient darüber hinaus als Basis für die Erarbeitung branchenspezifischer Hilfestellungen zur Durchführung der Gefährdungsbeurteilung.

(4) Nach BioStoffV § 4 hat der Arbeitgeber für die Gefährdungsbeurteilung tätigkeitsbezogene Erkenntnisse über Belastungs- und Expositionssituationen, einschließlich psychischer Belastungen, zu ermitteln. Die TRBA 400 gibt Hilfestellung bei der Ermittlung

TRBA 400

der psychischen Belastungsfaktoren, die zu einer Erhöhung der Gefährdung durch Biostoffe (Aufnahme in den Körper und/oder über eine Beeinflussung des Immunsystems) führen können.

2. Begriffsbestimmungen

2.1 Biostoffe

Der Begriff der biologischen Arbeitsstoffe (Biostoffe) ist in § 2 der BioStoffV abschließend definiert. Im weitesten Sinne handelt es sich dabei um Mikroorganismen, die Infektionen, sensibilisierende, toxische oder als Folge einer Infektion sonstige, die Gesundheit schädigende Wirkungen hervorrufen können.

2.2 Infektiöse Wirkung von Biostoffen

Infektiöse Biostoffe können den Körper oberflächlich besiedeln. Sie können aber auch in ihn eindringen und sich in ihm vermehren und so eine Infektion auslösen. Reagiert der Körper auf eine Infektion mit klinischen Symptomen, hat sich eine Infektionskrankheit entwickelt. Infektionen können z.B. durch Bakterien, Pilze, Parasiten und Viren entstehen. Weitergehende Informationen finden sich in der Anlage 1, Teil 1.

2.3 Sensibilisierende Wirkung von Biostoffen

Unter einer Sensibilisierung wird eine Überempfindlichkeit des Immunsystems gegenüber Biostoffen oder deren Bestandteilen verstanden. Diese kann durch ein- oder mehrmaligen Kontakt ausgelöst werden. Eine Sensibilisierung durch Biostoffe kann die Entwicklung einer Allergie zur Folge haben. Weitergehende Informationen finden sich in der Anlage 1, Teil 2.

2.4 Toxische Wirkung von Biostoffen

Toxische Wirkungen von Biostoffen sind akute oder chronische Gesundheitsschäden, die durch Stoffwechselprodukte oder Zellbestandteile von Biostoffen hervorgerufen werden können. Weitergehende Informationen finden sich in der Anlage 1, Teil 3.

2.5 Schutzmaßnahmen

Schutzmaßnahmen sind die baulich-technischen, organisatorischen und personenbezogenen Maßnahmen einschließlich der Hygienemaßnahmen, die aufgrund der Gefährdungsbeurteilung zum Schutz der Beschäftigten festzulegen sind.

2.6 Tätigkeit

Der Begriff der Tätigkeit ist in § 2 der BioStoffV abschließend definiert. Hierbei handelt es sich einerseits um das Verwenden von Biostoffen, wie es vorrangig bei den Tätigkeiten mit Schutzstufenzuordnung gegeben ist. Andererseits zählen zu den Tätigkeiten auch berufliche Arbeiten mit Menschen, Tieren, Pflanzen, Produkten, Gegenständen oder Materialien, wenn aufgrund dieser Arbeiten Biostoffe vorkommen oder freigesetzt werden und Beschäftigte damit in Kontakt kommen können.

2.7 Schutzstufentätigkeiten

Schutzstufentätigkeiten sind die Tätigkeiten mit Biostoffen, die nach § 5 BioStoffV einer Schutzstufe zuzuordnen sind. Dies betrifft Tätigkeiten in Laboratorien, in der Versuchstierhaltung, in der Biotechnologie und in Einrichtungen des Gesundheitsdienstes.

TRBA 400

2.8 Nicht-Schutzstufentätigkeiten

Nicht-Schutzstufentätigkeiten sind alle Tätigkeiten mit Biostoffen, die keiner Schutzstufe zuzuordnen sind.

2.9 Fachkunde

Die Anforderungen an die Fachkunde sind abhängig von der Art der Aufgabe und dem Ausmaß der Gefährdung. Die Fachkunde umfasst grundsätzlich eine geeignete Berufsausbildung, einschlägige Berufserfahrung und Kompetenz im Arbeitsschutz. Näheres zur Fachkunde regelt die TRBA 200 „Anforderungen an die Fachkunde nach Biostoffverordnung".

2.10 Exposition

Eine Exposition liegt vor, wenn Beschäftigte bei ihren Tätigkeiten mit Biostoffen in Kontakt kommen.

2.11 Psychische Belastung

Unter „Psychischer Belastung" versteht man die Gesamtheit aller erfassbaren Einflüsse, die von außen auf den Menschen zukommen und psychisch auf ihn einwirken[1].

2.12 Psychische Beanspruchung

Psychische Belastungsfaktoren rufen Auswirkungen hervor, die individuell unterschiedlich sind und von den jeweiligen persönlichen Voraussetzungen abhängen (psychische Beanspruchung)[2]. Hierbei spielen auch individuelle Bewältigungsstrategien eine Rolle. Die psychische Beanspru-

---
1) Definition „Psychische Belastung" DIN EN ISO 10075-1
2) Definition „Psychische Beanspruchung" DIN EN ISO 10075-1

chung kann bei gleich ausgeprägten Belastungsfaktoren demnach individuell sehr unterschiedlich sein.

Unabhängig davon haben bestimmte psychische Belastungsfaktoren (z.b. Arbeitsverdichtung) in der Regel negative Auswirkungen (Beeinträchtigungen).

3. Grundsätze zur Durchführung einer Gefährdungsbeurteilung

(1) Von Biostoffen können infektiöse, sensibilisierende und toxische Wirkungen ausgehen. Diese Wirkungen von Biostoffen können gemeinsam auftreten. Sonstige, die Gesundheit schädigende Wirkungen können als Folge von Infektionen oder toxischen Wirkungen von Biostoffen auftreten. Darunter werden krebserzeugende oder fruchtschädigende / fruchtbarkeitsgefährdende Wirkungen verstanden. Nähere Informationen zu den möglichen Gesundheitsgefährdungen sind in Anlage 1 zusammengefasst.

(2) Bei der Gefährdungsbeurteilung sind die von der Tätigkeit mit Biostoffen ausgehenden Gefährdungen zu beurteilen. Vorerkrankungen oder andere individuelle Veranlagungen, die zu einer erhöhten Gefährdung der betroffenen Beschäftigten durch Biostoffe führen können, sind im Rahmen der arbeitsmedizinischen Prävention zu berücksichtigen.

3.1 Verantwortung und Organisation

(1) Der Arbeitgeber ist verpflichtet nach § 5 Arbeitsschutzgesetz die Arbeitsbedingungen seiner Beschäftigten daraufhin zu beurteilen, ob deren Gesundheit oder Sicherheit gefährdet ist.

TRBA 400

Ziel dieser Gefährdungsbeurteilung ist es zu ermitteln, welche Schutzmaßnahmen getroffen werden müssen, um Gesundheitsgefährdungen bei Beschäftigten zu verhindern.

(2) Am Arbeitsplatz können gleichzeitig unterschiedliche Belastungen oder Gefährdungen bestehen. Diese sind zunächst getrennt zu erfassen und zu beurteilen und anschließend in einer gesamten Gefährdungsbeurteilung zusammenzuführen. Die Schutzmaßnahmen sind aufeinander abzustimmen und müssen alle Gefährdungen berücksichtigen (siehe Abbildung 1). Das methodische Vorgehen bei der Gefährdungsbeurteilung umfasst folgende Schritte:

1. Erfassung von Arbeitsbereichen und Tätigkeiten
2. Ermittlung der am Arbeitsplatz bestehenden Gefährdungen und Belastungen, z.b. durch Biostoffe, gentechnisch veränderte Organismen, Gefahrstoffe, Lärm, mechanische Gefährdungen, Hitze, Kälte oder psychische Belastung
3. Bewertung der ermittelten Belastungen und Gefährdungen
4. Festlegung der notwendigen Schutzmaßnahmen und deren Umsetzung
5. Regelmäßige Überprüfung der Wirksamkeit der getroffenen Schutzmaßnahmen
6. Dokumentation der Gefährdungsbeurteilung.

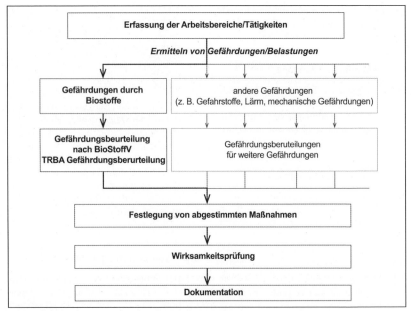

Abb. 1: Gefährdungen durch Biostoffe als Teil der Beurteilung der Arbeitsbedingungen nach § 5 ArbSchG

(3) Werden Beschäftigte mehrerer Arbeitgeber an einem Arbeitsplatz tätig oder werden bestimmte Tätigkeiten im Betrieb an Fremdfirmen vergeben, sind die jeweiligen Arbeitgeber nach § 8 ArbSchG verpflichtet, bei der Durchführung der Sicherheits- und Arbeitsschutzbestimmungen zusammenzuarbeiten. Eine gegenseitige Information über die mit den Arbeiten verbundenen Gefahren für Sicherheit und Gesundheit der Beschäftigten ist erforderlich. Ggf. ist die Gefährdungsbeurteilung gemeinsam durchzuführen und die Durchführung von Schutzmaßnahmen abzustimmen.

Der Arbeitgeber muss sich je nach Art der Tätigkeit vergewissern, dass die Beschäftigten anderer Arbeitgeber hinsichtlich der Gefahren für ihre Sicherheit und Gesundheit angemessene Anweisungen erhalten haben.

(4) Liegt ein Fall der Arbeitnehmerüberlassung vor, ist zur betriebsspezifischen Unterweisung der Entleiher verpflichtet. Hierbei sind die Erfahrungen und Qualifikationen der Personen, die ihm zur Arbeitsleistung überlassen worden sind, zu berücksichtigen.

3.2 Formale Anforderungen

(1) Die Gefährdungsbeurteilung nach der Biostoffverordnung muss fachkundig erfolgen. Verfügt der Arbeitgeber nicht selbst über die entsprechenden Kenntnisse, hat er sich fachkundig beraten zu lassen. Regelungen zur erforderlichen Fachkunde enthält die TRBA 200 „Anforderungen an die Fachkunde nach Biostoffverordnung".

(2) Nach § 4 Absatz 2 BioStoffV ist die Gefährdungsbeurteilung mindestens jedes zweite Jahr zu überprüfen, bei Bedarf zu aktualisieren und das Ergebnis zu dokumentieren. Aktualisierungsanlässe sind:

1. maßgebliche Veränderungen der Arbeitsbedingungen, wie z.b. der Einsatz neuer Arbeitsmittel oder Arbeitsverfahren, anderer biologischer Arbeitsstoffe oder Materialien,
2. neue Informationen, wie z.b. Unfallberichte und Ergebnisse von Unfalluntersuchungen,
3. Erkenntnisse aus der arbeitsmedizinischen Vorsorge,
4. ungenügende Wirksamkeit der festgelegten Schutzmaßnahmen.

(3) Für vergleichbare Tätigkeiten und Expositionsbedingungen (z.B. mehrere gleichartige Arbeitsplätze) kann der Arbeitgeber eine gemeinsame Gefährdungsbeurteilung durchführen. Tätigkeiten, die mit einer hohen Gefährdung verknüpft sind, wie Tätigkeiten der Schutzstufen 3 und 4, sollten jedoch nicht pauschal, sondern einzeln beurteilt werden. Dies gilt auch für Tätigkeiten, die nicht regelmäßig durchgeführt werden wie z.B. Wartungs-, Reparatur- oder Instandhaltungsarbeiten.

(4) Voraussetzung für eine sachgerechte und vollständige Beurteilung der Gefährdungen sowie für die Festlegung der erforderlichen Schutzmaßnahmen ist die Ermittlung

1. ob Tätigkeiten ausgeübt werden sollen, die einer Schutzstufe (Schutzstufentätigkeiten) zuzuordnen sind oder nicht (Nicht-Schutzstufentätigkeiten),

TRBA 400

2. biostoffbezogener Informationen,
3. tätigkeitsbezogener Informationen.

(5) Die ermittelten Informationen zur Infektionsgefährdung und den Gefährdungen durch sensibilisierende oder toxische Wirkungen sind unabhängig voneinander zu beurteilen. Diese Einzelbeurteilungen sind zu einer Gesamtbeurteilung zusammenzufassen.

(6) Bei der Informationsbeschaffung sind die tätigkeitsrelevanten betriebseigenen Erfahrungen einschließlich der Kenntnisse und Fähigkeiten der Beschäftigten sowie die entsprechenden betrieblichen Unterlagen, wie z.B. Berichte aus den betrieblichen Arbeitsschutzausschuss-Sitzungen, Unfallmeldungen, Erkenntnisse über arbeitsbedingte Erkrankungen und ggf. vorliegende innerbetriebliche Unterlagen zu Messungen heranzuziehen.

ist bei Nicht-Schutzstufentätigkeiten überwiegend nicht gegeben; deshalb ist eine umfassende Informationsbeschaffung insbesondere zur Identität der Biostoffe nicht immer möglich, zum Beispiel in Kläranlagen und in der Abfallentsorgung. Aufgrund dieser Unterschiede ist die Herangehensweise an die Gefährdungsbeurteilung verschieden. Schutzstufentätigkeiten und Nicht-Schutzstufentätigkeiten werden deshalb in dieser TRBA getrennt geregelt (siehe Abbildung 2).

3.3 Tätigkeiten mit / ohne Schutzstufenzuordnung

(1) Bei Tätigkeiten mit Biostoffen wird unterschieden zwischen Tätigkeiten mit oder ohne Schutzstufenzuordnung.

Tätigkeiten mit Biostoffen in Laboratorien, in Versuchstierhaltungen, in der Biotechnologie und in Einrichtungen des Gesundheitsdienstes sind einer Schutzstufe zuzuordnen (im Weiteren **Schutzstufentätigkeiten** genannt). Alle anderen Tätigkeiten mit Biostoffen brauchen keiner Schutzstufe zugeordnet zu werden (im Weiteren **Nicht-Schutzstufentätigkeiten** genannt).

(2) Bei Schutzstufentätigkeiten sind die vorkommenden oder eingesetzten Biostoffe in der Regel bekannt oder zumindest hinreichend bestimmbar. Dies

TRBA 400

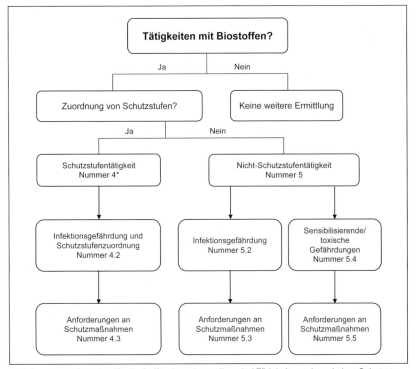

Abb. 2: Ablaufschema für die Gefährdungsbeurteilung bei Tätigkeiten mit und ohne Schutzstufenzuordnung

* Sensibilisierende/toxische Gefährdungen siehe Nummer 4 Absatz 3 und Anforderungen an Schutzmaßnahmen siehe Nummer 4.3 Absatz 3

3.4 Ableitung von Schutzmaßnahmen

(1) Die Schutzmaßnahmen sind entsprechend dem Ergebnis der Gefährdungsbeurteilung mit dem Ziel festzulegen und umzusetzen, eine Exposition der Beschäftigten zu verhindern oder, sofern dies nicht möglich ist, zu minimieren. Dies hat unter den Gesichtspunkten der Erforderlichkeit, Eignung und Angemessenheit entsprechend folgender Rangfolge zu geschehen:

1. Substitution der Biostoffe
   Biostoffe, die eine Gesundheitsgefährdung für Beschäftigte darstellen, sind, soweit dies zumutbar und nach der Art der Tätigkeit oder nach dem Stand der Technik möglich ist, durch Biostoffe zu ersetzen, die für die Beschäftigten weniger gefährlich sind (z.B. Auswahl von geeigneten Stämmen der Risikogruppe 1 für die Bodensanierung

oder als Futtermittelzusatzstoffe, Auswahl von Laborstämmen mit einem geringeren Gefährdungspotenzial).

Substitution der Arbeitsverfahren und Arbeitsmittel
Sofern die Gefährdung nicht durch eine Substitution der Biostoffe erreicht werden kann, sind Arbeitsverfahren und Arbeitsmittel so zu gestalten oder auszuwählen, dass Biostoffe am Arbeitsplatz nicht frei werden.

2. Bauliche, technische und organisatorische Schutzmaßnahmen
Der Arbeitgeber hat die baulichen, technischen und organisatorischen Schutzmaßnahmen festzulegen, die erforderlich sind, um die Exposition der Beschäftigten so gering wie möglich zu halten.

3. Persönliche Schutzausrüstung (PSA)
Persönliche Schutzausrüstung, wie z.B. Atemschutz, ist dann angemessen, wenn auch nach Ausschöpfung der Maßnahmen nach 1 bis 2 der Schutz der Beschäftigten nicht ausreichend gewährleistet ist. Belastende persönliche Schutzausrüstungen, wie es bestimmte Arten von Atemschutz sind, dürfen dabei keine Dauermaßnahme sein.

(2) Bei der Festlegung der Schutzmaßnahmen sind der Stand der Technik sowie gesicherte arbeitswissenschaftliche Erkenntnisse zu berücksichtigen.

(3) Grundsätzlich sind bei allen Tätigkeiten mit Biostoffen die Hygienemaßnahmen entsprechend § 9 Absatz 1 oder 2 der Biostoffverordnung festzulegen und zu treffen. Weitere Maßnahmen sind bei Tätigkeiten mit Biostoffen der Risikogruppe 1 ohne sensibilisierende, toxische oder sonstige, die Gesundheit schädigende Wirkungen nicht erforderlich.

(4) Bereits bestehende Schutzmaßnahmen sind daraufhin zu prüfen, ob sie den in der Gefährdungsbeurteilung ermittelten Anforderungen entsprechen und sind ggf. anzupassen. Dies umfasst auch Schutzmaßnahmen, die auf Grund anderer Rechtsvorschriften (z.b. Gefahrstoffverordnung) getroffen wurden (siehe auch Abbildung 1).

(5) Es ist zu prüfen, ob Maßnahmen der arbeitsmedizinischen Vorsorge zu treffen sind.

(6) Die erforderlichen Schutzmaßnahmen, die für die jeweilige Wirkung (infektiös, sensibilisierend, toxisch) eines Biostoffs ausgewählt wurden, müssen im Rahmen einer Gesamtbeurteilung auf einander abgestimmt werden (siehe Nummer 7).

(7) Psychische Belastungen können in einem Zusammenhang mit dem Gefährdungspotenzial von Biostoffen stehen, z.B. bei Tätigkeiten mit hochpathogenen Erregern. Weiterhin können psychische Belastungen das Risiko von Unfällen, wie Nadelstichverletzungen erhöhen. Darüber hinaus können psychische Belastungen die individuelle Immunabwehr beeinflussen. Deshalb sind auch solche Belastungen zu minimieren.

4. Gefährdungsbeurteilung bei Schutzstufentätigkeiten (§ 5 BioStoffV)

(1) Die Schutzstufen sind ein Maßstab für die Höhe der Infektionsgefährdung einer Tätigkeit und bestimmen das erforderliche Schutzniveau. Sie orientieren sich an der Risikogruppe des jeweiligen Biostoffs. Entsprechend den vier Risikogruppen werden vier Schutzstufen (Schutzstufe 1 – 4) unterschieden.

(2) In den Branchen, in denen Schutzstufentätigkeiten (Nummer 3.3) stattfinden, stehen Tätigkeiten mit Biostoffen mit infektiöser Wirkung im Vordergrund.

(3) Sensibilisierende und toxische Wirkungen von Biostoffen werden nicht über die Schutzstufenzuordnung erfasst. Jedoch können auch bei Schutzstufentätigkeiten sensibilisierende und toxische Eigenschaften von Biostoffen das Gefährdungspotenzial der Tätigkeiten bestimmen, z.b. wenn Biostoffe der Risikogruppe 1, die toxische und/oder sensibilisierende Eigenschaften aufweisen, gezielt bei Forschungsarbeiten eingesetzt werden.

(4) Für die Schutzstufenzuordnung ist die Art der Tätigkeit relevant. Die Vorgehensweise unterscheidet sich, je nachdem, ob es sich um gezielte oder nicht gezielte Tätigkeiten handelt.

(5) Bei **gezielten Tätigkeiten**
- ist der Biostoff der Art (Spezies) nach bekannt,
- sind die Tätigkeiten auf den Biostoff ausgerichtet und
- ist das Ausmaß der Exposition gegenüber dem Biostoff im Normalbetrieb hinreichend bekannt oder abschätzbar.

Beispiele für **gezielte Tätigkeiten** sind:
- Kultivierung definierter Biostoffe und deren Weiterverarbeitung
- Verwendung von Referenzstämmen in der Diagnostik
- Arbeiten mit Zellkulturen
- Infizieren von Versuchstieren mit Biostoffen

(6) **Nicht gezielte Tätigkeiten** liegen vor, wenn mindestens eines der drei unter Absatz 5 genannten Kriterien für eine gezielte Tätigkeit nicht erfüllt ist.

Beispiele für **nicht gezielte Tätigkeiten** sind:
- Untersuchung humaner und tierischer Probenmaterialien (z.B. Blut, Urin, Stuhl, Gewebe)
- Untersuchung, Behandlung und Pflege von Menschen und Tieren
- Untersuchung von Umweltproben im Labor (z.B. Boden, Wasser, Luft)
- Füttern von infizierten Versuchstieren

4.1 Informationsermittlung

4.1.1 Tätigkeitsbezogene Informationen

(1) Betriebsabläufe, Arbeitsverfahren und Tätigkeiten sowie Arbeitsmittel sind zu erfassen. Dabei ist zu prüfen, ob und in welchem Umfang Beschäftigte gegenüber Biostoffen exponiert sein können. Gefährdungen können tätigkeitsabhängig sehr verschieden sein.

TRBA 400

> **Beispiel**
>
> Das Fiebermessen eines an Hepatitis B erkrankten Patienten mit einem Infrarot-Fieberthermometer stellt keine gefährdende Tätigkeit dar, da ein Kontakt zu Hepatitis-B-Viren (HBV) unwahrscheinlich ist. Dagegen birgt das Verbinden einer offenen Wunde beim gleichen Patienten die Gefahr einer Exposition gegenüber HBV durch Blutkontakt.

(2) Bei gezielten Tätigkeiten sind Art, Dauer, Höhe und Häufigkeit der Exposition in der Regel bekannt oder zumindest hinreichend abschätzbar. Dies kann ggf. auch der Fall bei nicht gezielten Tätigkeiten sein, z.B. bei der Fütterung von Versuchstieren, die zuvor (gezielt) infiziert wurden oder bei der Bearbeitung von Proben, deren Infektionsstatus bekannt ist.

(3) Es ist weiterhin zu ermitteln, ob aus vergleichbaren Tätigkeiten mit Biostoffen Erkenntnisse existieren

- über Gefährdungen, Belastungs- und Expositionssituationen einschließlich psychischer Belastungen,
- über tätigkeitsbedingte Erkrankungen und Gegenmaßnahmen sowie
- aus der arbeitsmedizinischen Vorsorge.

Hinweis: Informationen zu vergleichbaren Tätigkeiten können z. B. den Informationsschriften der Länder, der Bundesanstalt für Arbeitsschutz und Arbeitsmedizin oder der Unfallversicherungsträger entnommen werden.

4.1.2 Biostoffbezogene Informationen

(1) Für die Gefährdungsbeurteilung sind die Eigenschaften der bekannten und möglicherweise vorkommenden Biostoffe zu ermitteln. Dazu gehören

- die Risikogruppe,
- die erregerspezifischen Übertragungswege,
- sofern verfügbar – weitere spezifische Informationen, wie z.b. Infektionsdosis, infektiöse Stadien etc. und
- mögliche sensibilisierende oder toxische Wirkungen.

Hinweis: Allgemeine Informationen zur Infektionsgefährdung und zu Übertragungswegen finden sich in Anlage 1, Teil 1 und Teil 4. Informationsquellen für weitere biostoffbezogene Daten finden sich in Nummer 11 „Literaturverzeichnis".

4.2 Beurteilung der Infektionsgefährdung und Schutzstufenzuordnung

(1) Auf der Grundlage der ermittelten Informationen ist die Infektionsgefährdung zu beurteilen und sind die Tätigkeiten einer Schutzstufe zuzuordnen. Die Schutzstufen sind ein Maßstab für die Höhe der Infektionsgefährdung. Für die Zuordnung zu einer Schutzstufe ist ausschließlich die Infektionsgefährdung relevant und nicht die sensibilisierenden und toxischen Wirkungen.

(2) Die Schutzstufenzuordnung wird folgendermaßen durchgeführt:

- Bei **gezielten Tätigkeiten** leitet sich die Schutzstufe direkt von der Risikogruppe der gehandhabten Biostoffe ab. Erfolgen z.B. Tätigkeiten mit Biostoffen der Risikogruppe 2, so werden diese der Schutzstufe 2 zugeordnet. Kommen unterschiedliche Biostoffe vor, so ist der Biostoff mit der höchsten Risikogruppe maßgebend für die Schutzstufenzuordnung.

- Bei **nicht gezielten Tätigkeiten** richtet sich die Schutzstufe nicht zwingend nach dem Biostoff mit der höchsten Risikogruppe, sondern nach dem Grad der Infektionsgefährdung für die Beschäftigten. Dieser ist auf der Grundlage folgender Kriterien zu bestimmen:
  - Wahrscheinlichkeit des Vorkommens von Biostoffen unter Einbeziehung ihrer jeweiligen Risikogruppe;
  - spezifische Eigenschaften des Biostoffs (z.b. Überlebensfähigkeit unter den Bedingungen am Arbeitsplatz; stadienspezifische Infektiosität, Abhängigkeit von Vektoren);
  - der Art der Tätigkeit (z.b. manuelle Arbeitsschritte oder automatisierte Verfahren, Verletzungsgefahren, Aerosolbildung);
  - der Art, Dauer, Höhe und Häufigkeit der ermittelten Exposition.

(3) Es kann keine höhere Schutzstufe festgelegt werden, als es der Biostoff mit der höchsten Risikogruppe vorgibt.

4.3 Anforderungen an Schutzmaßnahmen

(1) Die Schutzstufe ist ausschlaggebend für die Festlegung der notwendigen Schutzmaßnahmen. Diese sind entsprechend den in Nummer 3.4 festgelegten Grundsätzen festzulegen und umzusetzen. Bei Tätigkeiten der Schutzstufe 1 sind die Hygienemaßnahmen entsprechend § 9 Absatz 1 und 2 BioStoffV bzw. der TRBA 500 ausreichend. Ansonsten müssen die Schutzmaßnahmen geeignet sein, bei

- Tätigkeiten der Schutzstufe 2 die Exposition der Beschäftigten zu minimieren,
- Tätigkeiten der Schutzstufen 3 die Exposition der Beschäftigten zu verhindern,
- Tätigkeiten der Schutzstufen 4 die Exposition der Beschäftigten sicher zu verhindern.

(2) Die geltenden TRBA für Schutzstufentätigkeiten sind anzuwenden. Die Technischen Regeln TRBA 100 „Schutzmaßnahmen für Tätigkeiten mit biologischen Arbeitsstoffen in Laboratorien" und TRBA 120 „Versuchstierhaltung" geben Hilfestellungen bei der Gefährdungsbeurteilung in Laboratorien bzw. in der Versuchstierhaltung. Sie enthalten beispielhafte Schutzstufenzuordnungen unter anderem für typische nicht gezielte Tätigkeiten in diesen Arbeitsbereichen. Die TRBA 250 „Biologische Arbeitsstoffe im Gesundheitswesen und in der Wohlfahrtspflege" gibt Hilfestellung zur Gefährdungsbeurteilung im Gesundheitswesen und in der Wohlfahrtspflege. Sie legt die Kriterien für die Schutzstufen 1 – 4 der entsprechenden (durchweg nicht gezielten) Tätigkeiten fest und unterlegt diese mit Beispielen.

(3) Sensibilisierende und toxische Wirkungen sind gesondert zu bewerten. Es ist zu prüfen, ob die auf der Grundlage der Schutzstufe festgelegten Schutzmaß-

TRBA 400

nahmen ausreichen. Ist dies nicht der Fall, sind weitergehende Maßnahmen notwendig.

Hinweis: Sind die Tätigkeiten der Schutzstufe 1 zugeordnet, können ggf. Einzelmaßnahmen der Schutzstufe 2 (z.b. Arbeiten unter einer Sicherheitswerkbank) einen ausreichenden Schutz vor den sensibilisierenden und toxischen Wirkungen gewährleisten. In höheren Schutzstufen kann davon ausgegangen werden, dass die dort zutreffenden Schutzmaßnahmen in der Regel ausreichend sind.

5. Gefährdungsbeurteilung bei Nicht-Schutzstufentätigkeiten (§ 6 BioStoffV)

Nicht-Schutzstufentätigkeiten sind alle Tätigkeiten mit Biostoffen, die in Laboratorien, in der Versuchstierhaltung, in der Biotechnologie sowie in Einrichtungen des Gesundheitsdienstes stattfinden (siehe Nummer 3.3). Solche Tätigkeiten werden beispielsweise in der Land- und Forstwirtschaft, in der Veterinärmedizin, in der ambulanten Pflege, in der Abfall- und Abwasserwirtschaft, in Schlachtbetrieben, im Zoohandel, bei Arbeiten an bestehenden Sanitäranlagen, bei Reinigungs- und Sanierungsarbeiten oder in Biogasanlagen durchgeführt.

5.1 Informationsermittlung bei Nicht-Schutzstufentätigkeiten

5.1.1 Tätigkeitsbezogene Informationen

(1) Betriebsabläufe und Arbeitsverfahren sind so zu erfassen, dass die einzelnen Tätigkeiten überprüft werden können hinsichtlich

1. der Möglichkeit einer Freisetzung von Biostoffen und einer Exposition der Beschäftigten,
2. der Art der Exposition sowie
3. der Höhe, Dauer und Häufigkeit der Exposition insbesondere bei Biostoffen mit sensibilisierenden oder toxischen Wirkungen.

(2) Eine Exposition liegt vor, wenn Beschäftigte bei ihren Tätigkeiten mit Biostoffen in Kontakt kommen. Entscheidend für den Grad der Gefährdung sind die Art und das Ausmaß der Exposition in Verbindung mit den Eigenschaften des Biostoffs. Bei infektiösen Biostoffen sind erregerspezifisch unterschiedliche Übertragungswege für das Infektionsgeschehen relevant (zu den Übertragungswegen siehe Anlage 1 Teil 1 und Teil 4).

Beispiel

Legionellen müssen über die Atemwege aufgenommen werden, um zu einer Infektion zu führen, wohingegen bei Tetanuserregern eine Verletzung der Haut die Voraussetzung für eine Infektion ist.

(3) Die sensibilisierenden oder toxischen Wirkungen von Biostoffen kommen z.B. bei Aufnahme von Schimmelpilz- oder Endotoxinbelasteter Luft über die Atemwege zum Tragen.

(4) Die Art der Exposition ist von zentraler Bedeutung für die Auswahl geeigneter Schutzmaßnahmen, deren Ziel die Unterbrechung möglicher Übertragungswege bzw. der Aufnahmepfade von Biostoffen ist.

(5) Zur Ermittlung der Art, Häufigkeit und Höhe der Exposition sind die Betriebsabläufe, Arbeitsverfahren, Ar-

beitsmittel und Tätigkeiten daraufhin zu prüfen, ob es zu einer Freisetzung von Biostoffen kommt und auf welche Weise diese erfolgt. Im Hinblick auf die Höhe der Exposition sind beispielsweise die Menge und Beschaffenheit der gehandhabten Materialien sowie die Intensität der mechanischen Bearbeitung von Bedeutung.

Beispiel

Die Staubbildung ist bei der Bearbeitung trockener Naturrohmaterialien, wie Heu, Stroh, Getreide oder Zwiebeln höher als bei vergleichbaren Tätigkeiten mit feuchtem Material. Auch der Grad der Verarbeitung kann die Höhe der Exposition beeinflussen. Bei Tätigkeiten mit Rohbaumwolle ist die Exposition in der Regel höher als bei Tätigkeiten mit dem fertigen Gewebe. Bei Tätigkeiten mit Flüssigkeiten kann es je nach Arbeitsverfahren zu einer Aerosolbildung kommen (z.b. Tätigkeiten mit Hochdruckreinigern, Schleifprozesse, Fräsen). Auch die Arbeitsplatzbedingungen können die Höhe der Exposition beeinflussen, wie z.b. schlechte Lüftungsbedingungen.

(6) Es ist zu prüfen, ob Bedingungen gegeben sind, die z.b. eine Besiedlung von Materialien mit Biostoffen bzw. eine Vermehrung schon vorhandener Biostoffe ermöglichen. Faktoren, die dabei eine Rolle spielen können, sind z.B. hohe Luftfeuchtigkeit, Wärme, geringe Durchlüftung, mangelhafte Reinigung und Hygiene, wobei Staub und sonstige Verunreinigungen als Nahrungsgrundlage für Biostoffe dienen können.

(7) Erfahrungen und Erkenntnisse aus vergleichbaren Tätigkeiten, ggf. auch aus anderen Branchen, sind zu berücksichtigen, z.B.

- zur Exposition, sofern vorhanden auch aus Messungen und
- zu tätigkeitsbedingten Erkrankungen.

Entsprechende Informationen können ggf. bei den Präventionsabteilungen der Unfallversicherungsträger oder den Arbeitsschutzbehörden der Länder abgefragt werden oder aus Unfallberichten oder der arbeitsmedizinischen Vorsorge hervorgehen.

5.1.2 Biostoffbezogene Informationen

(1) In der Regel können die vorkommenden Biostoffe nicht umfassend und genau ermittelt werden, da sie nach Tätigkeit und Arbeitsmaterial zeitlich und örtlich variieren können und auch von äußeren Einflussfaktoren (z.b. Temperatur, Feuchtigkeit) abhängig sind. Bei der Informationsermittlung sind deshalb die Biostoffe zu berücksichtigen, mit denen bei der Durchführung der zu beurteilenden Tätigkeit erfahrungsgemäß zu rechnen ist. In Nummer 11 „Literaturverzeichnis" finden sich entsprechende Informationsquellen.

(2) Für die ermittelten Biostoffe ist, sofern möglich, festzustellen

1. welche gesundheitsschädigenden Eigenschaften sie besitzen (infektiös, sensibilisierend, toxisch), in welche Risikogruppen sie eingestuft sind und
2. über welche Übertragungswege bzw. Aufnahmepfade sie aufgenommen werden.

(3) Die Informationsermittlung beinhaltet die Prüfung, ob

- lediglich mit dem Vorkommen der Biostoffe zu rechnen ist,

TRBA 400

- mit einer Exposition gegenüber Biostoffen, insbesondere der Risikogruppe 3 zu rechnen ist,
- genau bekannt ist, dass Biostoffe der Risikogruppe 3 vorliegen.

(4) Beim Vorkommen von sensibilisierend und toxisch wirkenden Biostoffen muss keine Differenzierung zwischen einzelnen Arten vorgenommen werden. Hier reicht beispielsweise die Information, dass bei der Sortierung von Abfällen regelhaft Schimmelpilze vorkommen.

(5) Bei der Informationsermittlung ist zusätzlich zu prüfen, ob aufgrund besonderer Situationen Biostoffe berücksichtigt werden müssen, die normalerweise nicht vorkommen. Dies ist zum Beispiel in der Nutztierhaltung der Fall, wenn eine bestimmte Tierseuche auftritt oder in Parkanlagen, bei denen aufgrund der Nutzung durch die Drogenszene mit weggeworfenen, benutzten Spritzen zu rechnen ist. Zu berücksichtigen ist auch das Vorkommen von Tieren, die Infektionserreger übertragen oder ausscheiden können, zum Beispiel von Ratten bei der Kanalreinigung.

(6) Regionale oder jahreszeitliche Unterschiede sind zu berücksichtigen. So spielen z.B. durch Vektoren übertragbare spezifische Krankheitserreger nur in bestimmten Regionen eine Rolle.

Beispiele für Vektoren sind Zecken und Mücken. Aber auch Nagetiere, Hunde, Katzen oder Fledermäuse können als Vektoren Krankheitserreger übertragen.

(7) Im Hinblick auf eine mögliche Infektionsgefährdung ist in Arbeitsbereichen von Nicht-Schutzstufentätigkeiten in der Regel mindestens mit dem Vorkommen von Biostoffen der Risikogruppe 1 und 2 zu rechnen. Für einige Arbeitsbereiche ist das mögliche oder gesicherte Vorkommen von Biostoffen der Risikogruppe 3 bei der Beurteilung der Infektionsgefährdung ausschlaggebend. Einen Überblick gibt Anlage 3.

(8) Im Hinblick auf mögliche sensibilisierende oder toxische Wirkung ist in Arbeitsbereichen von Nicht-Schutzstufentätigkeiten in der Regel von einer Mischexposition von sensibilisierend und toxisch wirkenden Biostoffen auszugehen.

Hinweis: Allgemeine Informationen zu den möglichen Wirkungen durch Biostoffe und zu Übertragungswegen finden sich in der Anlage 1.

5.2 Konvention zur Beurteilung der Infektionsgefährdung

(1) Bei der Beurteilung der Infektionsgefährdung werden die nachfolgenden Gefährdungskategorien als Konvention festgelegt.

- **Keine oder eine vernachlässigbare Infektionsgefährdung:**
  - Es kommen nur Biostoffe der Risikogruppen 1 und 2 vor und eine Exposition ist unwahrscheinlich oder geringfügig.
  - Es kommen nur Biostoffe der Risikogruppen 1 und 2 vor und eine Exposition gegenüber diesen Biostoffen besteht. Es gibt aber keine Erkenntnisse zum Auftreten berufsbedingter Infektionskrankheiten bei diesen oder vergleichbaren Tätigkeiten oder Arbeitsbedingungen.

- **Infektionsgefährdung vorhanden:**
  - Es kommen Biostoffe der Risikogruppen 1 und 2 vor und eine Exposition gegenüber diesen Biostoffen besteht. Es gibt Erkenntnisse zum Auftreten berufsbedingter Infektionskrankheiten bei diesen oder vergleichbaren Tätigkeiten oder Arbeitsbedingungen.
  - Wenn mit einer Exposition gegenüber Biostoffen der Risikogruppe 3 zu rechnen ist, ist grundsätzlich davon auszugehen, dass eine Infektionsgefährdung vorhanden ist.

(2) In der Anlage 3 sind beispielhaft branchentypische Tätigkeiten, die dort vorkommenden infektiösen Biostoffe mit ihren Übertragungswegen und die entsprechenden Gefährdungskategorien zusammengefasst.

5.3 Anforderungen an Maßnahmen zum Schutz vor einer Infektionsgefährdung

(1) Die Schutzmaßnahmen sind entsprechend den in Nummer 3.4 festgelegten Grundsätzen festzulegen und zu treffen. Dabei steigen die Anforderungen mit der Höhe der Gefährdung.

- Bei Tätigkeiten ohne oder mit einer vernachlässigbaren Infektionsgefährdung sind die allgemeinen Hygienemaßnahmen entsprechend § 9 Absatz 1 der Biostoffverordnung in der Regel ausreichend.
- Bei Tätigkeiten mit vorhandener Infektionsgefährdung müssen die Schutzmaßnahmen geeignet sein, eine Exposition der Beschäftigten zu minimieren.

(2) In besonderen Fällen, wie dem Ausbruch einer Tierseuche durch Biostoffe der Risikogruppe 3 oder Sanierungsarbeiten an alten Gerbereistandorten mit lebensfähigen Milzbrandsporen, müssen die Schutzmaßnahmen geeignet sein, eine Exposition der Beschäftigten sicher zu verhindern.

(3) Bei Tätigkeiten, die mit solchen vergleichbar sind, die einer Schutzstufenzuordnung unterliegen, z.B. in der ambulanten Pflege oder in der Veterinärmedizin, können aus den Schutzstufen geeignete Schutzmaßnahmen ausgewählt werden (siehe Nummer 4.3).

5.4 Konvention zur Beurteilung der Gefährdung durch luftgetragene sensibilisierend und toxisch wirkende Biost

Für die Beurteilung der Gefährdung durch die sensibilisierende und toxische Wirkung von Biostoffen sind insbesondere die Expositionshöhe, -dauer und -häufigkeit von Bedeutung. Zur Beurteilung der Expositionshöhe werden drei Expositionsstufen als Konvention festgelegt. Nach Berücksichtigung von Dauer und Häufigkeit der Exposition gelangt man zu den Gefährdungsstufen „erhöht", „hoch", „sehr hoch", auf deren Grundlage die Anforderungen an Schutzmaßnahmen festgelegt werden. Diese Konventionen sind insbesondere für die Branchen und Tätigkeiten, die nicht von einer spezifischen TRBA abgedeckt sind, für die Gefährdungsbeurteilung heranzuziehen.

5.4.1 Expositionsstufen für luftgetragene Biostoffe

(1) Dem Konzept der Expositionsstufen liegt die Annahme zugrunde, dass die Gefährdung mit der Höhe der Expositi-

on steigt. Die Expositionsstufen sind in Form einer Konvention festgelegt.

(2) Am Arbeitsplatz sind es insbesondere die luftgetragenen sensibilisierenden Biostoffe, die in hoher Konzentration über lange Zeit und wiederholt eingeatmet, zur Sensibilisierung bis hin zu allergischen Atemwegserkrankungen führen können. Für die Beurteilung des sensibilisierenden Potenzials liegen weder Arbeitsplatzgrenzwerte noch Dosis-Wirkungsbeziehungen vor.

(3) Toxisch wirkende Biostoffe können systemische oder lokale Effekte (z.B. Atemtrakt, Augenschleimhäute) bewirken. Für die toxische Wirkung von Pilzen oder Bakterien gibt es keine Dosis-Wirkungsbeziehungen und somit auch keine gesundheitsbasierten Grenzwerte.

(4) Die Höhe der Exposition gegenüber sensibilisierenden oder toxischen Biostoffen in der Luft am Arbeitsplatz wird auf der Basis von Konventionen in folgende Expositionsstufen unterteilt:

- Expositionsstufe „erhöht"
- Expositionsstufe „hoch"
- Expositionsstufe „sehr hoch"

(5) Für die Zuordnung zu Expositionsstufen stehen zwei Möglichkeiten zur Verfügung:

a) anhand von Messwerten,
b) anhand von Materialeigenschaften, Tätigkeits- und Arbeitsplatzmerkmalen.

a) **Zuordnung von Tätigkeiten anhand von Messwerten**

Auch wenn die Biostoffverordnung keine Messverpflichtung vorgibt, können Arbeitsplatzmessungen oder die Nutzung bestehender Messwerte, ggf. aus vergleichbaren Tätigkeiten, für die Gefährdungsbeurteilung hilfreich sein. Geeignet sind nur Messwerte, die auf einer standardisierten Messmethodik basieren und für die repräsentative Werte für die Hintergrundbelastung vorliegen (siehe Anlage 2). Liegen für eine Tätigkeit Messwerte für verschiedene Biostoffe vor, sind die mit der höchsten Expositionsstufenzuordnung entscheidend.

Schimmelpilze

Die Expositionsstufen für luftgetragene Schimmelpilze werden wie folgt festgelegt:

- **Expositionsstufe „Erhöht"**
  10.000 (10^4) bis 100.000 (10^5) KBE*/m^3; in diesem Bereich ist die Arbeitsplatzkonzentration erhöht.

- **Expositionsstufe „Hoch"**
  100.000 (10^5) bis 1.000.000 (10^6) KBE/m^3; in diesem Bereich ist die Arbeitsplatzkonzentration hoch.

- **Expositionsstufe „Erhöht"**
  größer 10^6 KBE/m^3; in diesem Bereich ist die Arbeitsplatzkonzentration sehr hoch.

Endotoxine

Die Expositionsstufen für luftgetragene Endotoxine werden wie folgt festgelegt:

* KBE steht für Koloniebildende Einheiten

TRBA 400

- **Expositionsstufe „Erhöht"**
  100 (10^2) bis 1.000 (10^3) EU*/m^3; in diesem Bereich ist die Arbeitsplatzkonzentration erhöht.
- **Expositionsstufe „Hoch"**
  1.000 (10^3) bis 10.000 (10^4) EU/m^3; in diesem Bereich ist die Arbeitsplatzkonzentration hoch.
- **Expositionsstufe „Erhöht"**
  größer 10^4 EU/m^3; in diesem Bereich ist die Arbeitsplatzkonzentration sehr hoch.

Die Expositionsstufen sind nicht gesundheitsbasiert. Sie orientieren sich an der natürlichen Hintergrundkonzentration von Biostoffen in der Außenluft (vergleiche Anlage 2).

b) **Zuordnung von Tätigkeiten anhand von Materialeigenschaften, Tätigkeits- und Arbeitsplatzmerkmalen**

Liegen keine Werte von Arbeitsplatzmessungen vor, so ist eine Orientierung anhand Materialeigenschaften, Tätigkeits- und Arbeitsplatzmerkmalen möglich.

Bei Tätigkeiten mit Materialien, die Biostoffe enthalten, mit Biostoffen kontaminiert oder besiedelt sind, z.b. unbehandelten Naturmaterialen oder Abfällen, ist in der Regel mit der Freisetzung von Biostoffen in die Atemluft und einer erhöhten Exposition zu rechnen, es sei denn die Freisetzung ist ausgeschlossen. Dies gilt auch für Tätigkeiten mit Tieren, Tiermaterialien wie Tierhaaren oder tierischen Ausscheidungen. Tätigkeiten mit geringem Umfang insbesondere hinsichtlich der gehandhabten Menge, fallen in der Regel nicht in die Expositionsstufe „Erhöht", z.b. das Bestücken von Obst- und Gemüseauslagen im Einzelhandel.

Ob die Tätigkeiten den Expositionsstufen „Hoch" oder „Sehr hoch" zuzuordnen sind, hängt von verschiedenen Faktoren ab. Dazu zählen:

Materialeigenschaften

- unbehandelte Naturprodukte, z.B. Jute, Hopfen, Reet
- Sichtbarer Schimmelpilzbefall, z.B. Sanierung von Archivgut
- Hohe spezifische Oberfläche, z.b. Holzhackschnitzel, Kräuter und Gewürze
- Neigung zur Staubfreisetzung, z.B. Heu, Getreide
- Grad der Verarbeitung, z.B. bei Baumwolle oder Flachs

Tätigkeitsbezogene Faktoren

- Intensität der Bewegung oder Be- und Verarbeitung der Materialien, z.B. Rüttelsiebe, offene Übergabestellen von Förderbändern
- unmittelbarer Kontakt zu kontaminierten Materialien
- Menge der gehandhabten Materialien, z.B. im Großhandelsmaßstab
- Dauer und Häufigkeit der zu bewertenden Tätigkeit
- Tätigkeiten mit Aerosolbildung, z.B. beim Einsatz von Hochdruckreinigern, beim Fräsen oder Schleifen

---

* EU steht für Endotoxineinheiten (englisch endotoxin units)

Arbeitsplatzbezogene Faktoren

- Arbeiten in geschlossenen Räumen mit unzureichender Lüftung, z.B. in Hallen ohne Querlüftung
- Lagerbedingungen, die eine Vermehrung von Biostoffen begünstigen, z.B. Lagerung im Außenbereich mit Witterungseinfluss
- Ausfall technischer Einrichtungen, z.B. Lüftung, Trocknungsprozesse

Es kann davon ausgegangen werden, dass mit der Zahl der Faktoren die zutreffen, die Höhe der Exposition steigt.

Bei Unsicherheiten über die Höhe der Exposition können Arbeitsplatzmessungen gemäß TRBA 405 „Anwendung von Messverfahren und technischen Kontrollwerten für luftgetragene Biologische Arbeitsstoffe" hilfreich sein.

In der Tabelle in der Anlage 4 werden Tätigkeiten und die damit in der Regel verbundene Expositionsstufe beispielhaft aufgelistet.

5.4.2 Beurteilung der Expositionsdauer und -häufigkeit

Grundsätzlich wird davon ausgegangen, dass bei sensibilisierend und toxisch wirkenden Biostoffen die Gefährdung auch mit der Dauer und der Häufigkeit der Exposition steigt bzw. bei kurzzeitigen und seltenen Tätigkeiten geringer ist als bei regelmäßigen und dauerhaften Tätigkeiten.

Für die weiteren Beurteilungsschritte werden die Expositionsdauer und -häufigkeit zur Expositionszeit zusammengefasst (siehe Tabelle 1).

Tabelle 1: Konvention zur Beurteilung der Expositionszeit

Expositionszeit \ Expositionsstufe	bis zu zwei Stunden pro Arbeitstag	länger als zwei Stunden pro Arbeitstag
Weniger als 30 Arbeitstage im Jahr	**kurz**	**mittel**
30 und mehr Arbeitstage im Jahr	**mittel**	**lang**

Bei Tätigkeiten an wechselnden Arbeitsplätzen (z.B. bei der Schimmelpilzsanierung in Gebäuden) kann die Expositionshäufigkeit als Kriterium nicht immer sinnvoll angewendet werden. In diesen Fällen ist die Gefährdung auf der Grundlage der Expositionsstufe und der Expositionsdauer abzuleiten.

5.4.3 Konvention für die zusammenfassende Beurteilung der Gefährdungen durch sensibilisierende und toxische Biostoffe

Für die Gefährdungsbeurteilung müssen die Expositionsparameter Höhe, Dauer und Häufigkeit zusammengeführt werden.

Durch die Kombination der Expositionsstufe und -zeit lässt sich eine Abstufung der Gefährdung durch sensibilisierende und toxische Biostoffe ableiten, was die Grundlage für die Anforderungen an Schutzmaßnahmen darstellt (siehe Tabelle 2).

Tabelle 2: Ableitung von Gefährdungsstufen für Tätigkeiten mit sensibilisierend und toxisch wirkenden Biostoffen

Expositionszeit \ Expositionsstufe	erhöht	hoch	sehr hoch
Kurz	Erhöhte Gefährdung	Erhöhte Gefährdung	Hohe Gefährdung
Mittel	Erhöhte Gefährdung	Hohe Gefährdung	Hohe Gefährdung
Lang	Erhöhte Gefährdung	Hohe Gefährdung	Sehr hohe Gefährdung

5.5 Anforderungen an Maßnahmen zum Schutz vor Gefährdung durch sensibilisierende und toxische Biostoffe

(1) Grundsätzliches Ziel der Schutzmaßnahmen ist die Minimierung der Exposition der Beschäftigten gegenüber sensibilisierenden und toxischen Biostoffen. Unabhängig von den Gefährdungsstufen sind immer die allgemeinen Hygienemaßnahmen nach § 9 Absatz 1 der Biostoffverordnung einzuhalten. Weitergehende Schutzmaßnahmen, z.b. gemäß § 9 Absatz 3 der Biostoffverordnung, sind in Abhängigkeit von der Gefährdungsbeurteilung anzuwenden:

a) **Erhöhte** Gefährdung durch sensibilisierende und toxische Biostoffe
  - Zusätzlich zu den Hygienemaßnahmen nach § 9 BioStoffV Absatz 1 sind die erforderlichen organisatorischen Maßnahmen so auszuwählen und zu treffen, dass die Exposition der Beschäftigten minimiert wird.
  - Es ist zu prüfen, ob über Punkt 1 hinaus auch technische oder bauliche Maßnahmen zu treffen sind, wenn diese Maßnahmen mit angemessenem Aufwand umsetzbar sind.
  - Sind die vorgenannten Maßnahmen nicht ausreichend, kann das Tragen von persönlicher Schutzausrüstung (PSA) zusätzlich erforderlich sein.

b) **Hohe** Gefährdung durch sensibilisierende und toxische Biostoffe
  - Zusätzlich zu den allgemeinen Hygienemaßnahmen nach § 9 BioStoffV Absatz 1 sind bauliche, technische oder organisatorische Maßnahmen so auszuwählen und zu treffen, dass eine Exposition verhindert wird oder mindestens um eine Gefährdungsstufe verringert wird. Dies kann beispielsweise durch Verkürzung der Dauer und Häufigkeit der Tätigkeiten oder durch Änderungen im Arbeitsverfahren erfolgen.
  - Kann trotz Ausschöpfung technischer, baulicher oder organisatorischer Maßnahmen nicht

TRBA 400

erreicht werden, dass die Exposition um eine Gefährdungsstufe verringert wird, ist den Beschäftigten geeignete PSA zur Verfügung zu stellen. Die PSA ist zu tragen.

c) **Sehr hohe** Gefährdung durch sensibilisierende und toxische Biostoffe
   – Zusätzlich zu den allgemeinen Hygienemaßnahmen nach § 9 Absatz 1 BioStoffV sind bauliche, technische oder organisatorische Maßnahmen so auszuwählen und zu treffen, dass eine Exposition verhindert wird oder die Exposition mindestens um zwei Gefährdungsstufen verringert wird.
   – Kann durch Ausschöpfung technischer, baulicher oder organisatorischer Maßnahmen nur eine Verringerung um eine Gefährdungsstufe erreicht werden, ist den Beschäftigten geeignete PSA zur Verfügung zu stellen. Die PSA ist zu tragen.

Hinweise: Im Einzelfall, etwa bei einem Arbeitnehmer mit einer arbeitsplatzrelevanten Allergie, kann sogar eine vollständige Vermeidung der Exposition erforderlich sein.

Kriterien zur Auswahl von persönlicher Schutzausrüstung finden sich in der Stellungnahme des ABAS „Kriterien zur Auswahl der PSA bei Gefährdungen durch biologische Arbeitsstoffe"

[1]. Belastende persönliche Schutzausrüstung ist für jeden Beschäftigten auf das unbedingt erforderliche Minimum zu beschränken.

(2) Es ist zu prüfen, ob Maßnahmen der arbeitsmedizinischen Vorsorge erforderlich sind.

6. Psychische Belastungen bei Tätigkeiten mit Biostoffen

6.1 Auswirkungen psychischer Belastungen

Psychische Belastungen können bei den Beschäftigten zu Beeinträchtigungen mit akuten oder langfristigen Folgen führen, die bei bestimmten Tätigkeiten mit Biostoffen die Gefahr von Infektionen oder allergischen oder toxischen Reaktionen erhöhen können.

(1) Akute Folgen können ein nicht sicherheitsgerechtes Verhalten und eine steigende Unfallgefahr sein. Ursachen dafür sind insbesondere

- nachlassende Aufmerksamkeit, Konzentration,
- Informationsverluste durch leichte Ablenkbarkeit von der Arbeit,
- verlängerte Reaktionszeiten,
- verspätetes oder ausbleibendes Bewusstwerden eigener Fehlhandlungen,
- Tendenz zur reaktiven statt vorausschauenden Arbeitsweise,
- Angst.

(2) Längerfristige Folgen können eine veränderte Immunlage sein, mit der Folge, dass

- virale und bakterielle Prozesse aktiviert werden können,
- eine verzögerte Wundheilung besteht und damit Eintrittspforten für Infektionserreger bestehen können,

TRBA 400

- die Empfindlichkeit gegenüber Allergenen steigt,
- die Ausprägung von Symptomen bei Autoimmunerkrankungen verstärkt werden können,
- die Immunantwort unterdrückt wird,

- bei Impfungen eine geringere Antikörperbildung erfolgt und damit ein Impferfolg ausbleiben kann.

Aufgrund immunologischer Vorgänge können Erkrankungen auch noch zeitversetzt nach der Exposition, z.B. im Urlaub, auftreten.

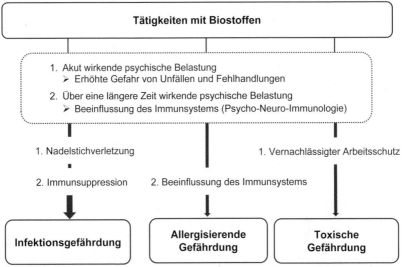

Abbildung 3: Gefährdungen durch Biostoffe unter dem Einfluss psychischer Belastungen

Akute psychische Belastungen können Beanspruchungen wie z.b. Ermüdung, herabgesetzte Wachsamkeit und psychische Sättigung hervorrufen. Folgen können Unfälle wie Nadelstichverletzungen oder vernachlässigter Arbeitsschutz wie Weglassen von Atemschutz sein. Die Infektionsgefährdung und toxische Gefährdung ist erhöht.

Über längere Zeit bestehende psychische Belastungen können zu einer veränderten Immunlage führen. Eine darauf folgende Immunsuppression erhöht die Infektionsgefährdung.

Außerdem kann durch die Beeinflussung des Immunsystems die Empfindlichkeit gegenüber Allergenen gesteigert sein, sowie die Ausprägung allergischer Symptome verstärkt werden.

6.2 Ermittlung psychischer Belastungsfaktoren

Die für die Gefährdungsbeurteilung von nach BioStoffV relevanten psychischen Belastungsfaktoren können im Zusammenhang mit der Arbeitsorganisation, der Arbeitsumgebung einschließlich Arbeitsmit-

TRBA 400

tel, der Arbeitsaufgabe und den beruflichen sozialen Beziehungen auftreten.

Für die Ermittlung der psychischen Belastungsfaktoren sind Beobachtungsinterviews, Mitarbeiterbefragungen sowie moderierte Analyseworkshops möglich. Zusätzlich können Beinahe-Unfälle, Krankenstandsanalysen, Analysen der Unfallversicherungsträger sowie Erkenntnisse der Arbeitsmedizinischen Vorsorge hinzugezogen werden (siehe Anlage 6).

7. Zusammenfassende Beurteilung zur Ableitung von Schutzmaßnahmen

(1) Bei der Festlegung der Schutzmaßnahmen müssen alle vorhandenen Gefährdungen durch Biostoffe einschließlich der psychischen Belastungen bei Tätigkeiten mit Biostoffen berücksichtigt werden. Die jeweils erforderlichen Schutzmaßnahmen müssen zu einem Gesamtkonzept zusammengeführt werden. Die Maßnahmen hinsichtlich der psychischen Belastungen können die Arbeitsorganisation, die Arbeitsumgebung, die Arbeitsaufgabe und die sozialen Interaktionen betreffen.

(2) Die zusammenfassende Beurteilung ist auf der Ebene der Schutzmaßnahmen vorzunehmen. Bestehen beispielsweise aufgrund der infektiösen Gefährdung höhere Anforderungen an Schutzmaßnahmen als aufgrund der sensibilisierend/toxischen Wirkung, so sind die Anforderungen entsprechend der höheren Gefährdung maßgeblich.

(3) Die Schutzmaßnahmen, die aufgrund unterschiedlicher Gefährdungen getroffen werden, dürfen sich in ihrer Wirksamkeit nicht gegenseitig einschränken oder behindern.

8. Wirksamkeitsprüfung

(1) Die Prüfung der Wirksamkeit der getroffenen Schutzmaßnahmen ist integraler Bestandteil der Gefährdungsbeurteilung. Sie umfasst neben der Betrachtung der baulichen und technischen Schutzmaßnahmen auch die Betrachtung der organisatorischen und persönlichen Schutzmaßnahmen.

(2) Es ist festzulegen, wie und in welchen Abständen die Wirksamkeitskontrolle der Schutzmaßnahmen erfolgt. Bei technischen Schutzmaßnahmen ist die Funktion nach § 8 Absatz 6 BioStoffV regelmäßig und deren Wirksamkeit mindestens jedes zweite Jahr zu überprüfen. Das Ergebnis und das Datum der Wirksamkeitsprüfung sind zu dokumentieren.

(3) Eine Überprüfung der Schutzmaßnahmen wird notwendig, wenn es Anhaltspunkte für eine unzureichende Wirksamkeit gibt. Diese lassen sich z.B. aus dem Unfallgeschehen, dem Auftreten von Erkrankungen oder Kreuzkontaminationen (z.B. in Laboratorien) ableiten oder ergeben sich aus Hinweisen auf das Nichteinhalten organisatorischer oder persönlicher Schutzmaßnahmen.

(4) Die Wirksamkeitsprüfung muss auf das Ziel der Schutzmaßnahmen abgestimmt sein. Beispiele sind der angestrebte Rückgang bzw. die Minimierung von Verletzungen durch die Verwendung sicherer Arbeitsmittel, die Minimierung der luftgetragenen Belastung durch Biostoffe, die Einhaltung von Hygienevorgaben oder die richtige Verwendung persönlicher Schutzausrüstungen.

(5) Von einer wirksamen Minimierung der Exposition ist auszugehen, wenn die

TRBA 400

Gefährdungsstufen „hoch" mindestens um eine Stufe bzw. die Gefährdungsstufe „sehr hoch" um mindestens zwei Stufen nach Nummer 5.4.2 reduziert werden (siehe auch Nummer 5.5).

(6) Wurde für bestimmte Arbeitsbereiche, Arbeitsverfahren oder Anlagen ein technischer Kontrollwert (TKW) gemäß der TRBA 405 „Anwendung von Messverfahren und technischen Kontrollwerten für luftgetragene Biostoffe" festgelegt, so ist dieser Wert für die Wirksamkeitsprüfung der entsprechenden technischen Schutzmaßnahmen heranzuziehen.

(7) Ist kein TKW festgelegt, kann die Wirksamkeit der technischen Schutzmaßnahmen auch durch die Überprüfung von zugrunde gelegten Soll-Parametern erfolgen. Im Fall der Lüftungstechnik sind solche Parameter beispielsweise

- Einströmgeschwindigkeit,
- Erfassungsgeschwindigkeit,
- Erfassungsluftstrom.

Hinweise für die Wirksamkeitsprüfung können sich aus den Angaben der Hersteller für den korrekten Betrieb von Anlagen oder Arbeitsmitteln ergeben oder sind dort zu erfragen.

(8) Ob Schutzmaßnahmen wirksam sind, kann ggf. auch durch Messungen geeigneter Parameter überprüft werden. Je nach Arbeitsbereich können dies beispielsweise die Luftkonzentrationen der jeweils relevanten Biostoffe oder definierter Leitorganismen sein, die durch standardisierte Messverfahren zu erfassen sind.

(9) Die Wirksamkeit persönlicher Schutzausrüstungen hängt neben der korrekten Auswahl auch von der richtigen Verwendung ab.

9. Dokumentation

(1) Gemäß § 8 BioStoffV i.V.m. § 6 Absatz 1 Arbeitsschutzgesetz hat der Arbeitgeber die Gefährdungsbeurteilung zu dokumentieren und auf Verlangen der zuständigen Behörde vorzulegen.

(2) Die Beurteilung muss so durchgeführt und dokumentiert werden, dass die getroffenen Entscheidungen nachvollziehbar sind.

(3) Aus den Dokumentationsunterlagen müssen mindestens hervorgehen:

- Zeitpunkt und Personen, die an der Gefährdungsbeurteilung beteiligt waren,
- Nachweis der Fachkunde nach TRBA 200,
- für welche konkreten Tätigkeiten die Gefährdungsbeurteilung durchgeführt wurde,
- die zugrunde gelegten Informationen zur Häufigkeit der Tätigkeiten, Dauer und Höhe der Exposition und ggf. zusätzliche Belastungsfaktoren (z.B. schwere körperliche Arbeit, hohe mikrobielle Belastung des Materials),
- Sachverhalte, zu denen keine ausreichenden Informationen ermittelt werden konnten,
- das Ergebnis der Gefährdungsbeurteilung,
- die festgelegten Schutzmaßnahmen und ggf. die Maßnahmen der arbeitsmedizinischen Vorsorge,
- Begründung, wenn von Technischen Regeln abgewichen wurde,
- Begründung warum von der Rangfolge der Schutzmaßnahmen abgewichen wurde,
- das Ergebnis und Datum der Überprüfung der Wirksamkeit der Schutzmaßnahmen,

TRBA 400

- das Ergebnis der regelmäßigen und ggf. anlassbezogenen Wiederholung der Gefährdungsbeurteilung.

(4) Zu den Unterlagen gehört auch das Verzeichnis der biologischen Arbeitsstoffe gemäß § 7 Absatz 2 BioStoffV. Bei den gezielten Tätigkeiten sind die eingesetzten Biostoffe aufzuführen.

Bei nicht gezielten Tätigkeiten und Tätigkeiten ohne Schutzstufenzuordnung muss das Verzeichnis mindestens die Biostoffe oder Gruppen von Biostoffen (z.b. Schimmelpilze) enthalten, deren Auftreten wahrscheinlich ist und die die Gefährdung bei der Tätigkeit maßgeblich bestimmen (siehe Beispiel).

Biostoff – Verzeichnis (Beispiel Forstwirtschaft)

Lfd. Nr.	Biostoff	Risikogruppe	Übertragungsweg Aufnahmepfad * * soweit bekannt	Art der Wirkung i=infektiös s=sensibilisierend t=toxisch	Material
	Bakterien:				
	Borrelia burgdorferi	2	parenteral	i	Zecken
	Chlamydophila psittaci	3	aerogen	i	Vogelkot
	Clostridium tetani	2	parenteral	i	Erde
	Sporothrix schenkii	2	parenteral	i	Holzsplitter, Pflanzendorne
	Viren:				
	Zentraleuropäisches Zeckenenzephalitisvirus (FSME)	3(**)	parenteral	i	Zecken
	Hantaviren	2/3	aerogen	i	Nagetierkot
	Lyssaviren (Tollwut)	3(**)	parenteral / aerogen	i	Infizierte Tiere
	Pilze:				Erde, Pflanzenmaterial
	Schimmelpilze	1 (2)	inhalativ	s, t	
	Parasiten:				Kontaminierte Beeren und Pilze
	Echinococcus multilocularis	3(**)	oral	i	

(5) Bei Tätigkeiten der Schutzstufe 3 oder 4 hat der Arbeitgeber zusätzlich ein Verzeichnis der Beschäftigten zu führen, die diese Tätigkeiten ausüben. Darin sind die Art der Tätigkeiten, die vorkommenden oder gehandhabten Biostoffe sowie Unfälle und Betriebsstörungen aufzuführen. Dieses Verzeichnis ist gemäß BioStoffV § 7 Absatz 3 personenbezogen noch mindestens 10 Jahre nach Beendigung der Tätigkeit aufzubewahren. Die Beschäftigten sind über die sie betreffenden Angaben unter Einhaltung des Schutzes persönlicher Daten zu informieren. Bei Beendigung des Beschäftigungsverhältnisses erhält der Beschäftigte einen Auszug über die ihn betreffenden Daten. Der Nachweis über die Aushändigung ist vom Arbeitgeber wie Personalunterlagen aufzubewahren.

(6) Die Form der Dokumentation ist dem Arbeitgeber freigestellt. Grundlage können zum Beispiel auch branchenspezifische Hilfestellungen oder Checklisten sein.

(7) Werden ausschließlich Tätigkeiten mit Biostoffen der Risikogruppe 1 ohne sensibilisierende und toxische Wirkungen durchgeführt, kann bei der Dokumentation auf folgendes verzichtet werden:

- das Ergebnis der Substitutionsprüfung (§ 4 Absatz 3 Nummer 4 BioStoffV) und
- auf die Begründung, wenn vom Stand der Technik bzw. den vom ABAS veröffentlichten Erkenntnissen (§ 19 Absatz 4 Nummer 1 BioStoffV) abgewichen wird.

10. Betriebsanweisung, Unterweisung und allgemeine arbeitsmedizinische Beratung

(1) Bei Tätigkeiten mit Biostoffen der Risikogruppen 2 bis 4 hat der Arbeitgeber auf der Grundlage der Gefährdungsbeurteilung nach § 4 BioStoffV vor Aufnahme der Tätigkeit schriftliche Betriebsanweisungen arbeitsbereichs- und biostoffbezogen zu erstellen. Die Betriebsanweisungen sind auch erforderlich für Tätigkeiten mit Biostoffen der Risikogruppe 1 mit sensibilisierender oder toxischer Wirkung. Die wesentlichen Inhalte der Betriebsanweisungen sind in § 14 Absatz 1 BioStoffV beschrieben. Ist eine Aktualisierung der Gefährdungsbeurteilung erforderlich, müssen die Betriebsanweisungen entsprechend angepasst werden.

Hinweis: Beispiele für Muster-Betriebsanweisungen enthält die DGUV Information 213-016 [2].

(2) Auf Grundlage der jeweils aktuellen Betriebsanweisungen hat der Arbeitgeber die Beschäftigten vor Aufnahme der Beschäftigung und danach mindestens jährlich arbeitsplatzbezogen über alle auftretenden Gefährdungen und die erforderlichen Schutzmaßnahmen mündlich zu unterweisen. Inhalt und Zeitpunkt der Unterweisung sind schriftlich festzuhalten und müssen mit Unterschrift von den unterwiesenen Beschäftigten bestätigt werden.

(3) Werden Beschäftigte anderer Arbeitgeber (Fremdfirmen) im Betrieb tätig, so muss gewährleistet sein, dass diese ebenfalls zu möglichen Gefährdungen und erforderlichen Schutzmaßnahmen unterwiesen sind. Dies muss im Rahmen der Zusammenarbeitspflicht mehrerer Arbeitgeber (siehe Nummer 3.1 Absatz 3) sichergestellt werden.

Hinweis: Häufig erfolgt durch die beauftragte Fremdfirma die allgemeine Unterweisung ihrer Beschäftigten, während die spezifische Unterweisung zu den Bedingungen vor Ort durch die Verantwortlichen des Auftrag gebenden Betriebs durchgeführt wird. Die jeweiligen Arbeitgeber müssen sich zu den Inhalten der Unterweisungen abgestimmt haben.

(4) Die Unterweisung ist so durchzuführen, dass bei den Beschäftigten ein Sicherheitsbewusstsein geschaffen wird. Zusätzlich zur Vermittlung von Sachkenntnissen zu Arbeitsabläufen, Gefährdungen und Schutzmaßnahmen in der Unterweisung (Wissen) und der Vermittlung von adäquaten Fähigkeiten

und Schutzmaßnahmen (Können) gilt es, ein Sicherheitsbewusstsein der Mitarbeiter zu schaffen (Wollen). Sie müssen motiviert werden, immer sicher arbeiten zu wollen. Dies geschieht z.B. durch die Einbindung bei der Erstellung von Gefährdungsbeurteilungen oder bei der aktiven Einbindung in die Unterweisungen und Übungen.

Somit nimmt Arbeits- und Gesundheitsschutz einen wichtigen Teil in der Unternehmenskultur ein. Hier sind die dokumentierten und kommunizierten Ziele wie z.B. schriftliche Regeln und Organisationsstruktur und klare Normen und Werte grundlegende Basisfaktoren. Diese müssen für den Mitarbeiter nachvollziehbar sein.

Dieses Wertekonzept ist nur so gut, wie es umgesetzt und eingehalten wird. Nur wenn die Vorgesetzten diese definierten Werte und Maßnahmen tagtäglich umsetzen und vorleben, können sie Vorbild für ihre Mitarbeiter sein.

Im gleichen Maße sind Abweichungen von diesem Verhalten nicht nur zu definieren, sondern auch zu kommunizieren. Die Konsequenzen müssen den Mitarbeitern benannt worden sein und bei Bedarf auch umgesetzt werden, also zu sanktionieren oder zu belohnen. Dies ist in einer vertrauensvollen Kommunikation möglich, in der offen über Abweichungen gesprochen werden kann.

(5) Im Rahmen der Unterweisung ist auch eine allgemeine arbeitsmedizinische Beratung durchzuführen mit Hinweisen zu besonderen Gefährdungen zum Beispiel bei verminderter Immunabwehr. Durch die verbesserten Kenntnisse der Beschäftigten über mögliche gesundheitliche Auswirkungen der Tätigkeiten wird die sinnvolle Nutzung des Instrumentariums der arbeitsmedizinischen Vorsorge unterstützt.

Dabei sind die Beschäftigten insbesondere zu unterrichten über

- ihren Anspruch auf arbeitsmedizinische Vorsorge bzw. deren Art und Umfang (Pflicht-, Angebots- und Wunschvorsorge) einschließlich möglicher Impfungen,
- mögliche tätigkeitsbedingte gesundheitliche Gefährdungen durch die verwendeten bzw. vorkommenden Biostoffe vor allem hinsichtlich der Übertragungswege bzw. Aufnahmepfade,
- möglicher Krankheitsbilder und Symptome,
- der medizinischen Faktoren, die zur Erhöhung des Risikos führen können (z.B. verminderte Immunabwehr) sowie
- Erste-Hilfe-Maßnahmen und ggf. Postexpositionsprophylaxe,
- Frühsymptome von Infektionen und allergischen bzw. toxischen Erkrankungen mit Arbeitsplatzbezug,
- tätigkeitsbezogene Informationen, die sie bei Beschwerden – auch wenn diese verzögert nach Tätigkeitsende auftreten (z.B. exogen allergische Alveolitis) – an behandelnde Ärzte weitergeben sollen.

Bei der arbeitsmedizinischen Beratung ist der Arzt, der mit der Durchführung der arbeitsmedizinischen Vorsorge beauftragt ist, zu beteiligen. Unter „Beteiligung" ist nicht zwingend zu verstehen, dass er die Beratung durchgängig persönlich vornimmt. Das Beteiligungsgebot kann beispielsweise auch erfüllt werden durch ärztliche Schulung der

Personen, die die Unterweisung durchführen oder durch Mitwirkung bei der Erstellung geeigneter Unterweisungsmaterialien.

11. Literaturverzeichnis

[1] Kriterien zur Auswahl der PSA bei Gefährdungen durch biologische Arbeitsstoffe. Beschluss 45/2011 des ABAS vom 05.12.2011 (www.baua.de/abas)

[2] DGUV Information 213-016 – Betriebsanweisungen nach der Biostoffverordnung

[3] Irritativ-toxische Wirkung von luftgetragenen biologischen Arbeitsstoffen am Beispiel der Endotoxine. BAuA Bericht, 6/2005

[4] Bedeutung von Mykotoxinen im Rahmen der arbeitsplatzbezogenen Gefährdungsbeurteilung. BAuA Sachstandsbericht, 6/2007

[5] Verfahren zur Bestimmung der Schimmelpilzkonzentration in der Luft am Arbeitsplatz (Kennzahl 9420). In: IFA-Arbeitsmappe Messung von Gefahrstoffen. 30. Lfg. IV/03. Hrsg.: Deutsche Gesetzliche Unfallversicherung (DGUV), Berlin. Berlin: Erich Schmidt 1989 – Losebl.-Ausg. www.ifa-arbeitsmappedigital.de/9420

[6] Verfahren zur Bestimmung der Bakterienkonzentration in der Luft am Arbeitsplatz (Kennzahl 9430). In: IFA-Arbeitsmappe Messung von Gefahrstoffen. 32. Lfg. IV/04. Hrsg.: Deutsche Gesetzliche Unfallversicherung (DGUV), Berlin. Berlin: Erich Schmidt 1989 – Losebl.-Ausg. www.ifa-arbeitsmappedigital.de/9430

[7] Verfahren zur Bestimmung der Endotoxinkonzentration in der Luft am Arbeitsplatz (Kennzahl 9450). In: IFA-Arbeitsmappe Messung von Gefahrstoffen. 28. Lfg. IV/02. Hrsg.: Deutsche Gesetzliche Unfallversicherung (DGUV), Berlin. Berlin: Erich Schmidt 1989 – Losebl.-Ausg. www.ifa-arbeitsmappedigital.de/9450

[8] Tsigos C, Chrousos GP. Hypothalamic-pituitary-adrenal axis, neuroendocrine factors and stress. J Psychosom Res 2002; 53: 865–871

[9] Cole SW, Sood AK. Molecular pathways: beta-adrenergic signaling in cancer. Clin Cancer Res 2012; 18: 1201?1206

[10] Dhabhar FS. Effects of stress on immune function: the good, the bad, and the beautiful. Immunol Res 2014; 58: 193?210

[11] Tracey KJ. The inflammatory reflex. Nature 2002; 420: 853?859

[12] Schubert, C. . Psychoneuroimmunologie und Psychotherapie. Schattauer Verlag, 2015, ISBN 978-3-7945-3046-5.

[13] Nicolaides NC, Kyratzi E, Lamprokostopoulou A et al. Stress, the stress system and the role of glucocorticoids. Neuroimmunomodulation 2015; 22: 6?19

[14] Van Houdenhove B, Van Den Eede F, Luyten P. Does hypothalamic-pituitary-adrenal axis hypo-function in chronic fatigue syndrome reflect a „crash" in the stress system? Med Hypotheses 2009; 72: 701?705

[15] Cohen S, Janicki-Deverts D, Doyle WJ et al. Chronic stress, glucocorticoid receptor resistance, inflammation, and disease risk. Proc Natl Acad Sci USA 2012; 109: 5995?5999

[16] Morag, M.; Morag, A.; Reichenberg, A.; Lerer, B.; Yirmiya. R. (1999) Psychological variables as predictors of rubella antibody titers and fatigue – a prospective, double blind study. In: J Psychiatr Res. 33, S. 389–395.

[17] Miyazaki, T.; Ishilkawa, S.; Natata, A. et al. (2005) Association between perceived social support and Th1 dominance. In: Biol Psychology. 70, S. 30–37.

[18] iga Report 31 – Risikobereiche für psychische Belastungen

[19] Praxis zkm 2013 – Psychoneuroimmunologie und Infektanfälligkeit

[20] UGBforum 6/14 – Kein Körper ohne Seele

Als weitere Informationsquellen können herangezogen werden:

- Technische Regeln für Biologische Arbeitsstoffe (Übersicht unter www.baua.de/trba)
- branchen- oder tätigkeitsspezifische Hilfestellungen (z.B. Regeln und Informationen der Länder oder der Unfallversicherungsträger
- die GESTIS-Biostoffdatenbank (www.dguv.de/ifa/gestis-biostoffe)

Informationen zu Erregern von Infektionserkrankungen auf nationaler Ebene geben

- das Robert Koch-Institut (RKI) und
- das Friedrich-Loeffler-Institut (FLI).

Die Infektionsgefährdung kann je nach Region unterschiedlich sein. Aktuelle Informationen zur epidemiologischen Situation einzelner Erreger werden auch im Internet bereitgestellt, insbesondere auf den Seiten des Robert Koch-Instituts und des Friedrich-Loeffler-Instituts.

Für viele Arbeitsbereiche, in denen Tätigkeiten mit biologischen Arbeitsstoffen durchgeführt werden, liegen bereits Erfahrungen und branchenspezifische Hilfestellungen vor, die zu einer Gefährdungsbeurteilung herangezogen werden können. Betriebsübergreifende Informationsquellen sind zusätzlich zu den in Absatz 1 beschriebenen Informationsquellen zum Beispiel

- Informationen von Verbänden, Kammern u.a., sowie
- sonstige frei zugängliche, fachbezogene Literatur.

Eine Zusammenfassung relevanter Fragen zur Informationsbeschaffung enthält Anlage 5.

- Informationen zur Berücksichtigung psychischer Belastung: Bundesanstalt für Arbeitsschutz und Arbeitsmedizin (Hrsg.) (2014) Gefährdungsbeurteilung psychischer Belastung, Erfahrungen und Empfehlungen, 1. Auflage, Erich Schmidt Verlag, ISBN 978-3-503-15439-5.
- Empfehlungen zur Umsetzung der Gefährdungsbeurteilung psychischer Belastung, Stand 27.06.2014 und 2. erweiterte Auflage, Herausgeber Leitung des GDA-Arbeitsprogramms Psyche c/o Bundesministerium für Arbeit und Soziales
- Konzept zur Ermittlung psychischer Fehlbelastungen am Arbeitsplatz und

zu Möglichkeiten der Prävention, LV 28, 10.06.2002, Herausgeber: Länderausschuss für Arbeitsschutz und Sicherheitstechnik

- Schedlowski, M.; Tewes, U.: Psychoneuroimmunologie, 1996, Spektrum Akademischer Verlag 1996, ISBN 3-86025-228-3.

- Psychische und psychosomatische Gesundheit in der Arbeit, 2014, Herausgeber: Angerer, Glaser, Gündel, Henningsen, Lahmann, Letzel, Nowak

- Psychosoziale Gesundheit im Beruf, 2007 1. Auflage, Herausgeber: Prof. Dr. med. habil. Andreas Weber und Prof. Dr. med. Dr. phil. Dr. rer. soc. Dipl. Psych. Georg Hörmann

- The immune system as the sixth sense, 2005, J. E. Blalock

Auf den Abdruck der Anlagen wird verzichtet.

TRBA 400

TRBA 450
Einstufungskriterien für Biologische Arbeitsstoffe

Ausgabe: Juni 2016

Die Technischen Regeln für Biologische Arbeitsstoffe (TRBA) geben den Stand der Technik, Arbeitsmedizin und Arbeitshygiene sowie sonstige gesicherte wissenschaftliche Erkenntnisse für Tätigkeiten mit biologischen Arbeitsstoffen, einschließlich deren Einstufung wieder. Sie werden vom **Ausschuss für Biologische Arbeitsstoffe (ABAS)** ermittelt bzw. angepasst und vom Bundesministerium für Arbeit und Soziales im Gemeinsamen Ministerialblatt bekannt gegeben. Die TRBA „Einstufungskriterien für biologische Arbeitsstoffe" konkretisiert im Rahmen des jeweiligen Anwendungsbereichs die Anforderungen der Biostoffverordnung. Bei Einhaltung der Technischen Regeln kann der Arbeitgeber insoweit davon ausgehen, dass die entsprechenden Anforderungen der Verordnung erfüllt sind.

1 Anwendungsbereich

Diese TRBA enthält Kriterien für die Einstufung von biologischen Arbeitsstoffen (Biostoffen) in Risikogruppen gemäß § 3 der Biostoffverordnung.

2 Begriffsbestimmungen

Für eine präzise Beschreibung der Einstufungskriterien ist eine Vielzahl von Fachausdrücken erforderlich, die der besseren Übersichtlichkeit wegen am Ende der TRBA unter Nummer 5 in Form eines Glossars erläutert werden.

3 Allgemeines

(1) Gemäß Biostoffverordnung (BioStoffV) hat der Arbeitgeber bei Tätigkeiten mit Biostoffen eine Gefährdungsbeurteilung durchzuführen, um die Sicherheit und die Gesundheit der Beschäftigten zu gewährleisten. Hierzu zählt insbesondere die Einstufung der Biostoffe. Dabei geht es im Wesentlichen um die Wirkung auf den Menschen durch eine mögliche Exposition.

(2) Biostoffe werden entsprechend dem von ihnen ausgehenden Infektionsrisiko gemäß internationaler Absprache in vier Risikogruppen eingestuft. Die Gefahr einer Infektionskrankheit besteht durch Biostoffe der Risikogruppen 2 bis 4. Prädisponierende Faktoren von Beschäftigten, wie genetische Dispositionen, Vorerkrankungen, Konstitution, Immunsuppression und Diabetes mellitus sind im Rahmen der Gefährdungsbeurteilung zu beachten.

(3) Bei der durch das EU-Recht vorgegebenen Einstufung in Risikogruppen ist die Eigenschaft, Infektionskrankheiten beim gesunden Menschen hervorzurufen, das entscheidende Kriterium. Das Konzept der Richtlinie 2000/54/EG

TRBA 450

und das der BioStoffV sehen zudem vor, sensibilisierende und toxische sowie sonstige die Gesundheit schädigende Wirkungen bei der Gefährdungsbeurteilung am Arbeitsplatz ebenfalls zu berücksichtigen. Sonstige die Gesundheit schädigende Wirkungen treten nur in Verbindung mit spezifischen Infektionserregern auf. Darunter werden krebserzeugende oder fruchtschädigende / fruchtbarkeitsgefährdende Eigenschaften verstanden. Eine Orientierungshilfe dabei sind die auf Biostoffe bezogenen Risikogruppeneinstufungen mit den Hinweisen auf eine Toxinproduktion (Buchstabe T) und mögliche allergene Wirkungen (Buchstabe A) in den TRBA 460, TRBA 462, TRBA 464 und TRBA 466 sowie in den Einstufungslisten [1–4].

(4) Im Allgemeinen erfolgt die Einstufung von Biostoffen auf Speziesebene. Im Einzelfall kann eine abweichende Einstufung von Subspezies, definierten Varietäten (Sero- und Pathovarietäten) oder Stämmen erforderlich sein. Diese ist auf der Basis wissenschaftlicher Erkenntnisse anhand der Kriterien nach Nummer 4 vorzunehmen. Es empfiehlt sich, eine abweichende Einstufung durch den Ausschuss für Biologische Arbeitsstoffe bestätigen zu lassen. Hierfür sind die entsprechenden Daten in einem Dossier zusammenzustellen. Beispiele für solche Mikroorganismendossiers finden sich im Anhang.

Subspezies, Varietäten oder einzelne Stämme können in eine niedrigere Risikogruppe als die Art eingestuft werden, wenn anhand experimenteller Befunde oder durch langjährige Erfahrungen in der Praxis oder in der industriellen Produktion sicher gezeigt werden kann,

dass sie in ihrer Virulenz abgeschwächt sind oder wenn sie bekannte Virulenzgene verloren haben. Stämme, die langjährig sicher in der industriellen Produktion gehandhabt wurden, sind in den TRBA 460, TRBA 462, TRBA 464 und TRBA 466 sowie in den Einstufungslisten [1–4] mit dem Hinweis TA gekennzeichnet.

(5) Bei der Gefährdungsbeurteilung sind nicht allein die verfahrensrelevanten Organismen zu betrachten, sondern auch möglicherweise vorhandene zusätzliche Biostoffe. Diese können bereits bei der Gewinnung des Biostoffes vorhanden sein oder sowohl unbeabsichtigt als auch beabsichtigt sekundär eingebracht worden sein. Wenn die Kontaminante in eine höhere Risikogruppe eingestuft ist und freigesetzt werden kann, dann ist der Organismus mit der höheren Risikogruppe für die Gefährdungsbeurteilung maßgeblich. Dies betrifft insbesondere Zellkulturen, die Bakterien oder Viren enthalten können. Zudem sollte regelmäßig überprüft werden, ob es sich bei dem verwendeten Biostoff noch um den originären Organismus handelt. Durch unbeabsichtigte Kreuzkontamination können Mischkulturen entstehen oder der neu hinzugekommene Organismus kann den ursprünglichen komplett ersetzen.

(6) Unter Opportunisten im Sinne dieser TRBA sind solche Mikroorganismen zu verstehen, die bei gesunden Menschen normalerweise keine Infektionskrankheiten verursachen. Sollten sie dennoch zu Infektionskrankheiten führen, ist dafür neben spezifischen Arteigenschaften auch ihre Infektionsdosis maßgebend. Entscheidender für die Auslösung einer Infektionskrank-

heit durch Opportunisten ist aber die Abwehrlage des Wirtes. Infektionen durch Opportunisten bei gesunden Menschen sind Einzelfälle, gemessen an der Zahl der Exponierten. Die Entscheidung über die Einstufung in die Risikogruppe 1 oder 2 hängt von der Bewertung der Datenlage für den einzelnen Mikroorganismus ab. Erfolgt eine Einstufung in die Risikogruppe 1, sind diese entsprechend als Opportunisten zu kennzeichnen.

(7) Mit wachsendem Erkenntnisstand der Wissenschaft werden regelmäßig neue Mikroorganismen entdeckt und beschrieben, bei vertrauten Mikroorganismen werden bisher nicht erkannte pathogene Eigenschaften festgestellt. Aufgrund eingehender Charakterisierung können sich zunächst höher eingestufte Organismen als weniger gefährlich erweisen. Hier müssen die vorhandenen Listen der eingestuften Mikroorganismen aktualisiert werden, und ggf. müssen Arbeitgeber nicht gelistete oder neu entdeckte Mikroorganismen selbst einstufen. Im Unterschied zur Betrachtung von Gefahrstoffen lässt sich die Bedeutung einzelner Kriterien nicht schematisch wichten. Vielmehr muss eine individuelle fachliche Bewertung anhand der nachfolgenden Kriterien vorgenommen werden (Nummern 4.4 bis 4.8).

4 Einstufungskriterien

Die Einstufungskriterien gelten für die Organismengruppen der Prokaryonten (Bakterien und Archaebakterien), Viren, Pilze, Parasiten, sowie für menschliche und tierische Zellkulturen. Kriterien, die nur für einzelne Organismengruppen gelten, sind unter Nennung der Gruppe durch Kursivdruck hervorgehoben. Für Zellkulturen ist zu berücksichtigen, dass sie als Wirtszellen von Bakterien oder Viren höherer Risikogruppe dienen, oder mit Bakterien vergesellschaftet sein können.

4.1 Systematische Stellung

Die zuverlässige Zuordnung zu einer Art (inklusive: Serovarietät oder Typbezeichnung, sofern relevant, und ggf. Zuordnung zur Familie bzw. Ordnung) stellt die Basis für die Einstufung in eine Risikogruppe dar.

4.2 Stoffwechseleigenschaften von Pro- und Eukaryonten

Nummer 4.2 ist für die Einstufung von Viren und Parasiten ohne Bedeutung. Es muss sich im Folgenden um eine obligate Eigenschaft handeln.

4.2.1 Autotrophie

- phototroph
- chemotroph

4.2.2 Heterotrophie

- psychrophil
- mesophil
- thermophil
- alkaliphil/acidophil

4.3 Natürlicher Standort/Lebensweise

- Vorkommen und typische geographische Verbreitung
- Pathogen oder apathogen
- Wirtsspektrum

Viren:
Bei Viren ist die Betrachtung des Wirtsspektrums/Vektorbereichs unter Hervor-

hebung des Virusreservoirs wichtig, bzw. wo und unter welchen Bedingungen der Erreger natürlicherweise geographisch verbreitet ist.

Zellkulturen:
Organ und gegebenenfalls Tumortyp, aus dem die Zellen explantiert wurden, sowie Immortalisierungsverfahren (z. B. mittels Virusinfektion).

4.3.1 Freilebend (Umwelt)

4.3.2 Saprophytär oder parasitär

Parasiten:
- mit Stadien in der Außenwelt/ohne Stadien in der Außenwelt
- einwirtig/zweiwirtig/mehrwirtig
- Stadien in der Außenwelt sofort infektiös/oder erst nach Reifung infektiös
- mit Vermehrung in der Außenwelt/ ohne Vermehrung in der Außenwelt
- mit Vektor/ohne Vektor
- mit Vermehrung im Vektor/ohne Vermehrung im Vektor

4.3.3 Wirtsbereich/Vektoren

- Pflanze
- Tier
- Wirbellose
- Wirbeltiere
- Säugetiere
- Nichtmenschliche Primaten
- Mensch

Viren:
Verbreitung mit oder ohne Vektor
Vermehrung und/oder Verbreitung im Vektor

4.4 Pathogenität für den Menschen, Virulenz

4.4.1 Pathogenitätsfaktoren/Pathogenitätsmechanismen

- Adhäsine
- Antiphagozytäre Faktoren (Schleim-Kapseln)
- Invasionsfaktoren
- Toxine (Endotoxine oder Exotoxine)
- Immunmodulatoren

Viren:
Onkogenes Potenzial oder Gene, die für Proteine kodieren, die im Wirtsorganismus bei der Regulation der Transkription oder der Signalübertragung beteiligt sind, z.B. Chemokine, Chemokinrezeptoren, Cytokinanaloga, MHC-Analoga, oder Gene, die den programmierten Zelltod beeinflussen und/ oder für die Pathogenität eine ursächliche Rolle spielen (Onkogene, Tumorsuppressorgene).

Zellkulturen:
Enthalten die Zellen humanpathogene Bakterien oder Viren und werden die Viren freigesetzt.

4.4.2 Pathogenität/Virulenz

- Opportunistische Spezies (Stämme)
- Typischerweise auch für immunologisch kompetente Wirte pathogene Spezies (Stämme)
- Virulente Stämme
- Avirulente Stämme

Besteht Unklarheit über Pathogenität bzw. Virulenz eines Stammes können gegebenenfalls zur näheren Bestimmung Tierversuche erforderlich sein. Einschlägige rechtliche Vorgaben zu Tierversuchen und zum Tierschutz sind zu beachten.

4.4.3 Krankheitsbild

- Inkubationszeit
- Zeichen und Symptome
- Schwere und Verlauf (chronisch, akut)
- Komplikationen
- Folgekrankheiten, Spätfolgen
- Asymptomatischer Trägerstatus anstelle bzw. infolge einer klinisch apparenten Infektion

4.4.4 Infektiosität: Infektionsdosis, Kontagionsindex, Manifestation

4.4.5 Persistenz / Latenz / Tenazität

4.4.6 Behandlungsmöglichkeiten

- spezifisch
- symptomatisch
- Häufigkeit und Schwere unerwünschter Wirkungen der indizierten Therapie

4.4.7 Vorbeugungsmöglichkeiten

- Aktive Immunisierung (z. B. Lebend-, Totimpfstoff, Toxoid)
- Passive Immunisierung (z. B. Immunglobulin)
- Prä-expositionelle Chemoprophylaxe (spezifisch, unspezifisch, z. B. Antibiotika, Virustatika)
- Postexpositionsprophylaxe durch Impfung oder Chemotherapie
- Expositionsprophylaxe

4.4.8 Diagnosemöglichkeiten

- Eindeutige klinische Diagnose
- Labordiagnostische Verfahren (geeignetes Probenmaterial/Invasivität der Probengewinnung, Durchführungsdauer des Messverfahrens, Sensitivität, Spezifität)
- Zeitlicher Bezug des frühesten Diagnosezeitpunkts zur Infektiosität bzw. klinischen Symptomatik

Parasiten: Patenz / Präpatenz

4.5 Wechselwirkungen mit anderen Mikroorganismen

Synergistische Infektionen

Viren:
Abhängigkeit von Helferviren
Simultane Infektionen mit verschiedenen Spezies

4.6 Mechanismen und Wege der Übertragung und Verbreitung

4.6.1 Übertragungsmodi und Eintrittspforten

- **Perkutan:**
  Übertragung durch direkten oder indirekten Kontakt mit der verletzten oder unverletzten Haut oder Schleimhaut, insbesondere
  - Übertragung durch direkten Hand- oder Hautkontakt mit infizierten Menschen oder Tieren oder von diesen stammendem Untersuchungsmaterial (direkter Kontakt)
  - Übertragung durch Kontakt mit kontaminierten Gegenständen oder Oberflächen in der Umgebung eines Erkrankten oder Ausscheiders oder im mikrobiologische Laboratorium (indirekter Kontakt)
  - Übertragung durch Sexualkontakte
  - Übertragung auf das Neugeborene während des Durchtritts durch den Geburtskanal

- **Aerogen / durch Inhalation:**
  Übertragung durch Aerosole (erregerhaltige Hustentröpfchen, Tröpfchenkerne oder erregerhaltigen Staub, der auch aus der Umwelt stammen kann) über den Atemtrakt

- **Oral / durch Ingestion:**
  Übertragung durch kontaminiertes (Trink-)Wasser oder kontaminierte Le-

bensmittel einschließlich Muttermilch (kolostral, galaktogen, laktophor) über den Verdauungstrakt
- **Durch Inokulation:**
  Übertragung durch „An-/Einimpfen", insbesondere
  - vektorielle Übertragung durch den Stich oder Kot stechender spezifischer Überträger/Vektoren wie Insekten (Mücken, Läuse, Flöhe) oder Spinnentiere (Zecken)
  - Übertragung durch den Biss besiedelter oder infizierter Menschen oder Tiere
  - Übertragung durch den akzidentellen oder willentlichen Stich/Schnitt mit einem kontaminierten spitzen oder scharfen Instrument (z. B. gebrauchte Injektionsnadel, Skalpell)
  - Übertragung durch parenterale Gabe von Blutprodukten, durch Bluttransfusionen oder durch Gewebe- oder Organtransplantationen
- **Diaplazentar / transplazentar:**
  Übertragung während der Schwangerschaft auf den Embryo oder Feten

4.6.2 Verbreitungsvehikel

- Wasser / Trinkwasser
- Erde
- Luft
- Natürliche und künstliche unbelebte Oberflächen
- Nahrung
- Tiere / Pflanzen
- Menschen

4.6.3 Ausscheidungswege

- Atemluft
- Körpersekrete
- Exkremente (Stuhl, Urin)

4.6.4 Verbreitungsformen

- Sporen
- Konidien
- Eier
- Larven
- Zerkarien
- Metazerkarien
- Oozysten
- Gewebezysten

4.7 Epidemiologie

4.7.1 Erregerreservoire, Infektionsquellen, geographische Verbreitung

- Umwelt (z. B. Oberflächenwasser, Erdboden)
- Pflanzen
- Tiere
- spezifische Überträger (Vektoren)
- Mensch

4.7.2 Häufigkeit der Krankheit

- Inzidenz
- Prävalenz
- Morbidität
- Mortalität
- Letalität

4.7.3 Verteilung der Krankheit

- sporadisch
- epidemisch
- endemisch
- pandemisch

4.7.4 Infektionsentstehung

- endogen
- exogen

4.8 Widerstandsfähigkeit / Tenazität

- Dauerstadienbildung (z. B. Endosporen, Wurmeier, Oozysten)
- Chemo-, Desinfektionsmittelresistenz

- Chemotherapeutikaresistenz
- Thermoresistenz
- Strahlenresistenz inkl. UV
- Trockenresistenz

5 Glossar zur Erläuterung der Einstufungskriterien

Adhäsine	Faktoren, die das spezifische Anhaften von biologischen Arbeitsstoffen an Wirtszellen ermöglichen.
Acidophile Organismen (azidophile O.)	Organismen, die nur im sauren Milieu besonders gut wachsen (pH < 6).
Aktive Immunisierung	Bewusst herbeigeführter Kontakt des Makroorganismus (Mensch, Tier) mit abgeschwächten lebenden oder abgetöteten Krankheitserregern, ihren zellulären Strukturbestandteilen oder Stoffwechselprodukten (z.B. Toxinen) mit dem Ziel, die Bildung schützender spezifischer Immunglobuline (Antikörper) (humorale Immunität) oder den Aufbau einer schützenden zellulären Immunität herbeizuführen.
Alkaliphile Organismen (alkalophile O.)	Organismen, die nur in alkalischem Milieu besonders gut wachsen (pH > 8).
Antiphagozytäre Faktoren	Faktoren, die die Aufnahme von belebten oder unbelebten Partikeln in das Innere von Fresszellen (Phagozyten) behindern und so u.a. einen Schritt der Infektionsabwehr stören.
Apathogen	Nicht krankmachend.
Autotrophie, autotroph	Ernährung ausschließlich auf der Basis von anorganischen Verbindungen.
Chemoprophylaxe (von Infektionskrankheiten)	Gezielte vorbeugende Verwendung von Medikamenten zur Verhinderung einer Infektionskrankheit.
Diaplazentar	durch/über die Plazenta (Mutterkuchen).
Endemie, endemisch	Ständiges Vorkommen in einem räumlich begrenzten Gebiet.
Endogen	Aus innerer Ursache im Körper entstehend oder aus dem eigenen Körper stammend.
Endogene Viren	Viren, die in das Genom der Keimzellen des Wirtes integriert und über die Keimbahn weitergegeben werden (z.B. einige Retroviren).
Endogene Infektion	Infektion durch Organismen der natürlich vorhandenen Flora des Wirtsorganismus, deren Entstehung in der Regel lokale (z.B. Verletzung) oder allgemeine (Abwehrschwäche) bahnende Einflüsse voraussetzt.
Endotoxin	Jedes Toxin (Giftstoff), das erst bei Auflösung von Zellen freigesetzt wird. Hitzestabiles Toxin (Lipopolysaccharid-Protein-Komplex) in der äußeren Zellmembran gram-negativer Bakterien. Seine Freisetzung erfolgt erst bei der Auflösung der Bakterienzelle.

TRBA 450

Endwirt	Bei Parasiten mit Wirtswechsel im Entwicklungsgang derjenige Wirt, in dem der Parasit das geschlechtsreife Stadium erlangt.
Epidemie, epidemisch	Häufung von übertragbaren Krankheiten in zeitlicher und räumlicher Begrenzung.
Exogen	Durch äußere Ursachen entstanden oder von außen in den Körper eingeführt.
Exogene Infektion	Infektion, die durch Übertragung eines Erregers von außen auf den Wirt zustande kommt (endogene Viren können auch übertragen werden).
Exotoxin (= Ektotoxin)	Giftstoff, der vom Produzenten aktiv in die Umgebung ausgeschieden wird.
Expositionsprophylaxe	Maßnahmen zur Verhinderung der Ausbreitung von Erregern durch Ausschalten von Infektionsquellen, Unterbrechung von Übertragungswegen und Einschränkung der Übertragungsmöglichkeit.
Heterotrophie, heterotroph	Ernährung ausschließlich auf der Basis vorhandener organischer Verbindungen.
Immortalisierung	Methode, die menschliche oder tierische Zellen unbegrenzt teilungsfähig macht.
Immunmodulatoren	Substanzen, die Vorgänge im Immunsystem beeinflussen; meist im Sinne einer Stimulation benutzt.
Infektionsdosis	Anzahl von Krankheitserregern, die eine Infektion auslösen können oder die einem Versuchstier eingegeben werden.
Infektiosität	Grad der Fähigkeit eines Krankheitserregers, sich von Wirt zu Wirt übertragen zu lassen, am neuen Wirt zu haften, und sich dort zu vermehren und in oder auf dem Wirtsgewebe zu etablieren.
	Alternativ: Grad der Fähigkeit eines Krankheitserregers, sich von Wirt zu Wirt übertragen zu lassen und sich im Wirt zu vermehren.
Inkubation (Inkubationszeit)	Zeitraum von der Ansteckung (vom Eindringen der Erreger in den Körper) bis zum Auftreten von klinischen Symptomen.
Inzidenz	Häufigkeit des Neuauftretens einer Erkrankung in einer bestimmten Population.
Kolostral	Die zum Ende einer Schwangerschaft gebildete „Vormilch" betreffend.
Kontagionsindex	Verhältnis der an einer Infektion manifest Erkrankten, zu dem nicht erkrankten Anteil eines exponierten Bevölkerungsteils („Kontaktpersonen"), in der Regel bezogen auf 100 derartige der Infektion ausgesetzte Kontaktpersonen.
Kontagiosität, kontagiös	Ansteckungsfähigkeit, ansteckend: die Erreger eines infizierten Organismus werden auf verschiedenen Wegen ausgeschieden und können – mittelbar oder unmittelbar – auf andere Organismen übertragen werden.

TRBA 450

Latenz	Bei Bakterien, Viren, Parasiten: Zeitweiliges Verborgen sein einer Infektionskrankheit. Bei Bakteriophagen: Phase von der Infektion bis zum Auftreten erster infektiöser Stadien.
Mesophile Organismen	Organismen, die bei Temperaturen von etwa 20–40 °C besonders gut wachsen.
Morbidität	Erkrankungshäufigkeit: Zahl der Erkrankten in einer Population bezogen auf 100 000 Individuen pro Jahr.
Mortalität	Sterblichkeit: Zahl der Sterbefälle in einer Population bezogen auf 100 000 Individuen pro Jahr.
Obligat(orisch) pathogen	Obligat: ausschließlich, unerlässlich, unbedingt.
	Pathogen: eine Krankheit auslösend, verursachend, induzierend.
Onkogene	Gene, deren Aktivierung Tumorwachstum induzieren oder fördern kann. Diese können Teil des Genoms von Viren sein.
Opportunistisch pathogen	Nur krankheitsverursachend, wenn die Abwehrfähigkeit des Wirtsorganismus durch lokale (z.B. Wunden) oder allgemeine (z.B. Immunsuppression) Faktoren gestört ist.
Orale Übertragung	Übertragung durch Verschlucken, mit dem Verdauungstrakt als Eintrittspforte für den Krankheitserreger (z.B. fäkal-oral).
Pandemie, pandemisch	Häufung von übertragbaren Krankheiten in zeitlicher, aber nicht räumlicher Begrenzung.
Parasit, parasitär	Schmarotzer: Lebewesen, das sich auf (Ektoparasit) oder im Körper (Endoparasit) anderer Organismen (Wirte) vorübergehend (temporär) oder dauernd (stationär) aufhält und sich auf deren Kosten ernährt.
Parataenischer Wirt (Stapelwirt)	Wirt, in den ein parasitäres Stadium eines Tieres eindringt, sich aber bei anhaltender Infektiosität nicht weiterentwickelt.
Parenterale Übertragung	Übertragung unter Umgehung des Magen-Darm-Kanals (z.B. durch i.m./i.v. Injektion, Bluttransfusion, Organtransplantation, Schnitt- und Stichverletzungen, Stich oder Biss von lebenden Vektoren).
Passive Immunisierung	Verabreichung von spezifischen Antikörpern menschlichen oder tierischen Ursprungs.
Patenz	Zeitraum, in dem Parasiten oder ihre Entwicklungsstadien in Blut, Kot, Urin oder der Haut des Wirtes nachweisbar sind.
Präpatenz	Zeitraum von der Infektion eines Wirtes mit Parasiten bis zu ihrer Nachweisbarkeit in Blut, Kot, Urin oder der Haut.
Perinatal	Zeitraum um die Geburt.
Persistenz, persistierend	Fortbestand, fortbestehend; hier im Sinne anhaltender Lebensfähigkeit von Krankheitserregern ohne ihre Vermehrung.
Phototrophe Organismen	Organismen, die Licht als Energiequelle nutzen.
Prävalenz	Häufigkeit eines bestimmten Merkmals oder einer bestimmten Krankheit zu einem bestimmten Zeitpunkt.

TRBA 450

Psychrophile Organismen	Organismen, die nur bei Temperaturen <20 °C besonders gut wachsen.
Saprophyt, saprophytär	Organismus, der sich von „toten" organischen Stoffen ernährt, sich von „toten" organischen Stoffen ernährend.
Sporadisch	Vereinzelt (vorkommend); verstreut.
Synergistische Wirkung	Die Gesamtwirkung mehrerer Ereignisse oder Erreger ist größer als die Summe ihrer Einzelwirkungen.
Thermophile Organismen	Organismen, die nur bei Temperaturen >40 °C besonders gut wachsen können.
Tumorsuppressorgene	Gene, die Proteine kodieren, die den Zellzyklus kontrollieren oder den programmierten Zelltod auslösen.
Übertragung	Transport eines Infektionserregers von einer Infektionsquelle (z.B. infiziertes Material, erregerhaltige Kultur, infiziertes Tier, infizierter Mensch) auf den Menschen oder andere Wirte.
Vektor	(Über-)Träger (lebend oder unbelebt) von Infektionserregern. GenTG: Ein biologischer Träger, der Nukleinsäure-Elemente in eine neue Zelle einführt.
Zwischenwirt	Wirt, in dem sich der Parasit ungeschlechtlich vermehrt oder in dem die larvalen Stadien eine Metamorphose durchlaufen, bevor sie auf oder in den Endwirt oder andere Zwischenwirte gelangen.

6 Anhaltspunkte für die Bewertung von Fachliteratur zur Pathogenität von Mikroorganismen

6.1 Vorbemerkung

Ziel ist die Einstufung von Mikroorganismen in Risikogruppen nach dem Stand der Wissenschaft. Die nachfolgenden Punkte sollten dabei unbedingt beachtet werden, sind aber keine Kriterien für den Ausschluss einer Literaturstelle.

6.2 Literaturquellen

- Primärliteratur / wissenschaftliche Literatur
  (Bewertung der Häufigkeit zuverlässiger Informationen, Peer Review, in ISI[1]) gelistet)
- Einzelfallbeschreibung / Fachartikel / Review / Publikation eines Fachgremiums
  (Review mit Zitaten der zugänglichen Originalarbeiten, einschlägige Erfahrung des Fachgremiums)
- Fachkompetenz des Autors/Autoren-Kollektivs
  (Veröffentlichungen der Autoren, einschlägige Erfahrung der Institute)
- Alter der Publikation in Bezug zu neueren Publikationen

6.3 Beschreibung des Infektionsgeschehens

- Identifizierung des Erregers
  (geeignete Techniken zur Identifizierung, Verwendung von Referenzstämmen)
- Exponierte Personengruppe
- Beschäftigte
  (Beschreibung der Arbeitsbedingungen, Tätigkeiten, Art der Exposition, Gefährdungsbeurteilung, Angaben zu Schutzmaßnahmen)
- Allgemeinbevölkerung
  (natürliche Exposition über die Umwelt, direkter/indirekter Kontakt, Zoonose)
- Spezielle Personengruppen, insbesondere Patienten medizinischer Einrichtungen, bei denen besondere, z.b. therapeutische Manipulationen vorgenommen werden.
- Betroffene Person
  (gesund, abwehrgeschwächt / Vorschädigungen, ausführliche Beschreibung des Befundes)
- Vorschläge / Hinweise auf eine Einstufung
  (nationale / internationale Einstufung, Begründung der Einstufung)

Auf den Abdruck der Anhänge wird verzichtet.

---

[1] ISI: International Scientific Indexing

TRBA 450

TRBA 462
Einstufung von Viren in Risikogruppen

Ausgabe: April 2012
GMBl Nr. 15-20 vom 25.4.2012
7. Änderung vom 10.11.2020, GMBl Nr. 45

Die Technischen Regeln für Biologische Arbeitsstoffe (TRBA) geben den Stand der Technik, Arbeitsmedizin und Arbeitshygiene sowie sonstige gesicherte wissenschaftliche Erkenntnisse für Tätigkeiten mit biologischen Arbeitsstoffen, einschließlich deren Einstufung, wieder.

Sie werden vom **Ausschuss für Biologische Arbeitsstoffe** ermittelt bzw. angepasst und vom Bundesministerium für Arbeit und Soziales im Gemeinsamen Ministerialblatt (GMBl) bekannt gegeben.

Diese TRBA „Einstufung von Viren in Risikogruppen" konkretisiert im Rahmen des Anwendungsbereichs die Anforderungen der Biostoffverordnung. Bei Einhaltung der Technischen Regeln kann der Arbeitgeber insoweit davon ausgehen, dass die entsprechenden Anforderungen der Verordnung erfüllt sind. Wählt der Arbeitgeber eine andere Lösung, muss er damit mindestens die gleiche Sicherheit und den gleichen Gesundheitsschutz für die Beschäftigten erreichen.

Die vorliegende Technische Regel beruht auf der BGI 631 „Sichere Biotechnologie – Einstufung biologischer Arbeitsstoffe: Viren" des Fachausschusses „Chemie" der Deutschen Gesetzlichen Unfallversicherung (DGUV). Der Ausschuss für Biologische Arbeitsstoffe hat die Inhalte der BGI 631 „Sichere Biotechnologie – Einstufung biologischer Arbeitsstoffe: Viren" in Anwendung des Kooperationsmodells (BArbBl. 6/2003, S. 48) als TRBA in sein Regelwerk übernommen.

1 Anwendungsbereich

Diese TRBA gilt für die Einstufung von Viren in Risikogruppen gemäß der Verordnung über Sicherheit und Gesundheitsschutz bei Tätigkeiten mit biologischen Arbeitsstoffen (Biostoffverordnung).

2 Allgemeines

(1) Die in dieser TRBA in Nummer 3.2 aufgeführten Einstufungen von Viren beinhalten die Legaleinstufungen nach Anhang III der Richtlinie über den Schutz der Arbeitnehmer gegen Gefährdung durch biologische Arbeitsstoffe bei der Arbeit (2000/54/EG) [1]. Weitere Einstufungen nach dem Stand der Wissenschaft sind der Literatur zu entnehmen [2], [3].

(2) Kriterien für die Einstufung biologischer Arbeitsstoffe sowie ein ausführliches Glossar enthält die TRBA 450 „Einstufungskriterien für biologische Arbeitsstoffe" [4]. Im Übrigen sind in dieser TRBA die Begriffe so verwendet, wie sie im Begriffsglossar zu den Regel-

TRBA 462

werken der Betriebssicherheitsverordnung (BetrSichV), Biostoffverordnung (BioStoffV) und der Gefahrstoffverordnung (GefStoffV) des ABS, ABAS und AGS bestimmt sind.

(3) Für die Einstufung ist das von den Viren ausgehende Infektionsrisiko für den gesunden Beschäftigten maßgebend. Entsprechend erfolgt eine Zuordnung zu den Risikogruppen 2 bis 4. Die Liste der Einstufungen enthält auch Viren, bei denen es unwahrscheinlich ist, dass sie beim Menschen eine Infektionskrankheit verursachen und die deshalb der Risikogruppe 1 zugeordnet sind.

(4) Sämtliche Viren, die bereits beim Menschen isoliert, aber noch nicht bewertet und Nummer 3.2 zugeordnet wurden, sind mindestens in Risikogruppe 2 einzustufen, es sei denn, es liegt der Nachweis dafür vor, dass diese Viren aller Wahrscheinlichkeit nach beim Menschen keine Krankheit verursachen.

(5) Von Tätigkeiten mit Viren, die pathogen für wirbellose Tiere und Pflanzen sind, sowie von Bakteriophagen geht nach jetzigem Stand der Wissenschaft keine Gefahr für Menschen und Wirbeltiere aus, da kein human- bzw. wirbeltierpathogenes Potenzial bekannt ist. Wird ausschließlich das Risiko für den gesunden Beschäftigten betrachtet, sind alle wirbellosen- und pflanzenpathogenen Viren sowie Bakteriophagen in die Risikogruppe 1 einzustufen. Sie sind in der Liste daher nicht einzeln aufgeführt.

Tätigkeiten, bei denen Bakteriophagen mit Toxin-Genen und ihre spezifischen Wirtsbakterien gleichzeitig verwendet werden, müssen in der dem Toxin-produzierenden Bakterium entsprechenden Schutzstufe durchgeführt werden (siehe TRBA 466 „Einstufung von Bakterien (Bacteria) und Archaebakterien (Archaea) in Risikogruppen" [5]).

(6) Bei Tätigkeiten mit Zellkulturen, die Viren als zusätzliche biologische Arbeitsstoffe enthalten und freisetzen, bestimmt die Risikogruppe des Virus die Schutzstufe (siehe TRBA 468 „Liste der Zelllinien und Tätigkeiten mit Zellkulturen" [6]).

(7) Neu entdeckte und/oder noch nicht bewertete Viren müssen vom Arbeitgeber selbst eingestuft werden.

(8) Für Einstufungsfragen steht der Unterausschuss 3 „Einstufung" des ABAS[1] beratend zur Verfügung.

3 Liste der Einstufungen der Viren

3.1 Vorbemerkungen

(1) Die Legaleinstufungen nach Anhang III der Richtlinie 2000/54/EG sind in der nachfolgenden Liste in den Spalten „Spezies" und „Infraspezies" durch Fettdruck hervorgehoben.

(2) Bei bestimmten biologischen Arbeitsstoffen, die in die Risikogruppe 3 eingestuft und in der Liste mit zwei Sternchen (**) versehen wurden, ist das Infektionsrisiko für Arbeitnehmer begrenzt, da eine Infizierung über den Luftweg normalerweise nicht erfolgen kann. Diese biologischen Arbeitsstoffe wurden inzwischen einer Prüfung

---

[1] Anschrift: Geschäftsführung des ABAS
Bundesanstalt für Arbeitsschutz und Arbeitsmedizin
Nöldnerstr. 40-42, 10317 Berlin

TRBA 462

daraufhin unterzogen, ob und in welchem Umfang auf bestimmte Sicherheitsmaßnahmen verzichtet werden kann. Informationen über diese organismenspezifischen Sicherheitsmaßnahmen enthält die TRBA 100 „Schutzmaßnahmen für Tätigkeiten mit biologischen Arbeitsstoffen in Laboratorien" [7].

(3) Ist ein Stamm abgeschwächt oder hat er bekannte Virulenzgene verloren, so brauchen die aufgrund der Einstufung seines Elternstammes erforderlichen Sicherheitsmaßnahmen, vorbehaltlich einer angemessenen Bewertung des potenziellen Risikos am Arbeitsplatz, nicht unbedingt ergriffen zu werden. Dies ist beispielsweise der Fall, wenn ein solcher Stamm als Produkt oder Bestandteil eines Produktes zu prophylaktischen oder therapeutischen Zwecken verwendet werden soll.

(4) In der Liste in Nummer 3.2 finden sich neben den für den Arbeitsschutz relevanten Einstufungen auch zusätzliche Hinweise auf die Pathogenität für Wirbeltiere sowie zum zoonotischen Potenzial. Sicherheitsmaßnahmen, die ein Entweichen eines wirbeltierpathogenen Virus in die äußere Umgebung bzw. in andere Arbeitsbereiche minimieren bzw. verhindern, sind in der TRBA 120 „Versuchstierhaltung" [8] niedergelegt.

3.2 Einstufungen der Viren

In der Liste verwendete Kennzeichnungen:

D
Gemäß EG-Richtlinie 2000/54/EG ist das Verzeichnis der gegenüber diesen biologischen Arbeitsstoffen exponierten Beschäftigten länger als 10 Jahre nach dem Ende der letzten bekannten Exposition aufzubewahren.

onc
Virus enthält Gene, die beim natürlichen Wirt (Menschen oder Tiere) maligne Tumore hervorrufen können.

t2
Wegen der Wirbeltierpathogenität können aus tierseuchenrechtlicher Sicht Sicherheits- maßnahmen erforderlich werden, die vergleichbar mit den Sicherheitsmaßnahmen der Schutzstufe 2 ein Entweichen des Virus in die äußere Umgebung bzw. in andere Arbeitsbereiche minimieren (siehe auch TRBA 120).

t3
Wegen der Wirbeltierpathogenität können aus tierseuchenrechtlicher Sicht Sicherheits- maßnahmen erforderlich werden, die vergleichbar mit den Sicherheitsmaßnahmen der Schutzstufe 3 ein Entweichen des Virus in die äußere Umgebung bzw. in andere Arbeitsbereiche verhindern (siehe auch TRBA 120).

t4
Wegen der Wirbeltierpathogenität können aus tierseuchenrechtlicher Sicht Sicherheits- maßnahmen erforderlich werden, die vergleichbar mit den Sicherheitsmaßnahmen der Schutzstufe 4 ein Entweichen des Virus in die äußere Umgebung bzw. in andere Arbeitsbereiche verhindern (siehe auch TRBA 120).

V
Gemäß Anhang III der EG-Richtlinie 2000/54/EG ist ein wirksamer Impfstoff verfügbar.

Z
Die in dieser TRBA mit „Z" gekennzeichneten Viren umfassen die in der Richtlinie 2003/99/EG [9] genannten Zoonoseerre-

TRBA 462

ger sowie weitere, unter Punkt B.4. Anhang I der Richtlinie 2003/99/EG fallende, aber dort nicht namentlich genannte Viren. Diese Kennzeichnungen entstammen [2].

Zoonoseerreger sind sämtliche Viren, Bakterien, Pilze, Parasiten oder sonstige biologische Einheiten, die Zoonosen verursachen können.

Zoonosen sind sämtliche Krankheiten und/oder sämtliche Infektionen, die auf natürlichem Weg direkt oder indirekt zwischen Tieren und Menschen übertragen werden können.

1
Bei Arbeiten mit Arthropoden (natürlichen Vektoren) und/oder bei Tierversuchen sind zusätzliche Maßnahmen zu ergreifen. Siehe TRBA 120 „Versuchstierhaltung" [8] und [10].

2
Meldepflichtige Krankheiten nach § 6 Infektionsschutzgesetz (IfSG).

3
Meldepflichtige Nachweise von Krankheitserregern nach § 7 Infektionsschutzgesetz (IfSG).

4
Meldepflicht bei Verletzung eines Menschen durch ein tollwutkrankes, -verdächtiges oder - ansteckungsverdächtiges Tier sowie bei Berührung eines solchen Tiers oder Tierkörpers (§ 6 Infektionsschutzgesetz – IfSG).

5
Beachte Verordnung über anzeigepflichtige Tierseuchen (TierSeuchAnzV).

6
Beachte Verordnung über meldepflichtige Tierkrankheiten (TkrMeldpflV).

7
Genehmigung bei Einführung des Tierseuchenerregers gemäß Verordnung über das innergemeinschaftliche Verbringen und die Einfuhr von Tierseuchenerregern (Tierseuchenerreger-Einfuhrverordnung – TierSeuchErEinfV).

8
Besondere Genehmigung bei Einführung des Tierseuchenerregers gemäß Verordnung über das innergemeinschaftliche Verbringen und die Einfuhr von Tierseuchenerregern (Tierseuchenerreger-Einfuhrverordnung – TierSeuchErEinfV).

9
Besondere Anforderungen an Beschaffenheit, Betriebsmittel, Betrieb, Verhalten und persönliche Schutzausrüstungen nach der Verordnung über Sera, Impfstoffe und Antigene nach dem Tierseuchengesetz (Tierimpfstoff-Verordnung – TierImpfStV).

TRBA 462 – Liste der human- und wirbeltierpathogenen Viren

Familie	Genus	Spezies	Infraspezies	Synonyme/ englische Bezeichnung	Akronym/ Subtypen	Risiko-gruppe	Containment Tier	Zoonose	Anmerkung
Adenoviridae (dsDNA)									
	Atadenovirus	Adenovirus der Bartagame			BDAdV	1	t2		
		Adenovirus des Kusus			PoAdV	1			
		Bovines Adenovirus D			BAdV- RUS, -4, -5, -8	1	t2		
		Bovines Adenovirus E			BAdV-6	1	t2		
		Bovines Adenovirus F			BAdV-7	1	t2		
		Chamäleon-Adenovirus			ChAdV	1	t2		
		Enten-Adenovirus A			DAdV-1	1			
		Gecko-Adenovirus			GeAdV-1	1	t2		
		Hirsch-Adenovirus			OdAdV-1	1			
		Ovines Adenovirus D			OAdV	1	t2		
		Schlangen-Adenovirus			SnAdV-1	1	t2		
	Aviadenovirus	Adenovirus des Huhns A		Virus des „Egg Drop Syndrome 1976", Chicken-Embryo-Lethal-Orphan-Virus	FAdV-1	1	t2		
		Adenovirus des Huhns B			FAdV-5	1			
		Adenovirus des Huhns C			FAdV-4, -10	1			
		Adenovirus des Huhns D			FAdV-2, -3, -9, -11	1			
		Adenovirus des Huhns E			FAdV-6, -7, -8a, -8b	1			
		Enten-Adenovirus B			DAdV-2	1			
		Gans-Adenovirus			GoAdV-1 bis -3	1			
		Puten-Adenovirus B			TAdV-1, -2	1			
		Tauben-Adenovirus			PiAdV	1			

TRBA 462

Familie	Genus	Spezies	Infraspezies	Synonyme/ englische Bezeichnung	Akronym/ Subtypen	Risikogruppe	Containment Tier	Zoonose	Anmerkung
	Mastadenovirus	Adenovirus des Affen			SAdV-1 bis -20	1	t2		
		Adenovirus des Eichhörnchens			SqAdV-1	1			
		Adenovirus des Meerschweinchens			GPAdV-1	1			
		Adenovirus des Spitzhörnchens			TSAdV-1	1			
		Bovines Adenovirus A			BAdV-1	1	t2		
		Bovines Adenovirus B			BAdV-3	1	t2		
		Bovines Adenovirus C			BAdV-10	1	t2		
		Canines Adenovirus	Canines Adenovirus 1	Hepatitis-Contagiosa-Canis-Virus, Virus der Infektiösen Hundehepatitis	CAdV-1	1			7
			Canines Adenovirus 2	Virus der infektiösen Laryngotracheitis, Zwingerhustenvirus	CAdV-2	1	t2		
		Caprines Adenovirus			GAdV-2	1			
		Equines Adenovirus A			EAdV-1	1	t2		
		Equines Adenovirus B			EAdV-2	1	t2		
		Humanes Adenovirus A			HAdV-12, -18, -31	2			
		Humanes Adenovirus B	Adenovirus des Affen 21		SAdV-21	1	t2		
			Humanes Adenovirus 3, 7, 11, 14, 16, 21, 34, 35, 50		HAdV-3, -7, -11, -14, -16, -21, -34, -35, -50	2			
			Bovines Adenovirus 9		BAdV-9	1	t2		
			Humanes Adenovirus 1, 2, 6		HAdV-1, -2, -6	2			
		Humanes Adenovirus C	Humanes Adenovirus 5		HAdV-5	2			

TRBA 462

Familie	Genus	Spezies	Infraspezies	Synonyme/ englische Bezeichnung	Akronym/ Subtypen	Risiko-gruppe	Containment Tier	Zoonose	Anmerkung
		Humanes Adenovirus D	Humanes Adenovirus 9, 10, 13, 17, 20, 22 bis 30, 32, 33, 36, 38, 39, 42 bis 49, 51		HAdV-9, -10, -13, -17, -20, -22 bis -30, -32, -33, -36, -38, -39, -42 bis -49, -51	2			
		Humanes Adenovirus E	Humanes Adenovirus 8, 19, 37		HAdV-8, -19, -37	2			3
		Humanes Adenovirus E	Adenovirus des Affen 22 bis 25		SAdV-22 bis -25	1	t2		
		Humanes Adenovirus F	Humanes Adenovirus 4		HAdV-4	2			
		Humanes Adenovirus F	Adenovirus des Affen 19		SAdV-19	1	t2		
		Humanes Adenovirus F	Humanes Adenovirus 40, 41		HAdV-40, -41	2			
		Murines Adenovirus A			MAdV-1	1	t2		
		Murines Adenovirus B			MAdV-2	1	t2		
		Ovines Adenovirus A	Bovines Adenovirus 2		BAdV-2	1	t2		
		Ovines Adenovirus A	Ovines Adenovirus 2, 3, 4, 5		OAdV-2, -3, -4, -5	1	t2		
		Ovines Adenovirus B			OAdV-1	1	t2		
		Ovines Adenovirus C			OAdV-6	1	t2		
		Porcines Adenovirus A			PAdV-1, -2, -3	1	t2		
		Porcines Adenovirus B			PAdV-4	1	t2		
		Porcines Adenovirus C			PAdV-5	1	t2		
		Frosch-Adenovirus			FrAdV-1	1	t2		
	Siadenovirus	Puten-Adenovirus A		Virus der Hämorrhagischen Putenenteritis, Virus der Marmormilzkrankheit	TAdV-3	1	t2		7
Nicht zugeordnete Mitglieder									
			Adenovirus des Störs 1		WSAdV-1	1			

TRBA 462

Familie	Genus	Spezies	Infraspezies	Synonyme/ englische Bezeichnung	Akronym/ Subtypen	Risiko-gruppe	Containment Tier	Zoo-nose	Anmerkung
Arenaviridae (ambisense ssRNA)									
	Mamm-arenavirus (vorher Genus Arenavirus)	Allpaahuayovirus			ALLV	2			
		Amaparivirus			AMAV	2			
		Bear-Canyon-Virus			BCNV	3			
		Chapare-Mammarenavirus				**4**			
		Cupixivirus			CPXV	2			
		Flexalvirus			**FLEV**	**3**			
		Guanaritovirus			**GTOV**	**4**		N	
		Ippyvirus			IPPYV	2		N	
		Juninvirus			**JUNV**	**4**		N	**2, 3**
		Lassavirus			**LASV**	**4**		N	2, 3
		Latinovirus			LATV	2			
		Lujovirus			LUJV	4		N	
		Machupovirus			**MACV**	**4**		N	
		Mobalavirus			MOBV	2		N	
		Mopeiavirus			**MOPV**	**2**			
		Oliverosvirus			OLVV	2			
		Pampavirus			PAMV	2			
		Paranvirus			PARV	2			
		Pichindevirus			PICV	2			
		Piritalvirus			PIRV	2			
		Rio-Cacarana-Virus			RCAV	2			
		Sabiavirus (neu Brazilian Mammarenavirus)			**SABV**	**4**		N	
		Tacaribevirus			TCRV	2			
		Tamiamivirus			TAMV	2			

TRBA 462

Familie	Genus	Spezies	Infraspezies	Synonyme/ englische Bezeichnung	Akronym/ Subtypen	Risiko-gruppe	Containment Tier	Zoonose	Anmerkung
		Virus der Lymphozytären Choriomeningitis		Lymphozytäres Choriomeningitis-Virus	**LCMV**	**2**		**Z**	
		Whitewater-Arroyo-Virus			WWAV	3			
Arteriviridae (negative ssRNA)									
	Arterivirus	Equines Arteritisvirus		Pferde-Arteritisvirus	EAV	1	t2		6, 7
		Lactadehydrogenase-Virus			LDV	1	t2		
		Virus des Hämorrhagischen Fiebers des Affen			SHFV	1	t2		7
		Virus des Porcinen Respiratorischen und Reproduktiven Syndroms		Virus der Reproduktiven und Respiratorischen Erkrankung der Schweine, Porcine-Reproductive-and-Respiratory-Syndrome-Virus	PRRSV	1	t2		
Asfarviridae (dsDNA)									
	Asfivirus	Virus der Afrikanischen Schweinepest			ASFV	1	t4		5, 8, 9
Astroviridae (positive ssRNA)									
	Avastrovirus	Enten-Astrovirus			DAstV-1	1			
		Geflügel-Astrovirus	Aviäres Nephritis-Virus 1 und 2		ANV-1, -2	1			
			Geflügel-Astrovirus		CAstV	1			
		Puten-Astrovirus			TAstV-1, -2	1			
	Mamastrovirus	Bovines Astrovirus			BAstV-1, -2	1			
		Felines Astrovirus			FAstV	1			
		Humanes Astrovirus			HAstV-1 bis 8	2			
		Nerz-Astrovirus			MastV	1			
		Ovines Astrovirus			OAstV	1			

TRBA 462

Familie	Genus	Spezies	Infraspezies	Synonyme/ englische Bezeichnung	Akronym/ Subtypen	Risiko-gruppe	Containment Tier	Zoonose	Anmerkung
		Porcines Astrovirus			PAstV	1			
Birnaviridae (dsRNA)									
	Aquabirnavirus	Marines Birnavirus			MABV	1	t2		
		Tellinavirus			TV-2	1	t2		
		Virus der Infektiösen Pankreasnekrose der Forellen			IPNV	1	t2		
		Yellowtail-Ascites-Virus			YTAV	1	t2		
	Avibirnavirus	Virus der Aviären Infektiösen Bursitis		Infectious-Bursal-Disease-Virus, Gumboro-Virus	IBDV	1			6, 7
	Nicht zugeordnete Mitglieder								
		Virus des gefleckten Schlangenkopffisches			BSNV	1			
Bornaviridae (negative ssRNA)									
	Orthobornavirus	Mammalian-1-Orthobornavirus		Bornavirus, Borna disease virus	BoDV-1	2		Z	7
		Mammalian-2-Orthobornavirus		Variegated squirrel bornavirus, Bunthörnchen-Bornavirus	VSBV-1	3		Z	
Bunyaviridae (negative ssRNA)									
	Hantavirus	Andesvirus			ANDV	3		Z	3
		Bayouvirus			BAYV	3		Z	3
		Black-Creek-Canal-Virus			BCCV	3		Z	3
		Cano-Delgadito-Virus			CADV	3		Z	3
		Dobrava-Belgrade-Virus			**DOBV**	**3**		**Z**	**2, 3**
		El-Moro-Canyon-Virus			ELMCV	3		Z	3
		Hantaanvirus		Virus des Mandschurischen Songo-Fiebers, Virus des Koreanischen Hämorrhagischen Fiebers	**HTNV**	**3**		**Z**	**2, 3**

TRBA 462

Familie	Genus	Spezies	Infraspezies	Synonyme/ englische Bezeichnung	Akronym/ Subtypen	Risiko-gruppe	Contain-ment Tier	Zoo-nose	Anmerkung
		Isla-Vista-Virus			ISLAV	2		N	3
		Khabarovskvirus			KHAV	2		N	3
		Laguna-Negra-Virus			LANV	3		N	3
		Muleshoevirus			MULV	3		N	3
		New-York-Virus			NYV	3		N	3
		Prospect-Hill-Virus			**PHV**	**2**		**N**	**3**
		Puumalavirus			**PUUV**	**2**		**N**	**3**
		Rio-Mamore-Virus			RIOMV	3		N	3
		Rio-Segundo-Virus			RIOSV	3		N	3
		Seoulvirus			**SEOV**	**3**		**N**	**3**
		Sin-Nombre-Virus[a]		Four-Corners-Virus, Pulmonary-Syndrome-Virus, Muerto-Canyon-Virus	**SNV**	**3**		**N**	**3**
		Thailandvirus			THAIV	2		N	
		Thottapalayamvirus			TPMV	2		N	
		Topografovirus			TOPV	2		N	3
		Tulavirus			TULV	2		N	3
	Nairovirus	Dera-Ghazi-Khan-Virus			DGKV	2		N	1
		Dugbevirus	Dugbevirus		DUGV	3		N	1
			Nairobi-Schafkrankheit-Virus	Nairobi-Sheep-Disease-Virus	NSDV	3		N	1, 7
		Hughesvirus			HUGV	2		N	1
		Qalyubvirus			QYBV	2		N	1
		Sakhalinvirus			SAKV	2		N	1
		Thiaforavirus	Erevevirus		EREVEV	2		N	1
			Thiaforavirus		TFAV	2		N	1
		Virus des Hämorrhagischen Kongo-Krim-Fiebers	**Hazaravirus**		**HAZV**	**2**		**N**	**1**

[a] Zusätzlich zu den Sicherheitsmaßnahmen der Schutzstufe 3 wird das Tragen eines Atemschutzes (FFP3-Maske) empfohlen.

TRBA 462

Familie	Genus	Spezies	Infraspezies	Synonyme/ englische Bezeichnung	Akronym/ Subtypen	Risiko-gruppe	Containment Tier	Zoonose	Anmerkung
			Khasanvirus		KHAV	3		Z	1
			Virus des Hämorrhagischen Kongo-Krim-Fiebers	Virus des Krim-Kongo Hämorrhagischen Fiebers, Hämorraghisches Kongo-Krim-Fieber-Virus	**CCHFV**	**4**		**Z**	**1, 2, 3**
	Orthobunyavirus	Acaravirus			ACAV	2		Z	1
		Akabanevirus	Akabanevirus		AKAV	2		Z	1
			Sabovirus		SABOV	2	t3	Z	1
			Tinaroovirus		TINV	2		Z	1
			Yaba-7-Virus		Y7V	2		Z	1
		Alajuelavirus	Alajuelavirus		ALJV	2			
			San Juan Virus		SJV	2		Z	1
		Anopheles-A-Virus			ANAV	2			
		Anopheles-B-Virus			ANBV	2			
		Bakauvirus			BAKV	2			
		Batamavirus			BMAV	2			1
		Benevidesvirus			BENV	2			
		Bertiogavirus			BERV	2			
		Bimitivirus			BIMV	2			
		Botambivirus			BOTV	2			
		Bunyamweravirus zzt. 22 Infraspezies z. B.	Bataivirus		BATV	2		Z	1
			Bunyamweravirus		**BUNV**	**2**		**Z**	**1**
			Germistonvirus		**GERV**	**2**		**Z**	**1**
			Maguarivirus		MAGV	2		Z	1
		Bushbushvirus			BSBV	2		Z	1
		Bwambavirus			BWAV	2		Z	1
		Capimvirus			CAPV	2			
		Caraparuvirus			CARV	2		Z	1

TRBA 462

Familie	Genus	Spezies	Infraspezies	Synonyme/ englische Bezeichnung	Akronym/ Subtypen	Risiko-gruppe	Contain-ment Tier	Zoo-nose	Anmerkung
		Catuvirus			CATUV	2		Z	1
		Estero-Real-Virus			ERV	2			
		Gamboavirus			GAMV	2			
		Guajaravirus			GJAV	2			
		Guamavirus			GMAV	2		Z	1
		Guaroavirus			GROV	2		Z	1
		Kaeng-Khoi-Virus			KKV	2		Z	1
		Kairivirus			KRIV	2		Z	1
		Koongolvirus			KOOV	2		Z	1
		Leanyervirus			LEAV	2		Z	1
		Madridvirus			MADV	2		Z	1
		Main-Drain-Virus			MDV	2		Z	1
		Manzanillavirus			MANV	2		Z	1
		Maritubavirus			MTBV	2		Z	1
		Minatitlanvirus	Paläestinavirus		PLSV	2			
			Minatitlanvirus		MNTV	2		Z	
		Mojui-Dos-Campos-Virus			MDCV	2			1
		M'Poko-Virus			MPOV	2		Z	1
		Nyandovirus			NDV	2		Z	1
		Olifantsvleivirus			OLIV	2			1
		Oribocavirus			ORIV	2		Z	
		Oropouchevirus	Abrasvirus		ABRV	2			
			Oropouchevirus		**OROV**	**3**		**Z**	**1**
			Utingavirus		UTIV	2			
			Utivevirus		UVV	3			
		Paravirus			PATV	2			
		Patoisvirus			DOUV	3		Z	1
		Sathuperivirus	Douglasvirus		SATV	2			
			Sathuperivirus						

203

TRBA 462

Familie	Genus	Spezies	Infraspezies	Synonyme/ englische Bezeichnung	Akronym/ Subtypen	Risikogruppe	Containment Tier	Zoonose	Anmerkung
		Shamondavirus			SHAV	2			
		Shunivirus			SHUV	2		Z	1
		Simbuvirus			SIMV	2			
		Tacaiumavirus			TCMV	2		Z	1
		Termeilvirus			TERV	3			
		Tetevirus			TETEV	2			
		Thimirivirus			THIV	2		Z	1
		Timboteuavirus			TBTV	2			
		Turlockvirus			TURV	2			
		Virus der Kalifornischen Enzephalitis							
			Inkoovirus		INKV	2		Z	1
			Jamestown-Canyon-Virus		JCV	2		Z	1
			Keystonevirus		KEYV	2		Z	1
			La-Crosse-Virus		LACV	2		Z	1
			Lumbovirus	entspricht Tahynavirus	LUMV	2		Z	1
			Melaovirus		MELV	2		Z	1
			San-Angelo-Virus		SAV	2		Z	1
			Serra-do-Navio-Virus		SDNV	2		Z	1
			Snowshoe-Hare-Virus		SSHV	2		Z	1
			South-River-Virus		SORV	2		Z	1
			Tahynavirus	entspricht Lumbovirus	TAHV	2		Z	1
			Trivittatusvirus		TVTV	2		Z	1
			Virus der Kalifornischen Enzephalitis	California-Encephalitis-Virus	**CEV**	**2**		**Z**	**1**
		Wyeomyiavirus		Anhembivirus	AMBV	2			
		BeAr-328208-Virus			BAV	2		Z	1
		Macauavirus			MCAV	2			
		Sororocavirus			SORV	2			
		Taiassuivirus			TAIAV	2		Z	1

TRBA 462

Familie	Genus	Spezies	Infraspezies	Synonyme/englische Bezeichnung	Akronym/Subtypen	Risikogruppe	Containment Tier	Zoonose	Anmerkung
			Wyeomyiavirus		WYOV	2		Z	1
	Phlebovirus	Zeglavirus			ZEGV	2			
		Aguacatevirus			AGUV	2		Z	1
		Anhangavirus			ANHV	2		Z	1
		Arboledasvirus			ADSV	2			
		Arumowotvirus			AMTV	2			
		Bhanjavirus			**BHAV**	**2**		**Z**	**1**
		Bujaruvirus	Bujaruvirus		BUJV	2		Z	1
			Mungubavirus		MUNV	2			1
		Caimitovirus			CAIV	2			
		Candiruvirus	Alenquervirus		ALEV	2			
			Candiruvirus		CDUV	2		Z	1
			Itaitubavirus		ITAV	2			
			Niquevirus		NIQV	2			
			Oriximinavirus		ORXV	2			1
			Turunavirus		TUAV	2			
		Chagresvirus			CHGV	2		Z	1
		Chilibrevirus			CHIV	2			
		Corfouvirus			CFUV	2			
		Frijolesvirus			FRIV	2			
		Gabek-Forest-Virus			GFV	2		Z	1
		Gordilvirus			GORV	2			
		Itaporangavirus			ITPV	2			
		Odrenisrouvirus			ODRV	2		Z	1
		Pacuivirus			PACV	2			
		Punta-Toro-Vrus			PTV	2		Z	1
		Rifttalfiebervirus	Belterravirus		BELTV	2		Z	1
			Icoaracivirus		ICOV	2		Z	1

TRBA 462

Familie	Genus	Spezies	Infraspezies	Synonyme/ englische Bezeichnung	Akronym/ Subtypen	Risiko-gruppe	Contain-ment Tier	Zoo-nose	Anmerkung
			Rifttalfiebervirus[b]	Rift-Valley-Fieber-Virus, Rift-Valley-Fever-Virus	**RVFV**	3		Z	V, 1, 5, 7, 9
		Rio-Grande-Virus			RGV	2		Z	1
		Saint-Floris-Virus			SAFV	2			
		Salehebadvirus	Arbiavirus		ARBV	2		Z	1
			Salehebadvirus		SALV	2		Z	1
		Neapel-Sandmückenfieber-Virus							
			Karimabadvirus		KARV	2		Z	
			Neapel-Sandmückenfieber-Virus	Sandfly-Fever-Naples-Virus, Pappatacifieber-Virus, Phlebotomus-fieber-Virus, Sand-mückenfieber-Virus Neapel-Typ	**SFNV**	**2**		**Z**	**1**
			Tehranvirus		THEV	2		Z	
		Toscanavirus		Toskanafieber-Virus	**TOSV**	**2**		**Z**	**1**
		Sizilien-Sandmückenfieber-Virus		Sandfly-Fever-Sicilian-Virus, Sandmücken-fieber-Virus Sizilien-Typ	SFSV	2		Z	1
		Urucurivirus			URUV	2			
		Uukuniemivirus zzt. 13 Infraspezies z. B.							
			Uukuniemivirus		UUKV	2		Z	1
			Zaliv-Terpeniya-Virus		ZTV	2			
	Nicht zugeordnete Mitglieder								
		Antequeravirus			ANTV	2			1
		Aransas-Bay-Virus			ABV	2			1
		Banguivirus			BGIV	2			

[b] In Deutschland nicht zugelassener Impfstoff bzw. experimenteller Impfstoff.

TRBA 462

Familie	Genus	Spezies	Infraspezies	Synonyme/ englische Bezeichnung	Akronym/ Subtypen	Risikogruppe	Containment Tier	Zoonose	Anmerkung
		Barranquerasvirus			BQSV	2			1
		Belemvirus			BLMV	2		Z	
		Belmontvirus			BELV	2			
		Bobayavirus			BOBV	2			
		Caddo-Canyon-Virus			CDCV	2			
		Chimvirus			CHIMV	3			1
		Enseadavirus			ENSV	2			
		Forecariahvirus			FORV	2			1
		Gan-Gan-Virus			GGV	2		Z	1
		Issyk-Kul-Virus			ISKV	3		Z	1
		Kaisodivirus			KSOV	2			
		Kasokerovirus			KASV	2			
		Keterahvirus			KTRV	2			
		Kismayovirus			KISV	2			
		Kowanyamavirus			KOWV	2			
		Lanjanvirus			LJNV	2			
		Lone-Star-Virus			LSV	2			
		Mapputtavirus			MAPV	2			
		Maprikvirus			MPKV	2			
		Okolavirus			OKOV	2			
		Pacoravirus			PCAV	2			
		Razdanvirus			RAZV	2			
		Resistenciavirus			RTAV	2			1
		Salangavirus			SGAV	2			
		Santaremvirus			STMV	2			
		Silverwatervirus			SILV	2			
		Sunday-Canyon-Virus			SCAV	2			
		Taivirus			TAIV	2			1
		Tamdyvirus			TDYV	2			

207

TRBA 462

Familie	Genus	Spezies	Infraspezies	Synonyme/ englische Bezeichnung	Akronym/ Subtypen	Risiko- gruppe	Contain- ment Tier	Zoo- nose	Anmerkung
		Tangavirus			TANV	2		Z	1
		Tataguinevirus			TATV	2		Z	1
		Trubanamanvirus			TRUV	2			
		Upoluvirus			UPOV	2			
		Wanowrievirus			WANV	2		Z	1
		Witwatersrandvirus			WITV	2			
		Yacaabavirus			YACV	2			
		Yoguevirus			YOGV	2			
Caliciviridae (positive ssRNA)									
	Lagovirus	European-Brown-Hare-Syndrom-Virus			EBHSV	1	t2		
		Virus der Hämorrhagischen Kaninchenseuche			RHDV	1	t2		
	Norovirus[c]	Norovirus GI.1	**Norwalk-Virus**		**Hu/NV/ Norwalk/ 1968/US**	**2**		**Z**	**3**
		Norovirus GI.2	Southampton-Virus		Hu/NV/Sout hampton/ 1991/UK	2		Z	3
		Norovirus GI.3	Desert-Shield-Virus		Hu/NV/Dese rt Shield395/ 1990/SA	2		Z	3
		Norovirus GI.4	Chiba-Virus		Hu/NV/ Chiba407/ 1987/JP	2		Z	3
		Norovirus GI.5	Musgrove-Virus		Hu/NV/ Musgrove/ 1989/ UK	2		Z	3
		Norovirus GI.6	Hesse-Virus		Hu/NV/ Hesse3(BS 5)/1997/DE	2		Z	3

[c] Werden unter anderem über Lebensmittel tierischen Ursprungs, z. B. Muscheln, auf den Menschen übertragen. Da sie im Tier jedoch keine Krankheit verursachen, sind sie nicht als Zoonoseerreger im eigentlichen Sinn zu betrachten.

Familie	Genus	Spezies	Infraspezies	Synonyme/ englische Bezeichnung	Akronym/ Subtypen	Risiko-gruppe	Contain-ment Tier	Zoo-nose	Anmerkung
		Norovirus GI.7	Winchester-Virus		Hu/NV/ Winchester/ 1994/UK	2		Z	3
		Norovirus GI.8	Boxor-Virus		Hu/NV/ Boxor/ 2001/US	2		Z	3
		Norovirus GII.1	Hawaii-Virus		Hu/NV/ Hawaii/ 1971/US	2		Z	3
		Norovirus GII.2	Melksham-Virus		Hu/NV/ Melksham/ 1989/UK	2		Z	3
		Norovirus GII.3	Toronto-Virus		Hu/NV/ Toronto24/ 1991/CA	2		Z	3
		Norovirus GII.4	Bristol-Virus		Hu/NV/ Bristol/ 1993/UK	2		Z	3
		Norovirus GII.5	Hillingdon-Virus		Hu/NV/ Hillingdon/ 1994/UK	2		Z	3
		Norovirus GII.6	Seacroft-Virus		Hu/NV/ Seacroft/ 1990/UK	2		Z	3
		Norovirus GII.7	Leeds-Virus		Hu/NV/ Leeds/ 1990/UK	2		Z	3
		Norovirus GII.8	Amsterdam-Virus		Hu/NV/ Amsterdam/ 1998/NL	2		Z	3
		Norovirus GII.9	VA97207-Virus		Hu/NV/ VA97207/ 1997/US	2		Z	3
		Norovirus GII.10	Erfurt-Virus		Hu/NV/ Erfurt/546/ 2000/DE	2		Z	3

TRBA 462

TRBA 462

Familie	Genus	Spezies	Infraspezies	Synonyme/ englische Bezeichnung	Akronym/ Subtypen	Risiko- gruppe	Contain- ment Tier	Zoo- nose	Anmerkung
		Norovirus GII.12	Wortley-Virus		Hu/NV/ Wortley/ 1990/UK	2		Z	3
		Norovirus GII.13	Fayetteville-Virus		Hu/NV/ Fayetteville/ 1998/US	2		Z	3
		Norovirus GII.14	M7-Virus		Hu/NV/M7/ 1999/US	2		Z	3
		Norovirus GII.15	J23-Virus		Hu/NV/ NV-J23/ 1999/US	2		Z	3
		Norovirus GII.16	Tiffin-Virus		Hu/NV-Tiffin/ 1999/US	2		Z	3
		Norovirus GII.17	CS-E1-Virus		Hu/NV-CSE1/ 2002/US	2		Z	3
		Norovirus GII.18	Sw OH-QW 101-Virus		Sw/NV/ SwOH- QW101/ 2003/US	1	t2		
		Norovirus GII.19	Sw OH-QW 170-Virus	Porcines Norovirus	Sw/NV/Sw- H-QW170/ 2003/US	1	t2		
		Norovirus GIII.1	Bovines Jena-Virus		Bo/NV/JV/ 1980/DE	1	t2		
		Norovirus GIII.2	Bovines CH126-Virus		Bo/NV/ CH126/ 1998/NL	1	t2		
		Norovirus GIV.1	Alphatron-Virus		Hu/NV/ Alphatron/ 98-2/1998/ NL	2		Z	3
		Norovirus GV.1	Murines Norovirus		MNV-1/ 2003/US	1	t2		
	Sapovirus	Enterisches Sapovirus des Nerzes		Nerz-Entero-Sapovirus	Mi/SV/MEC/ 1999/US	1	t2		

TRBA 462

Familie	Genus	Spezies	Infraspezies	Synonyme/ englische Bezeichnung	Akronym/ Subtypen	Risiko- gruppe	Contain- ment Tier	Zoo- nose	Anmerkung
		Porcines Enterisches Sapovirus			Sw/SV/ Cowden/ 1980/US	1	t2		
		Sapporo-Virus			Hu/SLV/ Hou/ 1986/US	2			
			Houston/86-Virus		Hu/SLV/ Hou27/ 1990/US	2			
			Houston/90-Virus		Hu/SLV/ Lon29845/ 1992/UK	2			
			London 29845-Virus		Hu/SLV/ Man/ 1993/UK	2			
			Manchester-Virus		Hu/SLV/ Park/ 1994/US	2			
			Parkville-Virus		Hu/SLV/SV/ 1982/JP	2			
			Sapporo-Virus, Isolat Sapporo/82						7
	Vesivirus	Felines Calicivirus			Fe/VV/FCV/ CFI/1968/US	1	t2		
		Nerz-Calicivirus			Mi/VV/MCV 20/1980/US	1	t2		
		Virus des Vesikulären Exanthems des Schweins							
			Bovines Calicivirus		Bo/VV/VESV Bos-1/1981/ US	1	t3		
			Primaten-Calicivirus		Pr/VV/VESV Pan-1/1979/ US	1	t3		
			Reptilien-Calicivirus		VESV-Cro-1	1			
			San-Miguel-Seelöwen-Virus		Pi/VV/VESV/ SMSV-1/ 1972/US	1	t3		

TRBA 462

Familie	Genus	Spezies	Infraspezies	Synonyme/ englische Bezeichnung	Akronym/ Subtypen	Risikogruppe	Containment Tier	Zoonose	Anmerkung
			Stinktier-Calicivirus	Calicivirus des Stinktiers	P/VV/VESV/ SCV/1992/ US	1	t3		7
			Virus des Vesikulären Exanthems des Schweins	Vesikulärexanthem-Virus	Sw/VV/ VESV/A48/ 1948/US	1	t3		
			Wal-Calicivirus		Ce/VV/ VESV/Tur-1/ 1977/US	1	t3		
		Nicht zugeordnete Mitglieder							
			Bovines Enterisches Calicivirus Stamm NB		BEC-NB	1	t2		
			Canines Calicivirus		CaCV	1	t2		
			Geflügel-Calicivirus		FCV	1			
			Montgomery-Country-Virus			2			
			Mountain-Virus			2			
			Taunton-Virus			2			
			Walross-Calicivirus	Calicivirus des Walross	WCV	1	t2		
Circoviridae (ssDNA)									
	Circovirus	Beak-and-Feather-Disease-Virus			BFDV	1	t2		
		Circovirus der Ente		Enten-Circovirus	DuCV	1			
		Circovirus der Gans		Gänse-Circovirus	GoCV	1			
		Circovirus der Möwe		Möwen-Circovirus	GuCV	1			
		Circovirus der Taube		Tauben-Circovirus, Virus des Young Pigeon Disease Syndroms	PiCV	1	t2		
		Circovirus des Finks		Finken-Circovirus	FiCV	1			
		Circovirus des Kanarienvogels		Kanarienvogel-Circovirus	CaCV	1			
		Circovirus des Schweins 1		Porcines Circovirus, Schweine-Circovirus 1	PCV-1	1			

TRBA 462

Familie	Genus	Spezies	Infraspezies	Synonyme/ englische Bezeichnung	Akronym/ Subtypen	Risiko-gruppe	Containment Tier	Zoonose	Anmerkung
		Circovirus des Schweins 2		Porcines Circovirus, Schweine-Circovirus 2	PCV-2	1	t2		
	Gyrovirus	Virus der Infektiösen Anämie der Küken		Hühner-Anämie-Virus	CAV	1	t2		
Coronaviridae (positive ssRNA)									
	Orthocoronavirinae								
		Alphacoronavirus (früher Gruppe 1)							
		Alphacoronavirus 1	Canines Coronavirus		CCoV	1	t2		
			Felines Coronavirus		FeCoV	1	t2		
			Felines Infektiöses Peritonitis-Virus	Virus der Felinen Infektiösen Peritonitis	FIPV	1	t2		7
			Porcines Respiratorisches Coronavirus		PRCoV	1	t2		
			Virus der übertragbaren Gastroenteritis des Schweines		TGEV	1	t2		6, 7
			Fledermaus-Coronavirus 1A		BatCoV-1A	1	t2		
			Fledermaus-Coronavirus 1B		BatCoV-1B	1	t2		
			Fledermaus-Coronavirus A070/2005		BatCoV-A070/2005	1	t2		
			Fledermaus-Coronavirus A701/2005		BatCoV-A701/2005	1	t2		
			Fledermaus-Coronavirus A773/2005		BatCoV-A773/2005	1	t2		
			Fledermaus-Coronavirus A821/2005		BatCoV-A821/2005	1	t2		
			Fledermaus-Coronavirus A911/2005		BatCoV-A911/2005	1	t2		
			Fledermaus-Coronavirus HKU7		BatCoV-HUK7	1	t2		
			Humanes Coronavirus 229E		HCoV-229E	2			
			Humanes Coronavirus NL63		HCoV-NL63	2			

TRBA 462

Familie	Genus	Spezies	Infraspezies	Synonyme/ englische Bezeichnung	Akronym/ Subtypen	Risiko-gruppe	Contain-ment Tier	Zoo-nose	Anmerkung
		Minopterus-Fledermaus-Coronavirus 1			Mi-BatCoV-1	1	t2		
		Minopterus-Fledermaus-Coronavirus HKU8			Mi-BatCoV-HKU8	1	t2		
		Porcines Epizootisches Virusdiarrhoe-Virus		Virus der Porcinen Epizootischen Virusdiarrhoe	PEDV	1	t2		
		Rhinolophus-Fledermaus-Coronavirus HKU2			Rh-BatCoV-HKU2	1	t2		
	Betacoronavirus (früher Gruppe 2)								
		Betacoronavirus 1	Bovines Coronavirus		BCoV	1	t2		
			Canines Respiratorisches Coronavirus		CRCoV	1	t2		
			Coronavirus der Enteritis beim Menschen		HECoV	2			
			Equines Coronavirus		ECoV	1	t2		
			Humanes Coronavirus EMC	Middle East respiratory syndrome coronavirus, MERS-Coronavirus	MERS-CoV	3		Z	
			Humanes Coronavirus OC43		HCoV-OC43	2			
			Porcines Hämagglutinierendes Enzephalitis-Virus		PHEV	1	t2		
		Fledermaus-Coronavirus 133/2005			BatCoV-133/2005	1	t2		
		Fledermaus-Coronavirus 273/2005			BatCoV-273/2005	1	t2		
		Fledermaus-Coronavirus 279/2005			BatCoV-279/2005	1	t2		
		Fledermaus-Coronavirus 355A/2005			BatCoV-355A/2005	1	t2		
		Fledermaus-SARS-Coronavirus HKU3-1			Bat-SARS-CoV-HKU3-1	2			
		Fledermaus-SARS-Coronavirus Rf1			Bat-SARS-CoV-Rf1	2			

TRBA 462

Familie	Genus	Spezies	Infraspezies	Synonyme/ englische Bezeichnung	Akronym/ Subtypen	Risiko- gruppe	Contain- ment Tier	Zoo- nose	Anmerkung
		Fledermaus-SARS-Coronavirus Rm1			Bat-SARS-CoV-Rm1	2			
		Fledermaus-SARS-Coronavirus Rp3			Bat-SARS-CoV-Rp3	2			
		Humanes Coronavirus HKU1			HCoV-HKU1	2			
		Larvenroller-SARS-Coronavirus PC4-13			Civet-SARS-CoV-PC4-13	2			
		Larvenroller-SARS-Coronavirus SZ3			Civet-SARS-CoV-SZ3	2			
		Murines Coronavirus	Murines Hepatitis-Virus		MHV	1	t2		
			Puffinosis-Coronavirus	Puffinosis-Virus	PCOV	1	t2		
			Ratten-Coronavirus		RtCoV	1	t2		
			Sialodacryoadenitisvirus		SDAV	1	t2		
		Pipistrellus-Fledermaus-Coronavirus HKU5			Pi-BatCoV-HKU5	1	t2		
		Rousettus-Fledermaus-Coronavirus HKU9			Ro-BatCoV-HKU9	1	t2		
		Severe Acute Respiratory Syndrome-Related Coronavirus[ee]							
			SARS-Coronavirus[d]	Virus des Schweren Akuten Respiratorischen Syndroms, Coronavirus des Schweren Akuten Atemwegssyndroms	SARS-CoV	3		Z	
			SARS-Coronavirus-2	Virus des Schweren Akuten Respiratorischen Syndroms 2	**SARS-CoV-2**	**3**			
			SARS-related Rhinolophus-Fledermaus-Coronavirus		SARSr-Rh-BatCoV	2			
		Tylonycteris-Fledermaus-Coronavirus HKU4			Ty-BatCoV-HKU4	1	t2		

[d] Zusätzlich zu den Sicherheitsmaßnahmen der Schutzstufe 3 wird das Tragen eines Atemschutzes (FFP3-Maske) empfohlen.
[ee] Gemäß Artikel 16 Absatz 1 Buchstabe c der Richtlinie (EU) 2020/739 der Kommission sind nichtproliferative diagnostische Laborarbeiten an SARS-CoV-2 in einer Einrichtung unter Anwendung von Verfahren durchzuführen, die mindestens der Schutzstufe 2 entsprechen. Proliferative Arbeiten an SARS-CoV-2 sind in einem Labor der Schutzstufe 3 mit Unterdruck durchzuführen.

TRBA 462

Familie	Genus	Spezies	Infraspezies	Synonyme/ englische Bezeichnung	Akronym/ Subtypen	Risiko-gruppe	Containment Tier	Zoonose	Anmerkung
	Gammacoronavirus (früher Gruppe 3)								
		Aviäres Coronavirus	Aviäres Infektiöses Bronchitisvirus	Virus der Aviären Infektiösen Bronchitis	AIBV	1			7
			Enten-Coronavirus	Coronavirus der Ente	DCoV	1	t2		
			Fasanen-Coronavirus	Coronavirus des Fasans	PhCoV	1	t2		
			Gänse-Coronavirus	Coronavirus der Gans	GCoV	1	t2		
			Puten-Coronavirus	Coronavirus der Pute, Virus der Infektiösen Enteritis der Pute	TCoV	1	t2		
			Tauben-Coronavirus	Coronavirus der Taube	PCoV	1	t2		
		Belugawal-Coronavirus SW1			BWCoV-SW1	1	t2		
Torovirinae									
	Bafinivirus	Geissbrassen-Virus			WBV	1	t2		
	Torovirus	Bovines Torovirus	Bovines Torovirus		BToV	1	t2		
			Bredavirus		BRV	1	t2		
			Bernvirus		BEV	1	t2		
		Equines Torovirus	Equines Torovirus		EToV	1	t2		
Filoviridae (negative ssRNA)									
	Ebolavirus	**Ebolavirus Bundibugyo**			**BEBOV**	4		Z	2, 3, 5
		Ebolavirus Cote dIvoire			**CIEBOV**	4		Z	2, 3, 5
		Ebolavirus Reston			REBOV	2		Z	2, 3, 5
		Ebolavirus Sudan			**SEBOV**	4		Z	2, 3, 5
		Ebolavirus Zaire			**ZEBOV**	4		Z	2, 3, 5
	Marburgvirus	**Lake Victoria Marburgvirus**			**MARV**	4	t4	Z	2, 3
Flaviviridae (positive ssRNA)									
	Flavivirus	Apoivirus			APOIV	2		Z	1
		Aroavirus	Aroavirus		AROAV	2			

TRBA 462

Familie	Genus	Spezies	Infraspezies	Synonyme/ englische Bezeichnung	Akronym/ Subtypen	Risiko-gruppe	Contain-ment Tier	Zoo-nose	Anmerkung
			Bussuquaravirus		BSQV	2		Z	1
			Iguapevirus		IGUV	2			
			Naranjalvirus		NJLV	2			
		Bagazavirus			BAGV	2		Z	1
		Banzivirus			BANV	2		Z	1
		Boubouivirus			BOUV	2			
		Bukalasa-Fledermausvirus			BBV	2			
		Cacipacorevirus			CPCV	3		Z	1
		Carey-Island-Virus			CIV	2			
		Cell-Fusing-Agent-Virus			CFAV	2			
		Cowbone-Ridge-Virus			CRV	2			
		Dakar-Fledermausvirus			DBV	2			
		Denguevirus 1 bis 4°		**Dengue-Fiebervirus 1 bis 4**	**DENV-1 bis -4**	**3**		**Z**	**1, 2, 3**
		Edge-Hill-Virus			EHV	2		Z	04
		Entebbe-Fledermausvirus			ENTV	2		Z	04
		Gadgets-Gully-Virus			GGYV	2			
		Gelbfiebervirus			**YFV**	**3**		**Z**	**V, 1, 2, 3**
		Ilheusvirus			ILHV	2		Z	1
		Israelisches Putenzephalitisvirus			ITV	2	t3	Z	1
		Japanisches Enzephalitisvirus		Japan-B-Virus, Japan-B-Enzephalitis-Virus, JE-Virus	**JEV**	**3**		**Z**	**V, 1, 7, 9**
		Jugravirus			JUGV	2			
		Jutiapavirus			JUTV	2			
		Kadamvirus			KADV	2			
		Kedougouvirus			KEDV	2		Z	1
		Kokoberavirus	Kokoberavirus		KOKV	2		Z	1
			Stratfordvirus		STRV	2			

° In Deutschland nicht zugelassener Impfstoff bzw. experimenteller Impfstoff.

TRBA 462

Familie	Genus	Spezies	Infraspezies	Synonyme/ englische Bezeichnung	Akronym/ Subtypen	Risiko-gruppe	Contain-ment Tier	Zoo-nose	Anmerkung
		Koutangovirus			KOUV	3		N	1
		Kyasanur-Waldfieber-Virus[r]		Kyasanur-Forest-Disease-Virus Kyasanur-Forest-Virus,	**KFDV**	**3**		**N**	**V, 1**
		Langatvirus			LGTV	2		N	1
		Louping-Ill-Virus			**LIV**	**3(**)**		**N**	**1, 8, 9**
		Meabanvirus			MEAV	2		N	
		Modocvirus			MODV	2		N	1
		Montana-Myotis-Leukoenenzephalitis-Virus			MMLV	2		N	1
		Murray-Valley-Enzephalitisvirus							
			Alfuyvirus		ALFV	2		N	1
			Murray-Valley-Enzephalitisvirus	Virus der Australischen X-Enzephalitis	**MVEV**	**3**		**N**	**1**
		Ntayavirus			NTAV	2		N	1
		Phnom-Penh-Fledermausvirus			PPBV	2			
		Powassan-Virus			**POWV**	**3**		**N**	**1**
		Rio-Bravo-Virus			RBV	2		N	1
		Rociovirus			**ROCV**	**3**		**N**	**1**
		Royal-Farm-Virus			RFV	2			
		Saboyavirus			SABV	2		N	1
		Sal-Vieja-Virus			SVV	2			
		San-Perlita-Virus			SPV	2			
		Saumarez-Reef-Virus			SREV	2			
		Sepikvirus			SEPV	2			
		St. Louis-Enzephalitisvirus			**SLEV**	**3**		**N**	**1**
		Tamana-Fledermausvirus			TABV	2		N	1
		Tembusuvirus			TMUV	2		N	1
		Tyulenyivirus			TYUV	2		N	1

[r] In Deutschland nicht zugelassener Impfstoff bzw. experimenteller Impfstoff.

TRBA 462

Familie	Genus	Spezies	Infraspezies	Synonyme/ englische Bezeichnung	Akronym/ Subtypen	Risikogruppe	Containment Tier	Zoonose	Anmerkung
		Uganda-S-Virus			UGSV	2		Z	1
		Usutuvirus			USUV	2		Z	1
		Virus des Omsker Hämorrhagischen Fiebers			**OHFV**	**3**		**Z**	**V, 1, 2, 3**
		Wesselsbron-Virus			WESSV	3(**)		Z	1
		West-Nil-Fieber-Virus	Kunjinvirus		KUNV	3		Z	1
			West-Nil-Fieber-Virus	West-Nile-Virus, West-Nile-Fever-Virus	**WNV**	**3**		**Z**	**1, 5**
		Yaoundevirus			YAOV	2			1
		Yokosevirus			YOKV	3		Z	1
		Zeckenenzephalitisvirus	**Absettarovvirus**		**ABSV**	**3**		**Z**	**1**
			Alkhurmavirus	Virus des Hämorrhagischen Alkhurma-Fiebers	AHFV	3		Z	1, 3
			Europäische Subtypen des Zeckenenzephalitisvirus,	Zentraleuropäisches Zeckenenzephalitisvirus Virus der Frühsommermeningoenzephalitis, FSME-Virus	**TBEV-Eu**	**3(**)**		**Z**	**V, 1, 3**
			Fernöstliche Subtypen des Zeckenenzephalitisvirus	Russisches Frühsommer-Zeckenenzephalitisvirus, Virus der Russischen Frühsommer-Enzephalitis	**TBEV-FE**	**3**		**Z**	**V, 1**
			Hanzalovavirus		**HANV**	**3**		**Z**	**1, 3**
			Hyprvirus		**HYPRV**	**3**		**Z**	**1, 3**
			Kumlingevirus		**KUMV**	**3**		**Z**	**1, 3**
			Negishivirus		NEGV	3		Z	1
			Neudörflvirus		NEUV	3(**)		Z	1, 3
			Sibirische Subtypen des Zeckenenzephalitisvirus		**TBEV-Sib**	**3**		**Z**	**V, 1**
	Zikavirus	Spondwenivirus			SPOV	3		Z	1
		Zikavirus			ZIKV	2		Z	1

TRBA 462

Familie	Genus	Spezies	Infraspezies	Synonyme/ englische Bezeichnung	Akronym/ Subtypen	Risikogruppe	Containment Tier	Zoonose	Anmerkung
	Hepacivirus	GB-Virus B		Hepatitis-GB-Virus B	GBV-B	1	t2		
		Hepatitis-C-Virus			**HCV**	**3(**)**			**D, onc, 3**
	Pestivirus	Border-Disease-Virus			BDV	1	t2		
		Bovines Virusdiarrhoe-Virus 1		Bovines Mucosal-Disease-Virus 1	BVDV-1	1	t2		5, 7
		Bovines Virusdiarrhoe-Virus 2		Bovines Mucosal-Disease-Virus 2	BVDV-2	1	t2		5, 7
		Pestivirus der Giraffe				1	t2		
		Virus der Klassischen Schweinepest[a]			CSFV	1	t2/t3		5, 7, 9
	Nicht zugeordnete Mitglieder								
		GB-Virus A	GB-Virus A		GBV-A	1	t2		
			GB-Virus A-artige Agenzien			1	t2		
		GB-Virus C	**GB-Virus C**[b]		**GBV-C**	**1**			
			Hepatitis-G-Virus[b]		**HGV-1**	**1**			
Hantaviridae (negative ssRNA, früher Bunyaviridae)									
	Orthohantavirus	Choclo-Orthohantavirus				3			
Hepadnaviridae (dsDNA-RT)									
	Avihepadnavirus	Enten-Hepatitis-B-Virus			DHBV	1	t2		
		Reiher-Hepatitis-B-Virus			HHBV	1	t2		

[a] Mit diesem Virus kann in Laboratorien unter den Bedingungen der Schutzstufe 2 gearbeitet werden sowohl im Rahmen der Diagnostik als auch der Forschung. Durch geeignete Maßnahmen, mindestens aber einem vollständigen Wechsel der Oberbekleidung, ist eine Verschleppung des Erregers in Tierbestände zu verhindern. Tierversuche mit infektiösem Virus erfordern Tierställe mit Schleusen (vollständiger Kleiderwechsel), Unterdruck, Abluftführung durch HEPA-Filter und eine Anlage zur sicheren Inaktivierung des Virus im Abwasser. Ob für bestimmte Tierversuche geringere Anforderungen an die Einschließungsmaßnahmen ausreichend sind, ist von der zuständigen Veterinärbehörde zu entscheiden.

[b] Herabstufung gegenüber der gemeinschaftlichen Einstufung in Anhang III der EG-Richtlinie 2000/54/EG unter Zugrundelegung neuer wissenschaftlicher Erkenntnisse (siehe Beschluss des ABAS vom 26.10.2009 unter: www.baua.de/abas → Informationen aus dem ABAS).

TRBA 462

Familie	Genus	Spezies	Infraspezies	Synonyme/ englische Bezeichnung	Akronym/ Subtypen	Risikogruppe	Containment Tier	Zoonose	Anmerkung
	Orthohepadnavirus	**Hepatitis-B-Virus**			**HBV-A bis -H**	3(**)			D, onc, V, 2, 3
			Hepatitis-B-Virus des Waldmurmeltiers	Waldmurmeltier-Hepatitis-B-Virus	WHV	1	t2		onc
			Hepatitis-Virus des Arktischen Ziesels		ASHV	1	t2		
			Hepatitis-Virus des Erdhörnchens	Erdhörnchen-Hepatitis-Virus	GSHV	1	t2		
			Wollaffen-Hepatitis-B-Virus		WMHBV	1	t2		
	Nicht zugeordnete Mitglieder								
		Hepatitis-B-Virus der Zwergschneegans		Zwergschneegans-Hepatitis-B-Virus	RGHBV	1	t2		
Hepeviridae (positive ssRNA)									
	Orthohepevirus	Aviäres Hepatitis-E-Virus			AHEV	1			
		Hepatitis-E-Virus		**Orthohepevirus A**	**HEV-1, -2, -3, -4**	**2**	t2		2, 3
Herpesviridae (dsDNA)									
	Cytomegalovirus	Cercopithecines Herpesvirus 5		Zytomegalievirus der Grünen Meerkatze	CeHV-5	1	t2		
		Cercopithecines Herpesvirus 8		Zytomegalievirus des Rhesusaffen	CeHV-8	1	t2		
		Humanes Herpesvirus 5		Humanes Zytomegalievirus, Humanes Cytomegalovirus	**HHV-5**	**2**			
		Nachtaffen-Herpesvirus 1				1	t2		
		Nachtaffen-Herpesvirus 3				1	t2		
		Pongines Herpesvirus 4		Schimpansen-Herpesvirus 4	PoHV-4	2			
	Ictalurivirus	Katzenwels-Herpesvirus 1			IcHV-1	1	t2		

TRBA 462

Familie	Genus	Spezies	Infraspezies	Synonyme/ englische Bezeichnung	Akronym/ Subtypen	Risiko-gruppe	Contain-ment Tier	Zoo-nose	Anmerkung
	Iltovirus	Hühner-Herpesvirus 1		Virus der Infektiösen Laryngotracheitis des Geflügels, Aviäres Larygotracheitis-Virus	GaHV-1	1	t2		6, 7
	Lymphocryptovirus								
		Cercopithecines Herpesvirus 12		Pavian-Herpesvirus, Herpesvirus des Pavians, Herpesvirus papio	CeHV-12	1	t2		
		Cercopithecines Herpesvirus 14		EBV-ähnliches Virus der Grünen Meerkatze	CeHV-14	1	t2		
		Cercopithecines Herpesvirus 15		EBV-ähnliches Virus des Rhesusaffen, Rhesus-Lymphocryptovirus	CeHV-15	1	t2		
		Humanes Herpesvirus 4		Epstein-Barr-Virus	**HHV-4**	**2**			onc
		Krallenaffen-Herpesvirus 3			Ca1HV-3	1	t2		
		Pongines Herpesvirus 1		Schimpansen-Herpesvirus	PoHV-1	2			
		Pongines Herpesvirus 2		Orang Utan-Herpesvirus	PoHV-2	2			
		Pongines Herpesvirus 3		Gorilla-Herpesvirus	PoHV-3	2			
	Mardivirus	Hühner-Herpesvirus 2		Marek-Virus 1, Marek-Disease-Virus 1, Virus der Marekschen Krankheit, Virus der Marekschen Geflügellähme	GaHV-2	1	t2		6, 7
		Hühner-Herpesvirus 3		Marek-Virus 2, Marek-Disease-Virus 2	GaHV-3	1	t2		
		Puten-Herpesvirus 1			MeHV-1	1	t2		
	Muromegalovirus								
		Murines Herpesvirus 1		Murines Zytomegalievirus, Maus-Zytomegalievirus	MuHV-1	1	t2		6, 7
		Murines Herpesvirus 2		Ratten-Zytomegalievirus	MuHV-2	1	t2		

TRBA 462

Familie	Genus	Spezies	Infraspezies	Synonyme/englische Bezeichnung	Akronym/Subtypen	Risikogruppe	Containment Tier	Zoonose	Anmerkung
	Rhadinovirus	Alcelaphines Herpesvirus 1 und 2		Virus des Bovinen Bösartigen Katarrhalfiebers, Kuhantilopen-Herpesvirus 1 und 2	AlHV-1, -2	1	t2		6, 7
		Atelines Herpesvirus 2		Klammeraffen-Herpesvirus 2, Herpesvirus ateles 2	AtHV-2	1			
		Bovines Herpesvirus 4		Movar-Virus	BoHV-4	1	t2		
		Cercopithecines Herpesvirus 17			CeHV-17	1	t2		
		Equines Herpesvirus 2		Equines Cytomegalovirus, Pferde-Zytomegalievirus	EHV-2	1	t2		
		Equines Herpesvirus 5 und 7			EHV-5, -7	1	t2		
		Herpesvirus saimiri 2		Herpesvirus 2 des Totenkopfäffen	SaHV-2	2			
		Humanes Herpesvirus 8		Kaposi-Virus, Kaposi-Sarkom-Herpesvirus	**HHV-8**	**2**			D, onc
		Kaninchen-Herpesvirus 1		Herpesvirus cuniculi	LeHV-1	1	t2		
		Kaninchen-Herpesvirus 2			LeHV-2	1	t2		
		Kaninchen-Herpesvirus 3		Herpesvirus sylvilagus	LeHV-3	1	t2		
		Marder-Herpesvirus 1			MusHV-1	1	t2		
		Marmomides Herpesvirus 1		Herpesvirus marmota, Herpesvirus 1 des Waldmurmeltiers	MarHV-1	1	t2		
		Murines Herpesvirus 4			MuHV-4	1	t2		
		Ovines Herpesvirus 2		Schaf-Herpesvirus 2	OvHV-2	1	t2		
		Pferdeböcke-Herpesvirus 1			HiHV-1	1			
	Roseolovirus	**Humanes Betaherpesvirus 6B**				**2**			
		Humanes Herpesvirus 6		Humanes B-lymphotropes Virus, Herpesvirus hominis 6	**HHV-6**	**2**			
		Humanes Herpesvirus 7		Herpesvirus hominis 7	**HHV-7**	**2**			

223

TRBA 462

Familie	Genus	Spezies	Infraspezies	Synonyme/ englische Bezeichnung	Akronym/ Subtypen	Risiko-gruppe	Containment Tier	Zoonose	Anmerkung
	Simplexvirus	Atelines Herpesvirus 1		Klammeraffen-Herpesvirus 1, Herpesvirus ateles 1	AtHV-1	1	t2		7
		Bovines Herpesvirus 2		Bovines Mammillitis-Virus	BoHV-2	1	t2		
		Cercopithecines Herpesvirus 1		Herpes-B-Virus, B-Virus, Herpesvirus simiae	**CeHV-1**	**3**		Z	
		Cercopithecines Herpesvirus 2		SA8, Simian Agent 8	CeHV-2	1	t2		
		Cercopithecines Herpesvirus 16		Herpesvirus papio 2, Pavian-Herpesvirus 2	CeHV-16	1	t2		
		Herpesvirus saimiri 1		Herpesvirus 1 des Totenkopfaffen	SaHV-1	2			
		Humanes Herpesvirus 1		Herpes-Simplex-Virus Typ 1, Herpes simplex-Virus Typ 1	**HHV-1**	**2**			
		Humanes Herpesvirus 2		Herpes-Simplex-Virus Typ 2, Herpes simplex-Virus Typ 2	**HHV-2**	**2**			
		Känguru-Herpesvirus 1 und 2			MaHV-1, -2	1	t2		
	Varicellovirus	Bovines Herpesvirus 1		Virus der Infektiösen Bovinen Rhinotracheitis, IBR-IPV-Virus, Infectious Bovine Rhinotracheitis-Virus	BoHV-1	1	t2		5, 7
		Bovines Herpesvirus 5		Bovines Enzephalitis-Herpesvirus	BoHV-5	1	t2		
		Caprines Herpesvirus 1		Ziegen-Herpesvirus 1	CpHV-1	1	t2		
		Cercopithecines Herpesvirus 9		Medical-Lake-Makaken-Herpesvirus	CeHV-9	1	t2		
		Equines Herpesvirus 1		Equines Rhinopneumonitis-Virus	EHV-1	1	t2		7
		Equines Herpesvirus 3		Koitalexanthem-Virus	EHV-3	1	t2		
		Equines Herpesvirus 4, 6, 8 und 9			EHV-4, -6, -8, -9	1	t2		

TRBA 462

Familie	Genus	Spezies	Infraspezies	Synonyme/ englische Bezeichnung	Akronym/ Subtypen	Risiko-gruppe	Containment Tier	Zoo-nose	Anmerkung
		Felines Herpesvirus 1		Felines Rhinopneumonitisvirus, Katzenschnupfenvirus	FeHV-1	1	t2		7
			Herpesvirus 1 des Asiatischen Büffels		BuHV-1	1	t2		
			Hirsch-Herpesvirus 1 und 2		CvHV-1, -2	1	t2		
		Humanes Herpesvirus 3		Varizella-Zoster-Virus	**HHV-3**	**2**			
		Hunde-Herpesvirus 1			CaHV-1	1	t2		
		Hundsrobben-Herpesvirus 1			PhoHV-1	1	t2		
		Schweine- Herpesvirus 1[1]		Aujeszky-Virus, Pseudorabies-Virus	SuHV-1	1	t2/t3		5, 7
		Nicht zugeordnete Mitglieder							
		Aal-Herpesvirus 1		Herpesvirus anguillae	AngHV-1	1	t2		
		Allitriches Herpesvirus 1				1	t2		
		Atelines Herpesvirus 3		Klammeraffen-Herpesvirus 3, Herpesvirus ateles 3	AtHV-3	1	t2		
		Austern-Herpesvirus 1			OsHV-1	1	t2		
		Boa-Herpesvirus 1			BoiHV-1	1	t2		
		Cebines Herpesvirus 1		Kapuzineraffen-Herpesvirus 1, Herpesvirus 1 des Kapuzineraffens	CbHV-1	1	t2		
		Cebines Herpesvirus 2		Kapuzineraffen-Herpesvirus 2, Herpesvirus 2 des Kapuzineraffens	CbHV-2				
		Cercopithecines Herpesvirus 3		SA6, Simian Agent 6	CeHV-3	1	t2		
		Cercopithecines Herpesvirus 4		SA15, Simian Agent 15	CeHV-4	1	t2		

[1] Mit diesem Virus kann in Laboratorien unter den Bedingungen der Schutzstufe 2 gearbeitet werden sowohl im Rahmen der Diagnostik als auch der Forschung. Durch geeignete Maßnahmen, mindestens aber einem vollständigen Wechsel der Oberkleidung, ist eine Verschleppung des Erregers in Tierbestände zu verhindern. Tierversuche mit infektiösem Virus erfordern Tierställe mit Schleusen (vollständiger Kleiderwechsel), Unterdruck, Abluftführung durch HEPA-Filter und eine Anlage zur sicheren Inaktivierung des Virus im Abwasser. Ob für bestimmte Tierversuche geringere Anforderungen an die Einschließungsmaßnahmen ausreichend sind, ist von der zuständigen Veterinärbehörde zu entscheiden.

TRBA 462

Familie	Genus	Spezies	Infraspezies	Synonyme/englische Bezeichnung	Akronym/Subtypen	Risikogruppe	Containment Tier	Zoonose	Anmerkung
		Cercopithecines Herpesvirus 10		Rhesus-Leukozyten-assoziiertes Herpesvirus I	CeHV-10	1	t2		
		Cercopithecines Herpesvirus 13		Herpesvirus cyclopis	CeHV-13	1	t2		
		Chelonides Herpesvirus 1, 2, 3 und 4		Herpesvirus der Schildkröte 1, 2, 3 und 4	ChHV-1, -2, -3, -4	1	t2		
		Cyprinides Herpesvirus 3		Cypriniden-Herpesvirus 3, Koi-Herpesvirus	CyHV-3	1	t2		5
		Eidechsen-Herpesvirus			LaHV-1	1	t2		
		Elefanten-Herpesvirus 1			ElHV-1	1	t2		
		Enten-Herpesvirus 1		Entenpest-Herpesvirus, Entenpestvirus	AnHV-1	1	t2		7
		Eulen-Herpesvirus 1			StHV-1	1	t2		
		Falken-Herpesvirus 1			FaHV-1	1	t2		
		Frosch-Herpesvirus 1 und 2			RaHV-1, -2	1	t2		
		Glasaugenbarsch-Herpesvirus 1		Herpesvirus 1 des Glasaugenbarschs	PeHV-1	1	t2		
		Habicht-Herpesvirus 1			AcHV-1	1	t2		
		Hecht-Herpesvirus 1			EsHV-1	1	t2		
		Herpesvirus 1 der Salmoniden		Herpesvirus salmonis 1	SalHV-1	1	t2		
		Herpesvirus 1 der Virginiawachtel		PdHV-1	1	t2			
		Herpesvirus 2 der Salmoniden		Herpesvirus salmonis 2, Oncorhynchus-Masou-Virus	SalHV-2	1	t2		
		Herpesvirus 1 und 2 des Echten Störs			AciHV-1, -2	1	t2		
		Herpesvirus cyprini 1		Cypriniden-Herpesvirus 1, Karpfenpocken-Herpesvirus, Virus der Karpfenpocken	CyHV-1	1	t2		
		Herpesvirus cyprini 2		Cypriniden-Herpesvirus 2, Goldfisch-Herpesvirus, Virus der Hämatopoetischen Nekrose der Goldfische	CyHV-2	1	t2		

TRBA 462

Familie	Genus	Infraspezies	Spezies	Synonyme/ englische Bezeichnung	Akronym/ Subtypen	Risiko-gruppe	Containment Tier	Zoonose	Anmerkung
			Hörnchen-Herpesvirus 1 und 2		ScHV-1, -2	1	t2		
			Igel-Herpesvirus 1		ErHV-1	1	t2		
			Kormoran-Herpesvirus 1		PhHV-1	1	t2		
			Krallenaffen-Herpesvirus 1 und 2		Ca1HV-1, -2	1	t2		
			Kranich-Herpesvirus 1		GrHV-1	1	t2		
			Leguan-Herpesvirus 1			1	t2		
			Loris-Herpesvirus 1		LoHV-1	1	t2		
			Meerschweinchen-Herpesvirus 1, 2 und 3		CavHV-1, -2, -3	1	t2		
			Murines Herpesvirus 3, 5, 6 und 7		MuHV-3, -5, -6, -7	1	t2		
			Nachtaffen-Herpesvirus 2			1	t2		
			Ovines Herpesvirus 1	Schaf-Herpesvirus 1	OvHV-1	1	t2		
			Papageien-Herpesvirus 1		PsHV-1	1	t2		
			Pinguin-Herpesvirus 1		SpHV-1	1	t2		
			Schlangen-Herpesvirus	Elapides Herpesvirus 1	EpHV-1	1	t2		
			Schollen-Herpesvirus 1		PlHV-1	1	t2		
			Schweine-Herpesvirus 2	Schweine-Zytomegalievirus	SuHV-2	1	t2		
			Storch-Herpesvirus 1		CiHV-1	1	t2		
			Tauben-Herpesvirus	Columbides Herpesvirus 1	CoHV-1	1	t2		
			Tupaia-Herpesvirus 1	Spitzhörnchen-Herpesvirus 1	TuHV-1	1	t2		
			Wühler-Herpesvirus		CrHV-1	1	t2		
Iridoviridae (dsDNA)									
	Lymphocystivirus								
			Kiescshen-Lymphocystis-Virus			1	t2		
			Lymphocystisvirus 1 und 2		LCDV-1, -2	1	t2		

TRBA 462

Familie	Genus	Spezies	Infraspezies	Synonyme/ englische Bezeichnung	Akronym/ Subtypen	Risiko- gruppe	Contain- ment Tier	Zoo- nose	Anmerkung
	Megalocytivirus	Virus der Infektiösen Milz- und Lebernekrose			ISKNV	1	t2		
	Ranavirus	Ambystoma tigrinum-Virus		Tigersalamander-Virus	ATV	1	t2		
		Bohle-Iridovirus			BIV	1	t2		
		Froschvirus 3			FV-3	1	t2		
		Rana esculenta-Iridovirus		Teichfrosch-Iridovirus	REIR	1	t2		
		Santee-Cooper-Ranavirus			SCRV	1	t2		
		Schildkröten-Iridovirus			ThIV	1	t2		
		Singapur-Zackenbarsch-Iridovirus			SGIV	1	t2		
		Virus der Epizootischen Hämatopoetischen Nekrose			EHNV	1	t2		
		Virus der Europäischen Welsartigen			ECV	1	t2		
	Nicht zugeordnete Mitglieder								
		Goldfischvirus 1				1	t2		
		Iridovirus des Weißen Störs				1	t2		
		Virus der Erythrozyten-Nekrose				1	t2		
Nodaviridae (positive ssRNA)									
	Betanodavirus	Bartumber-Nodavirus			UCNV	1	t2		
		Enzephalitis-Virus des Barramundi			LcEV	1	t2		
		Enzephalitis-Virus des Seebarschs			DIEV	1	t2		
		Heilbutt-Nodavirus			AHNV	1	t2		
		Nervous-Necrosis-Virus der Barfinflunder			BFNNV	1	t2		
		Nervous-Necrosis-Virus der Japanflunder			JFNNV	1	t2		
		Nervous-Necrosis-Virus des Braunflecken-Zackenbarschs			GGNNV	1	t2		
		Nervous-Necrosis-Virus des Heilbutts			HNNV	1	t2		
		Nervous-Necrosis-Virus des Kabeljau			ACNNV	1	t2		
		Nervous-Necrosis-Virus des Kugelfischs			TPNNV	1	t2		
		Nervous-Necrosis-Virus des Malabar-Zackenbarschs			MGNNV	1	t2		
		Nervous-Necrosis-Virus des Riesenzackenbarschs			DGNNV	1	t2		
		Nervous-Necrosis-Virus des Rotflecken-Zackenbarschs			RGNNV	1	t2		

TRBA 462

Familie	Genus	Spezies	Infraspezies	Synonyme/ englische Bezeichnung	Akronym/ Subtypen	Risiko-gruppe	Contain-ment Tier	Zoo-nose	Anmerkung
		Nervous-Necrosis-Virus des Schwarzen Zackenbarschs			SBNNV	1	t2		
		Nervous-Necrosis-Virus des Zackenbarschs			GNNV	1	t2		
		Striped-Jack-Nervous-Necrosis-Virus			SJNNV	1	t2		
Orthomyxoviridae (negative ssRNA)									
	Influenzavirus A	**Influenza-A-Virus**				2			v
	Influenzavirus A	**Influenza-A-Virus**[j]	Influenza-A-Virus LPAIV (H1-16, N1-9) (niedrig pathogene aviäre Influenzaviren)		FLUAV LPAIV (H1-16, N1-9)	2			
			Influenza-A-Virus HPAIV (H5) (hochpathogene aviäre Geflügelpestviren Influenzaviren)[k, l]	Geflügelpestviren	FLUAV HPAIV (H5)	3^m		Z	V, 3, 5
			Influenza-A-Virus (H5N8)[j]	Geflügelpestvirus	FLUAV (H5N8)	2	t3		3, 5, 7
			Influenza-A-Virus HPAIV (H7) (hochpathogene aviäre Influenzaviren)[k, l]	Geflügelpestviren	FLUAV HPAIV (H7)	3^m		Z	V, 3, 5, 7
			Influenza-A-Virus (H7N9)[k, l]	Geflügelpestvirus	FLUAV (H7N9)	3		Z	3,5,7
			Influenza-A-Virus A/canine/ Florida/242/2003 (H3N8)	Hundeinfluenzavirus	FLUAV-A/canine/ Florida/ 242/2003 (H3N8)	2			

[j] Influenza-A-Viren zeichnen sich durch eine große Vielfalt aus, die durch 16 Hämagglutinin- und 9 Neuraminidase-Subtypen definiert wird. Die natürlichen Wirtsspezies dieser Viren sind Wasservögel. Influenza-A-Viren können auf andere Tierspezies übertragen werden und haben bei Mensch, Schwein, Pferd, Hund und Seehund neue Linien gebildet. Die sporadische Übertragung aviärer Influenza-A-Viren ohne Bildung neuer Linien wurde beobachtet bei Ameisenbär, Bisamratte, Frettchen, Kamel, Katze, Leopard, Mensch, Nerz, Pfeifhase, Steinmarder, Tiger, Wal, Waschbär, Waschbärhund, Zibetkatze.
[k] Zusätzlich zu den Sicherheitsmaßnahmen der Schutzstufe 3 wird das Tragen eines Atemschutzes (FFP3-Maske) empfohlen.
[l] Aus tierseuchenhygienischen Gründen erfordert Tätigkeiten mit diesem Virus Einschließungsmaßnahmen, mit denen die Verschleppung in Tierbestände wirkungsvoll verhindert werden kann. Unabdingbarer Bestandteil der Sicherheitsmaßnahmen ist ein vollständiger Kleidungswechsel.
[m] Abweichende Höherstufung aufgrund des ABAS-Beschluss B 18/2006 vom 17.05.2006

TRBA 462

Familie	Genus	Spezies	Infraspezies	Synonyme/ englische Bezeichnung	Akronym/ Subtypen	Risiko-gruppe	Containment Tier	Zoonose	Anmerkung
			Influenza-A-Virus A/equine/Miami/63 (H3N8)	Pferdeinfluenzavirus	FLUAV-A/equine/Miami/63 (H3N8)	2			7
			Influenza-A-Virus A/equine/Cambridge/1/63 (H7N7)	Pferdeinfluenzavirus	FLUAV-A/equine/Cambridge/1/6 3 (H7N7)	2			7
			Influenza-A-Virus A/New York/1/18 (H1N1)ⁱ	Virus der Spanischen Grippe, Influenza-A-Virus 1918	FLUAV-A/NY/1/18 (H1N1)	3ᵐ		Z	V, 3
			Influenza-A-Virus A/PR/8/34 (H1N1)		FLUAVA/PR/8/34H1N1	2		Z	V, 3
			Influenza-A-Virus A/Hamburg/5/2009 (H1N1v)	Virus der Mexikanischen Grippe (Schweinegrippevirus), Influenza-A-Virus (H1N1)v-2009, A-(H1N1)v-2009-Virus	FLUAV-A/Hamburg/5/2009 (H1N1v)	2		Z	V, 3
			Influenza-A-Virus A/Singapore/1/57 (H2N2)ⁿ	Virus der Asiatischen Grippe	FLUAV-A/Singapore/1/57 (H2N2)	3ᵐ		Z	V, 3
			Influenza-A-Virus A/Hongkong/1/68 (H3N2)	Virus der Hong Kong Grippe	FLUAV-A/HK/1/68 (H3N2)	2		Z	V, 3
			Influenza-A-Virus A/Vietnam/1203/04 (H5N1)ᵖ,ᵒ	„Vogelgrippevirus"	FLUAV-A/Vietnam/1 203/04 (H5N1)	3ᵐ		Z	V, 3, 5, 7

ᶜ Zusätzlich zu den Sicherheitsmaßnahmen der Schutzstufe 3 wird das Tragen eines Atemschutzes (FFP3-Maske) empfohlen.
ᵒ Aus tierseuchenhygienischen Gründen erfordern Tätigkeiten mit diesem Virus Einschließungsmaßnahmen, mit denen die Verschleppung in Tierbestände wirkungsvoll verhindert werden kann. Unabdingbarer Bestandteil der Sicherheitsmaßnahmen ist ein vollständiger Kleidungswechsel.

TRBA 462

Familie	Genus	Spezies	Infraspezies	Synonyme/ englische Bezeichnung	Akronym/ Subtypen	Risiko-gruppe	Contain-ment Tier	Zoo-nose	Anmerkung
			Influenza-A-Virus A/Seal/Massachusetts/1/ 80 Variante SC35 (H7N7)[o]		FLUAV/ Seal/1/80 Variante SC35 (H7N7)	3[m]		Z	5
			Influenza-A-Virus A/Seal/Massachusetts/1/ 80 Variante SC35M (H7N7)[o]		FLUAV/ Seal/1/80 Variante SC35M (H7N7)	3[m]		Z	5
			Influenza-A-Virus A/Seal/Massachusetts/1/ 80 Variante SC35MΔNS1 (H7N7)		FLUAV/ Seal/1/80 Variante SC35MΔNS 1 (H7N7)	2		Z	5
			Influenza-A-Virus A/swine/Iowa/15/30 (H1N1)	Klassisches Schweineinfluenzavirus	FLUAV/ swine/Iow a/15/30 (H1N1)	2		Z	5
			Influenza-A-Virus A/swine/Arnsberg/6554/ 79 (H1N1)	Eurasisches Schweineinfluenzavirus	FLUAV/ swine/ Arnsberg/ 6554/79 (H1N1)	2		Z	5
			Influenza-A-Virus A/swine/Scotland/4/ 10440/94 (H1N2)		FLUAV/ A/swine/ Scotland/4/ 10440/94 (H1N2)	2		Z	7
			Influenza-A-Virus A/swine/Finistere/127/99 (H3N2)		FLUAV/ A/swine/ Finistere/ 127/99 (H3N2)	2		Z	7
	Influenzavirus B	Influenza-B-Virus			FLUBV	2			V, 3
	Influenzavirus C	Influenza-C-Virus			FLUCV	2			V[dd]

[oo] Nur für die Typen A und B.

TRBA 462

Familie	Genus	Spezies	Infraspezies	Synonyme/ englische Bezeichnung	Akronym/ Subtypen	Risiko-gruppe	Containment Tier	Zoonose	Anmerkung
	Isavirus	Virus der Infektiösen Anämie der Lachse		Infektiöses Anämievirus des Lachses	ISAV	1	t3		5
	Thogotovirus	Dhorivirus	Batkenvirus		BATV	2		Z	
		Dhorivirus			**DHOV**	**2**		**Z**	**V, 1**
		Thogotovirus			**THOV**	**2**		**Z**	**V, 1**
Papillomaviridae (dsDNA)									
	Alphapapillomavirus								
		Humanes Papillomavirus			**HPV**	**2**			**D**
			Humanes Papillomavirus 2	Humanes Papillomavirus 2, 27, 57	HPV-2, -27, -57	2			D
			Humanes Papillomavirus 6	Humanes Papillomavirus 6, 11, 13, 44, 74	HPV-6, -11, -13, -44, -74	2			D
			Papillomavirus 1 des Schimpansen	Schimpansen-Papillomavirus 1	PCPV-1	2			D
			Humanes Papillomavirus 7	Humanes Papillomavirus 7, 40, 43, 91	HPV-7, -40, -43, -91	2			D
			Humanes Papillomavirus 10	Humanes Papillomavirus 3, 10, 28, 29, 77, 78, 94	HPV-3, -10, -28, -29, -77, -78, -94	2			D
			Humanes Papillomavirus 1	Humanes Papillomavirus 16, 31, 33, 35, 52, 58, 67	HPV-16, -31, -33, -35, -52, -58, -67	2			D, onc
			Humanes Papillomavirus 18	Humanes Papillomavirus 18, 39, 45, 59, 68, 70, 85, 97	HPV-18, -39, -45, -59, -68, -70, -85, -97	2			D, onc
			Humanes Papillomavirus 26	Humanes Papillomavirus 26, 51, 69, 82	HPV-26, -51, -69, -82	2			D, onc

TRBA 462

Familie	Genus	Spezies	Infraspezies	Synonyme/ englische Bezeichnung	Akronym/ Subtypen	Risiko-gruppe	Containment Tier	Zoonose	Anmerkung
		Humanes Papillomavirus 32	Humanes Papillomavirus 32, 42		HPV-32, -42	2			D
		Humanes Papillomavirus 34	Humanes Papillomavirus 34, 73		HPV-34, -73	2			D, onc
		Humanes Papillomavirus 53	Humanes Papillomavirus 30, 53, 56, 66		HPV-30, -53, -56, -66	2			D, onc
		Humanes Papillomavirus 54			HPV-54	2			D
		Humanes Papillomavirus 61	Humanes Papillomavirus 61, 62, 72, 81, 83, 84, 86, 87, 89, 102, 114		HPV-61, -62, -72, -81, -83, -84, -86, -87, -89, -102, -114	2			D
		Humanes Papillomavirus 71	Humanes Papillomavirus 71		HPV-71	2			
		Humanes Papillomavirus 90	Papillomavirus des Colobusaffen	Colobusaffen-Papillomavirus - 1	CgPV	1	t2		D
		Papillomavirus des Rhesusaffen	Papillomavirus 1 des Rhesusaffen	Rhesusaffen-Papillomavirus 1	HPV-90	2			
					RhPV-1	1	t2		D
	Betapapillomavirus								
		Humanes Papillomavirus 5	Humanes Papillomavirus 5, 8		HPV-5, -8	2			D, onc
			Humanes Papillomavirus 12, 14, 19, 20, 21, 24, 25, 36, 47, 93, 98, 99		HPV-12	2			D
			Papillomavirus des Colobusaffen 2		CgPV-2	1	t2		D
		Humanes Papillomavirus 9	Humanes Papillomavirus 9, 15, 17, 22, 23, 37, 38, 80, 100, 104, 107, 110, 111, 113		HPV-9, -15 -17, -22, -23, -37, -38, -80, -100, -104, -107, -110, -111, -113	2			D

TRBA 462

Familie	Genus	Spezies	Infraspezies	Synonyme/ englische Bezeichnung	Akronym/ Subtypen	Risikogruppe	Containment Tier	Zoonose	Anmerkung
		Humanes Papillomavirus 49		Humanes Papillomavirus 49, 75, 76,	HPV-49, -75, -76	2			D
		Humanes Papillomavirus 92			HPV-92	2			D
		Humanes Papillomavirus 96			HPV-96	2			D
	Deltapapillomavirus								
			Bovines Papillomavirus 1	Papillomavirus 1 des Rinds, Bos taurus-Papillomavirus 1	BPV-1	1	t2		
			Bovines Papillomavirus 2	Papillomavirus 2 des Rinds, Bos taurus-Papillomavirus 2	BPV-2	1	t2		
			Ovines Papillomavirus 1		OvPV-1	1	t2		
			Ovines Papillomavirus 2		OvPV-2	1	t2		
		Papillomavirus des Europäischen Elchs			EEPV	1	t2		
			Papillomavirus des Rentiers		RPV	1	t2		
		Papillomavirus des Hirschs		Hirsch-Fibrom-Virus	DPV	1	t2		
	Dyodeltapapillomavirus								
		Porcines Papillomavirus 1		Sus scrofa-Papillomavirus 1	SsPV-1	1	t2		
	Epsilonpapillomavirus								
			Bovines Papillomavirus 5	Papillomavirus 5 des Rinds, Bos taurus-Papillomavirus 5	BPV-5	1	t2		
			Bovines Papillomavirus 8	Papillomavirus 8 des Rinds, Bos taurus-Papillomavirus 8	BPV-8	1	t2		
	Etapapillomavirus								
		Papillomavirus des Buchfinks		Buchfinken-Papillomavirus	FcPV	1	t2		

TRBA 462

Familie	Genus	Spezies	Infraspezies	Synonyme/ englische Bezeichnung	Akronym/ Subtypen	Risikogruppe	Containment Tier	Zoonose	Anmerkung
	Gammapapillomavirus								
		Humanes Papillomavirus 4	Humanes Papillomavirus 4, 65, 95		HPV-4, -65, -95	2			D
		Humanes Papillomavirus 48			HPV-48	2			D
		Humanes Papillomavirus 50			HPV-50	2			D
		Humanes Papillomavirus 60			HPV-60	2			D
		Humanes Papillomavirus 88			HPV-88	2			D
		Humanes Papillomavirus 101	Humanes Papillomavirus 101, 103, 108		HPV-101, -103, -108	2			
		Humanes Papillomavirus 109			HPV-109	2			D
		Humanes Papillomavirus 112			HPV-112	2			D
	Iotapapillomavirus								
		Papillomavirus der Natal-Vielzitzenmaus			MNPV	1			
	Kappapapillomavirus								
		Orales Kaninchen-Papillomavirus			ROPV	1	t2		
		Papillomavirus des Kaninchens		Shope-Papillomavirus	CRPV	1	t2		
	Lambdapapillomavirus								
		Felines Papillomavirus	Felines Papillomavirus	Papillomavirus der Katze, Katzen-Papillomavirus	FdPV	1	t2		
			Papillomavirus des Asiatischen Löwen		PlpPV-1	1	t2		
			Papillomavirus des Florida-Panthers		PcPV-1	1	t2		
			Papillomavirus des Luchses		LrPV-1	1	t2		
		Orales Papillomavirus des Hundes		Orales Hunde-Papillomavirus	COPV	1	t2		
		Papillomavirus des Waschbären		Waschbär-Papillomavirus	PlPV-1	1	t2		
	Mupapillomavirus								
		Humanes Papillomavirus 1			HPV-1	2			D
		Humanes Papillomavirus 63			HPV-63	2			D

235

TRBA 462

Familie	Genus	Spezies	Infraspezies	Synonyme/ englische Bezeichnung	Akronym/ Subtypen	Risikogruppe	Containment Tier	Zoonose	Anmerkung
	Nupapillomavirus								
		Humanes Papillomavirus 41			HPV-41	2			D
	Omicronpapillomavirus								
		Papillomavirus des Burmeister-Schweinswals			PsPV	1	t2		
	Pipapillomavirus								
		Orales Hamster-Papillomavirus			HaOPV	1	t2		
		Ratten-Papillomavirus 1		Rattus norvegicus-Papillomavirus 1	RnPV-1	1	t2		
	Psipapillomavirus								
		Papillomavirus 1 des Nilflughundes		Rousettus aegyptiacus-Papillomavirus 1	RaPV-1	1	t2		
	Rhopapillomavirus								
		Papillomavirus des Florida-Seekuh			TmPV-1	1	t2		
	Sigmapapillomavirus								
		Papillomavirus des Baumstachelschweins			EdPV-1	1	t2		
	Thetapapillomavirus								
		Papillomavirus des Timneh-Graupapageis			PePV	1	t2		
	Xipapillomavirus								
		Bovines Papillomavirus 3	Bovines Papillomavirus 3, 4, 6	Papillomavirus 3, 4, 6 des Rinds, Bos taurus-Papillomavirus 3, 4, 6	BPV-3, -4, -6	1	t2		
		Bovines Papillomavirus 9		Papillomavirus 9 des Rinds, Bos taurus-Papillomavirus 9	BPV-9	1	t2		
		Bovines Papillomavirus 10		Papillomavirus 10 des Rinds, Bos taurus-Papillomavirus 10	BPV-10	1	t2		
	Zetapapillomavirus								
		Papillomavirus 1 des Pferdes		Equus caballus-Papillomavirus 1	EcPV	1	t2		

TRBA 462

Familie	Genus	Spezies	Infraspezies	Synonyme/ englische Bezeichnung	Akronym/ Subtypen	Risikogruppe	Containment Tier	Zoonose	Anmerkung
		Nicht zugeordnete Mitglieder							
		Papillomavirus des Fuchskusu		Fuchskusu-Papillomavirus, Papillomavirus des Possums	TvPV	1	t2		
Paramyxoviridae (negative ssRNA)									
	Avulavirus	Aviäres Paramyxovirus 2 bis 9			APMV-2 bis -9	1			
		Newcastle-Disease-Virus		Aviäres Paramyxovirus 1	**NDV**	**2**	t2	Z	**5, 7**
	Ferlavirus	Fer-de-Lance-Virus			FDLV	1	t2		
	Henipavirus	Hendravirus		Equines Morbillivirus, Morbillivirus des Pferdes, Paramyxoähnliches Virus beim Pferd	HeV	**4**	t2	Z	
		Nipahvirus			NiV	4			
		Aviäres Metapneumovirus			AMPV	1	t2	Z	
	Metapneumovirus	Humanes Metapneumovirus			HMPV	2			
	Morbillivirus	Masernvirus			**MeV**	**2**	t2		**V, 2, 3**
		Morbillivirus der Wale			CeMV	1	t4		5, 8, 9
		Rinderpestvirus			RPV	1	t2		
		Seehund-Staupevirus			PDV	1	t2		7
		Staupevirus			CDV	1	t4		5, 9
		Virus der Pest der Kleinen Wiederkäuer		Peste-des-petits-ruminants-Virus	PPRV	1	t2		
	Pneumovirus	Bovines Respiratorisches Synzytial-Virus			BRSV	1			
		Humanes Respiratorisches Synzytial-Virus		RS-Virus, Respiratory-Syncytial-Virus	**HRSV-A2, -B1, -S2**	**2**			
		Murines Pneumonie-Virus			MPV	1	t2		

TRBA 462

Familie	Genus	Spezies	Infraspezies	Synonyme/ englische Bezeichnung	Akronym/ Subtypen	Risiko- gruppe	Contain- ment Tier	Zoo- nose	Anmerkung
	Respirovirus	Affenvirus 10		Respirovirus 10 des Affen, SV 10	SV-10	1	t2		
		Bovines Parainfluenzavirus 3			BPIV-3	1	t2		7
		Humanes Parainfluenzavirus 1 und 3			**HPIV-1, -3**	**2**	t2		
		Sendaivirus		Murines Parainfluenzavirus 1	SeV	1	t2		
	Rubulavirus	Affen-Parainfluenza-Virus 5		Affenvirus 5, Simian Virus 5, SV 5	SV-5	1	t2		
		Affen-Parainfluenza-Virus 41		Affenvirus 41, Simian Virus 41, SV 41	SV-41	1	t2		
		Humanes Parainfluenzavirus 2 und 4			**HPIV-2, -4a, -4b**	**2**			
		Mapueravirus			MPRV	1	t2		
		Mumpsvirus			**MuV**	**2**	t2		v
		Porcines Rubulavirus			PoRV	1	t2		
	Nicht zugeordnete Mitglieder								
		Menanglevirus			MENV	2		z	
		Narivavirus			NarPV	1	t2		
		Salemvirus			SaPV	1	t2		
		Tiomanvirus			TIOV	1	t2		
		Tupaia-Paramyxovirus			TuPV	1	t2		
Parvoviridae (ssDNA)									
	Amdovirus	Virus der Aleutenkrankheit des Nerzes		Aleuten-Nerz-Virus, Aleuten-Disease-Virus	AMDV	1	t2		
	Bocavirus	Bovines Parvovirus			BPV	1	t2		
		Canines Minute-Virus			CnMV	1	t2		
		Humanes Bocavirus 1, 2 und 3			HBoV-1, -2, -3	2			
	Dependovirus	Adeno-assoziiertes Virus 1, 4, 6 bis 11			AAV-1, -4, -6 bis -11	2			

TRBA 462

Familie	Genus	Spezies	Infraspezies	Synonyme/ englische Bezeichnung	Akronym/ Subtypen	Risikogruppe	Containment Tier	Zoonose	Anmerkung
		Adeno-assoziiertes Virus 2, 3 und 5			AAV-2, -3, -5	1			
		Canines Adeno-assoziiertes Virus		Adeno-assoziiertes Virus des Hundes	CAAV	1			
		Equines Adeno-assoziiertes Virus		Adeno-assoziiertes Virus des Pferdes	EAAV	1			
		Aviäres Adeno-assoziiertes Virus			AAAV	1			
		Bovines Adeno-assoziiertes Virus		Adeno-assoziiertes Virus des Rinds	BAAV	1			
		Bovines Parvovirus 2			BPV-2	1	t2		
		Gänsehepatitis-Virus			GPV	1	t2		
		Ovines Adeno-assoziiertes Virus		Adeno-assoziiertes Virus des Schafs	OAAV	1			7
		Parvovirus der Ente			DPV	1	t2		
	Erythrovirus	Bovines Parvovirus Typ 3			BPV-3	1	t2		
		Humanes Parvovirus B19		B19-Virus	**B19V**	**2**			
		Parvovirus des Affen			SPV	1	t2		
		Parvovirus des Rhesusaffen			RhPV	1	t2		
		Parvovirus des Schweinsaffens			PtPV	1	t2		
		Parvovirus des Streifenhörnchens			ChpPV	1	t2		
	Parvovirus	Felines Panleukopenie-Virus		Felines Parvovirus, Panleukopenie-Virus, Virus der Katzenseuche, Virus der Katzenstaupe, Virus der Katzenenteritis	FPV	1	t2		
		H-1-Parvovirus		Hamster-H-1-Virus	H-1PV	1	t2		
		HB-Parvovirus			HBPV	1	t2		
		Kilham-Ratten-Virus		Kilham-Rat-Virus	KRV	1	t2		
		LuIII-Virus			LuIIIV	1	t2		
		Maus-Minute-Virus			MVM	1	t2		
		Minute-Virus 1 der Ratte		Ratten-Minute-Virus 1	RMV-1	1	t2		
		Parvovirus 1 der Maus		Mäuse-Parvovirus 1	MPV-1	1	t2		

TRBA 462

Familie	Genus	Spezies	Infraspezies	Synonyme/ englische Bezeichnung	Akronym/ Subtypen	Risikogruppe	Containment Tier	Zoonose	Anmerkung
		Parvovirus 1 der Ratte		Ratten-Parvovirus 1	RPV-1	1	t2		
		Parvovirus des Hamsters		Hamster-Parvovirus	HaPV	1	t2		
		Parvovirus des Huhns		Hühner-Parvovirus	ChPV	1	t2		
		Parvovirus des Kaninchens		Kaninchen-Parvovirus	LPV	1	t2		
		Porcines Parvovirus		Schweine-Parvovirus	PPV	1	t2		
		RT-Parvovirus			RTPV	1	t2		
		Tumorvirus X			TVX	1	t2		
		Virus der Rheumatoiden Arthritis				1	t2		
Phenuiviridae (negative ssRNA)									
	Banyangvirus	Huaiyangshan-Banyangvirus		Severe Fever with Thrombocytopenia-Virus Virus des Severe Fever with Thrombocytopenia Syndrome, SFTS-Phlebovirus	SFTSV	4		Z	
Picornaviridae (positive ssRNA)									
	Aphthovirus	Equines Rhinitisvirus A			ERAV	1	t2		
		Maul- und Klauenseuchevirus[a]			FMDV	2	t4	Z	5, 7, 8, 9
	Cardiovirus	Enzephalomyokarditis-Virus	Columbia-SK-Virus			2		Z	
			Enzephalomyokarditis-Virus		EMCV	2		Z	
			Maus-Elberfeld-Virus		MEV	2		Z	
			Mengovirus			2		Z	
		Saffoldvirus			SAFV-1, -2, -3	2			
		Theilervirus	Humanes Enzephalomyelitis-Vilyuisk-Virus		VHEV	2			
			Theiler-artiges Virus der Ratte		TLV	1	t2		
			Theilervirus	Mäuse-Poliovirus	TMEV	1	t2		

[a] Laboratorien, die mit diesem Virus umgehen, benötigen nach EG-Richtlinie 2003/85 eine EU-Zulassung.

TRBA 462

Familie	Genus	Spezies	Infraspezies	Synonyme/ englische Bezeichnung	Akronym/ Subtypen	Risiko-gruppe	Containment Tier	Zoonose	Anmerkung
	Cosavirus	**Cosavirus A**				**2**			
	Enterovirus		Affen-Enterovirus A		SEV-A	1			
			Bovines Enterovirus 1 und 2		BEV-1, -2	1	t2		
			Humanes Enterovirus A	Coxsackie-Virus A1 bis A8, A10, A12, A14, A16	CV-A1 bis -A8, -A10, -A12, -A14, -A16	**2**	t2		
				Humanes Enterovirus 71, 76	HEV-71, -76	2			
			Humanes Enterovirus B	Coxsackie-Virus A9, B1 bis B6	CV-A9, -B1 bis -B6	2			
				Humanes Echovirus 1 bis 7, 9, 11 bis 21, 24 bis 27, 29 bis 33, 69, 73 bis 75, 77, 78	EV-1 bis 7, -9, -11 bis -21, -24 bis -27, -29 bis -33, -69, -73 bis -75, -77, -78	2			
			Humanes Enterovirus C	Coxsackie-Virus A1, A11, A13, A17, A19 bis A22, A24	CV-A1, -A11, -A13, -A17, -A19 bis -A22, -A24	2			
			Humanes Enterovirus D	Humanes Enterovirus 68	HEV-68	2			
				Humanes Enterovirus 70	Acute-Haemorrhagic-Conjunctivitis-Virus	HEV-70	2		
			Enterovirus C	Poliovirus Serotyp 1 und 3	Poliomyelitis-Virus	HPV-1, -3	**2**			V, 2, 3
				Poliovirus Serotyp 2[a]		HPV-2	3			V, 2, 3
			Porcines Enterovirus A			PEV-8	1	t2		
			Porcines Enterovirus B		Porcines Enterovirus 10	PEV-10	1	t2		

[a] Einstufung gemäß Globalem Aktionsplan der WHO zur Minimierung der von Laboreinrichtungen für Polioviren ausgehenden Risiken nach einer typenspezifischen Eradikation von Polio-Wildviren und der anschließenden Einstellung der Verwendung des oralen Polioimpfstoffs.

TRBA 462

Familie	Genus	Spezies	Infraspezies	Synonyme/ englische Bezeichnung	Akronym/ Subtypen	Risiko-gruppe	Contain-ment Tier	Zoo-nose	Anmerkung
			Virus der Bläschenkrank-heit des Schweines	Porcines Enterovirus (Serotyp 9), Schweine-Entero-Virus vom Typ 9, Virus der Vesikulären Schweinekrankheit, SVD-Virus	PEV-9	2	t3	Z	5, 7, 9
	Erbovirus	Equines Rhinitis-B-Virus			ERBV-1, -2	1	t2		
	Hepatovirus	Aviäres Enzephalomyelitis-Virus			AEV	1	t2		7
		Hepatitis-A-Virus	Affen-Hepatitis-A-Virus		SHAV	1	t2		
			Humanes Hepatitis-A-Virus'		**HHAV**	**2**		**Z**	**V, 2, 3**
	Kobuvirus	Aichivirus			AiV	2			
		Bovines Kobuvirus			BKV	1	t2		
		Porcines Kobuvirus			PKV	1	t2		
	Parechovirus	Humanes Parechovirus 1, 2 und 3			HPeV-1, -2, -3	2			
		Ljunganvirus			LV	2		Z	
	Rhinovirus (mehr als 100 Serotypen)	Bovines Rhinovirus 1, 2 und 3			BRV-1, -2, -3	1	t2		
		Humanes Rhinovirus A			**HRV-A**	**2**			
		Humanes Rhinovirus B			**HRV-B**	**2**			
	Sapelovirus	Affen-Sapelovirus			SSV	1	t2		
		Aviäres Sapelovirus			ASV	1	t2		
		Porcines Sapelovirus			PSV	1	t2		
	Teschovirus	Porcines Teschen-Virus			PTV-1 bis -11	1	t2		7
	Nicht zugeordnete Mitglieder	Aviäres Entero-artiges Virus 2, 3 und 4			AELV-2, -3, -4	1	t2		

' Werden unter anderem über Lebensmittel tierischen Ursprungs, z.B. Muscheln, auf den Menschen übertragen. Da sie im Tier jedoch keine Krankheit verursachen, sind sie nicht als Zoonoseerreger im eigentlichen Sinn zu betrachten.

TRBA 462

Familie	Genus	Spezies	Infraspezies	Synonyme/ englische Bezeichnung	Akronym/ Subtypen	Risiko-gruppe	Containment Tier	Zoonose	Anmerkung
			Aviäres Nephritis-Virus 3		ANV-3	1	t2		
			Barramundivirus-1		BaV	1	t2		
			Entenhepatitis-Virus 1 und 3		DHV-1, -3	1	t2		7
			Entero-artiges Virus des Kakadus		CELV	1	t2		
			Entero-artiges Virus der Pute		TELV	1	t2		
			Hepatitisvirus der Pute	Puten-Hepatitis-Virus	THV	1	t2		
			Picorna-artiges Virus des Seehundes		SPLV	1	t2		
			Pseudo-Enterovirus der Pute 1 und 2	Puten-Pseudoenteritis-Virus 1 und 2	TPEV-1, -2	1	t2		
			Säurestabile equine Picornaviren		EgPV	1	t2		
			Sikhote-Alyn-Virus		SAV	1	t2		
			Steinbutt-Virus-1		TuV-1	1	t2		
			Stint-Virus-1 und 2		SmV-1, -2	1	t2		
			Syr-Daria-Valley-Fever- Virus		SDFV	1	t2		
			Übertragbares Enteritis-Virus des Perlhuhns	Virus der Übertragbaren Enteritis des Perlhuhns	GTEV	1	t2		
			Wolfsbarsch-Virus-1		SBV	1	t2		
Polyomaviridae (dsDNA)									
	Polyomavirus	**BK-Polyomavirus**		BK-Virus, Polyomavirus hominis Typ1	**BKPyV**	**2**			D
		Bovines Polyomavirus			BPyV	1	t2		
		Polyomavirus der Nestlingskrankheit der Wellensittiche		Budgerigar-Fledgling-Disease-Virus	BFPyV	1	t2		
		Hamster-Polyomavirus			HaPyV	1	t2		
		JC-Polyomavirus		JC-Virus, John-Cunningham-Virus, Polyomavirus hominis Typ 2	**JCPyV**	**2**			D
		Kaninchen-Polyomavirus			RKV	1	t2		

243

TRBA 462

Familie	Genus	Spezies	Infraspezies	Synonyme/ englische Bezeichnung	Akronym/ Subtypen	Risiko-gruppe	Containment Tier	Zoo-nose	Anmerkung
		KI-Polyomavirus		Karolinska-Institut-Virus, Karolinska Institutet Virus	KIPyV	2			
		Maus-Polyomavirus		Murines Polyomavirus	MPyV	1	t2		
		Merkelzell-Polyomavirus			MCPyV	2	t2		onc
		Murines Pneumotropes Virus			MPtV	1	t2		
		Polyomavirus 2 des Pavians		Pavian-Polyomavirus 2	BPyV-2	2			
		Polyomavirus der Afrikanischen Grünen Meerkatze		Meerkatzen-Polyomavirus	AGMPyV	2			
		Polyomavirus der Athymen Ratte			AGMPyV	1	t2		
		Simian-Virus 12		Affenvirus 12, SV12	SV-12	2			
		Simian-Virus 40		Affenvirus 40, SV40	SV-40	2		Z	
		WU-Polyomavirus		Washington-University-Virus, Washington University Virus	WUPyV	2			
Poxviridae (dsDNA)									
	Avipoxvirus	Geflügelpockenvirus			FWPV	1	t2		6, 7
		Hirtenstarpockenvirus			MYPV	1	t2		6
		Junkopockenvirus			JNPV	1	t2		6
		Kanarienpockenvirus			CNPV	1	t2		6
		Krähenpockenvirus			CRPV	1	t2		6
		Papageienpockenvirus			PSPV	1	t2		6
		Pfauenpockenvirus			PKPV	1	t2		6
		Pinguinpockenvirus			PEPV	1	t2		6
		Putenpockenvirus			TKPV	1	t2		6
		Sperlingpockenvirus			SRPV	1	t2		6
		Starpockenvirus			SLPV	1	t2		6
		Taubenpockenvirus			PGPV	1	t2		6
		Wachtelpockenvirus			QUPV	1	t2		6

TRBA 462

Familie	Genus	Spezies	Infraspezies	Synonyme/ englische Bezeichnung	Akronym/ Subtypen	Risiko-gruppe	Containment Tier	Zoonose	Anmerkung
	Capripoxvirus	Lumpy-Skin-Disease-Virus			LSDV	1	t3		5, 7, 9
		Schafpockenvirus			SPPV	1	t3		5, 7, 9
		Ziegenpockenvirus			GTPV	1	t2		5, 7, 9
	Leporipoxvirus	Fibromvirus des Eichhörnchens		Eichhörnchenfibromavirus	SQFV	1	t2		
		Fibromvirus des Hasen			FIBV	1	t2		
		Kaninchenfibromavirus			RFV	1	t2		
		Myxomatosevirus		Myxomavirus	MYXV-LAU	1	t2		
	Molluscipoxvirus	Molluscum contagiosum-Virus			MOCV	2			7
	Orthopoxvirus	**Affenpockenvirus**[a]			**MPXV**	**3**		Z	**V, 5**
		Ektromelie-Virus		Ectromeliavirus, Mäusepockenvirus	ECTV-MOS	1	t2		6
		Kamelpockenvirus			CMLV	2			6
		Kuhpockenvirus[a]			**CPXV**	**2**		Z	**6**
		Pockenvirus der Wühlmaus		Wühlmauspockenvirus	VPXV	1	t2		
		Pockenvirus des Waschbären		Waschbärpockenvirus	RCNV	1	t2		
		Stinktierpockenvirus			SKPV	1	t2		
		Taterapockenvirus			GBLV	1	t2		
		Uasin-Gishu-Disease-Virus			UGDV	1	t2		
		Vacciniavirus	**Büffelpockenvirus**[t]		**BPXV**	**2**		Z	**6**
			Cantagalo-Virus[a]		CTGV	2		Z	6
			Elefantenpockenvirus[a]			**2**		Z	**6**
			Kaninchenpockenvirus Utrechts		**RPXV-UTR**	**2**		Z	**6**
			Pferdepockenvirus[a]			2			
			Vacciniavirus Western Reserve (WR)	Vakziniavirus, Vaccinia-Virus	VACV-WR	2		Z	6

[a] Besitzen ein breites Wirtsspektrum und können zum Teil auf viele Säugetierarten übertragen werden.
[t] Besitzen ein breites Wirtsspektrum und können zum Teil auf viele Säugetierarten übertragen werden.

TRBA 462

Familie	Genus	Spezies	Infraspezies	Synonyme/ englische Bezeichnung	Akronym/ Subtyp	Risiko-gruppe	Containment Tier	Zoonose	Anmerkung
		Variola-Virus[1]	Variola major-Virus Bangladesh-1975	Virus der Klassischen Pocken, Virus der Echten Menschenpocken	VARV-BSH	4			V, 2
			Variola major-Virus India-1967	Virus der Klassischen Pocken, Virus der Echten Menschenpocken	VARV-IND	4			V, 2
			Variola minor-Virus Garcia-1966	Weiße-Pocken-Virus, Variola-Alastrim-Virus	VARV-GAR	4			V, 2
	Parapoxvirus	Auzduk-Disease-Virus				2			
		Parapoxvirus bovis 1		Stomatitis papulosa-Virus, Virus der Stomatitis papulosa, Bovines papuläres Stomatitisvirus	BPSV	2		Z	?
		Parapoxvirus bovis 2		Pseudokuhpocken-virus, Melkerknoten-Virus, Paravaccinia-Virus	PCPV	2			
		Parapoxvirus des Eichhörnchens			SPPV	1	t2		
		Parapoxvirus des Neuseeländischen Rotwilds			PVNZ	1	t2		
		Parapoxvirus ovis 2		Orfvirus, Virus des Ecthyma contagiosum, Kontagiöses Pustuläres Dermatitisvirus	ORFV	2		Z	?
		Seehundpockenvirus		Parapockenvirus der Seehunde	SPPV	2		Z	
		Virus des Ecthyma contagiosum Chamois				2			
		Virus des Ecthyma contagiosum des Kamels				2	t2	Z	
	Suipoxvirus	Schweinepockenvirus			SWPV	1			
	Yatapoxvirus	Tanapocken-Virus			TANV	2		Z	
		Yaba-Affentumorvirus			YMTV	2		Z	

[1] Kulturen mit Variola-Viren werden einzig im „State Research Center of Virology and Biotechnology, Koltsovo, Novosibirsk Region, Russian Federation" und den „Centers for Disease Control and Prevention, Atlanta, USA" aufbewahrt. Tätigkeiten mit diesen Viren sind nur unter maximalen Sicherheitsmaßnahmen in den Laboratorien dieser Institute zugelassen und bedingen eine Bewilligung der Weltgesundheitsorganisation (WHO).

TRBA 462

Familie	Genus	Spezies	Infraspezies	Synonyme/ englische Bezeichnung	Akronym/ Subtypen	Risiko- gruppe	Contain- ment Tier	Zoo- nose	Anmerkung
		Nicht zugeordnete Mitglieder							
		Cotiavirus			CPV	1	t2		
		Delfinpockenvirus			DOV	1	t2		
		Embuvirus			ERV	1	t2		
		Molluscum-artiges Pockenvirus			MOV	1	t2		
		Pockenvirus der Wühlmaus			VPV	1	t2		
		Pockenvirus des Grauen Großkängurus			KXV	1	t2		
		Pockenvirus des Kalifornischen Seehunds			SPV	1	t3		
		Pockenvirus des Krokodilkaimans			SPV	1	t2		
		Pockenvirus des Kurzschwanzkängurus			QPV	1	t2		
		Pockenvirus des Maultierhirschs			DPV	1	t2		
		Pockenvirus des Nilkrokodils			CRV	1	t2		
		Pockenvirus des Roten Riesenkängurus			KPV	1	t2		
		Pockenvirus des Weißbüschelaffen		Pockenvirus der Marmosetten	MPV	2			
		Salanga-Pockenvirus			SGV	1	t2		
		Yoka-Pockenvirus			YKV	1	t2		
Reoviridae (dsRNA)									
	Aquareovirus	Aland-Reovirus			GIRV	1			
		Aquareovirus A			ARV-A	1			
		Aquareovirus B			ARV-B	1			
		Aquareovirus C	Golden-Shiner-Reovirus		GSRV	1			
			Graskarpfen-Reovirus		GCRV	1	t2		
		Aquareovirus D			ARV-D	1			
		Aquareovirus E			ARV-E	1			
		Aquareovirus F			ARV-F	1			
		Döbel-Reovirus			CHRV	1			
		Rotlachs-Reovirus			LSRV	1			

TRBA 462

Familie	Genus	Spezies	Infraspezies	Synonyme/ englische Bezeichnung	Akronym/ Subtypen	Risiko-gruppe	Containment Tier	Zoonose	Anmerkung
	Coltivirus	Schleien-Reovirus			TNRV	1			
		Colorado-Zeckenfieber-Virus			CTFV	2		Z	1
		Eyachvirus			EYAV	2		Z	1
	Orbivirus	Afrikanisches Pferdepest-Virus		Virus der Afrikanischen Pferdepest, African-Horse-Sickness-Virus, AHS-Virus	AHSV-1 bis -9	1	t3		1, 5, 8, 9
		Andasibevirus			ANDV	2			
		Blauzungenvirus*		Bluetonguevirus, Virus der Blauzungenkrankheit	BTV-1 bis -24	1	t2/t3		1, 5, 8, 9
		Changuinolavirus			CGLV	2		Z	1
		Chenudavirus			CNUV	2			
		Chobar-Gorge-Virus			CGV	2		Z	1
		Codajasvirus			COV	1			
		Corripatavirus			CORV	2			
		Equines Enzephalosisvirus			EEV-1 bis -7	1	t2		1
		Eubenangeevirus			EUBV	2			
		Great-Island-Virus			GIV	2			
		zzt. 36 Infraspezies z. B.	Kemerovovirus		KEMV	2			
			Lipovnikvirus		LIPV	2			
			Tribec-Virus		TRBV	2			
			Yaquina Head Virus		YHV	2		Z	1
		Ierivirus			IERIV	2			
		Ifevirus			IFEV	2			
		Itupirangavirus			ITUV	2			

* Mit diesem Virus kann in Laboratorien unter den Bedingungen der Schutzstufe 2 gearbeitet werden sowohl im Rahmen der Diagnostik als auch der Forschung. Durch geeignete Maßnahmen, mindestens aber einem vollständigen Wechsel der Oberbekleidung, ist eine Verschleppung des Erregers in Tierbestände zu verhindern. Tierversuche mit infektiösem Virus erfordern Tierställe mit Schleusen (vollständiger Kleiderwechsel), Unterdruck, Abluftführung durch HEPA-Filter und eine Anlage zur sicheren Inaktivierung des Virus im Abwasser. Ob für bestimmte Tierversuche geringere Anforderungen an die Einschließungsmaßnahmen ausreichend sind, ist von der zuständigen Veterinärbehörde zu entscheiden.

TRBA 462

Familie	Genus	Spezies	Infraspezies	Synonyme/ englische Bezeichnung	Akronym/ Subtypen	Risiko-gruppe	Containment Tier	Zoonose	Anmerkung
		Japanautvirus			JAPV	2			
		Kammavanpettaivirus			KMPV	2			
		Lake-Clarendon-Virus			LCV	2			
		Lebombovirus			LEBV-1	2		Z	1
		Matucarevirus			MATV	2			
		Orungovirus			ORUV-1 bis -4	3		Z	1
		Palyamvirus			PALV	2			
		Peruanisches Nagetier-Virus (PC21)			PRV	1	t2		
		Peruanisches Pferdepest-Virus			PHSV-1	1	t2		
		St. Croix-River-Virus			SCRV-1	1			
		Tembevirus			TMEV	2			
		Tracambevirus			TRV	2			
		Umatillavirus			UMAV	2			
		Virus der Epizootischen Hämorrhagischen Krankheit			EHDV	1	t3		1, 5
		Wad-Medani-Virus			WMV	2			
		Wallalvirus			WALV	2			
		Warregovirus			WARV	2			
		Wongorrvirus			WGRV	2			
		Yunnan-Orbivirus			YUOV	1	t2	Z	1
	Orthoreovirus	Aviäres Reovirus			ARV	1	t2		7
		Kamparvirus			KamV	2		Z	
		Melakavirus			MelV	2		Z	
		Nelson-Bay-Orthoreovirus		NB-Virus	NBV	1	t2		
		Orthoreovirus bei Reptilien			RRV-PY	1	t2		
		Orthoreovirus der Klapperschlange				1	t2		
		Orthoreovirus der Säugetiere			MRV-1 bis -4	2			
		Orthoreovirus des Pavians		Pavian-Reovirus	BRV	2			

TRBA 462

Familie	Genus	Spezies	Infraspezies	Synonyme/ englische Bezeichnung	Akronym/ Subtypen	Risiko-gruppe	Containment Tier	Zoo-nose	Anmerkung
	Rotavirus	Rotavirus A	Affen-Rotaviren		SiRV	2		Z	3
			Aviäre Rotaviren		AvRV	1	t2		
			Bovine Rotaviren		BoRV	1	t2		
			Canine Rotaviren		CaRV	1	t2		
			Equine Rotaviren		EqRV	1	t2		
			Feline Rotaviren		FeRV	1	t2		
			Humane Rotaviren		**HRV**	**2**			3
			Lapine Rotaviren		LaRV	1	t2		
			Murine Rotaviren		MuRV	1	t2		
			Ovine Rotaviren		OvRV	1	t2		
			Porcine Rotaviren		PoRV	1	t2		
		Rotavirus B			**RV-B**	**2**		**Z**	**3**
		Rotavirus C			**HRV-C**	**2**		**Z**	**3**
		Rotavirus D			AvRV-D	1	t2		
		Rotavirus E			PoRV-E	1	t2		
		Rotavirus F			AvRV-F	1	t2		
		Rotavirus G			AvRV-G	1	t2		
	Seadornavirus	Bannavirus			BAV	2			
		Kadipirovirus			KDV	2			
		Liao ning-Virus			LNV	2			
Retroviridae (ssRNA-RT)									
	Alpharetrovirus								
		Aviäres Leukosevirus		Geflügel-Leukose-Sarkom-Virus	ALV	1			onc
		Aviäres Mill-Hill-Karzinom-Virus 2		Vogel-Mill-Hill-2-Retrovirus	ACMHV-2	1			onc
		Aviäres Myeloblastosevirus			AMV	1	t2		onc
		Aviäres Myelocytomatosevirus 29			AMCV-29	1	t2		onc

TRBA 462

Familie	Genus	Spezies	Infraspezies	Synonyme/ englische Bezeichnung	Akronym/ Subtypen	Risiko- gruppe	Contain- ment Tier	Zoo- nose	Anmerkung
		Aviäres Sarkomvirus CT10			ASV-CT10	1	t2		onc
		Fujinami-Sarkomvirus			FuSV	1	t2		onc
		Rous-Sarkomavirus			RSV	1	t2		onc
		UR2-Sarkomvirus			UR2SV	1	t2		onc
		Y73-Sarkomvirus			Y73SV	1	t2		onc
	Betaretrovirus								
		Humanes endogenes Retrovirus K113			HERV-K113	2			
		Langurvirus			LNGV	1	t2		
		Mason-Pfizer-Virus des Affen	Mason-Pfizer-Virus des Affen	Mason-Pfizer-Affenvirus	MPMV	2			
			Retrovirus 1 des Affen	Simian Type-D-Virus 1	SRV-1	2			
			Retrovirus 2 des Affen		SRV-2	2			
		Mäuse-Mammatumor-Virus		Murines Mammatumor (Bittner)-Virus	MMTV	1	t2		onc
		Melanom-assoziiertes endogenes Retrovirus			MERV-HERV-K	1			
		Mouse Mammary Tumour Virus-Like Virus				2			
		Retrovirus der Jaagsiekte des Schafes		Virus der Lungenadenomatose des Schafes	JSRV	1	t2		7
		Squirrel-Monkey-Retrovirus		Retrovirus des Totenkopfäffen, Totenkopfäffchen-Retrovirus	SMRV	1	t2		
	Deltaretrovirus								
		Bovines Leukämievirus		Virus der Enzootischen Rinderleukose	BLV	1	t2		onc, 5
		T-lymphotropes Virus 1 des Primaten	T-lymphotropes Virus 1 des Affen		STLV-1	2			

TRBA 462

Familie	Genus	Spezies	Infraspezies	Synonyme/ englische Bezeichnung	Akronym/ Subtypen	Risiko-gruppe	Containment Tier	Zoonose	Anmerkung
		Virus der Humanen Adulten T-Zell-Leukämie 1		Humanes T-Zell-lymphotropes Virus 1, Humanes T-lymphotropes Virus 1, Humanes T-Zell-Leukämie-Virus Typ 1	**HTLV-1**	3(**)			D, onc
			T-lymphotropes Virus 2 des Affen		STLV-2	2			
			T-lymphotropes Virus PP des Affen		STLV-PP	2			
		Virus der Humanen Adulten T-Zell-Leukämie 2		Humanes T-Zell-lymphotropes Virus 2, Humanes T-lymphotropes Virus 2, Humanes T-Zell-Leukämie-Virus Typ 2, Virus der Haarzellleukämie	**HTLV-2**	3(**)			D, onc
		T-lymphotropes Virus 3 des Primaten	T-lymphotropes Virus 3 des Affen		STLV-3	2			
			T-lymphotropes Virus L des Affen		STLV-L	2			
	Epsilonretrovirus								
		Dermales Sarkomvirus des Glasaugenbarschs			WDSV	1	t2		
		Epithliales Hyperplasie-Virus 1 des Glasaugenbarschs		Glasaugenbarsch-Retrovirus 1	WEHV-1	1	t2		
		Epithliales Hyperplasie-Virus 2 des Glasaugenbarschs		Glasaugenbarsch-Retrovirus 2	WEHV-2	1	t2		
		Hyperplasievirus des Barschs		Barsch-Hyperplasie-Virus	PHV	1	t2		
		Retrovirus des Schlangenkopffisches			SnRV	1	t2		
	Gammaretrovirus								
		Felines Leukämievirus		Katzen-Leukämievirus	FeLV	1	t2		onc

TRBA 462

Familie	Genus	Spezies	Infraspezies	Synonyme/englische Bezeichnung	Akronym/Subtypen	Risikogruppe	Containment Tier	Zoonose	Anmerkung
			Finkel-Biskis-Jinkins-Sarkomvirus der Maus*		FBJMSV	1	t2		onc
			Gardner-Arnstein-Sarkomvirus der Katze		GAFeSV	1	t2		onc
			Gibbonaffen-Leukämievirus		GALV	2			
			Hardy-Zuckerman-Sarkomvirus der Katze		HZFeSV	1			onc
			Harvey-Sarkomvirus der Maus*	Harvey-Sarkomvirus	HaMSV	1			onc
			Kirsten-Sarkomvirus der Maus*	Kirsten-Sarkomvirus	KiMSV	1			onc
			Meerschweinchen-Typ-C-Onkovirus		GPCOV	1			onc
			Moloney-Sarkomvirus der Maus*	Moloney-Sarkomvirus	MOMSV	1			onc
			Murines Leukämievirus*		MLV	1	t2		onc
			Retikuloendotheliose-Virus		REV	1	t2		onc
			Retrovirus der Viper		VRV	1	t2		
			Retrovirus des Koala			1	t2		
			Schweine-Typ-C-Onkovirus		PCOV	1	t2		onc
			Snyder-Theilen-Sarkomvirus der Katze		STFeSV	1	t2		onc
			Syncytialvirus des Huhns		CSV	1	t2		
			Träger-Milznekrosevirus der Ente		TDSNV	1	t2		
			Wollaffen-Sarkomvirus		WMSV	2			
			Xenotropic Murine Leukemia Virus-Related Virus*		XMRV	1	t2		
	Lentivirus		Bovines Immundefizienzvirus		BIV	1	t2		
			Caprines Arthritis-Enzephalitis-Virus		CAEV	1	t2		
			Felines Immundefizienzvirus		FIV	1	t2		
			Immundefizienzvirus des Affen		SIV	2			

* Murine Retroviren können bei Mäusen Leukämien, Lymphome oder Tumore hervorrufen. Ein Zusammenhang mit den entsprechenden menschlichen Erkrankungen konnte nicht eindeutig belegt werden. Deshalb wurden diese Viren für den Menschen in die Risikogruppe 1 eingeordnet, für Tiere in t2. Bei Mehrfachinfektionen mit unterschiedlichen murinen Retroviren oder bei Infektionen mit Zelllinien, die in natürlicher Weise murine Retroviren produzieren, wie Zelllinien mit endogenen murinen Retroviren mit unterschiedlichen zellulären Wirtsbereich ex vivo, kann es zur Rekombination zwischen verschiedenen Retroviren kommen.

TRBA 462

Familie	Genus	Spezies	Infraspezies	Synonyme/ englische Bezeichnung	Akronym/ Subtypen	Risiko- gruppe	Containment Tier	Zoonose	Anmerkung
		Immundefizienzvirus des Menschen 1		Humanes Immundefizienzvirus 1	**HIV-1**	3(**)			D, 3
		Immundefizienzvirus des Menschen 2		Humanes Immundefizienzvirus 2	**HIV-2**	3(**)			D, 3
		Lentivirus des Pumas			PLV-14	1	t2		
		Virus der Infektiösen Anämie der Einhufer			EIAV	1	t2		5, 7
		Visna/Maedi-Virus		Maedi/Visna-Virus	VISNA	1	t2		7
	Spumavirus	Affen-Spumavirus	Affen-Spumavirus, humanes Isolat	Humanes Spumavirus, Humanes Foamy-Virus	SFVcpz(hu)	2			
			Affen-Spumavirus, Schimpansenisolat	Affen-Foamy-Virus	SFVcpz	2			
		Affen-Spumavirus der Afrikanischen Grünen Meerkatze		Affen-Foamy-Virus der Grünen Meerkatze	SFVagm	2			
		Affen-Spumavirus der Makaken		Affen-Foamy-Virus der Makaken	SFVmac	2			
		Bovines Spumavirus		Bovines Foamy-Virus	BFV	1	t2		
		Equines Spumavirus		Equines Foamy-Virus	EFV	1	t2		
		Felines Spumavirus		Felines Foamy-Virus	FFV	1	t2		
Rhabdoviridae (negative ssRNA)									
	Ephemerovirus	Adelaide-River-Virus			ARV	2			
		Berrimahvirus			BRMV	2			
		Bovines Ephemeralfieber-Virus		Virus des Bovinen Ephemeralfiebers	BEFV	1	t2		
		Kimberleyvirus			KIMV	2			
		Malakalvirus			MALV	2			
		Puchongvirus			PUCV	2			
		Aravavirus			ARAV	3(**)			
	Lyssavirus	**Australisches Fledermauslyssavirus**		Lyssavirus Genotyp 7	**ABLV**	3(**)		Z	V, 2

TRBA 462

Familie	Genus	Spezies	Infraspezies	Synonyme/ englische Bezeichnung	Akronym/ Subtypen	Risiko-gruppe	Contain-ment Tier	Zoo-nose	Anmerkung
		Duvenhage-Virus[y]		Lyssavirus Genotyp 4	DUVV	3(**)		Z	V, 2
		Europäisches Fledermauslyssavirus Typ 1[y]		Lyssavirus Genotyp 5, Europäisches Fledermaus-Tollwutvirus 1	EBLV-1	3(**)		Z	V, 2, 3, 4, 5
		Europäisches Fledermauslyssavirus Typ 2[y]		Lyssavirus Genotyp 6, Europäisches Fledermaus-Tollwutvirus 2	EBLV-2	3(**)		Z	V, 2, 3, 4, 5
		Irkutvirus			IRKV	3(**)			
		Khujandvirus			KHUV	3(**)			
		Lagos-Fledermausvirus		Lyssavirus Genotyp 2	LBV	3		Z	2
		Mokolavirus		Lyssavirus Genotyp 3	MOKV	3		Z	2
		Tollwutvirus[y]		Lyssavirus Genotyp 1, Rabiesvirus, Rabies-Virus, Virus der Klassischen Tollwut	**RABV**	**3(**)**		**Z**	**V, 2, 3, 4, 5, 7**
		West-Caucasian-Fledermaus-Virus			WCBV	3			
	Novirhabdovirus	Aal-Rhabdovirus B12			EEV-B12	1	t2		
		Aal-Rhabdovirus C26			EEV-C26	1	t2		
		Egtvedvirus				1	t2		
		Hirame-Rhabdovirus			HIRRV	1	t2		
		Schlangenkopffisch-Rhabdovirus			SHRV	1	t2		
		Virus der Hämorrhagischen Septikämie		Virus der Forellenseuche, Virus der Forellenpest	VHSV	1	t2		
		Virus der Infektiösen Hämatopoetischen Nekrose der Salmoniden			IHNV	1	t2		5
	Vesiculovirus	Aal-Rhabdovirus American			EVA	1	t2		5
		BeAn 157575-Virus			BeAnV157575	1			

[y] Impfung bietet Schutz gegenüber Genotyp 1 sowie partiell gegenüber Genotyp 4, 5 und 6. Dagegen ist kein Schutz zu erwarten gegenüber Genotyp 2 und 3.

TRBA 462

Familie	Genus	Spezies	Infraspezies	Synonyme/ englische Bezeichnung	Akronym/ Subtypen	Risiko- gruppe	Contain- ment Tier	Zoo- nose	Anmerkung
		Botekevirus			BTKV	2			
		Calchaquivirus			CQIV	2		N	
		Carajasvirus			CJSV	2			
		Chandipuravirus			CHPV	2		N	
		Cocalvirus			COCV	2			
		Gray-Lodge-Virus			GLOV	2		N	
		Isfahanvirus			ISFV	2			
		Juronavirus			JURV	2			
		Klamathvirus			KLAV	2			
		Kwattavirus			KWAV	2			
		La-Joya-Virus			LJV	2			
		Malpais-Spring-Virus			MSPV	2			
		Marabavirus			MARAV	2			
		Mount-Elgon-Fledermausvirus			MEBV	2			
		Pike-Fry-Rhabdovirus		Virus der Rotfleckenkrankheit der Hechtbrut	PFRV	1	t2		
		Piryvirus			PIRYV	3		N	
		Portonvirus			PORV	2			
		Radivirus			RADIV	2			
		Tupaiavirus			TUPV	2			
		Ulcerative-Disease-Rhabdovirus			UDRV	1	t2		
		Virus der Frühjahrsvirämie des Karpfen			SVCV	1	t2		
		Virus der Stomatitis vesicularis, Alagoas[z]		Virus der Vesikulären Stomatitis, Vesikuläre- Stomatitis-Virus, VS- Virus, Stomatitis vesicularis-Virus	**VSAV**	**2**		**N**	**5, 7, 9**

[z] Bei Versuchen mit Einhufern, Rindern und Schweinen sind die Bedingungen der Schutzstufe 3 einzuhalten. Infizierte kleine Laboratoriumstiere sind insektenfrei zu halten.

TRBA 462

Familie	Genus	Spezies	Infraspezies	Synonyme/ englische Bezeichnung	Akronym/ Subtypen	Risiko-gruppe	Containment Tier	Zoonose	Anmerkung
		Virus der Stomatitis vesicularis, Indiana[z]		Virus der Vesikulären Stomatitis, Vesikuläre-Stomatitis-Virus, VS-Virus, Stomatitis vesicularis-Virus	VSIV	2		Z	5, 7, 9
		Virus der Stomatitis vesicularis, New Jersey[z]		Virus der Vesikulären Stomatitis, Vesikuläre-Stomatitis-Virus, VS-Virus, Stomatitis vesicularis-Virus	VSNJV	2		Z	5, 7, 9
		Yug-Bogdanovac-Virus			YBV	2		Z	1
	Nicht zugeordnete Mitglieder								
		Almpiwarvirus			ALMV	1			
		Aruacvirus			ARUV	2	t2		
		Bahia-Grande-Virus			BGV	1	t2		
		Bangoranvirus			BGNV	2			
		Barurvirus			BARV	1	t2		
		Bimbovirus			BBOV	2			
		Bivens-Arm-Virus			BAV	2			
		Chacovirus			CHOV	1	t2		
		Charlevillevirus			CHVV	2			
		Coastal-Plains-Virus			CPV	2			
		Connecticut-Virus			CNTV	1	t2		
		DakArK 7292-Virus			DAKV-7292	1	t2		
		Farmington-Virus			FARV	1	t2		
		Flanders-Virus			FLAV	1	t2		
		Fukuoka-Virus			FUKAV	1	t2		
		Garbavirus			GARV	2			
		Gossasvirus			GOSV	2			
		Hart-Park-Virus			HPV	1			
		Humpty-Doo-Virus			HDOOV	2			

TRBA 462

Familie	Genus	Spezies	Infraspezies	Synonyme/ englische Bezeichnung	Akronym/ Subtypen	Risiko- gruppe	Contain- ment Tier	Zoo- nose	Anmerkung
		Joinjakakavirus			JOIV	2			
		Kamesevirus			KAMV	1	t2		
		Kannamangalamvirus			KANV	2			
		Kern-Canyon-Virus			KCV	1	t2		
		Keuralibavirus			KEUV	1	t2		
		Kolongovirus			KOLV	2			
		Koolpinyahvirus			KOOLV	2		Z	
		Kotonkonvirus			KOTV	2			
		Landjiavirus			LJAV	2			
		Le-Dantec-Virus			LDV	2			
		Manitobavirus			MNTBV	2			
		Marcovirus			MCOV	1	t2		
		Mosqueirovirus			MQOV	1			
		Mossurilvirus			MOSV	1	t2		
		Muir-Springs-Virus			MSV	1	t2		
		Nasoulevirus			NASV	3			
		Navarrovirus			NAVV	2			
		New-Minto-Virus			NMV	1	t2		
		Ngainganvirus			NGAV	2			
		Nkolbisson-Virus			NKOV	1	t2		
		Oak-Vale-Virus			OVRV	1	t2		
		Obodhiangvirus			OBOV	1	t2		
		Oitavirus			OITAV	2			
		Ouangovirus			OUAV	2			
		Parry-Creek-Virus			PCRV	1	t2		
		Reed-Ranch-Virus			RRV	1	t2		
		Rhode-Island-Virus			RHIV	1	t2		
		Rio-Grande-Virus der Buntbarsche			RGRCV	1	t2		
		Rochambeauvirus			RBUV	2			

TRBA 462

Familie	Genus	Spezies	Infraspezies	Synonyme/englische Bezeichnung	Akronym/Subtypen	Risikogruppe	Containment Tier	Zoonose	Anmerkung
			Sandjimbavirus		SJAV	2			
			Sawgrass-Virus	Schneiden-Virus	SAWV	1	t2		
			Sena-Madureira-Virus		SMV	1	t2		
			Sripurvirus		SRIV	2			
			Sweetwater-Branch-Virus		SWBV	1	t2		
			Tibrogarganvirus		TIBV	2			
			Timbovirus		TIMV	1	t2		
			Xiburemavirus		XIBV	2			
			Yatavirus		YATAV	2			
Togaviridae (positive ssRNA)									
	Alphavirus	Auravirus			AURAV	2		Z	1
		Barmah-Forest-Virus			BFV	2		Z	1
		Bebaruvirus			**BEBV**	**2**		**Z**	**1**
		Cabassouvirus			CABV	3		Z	1
		Chikungunyavirus		Chikungunya-Virus	**CHIKV**	**3(**)**		**Z**	**1, 2, 3**
		Everglades-Virus			**EVEV**	**3(**)**		**Z**	**1**
		Fort-Morgan-Virus			FMV	2		Z	1
		Getahvirus			GETV	2	t3	Z	1
		Highlands-J-Virus			HJV	2		Z	1
		Mayarovirus			**MAYV**	**3**		**Z**	**1**
		Middelburgvirus			MIDV	2		Z	1
		Mosso-das-Pedras-Virus			MDPV	2			
		Mucambovirus			**MUCV**	**3(**)**		**Z**	**1**
		Ndumuvirus			**NDUV**	**3(**)**		**Z**	**1**
		Onyong-nyong-Virus			**ONNV**	**2**		**Z**	**1**
		Östliches Pferdeenzephalitisvirus		Östliches Pferdeenzephalomyelitis-virus, Eastern-Equine-Encephalitis-Virus	**EEEV**	**3**		**Z**	**V, 1, 5, 8, 9**

TRBA 462

Familie	Genus	Spezies	Infraspezies	Synonyme/ englische Bezeichnung	Akronym/ Subtypen	Risiko-gruppe	Containment Tier	Zoonose	Anmerkung
		Pixunavirus			PIXV	2		Z	1
		Rio-Negro-Virus			RNV	2			
		Ross-River-Virus			**RRV**	**2**		**Z**	**1**
		Salmon-Pancreas-Disease-Virus			SPDV	1	t2		
		Semliki-Forest-Virus			**SFV**	**2**		**Z**	**1**
		Sindbisvirus	Babankivirus			2		Z	1
			Kyzylagachvirus		KYZV	2	t3	Z	1
			Ockelbovirus	Virus der Ockelbo-Krankheit		2		Z	1
			Pogostavirus	Virus der Pogosta-Krankheit		2		Z	1
			Sindbisvirus		**SINV**	**2**		**Z**	**1**
		Tonatevirus			**TONV**	**3(**)**		**Z**	**1**
		Trocaravirus			TROV	1			
		Unavirus			UNAV	2		Z	1
		Venezolanisches Pferdeenzephalitisvirus		Venezolanisches Pferdeenzephalomyelitis-virus, Venezuelan-Equine-Encephalitis-Virus	**VEEV**	**3**		**Z**	**V, 1, 5, 8, 9**
		Virus des Südlichen See-Elefanten			SESV	1	t2		
		Westliches Pferdeenzephalitisvirus		Westliches Pferdeenzephalomyelitis-virus, Western-Equine-Encephalitis-Virus	**WEEV**	**3**		**Z**	**V, 1, 5, 8, 9**
		Whataroavirus			WHAV	2		Z	1
	Rubivirus	**Rubellavirus**		**Rötelnvirus, Rubivirus**	**RUBV**	**2**	t2		**V, 3**
	Nicht zugeordnete Mitglieder								
		Trinitivirus			TRIV	1			

TRBA 462

Familie	Genus	Spezies	Infraspezies	Synonyme/ englische Bezeichnung	Akronym/ Subtypen	Risiko- gruppe	Contain- ment Tier	Zoo- nose	Anmerkung
Nicht klassifizierte Viren bzw. andere Erreger									
Nicht klassifizierte Viren									
	Anellovirus	Torque-Teno-Mini-Virus			TTMV	2			
		Torque-Teno-Virus			TTV	2			
	Deltavirus	**Hepatitis-Delta-Virus**[aa, bb]		Hepatitis-D-Virus	HDV-1, -2, -3	**2**			D, V, 2, 3
	Nicht klassifiziert								
		Araguarivirus			ARAV	1	t2		
		Nyamanini-Virus			NYMV	1	t2		
		Quaranfil-Virus			QRMV	2			
Unkonventionelle Agenzien, die assoziiert sind mit übertragbaren spongiformen Enzephalopathien									
		Erreger der Creutzfeldt-Jakobschen Erkrankung		Erreger der Creutzfeldt-Jakob-Erkrankung	CJD: HuPrPSc	3(**)			D, 2
		Erreger der Variante der Creutzfeldt-Jakobschen Erkrankung		Erreger der Variante der Creutzfeldt-Jakob-Erkrankung	VCJD: HuPrPSc	3(**)			D, 2
		Erreger der Kurukrankheit		Erreger des Kuru, Kuru-Prion	Kuru: HuPrPSc	3(**)			D, 2
		Erreger der Tödlichen Familiären Schlaflosigkeit		Erreger der Fatalen Familiären Insomnie	FFI: HuPrPSc	3(**)			D
		Erreger des Gerstmann-Sträussler-Scheinker-Syndroms			GSS: HuPrPSc	3(**)			D
		Erreger der Bovinen Spongiformen Enzephalopathie		BSE-Erreger	BSE: BovPrPSc	3(**)		Z	D, 5

[aa] Eine Infektion mit dem Hepatitis-D-Virus wirkt nur dann bei Beschäftigten pathogen, wenn sie gleichzeitig mit oder nach einer Infektion mit dem Hepatitis-B-Virus erfolgt. Die Impfung gegen das Hepatitis-B-Virus schützt daher die Beschäftigten, die nicht mit dem Hepatitis-B-Virus infiziert sind, gegen das Hepatitis-D-Virus (Fußnote aus Anhang III der EG-Richtlinie 2000/54/EG).
[bb] Herabstufung gegenüber der gemeinschaftlichen Einstufung in Anhang III der EG-Richtlinie 2000/54/EG unter Zugrundelegung neuer wissenschaftlicher Erkenntnisse (siehe Beschluss des ABAS vom 12.08.2009 unter: www.baua.de/abas → Informationen aus dem ABAS).

TRBA 462

Familie	Genus	Spezies	Infraspezies	Synonyme/ englische Bezeichnung	Akronym/ Subtypen	Risiko-gruppe	Containment Tier	Zoonose	Anmerkung
			Erreger der Chronic Wasting Disease[cc]	Erreger des Wasting-Syndroms der Maultier- und Wapitihirsche	CWD: MDePrPSc	3(**)		N	D, 5
			Erreger der Exotischen Ungulatenenzephalitis[bb]		EUE: NyaPrPSc	3(**)		N	D, 5
			Erreger der Felinen Spongiformen Enzephalopathie[bb]		FSE: FePrPSc	3(**)		N	D, 5
			Erreger der Scrapie	Scrapieprion	Scrapie: OvPrPSc	2			D, 5, 7
			Erreger der übertragbaren Nerzenzephalitis[bb]	Erreger der Transmissiblen Enzephalopathie der Nerze	TME: MkPrPSc	3(**)		N	D, 5

[cc] Es gibt keinen Beweis für eine Infektion des Menschen mit Erregern anderer tierischer TSE. Gleichwohl werden für Arbeiten im Labor Schutzmaßnahmen wie für den Umgang mit biologischen Arbeitsstoffen der Risikogruppe 3(**) empfohlen. Eine Ausnahme bilden Laborarbeiten mit einem identifizierten Erreger der Traberkrankheit (Scrapie), für die Sicherheitsstufe 2 ausreichend ist (Fußnote aus Anhang III der EG-Richtlinie 2000/54/EG).
[bb] Herabstufung gegenüber der gemeinschaftlichen Einstufung in Anhang III der EG-Richtlinie 2000/54/EG unter Zugrundelegung neuer wissenschaftlicher Erkenntnisse (siehe Beschluss des ABAS vom 12.08.2009 unter: www.baua.de/abas → Informationen aus dem ABAS).

4 Literatur

[1] Richtlinie 2000/54/EG des europäischen Parlaments und Rates vom 18.09.2000 über den Schutz der Arbeitnehmer gegen Gefährdung durch biologische Arbeitsstoffe bei der Arbeit. Amtsblatt der Europäischen Gemeinschaften Nr. L 262/21 vom 17.10.2000

[2] Merkblatt B 004/2011 „Sichere Biotechnologie – Einstufung biologischer Arbeitsstoffe: Viren" der Berufsgenossenschaft Rohstoffe und chemische Industrie; DGUV Information 213-088. Jedermann-Verlag; Postfach 10 31 40; 69021 Heidelberg

[3] Bekanntmachung des Bundesministeriums für Ernährung, Landwirtschaft und Verbraucherschutz: „Liste risikobewerteter Spender- und Empfängerorganismen für gentechnische Arbeiten"
https://www.zkbs-online.de/ZKBS/DE/05_Datenbanken/Datenbanken_node.html#doc8952580bodyText1

Allgemeine Stellungnahmen der Zentralen Kommission für die Biologische Sicherheit (ZKBS) zu Viren
https://www.zkbs-online.de/ZKBS/DE/04_Allgemeine_Stellungnahmen/10_Viren/viren_node.html

[4] TRBA 450 „Einstufungskriterien für Biologische Arbeitsstoffe". GMBl 2016, Nr. 23 vom 22. Juni 2016

[5] TRBA 466 „Einstufung von Prokaryonten (Bacteria und Archaea) in Risikogruppen".
Gemeinsames Ministerialblatt (GMBl) Nr. 46-50 vom 25. August 2015

[6] TRBA 468 „Liste der Zelllinien und Tätigkeiten mit Zellkulturen". GMBl 2012, Nr. 15-20, vom 25. April 2012

[7] TRBA 100 „Schutzmaßnahmen für Tätigkeiten mit biologischen Arbeitsstoffen in Laboratorien", GMBl. Nr. 51-52 vom 17. Oktober 2013; Nummer 5.4.1 Tätigkeiten mit biologischen Arbeitsstoffen der Risikogruppe, die mit (**) gekennzeichnet sind i.V.m. Anlage 1

[8] TRBA 120 „Versuchstierhaltung". GMBl 2012, Nr. 32 vom 24. Juli 2012

[9] Richtlinie 2003/99/EG des Europäischen Parlaments und des Rates vom 17. November 2003 zur Überwachung von Zoonosen und Zoonoseerregern und zur Änderung der Entscheidung 90/424/EWG des Rates sowie zur Aufhebung der Richtlinie 92/117/EWG des Rates. Amtsblatt der Europäischen Gemeinschaften Nr. L 325/31 vom 12.12.2003

[10] Merkblatt B 005 9/2001 „Sichere Biotechnologie Einstufung biologischer Arbeitsstoffe: Parasiten" der Berufsgenossenschaft Rohstoffe und chemische Industrie; DGUV Information 213-089. Jedermann-Verlag; Postfach 10 31 40; 69021 Heidelberg

TRBA 462

TRBA 500
Grundlegende Maßnahmen bei Tätigkeiten mit biologischen Arbeitsstoffen

Ausgabe: April 2012

Die Technischen Regeln für Biologische Arbeitsstoffe (TRBA) geben den Stand der Technik, Arbeitsmedizin und Arbeitshygiene sowie sonstige gesicherte wissenschaftliche Erkenntnisse für Tätigkeiten mit biologischen Arbeitsstoffen, einschließlich deren Einstufung, wieder.

Sie werden vom **Ausschuss für Biologische Arbeitsstoffe (ABAS)** ermittelt bzw. angepasst und vom Bundesministerium für Arbeit und Soziales im Gemeinsamen Ministerialblatt (GMBl) bekannt gegeben.

1 Anwendungsbereich

(1) Diese TRBA beschreibt grundlegende Maßnahmen, die bei Tätigkeiten mit biologischen Arbeitsstoffen anzuwenden sind. Sie stellen einen Mindestschutz der Beschäftigten bei Tätigkeiten mit biologischen Arbeitsstoffen bezüglich ihrer infektiösen, toxischen und sensibilisierenden Eigenschaften sicher.

(2) Ergibt die Gefährdungsbeurteilung, dass die Maßnahmen nach dieser TRBA den Gesundheitsschutz der Beschäftigten nicht in ausreichendem Maße sicherstellen, sind weitergehende Schutzmaßnahmen erforderlich.

(3) Sind in anderen TRBA (siehe www.baua.de/trba) branchen- und verfahrensspezifische Maßnahmen festgelegt, sind diese vorrangig zu berücksichtigen.

2 Begriffsbestimmungen

2.1 Biologische Arbeitsstoffe

Der Begriff der biologischen Arbeitsstoffe ist in der BioStoffV abschließend definiert. Es handelt sich dabei um bestimmte Parasiten sowie Mikroorganismen wie Bakterien, Pilze und Viren, die beim Menschen Infektionen, sensibilisierende oder toxische Wirkungen hervorrufen können. Sie werden gemäß § 3 BioStoffV entsprechend dem von ihnen ausgehenden Infektionsrisiko in vier Risikogruppen eingeteilt.

2.2 Grundlegende Maßnahmen

Unter grundlegenden Maßnahmen im Sinne dieser TRBA sind Hygienemaßnahmen zu verstehen, die dem Schutz der Beschäftigten vor biologischen Arbeitsstoffen dienen. Hygienemaßnahmen umfassen neben Maßnahmen der persönlichen Körperhygiene bauliche, technische, organisatorische und persönliche Schutzmaßnahmen zur Verringerung der Belastung der Luft, von Materialien, Produkten oder Oberflächen durch biologische Arbeitsstoffe mit dem Ziel, Infektionen, sensibilisierende und toxische Wirkungen zu verhindern.

2.3 Bioaerosol

Bioaerosole sind luftgetragene Teilchen und Tröpfchen biologischer Herkunft, die die Gesundheit des Menschen durch infektiöse, allergische oder toxische Wirkmechanismen beeinflussen können.

3 Gefährdungsbeurteilung

3.1 Grundsatz

Nach der Biostoffverordnung muss für jede Tätigkeit mit biologischen Arbeitsstoffen eine Gefährdungsbeurteilung durchgeführt werden. Wesentliche Grundlage für die Gefährdungsbeurteilung ist eine ausreichende Informationsbeschaffung. Im Rahmen der Gefährdungsbeurteilung müssen infektiöse, sensibilisierende und toxische Wirkungen berücksichtigt werden. Konkrete Hinweise und Beispiele nennt die TRBA 400 „Handlungsanleitung zur Gefährdungsbeurteilung und für die Unterrichtung der Beschäftigten bei Tätigkeiten mit biologischen Arbeitsstoffen".

3.2 Gefährdungen

Biologische Arbeitsstoffe können beim Menschen gesundheitliche Gefährdungen (Infektionen, sensibilisierende und toxische Wirkungen) hervorrufen. Voraussetzung hierfür ist die Exposition gegenüber entsprechenden biologischen Arbeitsstoffen.

Infektionen werden in der Regel erst durch biologische Arbeitsstoffe der Risikogruppe 2 ausgelöst. Bei Tätigkeiten mit biologischen Arbeitsstoffen der Risikogruppe 1 können bei Menschen mit verminderter Immunabwehr Infektionen auftreten. Auch bei einer Exposition gegenüber sehr hohen Konzentrationen biologischer Arbeitsstoffe der Risikogruppe 1 oder wenn diese in die Blutbahn gelangen, können Infektionen nicht ausgeschlossen werden.

Sensibilisierende und toxische Wirkungen biologischer Arbeitsstoffe werden bei der Einteilung in Risikogruppen nicht berücksichtigt. Die entsprechenden Gefährdungen müssen bei der Gefährdungsbeurteilung gesondert mit einbezogen werden.

Zu den sensibilisierenden biologischen Arbeitsstoffen zählen Schimmelpilze, bestimmte Bakterien (u. a. thermophile Aktinomyzeten) sowie einzelne Parasiten. Toxische Wirkungen können von Stoffwechselprodukten und Zellbestandteilen biologischer Arbeitsstoffe ausgehen. Beispiele sind Endotoxine aus Bakterien und Mykotoxine aus Schimmelpilzen.

Auch wenn Tätigkeiten mit biologischen Arbeitsstoffen aufgrund einer fehlenden oder nur geringen Infektionsgefährdung der Schutzstufe 1 zugeordnet werden, können sensibilisierende und toxische Gefährdungen vorhanden sein, die bauliche, technische, organisatorische oder persönliche Schutzmaßnahmen zur Minimierung der entsprechenden Gefährdung erforderlich machen.

3.3 Aufnahmepfade

Bei Tätigkeiten mit biologischen Arbeitsstoffen sind verschiedene Aufnahmepfade zu beachten:

- Aufnahme über die Atemwege
  Bioaerosole sind aufgrund ihrer Größe einatembar. Sie können sich in allen Lungenteilen bis hin zu den Lungenbläschen niederschlagen.

- Aufnahme über den Mund
  Berühren des Mundes mit verschmutzten Händen, Handschuhen oder Gegenständen (Schmierinfektion).

TRBA 500

Essen, Trinken oder Rauchen ohne vorherige gründliche Reinigung der Hände.

- Aufnahme über die Haut oder die Schleimhäute
Insbesondere Verletzungen sowie vorbestehende Hautveränderungen wie Ekzeme ermöglichen biologischen Arbeitsstoffen das Eindringen in den Körper. Aufgeweichte Haut bei Feuchtarbeiten oder trockene und rissige Haut sowie Spritzer in die Augen oder auf die Mundschleimhaut müssen ebenfalls als Eintrittspforte berücksichtigt werden.

3.4 Beispiele für Tätigkeiten mit möglicher Exposition

- Offenes Einfüllen, Umfüllen, Mischen oder Sortieren von Stoffen oder Produkten, die mit biologischen Arbeitsstoffen besiedelt oder verunreinigt sein können
- Anlieferung, Lagerung und Transport von Materialien, die mikrobiell verunreinigt sind oder besiedelt werden können
- Tätigkeiten bei Reinigung, Wartung, Inspektion oder Instandhaltung in mikrobiell besiedelten oder belasteten Bereichen
- Reinigung von Sanitärbereichen
- Straßenreinigung
- Land- und Forstwirtschaft
- Wein- und Gartenbau
- Bodenarbeiten
- Entfernung und Entsorgung mikrobiell verunreinigter Materialien
- Sprühverfahren, Hochdruckreinigung
- Umgang mit Brauch- und Kreislaufwasser
- Wartung von Kühlschmierstoff-Systemen
- Tätigkeiten an raumlufttechnischen Anlagen

- Unsachgemäßes Ausziehen von Schutzkleidung
- Tätigkeiten mit Kontakt zu Tieren oder Ungeziefer und deren Ausscheidungen (z. B. Aufnahme über Tierkot und Tierkotstaub, Biss-, Stich-, Kratzverletzungen durch Tiere)

Die Liste ist nicht abschließend. Je nach betrieblichen Gegebenheiten sind auch bei anderen Tätigkeiten Expositionen möglich.

4 Schutzmaßnahmen

4.1 Allgemeines

(1) Wird in der Gefährdungsbeurteilung festgestellt, dass Gefährdungen vorhanden sind, hat der Arbeitgeber zuerst die erforderlichen technischen und baulichen sowie die organisatorischen Maßnahmen zu ergreifen. Dies gilt auch, wenn die Tätigkeiten aufgrund fehlender oder geringer Infektionsgefährdung der Schutzstufe 1 zugeordnet wurden, aber sensibilisierende oder toxische Gefährdungen vorliegen. Zusätzlich kann der Einsatz von persönlichen Schutzausrüstungen notwendig werden. Ein Abweichen von der Rangfolge der Schutzmaßnahmen ist in der Gefährdungsbeurteilung zu begründen.

(2) Die erforderlichen Schutzmaßnahmen und Verhaltensregeln sowie Anweisungen über das Verhalten bei Unfällen und Betriebsstörungen und zur Ersten Hilfe sind in einer Betriebsanweisung festzulegen (Beispiel siehe Anhang 2).

(3) Der Arbeitgeber ist verpflichtet, die Arbeitnehmer anhand der Betriebsanweisung über die möglichen Gefahren für die Gesundheit, die Durchführung der getroffenen Schutzmaßnahmen und

TRBA 500

das Tragen von persönlichen Schutzausrüstungen regelmäßig und in einer für die Beschäftigten verständlichen Form und Sprache zu unterweisen. Die erfolgten Maßnahmen und Unterweisungen sind zu dokumentieren.

(4) Die in dieser TRBA beschriebenen Maßnahmen sind entsprechend der jeweiligen Branche und der betrieblichen Situation auszuwählen und anzupassen.

(5) Bei Tätigkeiten, für die fachbezogene TRBA vorliegen, sind diese vorrangig umzusetzen.

4.2 Technische und bauliche Maßnahmen

(1) Arbeitsmittel (Maschinen, Betriebseinrichtungen), Fußböden und Wände im Arbeitsbereich sollen leicht zu reinigen sein.

(2) Es sind Arbeitsverfahren nach dem Stand der Technik einzusetzen, die zur Vermeidung bzw. Reduktion von Bioaerosolen führen. Zum Stand der Technik zählen unter anderem

- räumliche Trennung von belasteten und unbelasteten Arbeitsbereichen,
- raumlufttechnische Maßnahmen,
- Kapselung und Absaugung am Ort der Freisetzung,
- Staubbindung mit Nebeltechnik,
- geschlossene Förderwege für staubende Schüttgüter,
- Einsatz von Staubsaugern der Staubklasse H, ggf. mit Vorabscheider,
- zentrale Staubsaugeranlagen mit Rohranschlüssen in den Arbeitsbereichen.

Sollte dies nicht zu einer ausreichenden Reduktion führen, sind weitere Schutzmaßnahmen umzusetzen.

(3) Es sind leicht erreichbare Waschgelegenheiten mit fließendem Wasser, Einrichtungen zum hygienischen Trocknen der Hände sowie geeignete Hautschutz- und Hautpflegemittel vorzuhalten. Auch an mobilen und abgelegenen Arbeitsplätzen ist für eine Möglichkeit der hygienischen Händereinigung und -trocknung zu sorgen.

(4) Soweit nach der Gefährdungsbeurteilung erforderlich, sind Waschräume oder Duschmöglichkeiten vorzusehen. Gründe für die Einrichtung eines Waschraumes können z. B. Tätigkeiten mit starker Verschmutzung oder starker Geruchsbelastung sein.

(5) Vom Arbeitsplatz getrennte Umkleidemöglichkeiten sind vorzusehen.

(6) Es sind vom Arbeitsplatz getrennte Möglichkeiten der Aufbewahrung und Einnahme der Pausenverpflegung zu schaffen.

4.3 Organisatorische Maßnahmen

Der Arbeitgeber hat dafür zu sorgen, dass die nachfolgenden Maßnahmen umgesetzt werden. Dafür muss er den Beschäftigten ausreichend Zeit und Möglichkeiten zur Verfügung stellen.

(1) Die Zahl der Beschäftigten, die biologischen Arbeitsstoffen ausgesetzt sind oder sein können, ist auf das für die Erfüllung der Arbeitsaufgabe notwendige Maß zu begrenzen.

(2) Es ist für grundlegende Hygienemaßnahmen zu sorgen. Dazu gehört das Waschen der Hände vor Eintritt in die

Pausen und bei Beendigung der Tätigkeit; weiterhin die regelmäßige und bedarfsweise Reinigung des Arbeitsplatzes und das Reinigen / Wechseln von Arbeitskleidung und persönlicher Schutzausrüstung. Die Maßnahmen sind in einem Reinigungs- und Hygieneplan festzuhalten (Beispiel siehe Anhang 1).

Beschäftigte dürfen an Arbeitsplätzen, an denen die Gefahr einer Verunreinigung durch biologische Arbeitsstoffe besteht, keine Nahrungs- und Genussmittel zu sich nehmen. Hierfür sind die nach Nummer 4.2 (6) eingerichteten Bereiche zu nutzen.

Sofern entsprechend der Gefährdungsbeurteilung Desinfektionsmaßnahmen erforderlich sind, müssen diese mit geprüften Desinfektionsmitteln durchgeführt werden.

(3) Pausen- und Bereitschaftsräume dürfen nicht mit mikrobiell verunreinigter Arbeitskleidung betreten werden.

(4) Abfälle mit biologischen Arbeitsstoffen sind in geeigneten Behältnissen zu sammeln.

(5) Arbeitskleidung und persönliche Schutzausrüstungen sind von der Privatkleidung getrennt aufzubewahren.

(6) Mikrobiell verunreinigte Kleidung darf nicht zu Hause gereinigt werden.

(7) Sofern Privatkleidung als Arbeitskleidung getragen wird und die Möglichkeit der mikrobiellen Verunreinigung bei der Arbeit besteht, gelten sinngemäß die Absätze (3), (5) und (6).

(8) Sofern Schädlinge wie Nagetiere, Tauben, Insekten und andere Tiere im Arbeitsbereich vorkommen, ist eine regelmäßige Schädlingsbekämpfung durchzuführen.

(9) Lagerbedingungen, die eine Vermehrung biologischer Arbeitsstoffe begünstigen, sind zu vermeiden, sofern dies betriebsbedingt möglich ist.

(10) Entsprechend der Gefährdungsbeurteilung ist für eine ausreichende Lüftung des Arbeitsbereiches zu sorgen.

4.4 Persönliche Schutzausrüstung

(1) Im Einzelfall muss aufgrund der Gefährdungsbeurteilung persönliche Schutzausrüstung getragen werden.

(2) Die erforderliche persönliche Schutzausrüstung (z. B. Handschutz, Schutzkleidung, Schutzschuhe, Augenschutz/Gesichtsschutz, partikelfiltrierender Atemschutz) ist auf der Basis der Unterweisung bestimmungsgemäß zu benutzen.

(3) Es ist sicherzustellen, dass die Tragezeitbegrenzungen für persönliche Schutzausrüstung beachtet werden.

(4) Persönliche Schutzausrüstung ist nach Benutzung zu pflegen und gegebenenfalls auszutauschen, um eine zusätzliche Exposition durch die mikrobielle Verunreinigung der persönlichen Schutzausrüstung zu vermeiden.

5 Weiterführende Literatur und Informationsquellen

Gesetze und Verordnungen

- Biostoffverordnung (Verordnung über Sicherheit und Gesundheitsschutz bei Tätigkeiten mit biologischen Arbeitsstoffen – BioStoffV)

TRBA 500

- Verordnung zur arbeitsmedizinischen Vorsorge (ArbMedVV)
- Infektionsschutzgesetz (IfSG)

Technische Regeln für Biologische Arbeitsstoffe (Auswahl)

- TRBA 001 – Allgemeines und Aufbau des Technischen Regelwerks zur Biostoffverordnung - Anwendung von Technische Regeln für Biologische Arbeitsstoffe (TRBA)
- TRBA 100 – Schutzmaßnahmen für gezielte und nicht gezielte Tätigkeiten mit biologischen Arbeitsstoffen in Laboratorien
- TRBA 120 – Versuchstierhaltung
- TRBA 214 – Abfallbehandlungsanlagen einschließlich Sortieranlagen in der Abfallwirtschaft
- TRBA 220 – Sicherheit und Gesundheit bei Tätigkeiten mit biologischen Arbeitsstoffen in abwassertechnischen Anlagen
- TRBA 230 – Schutzmaßnahmen bei Tätigkeiten mit biologischen Arbeitsstoffen in der Land- und Forstwirtschaft und bei vergleichbaren Tätigkeiten
- TRBA 240 – Schutzmaßnahmen bei Tätigkeiten mit mikrobiell kontaminiertem Archivgut
- TRBA 250 – Biologische Arbeitsstoffe im Gesundheitswesen und in der Wohlfahrtspflege
- TRBA 400 – Handlungsanleitung zur Gefährdungsbeurteilung bei Tätigkeiten mit biologischen Arbeitsstoffen
- TRBA/TRGS 406 – Sensibilisierende Stoffe für die Atemwege

BG/GUV-Regeln und -Informationen

- BGR 189 Einsatz von Schutzkleidungen
- BGR 190 Benutzung von Atemschutzgeräten
- BGR 192 Benutzung von Augen- und Gesichtsschutz
- BGR 195 Benutzung von Schutzhandschuhen
- BGR 206 Desinfektionsarbeiten im Gesundheitsdienst
- BGR 208 Reinigungsarbeiten mit Infektionsgefahr in medizinischen Bereichen
- BGI 583 Biologische Arbeitsstoffe bei der Bodensanierung
- BGI 762 Keimbelastung wassergemischter Kühlschmierstoffe – Handlungshilfe nach der Biostoffverordnung
- BGI 805 Tätigkeiten mit biologischen Arbeitsstoffen in der Metallindustrie
- BGI 853 Betriebsanweisungen nach der Biostoffverordnung
- BGI 858 Gesundheitsgefährdungen durch biologische Arbeitsstoffe bei der Gebäudesanierung
- BGI 5026 Biologische Arbeitsstoffe beim Umgang mit Verstorbenen
- BGI 5068 Handlungshilfe zur Gefährdungsbeurteilung bei der Bereitstellung und Reinigung mobiler Miettoiletten
- BGI/GUV-I 8620 Allgemeine Präventionsleitlinie Hautschutz
- DGUV-Liste „Zusammenstellung von Biostoff-relevanten Vorschriften, Regeln und Informationen", siehe: http://www.dguv.de

Informationsportale

- Bundesanstalt für Arbeitsschutz und Arbeitsmedizin – www.baua.de
- Deutsche Gesetzliche Unfallversicherung – www.dguv.de
- Robert-Koch-Institut – www.rki.de

Weitere Quellen

- Sachstandsbericht des ABAS „Bedeutung von Mykotoxinen im Rahmen der arbeitsplatzbezogenen Gefährdungsbeurteilung" (www.baua.de/de/Themen-von-A-Z/Biologische-Arbeitsstoffe/ABAS/aus-dem-ABAS/pdf/Bedeutung-von-Mykotoxinen.pdf)
- Sachstandsbericht des ABAS „Irritativ-toxische Wirkungen von luftgetragenen biologischen Arbeitsstoffen am Beispiel der Endotoxine" (www.baua.de/de/Themen-von-A-Z/Biologische-Arbeitsstoffe/ABAS/aus-dem-ABAS/pdf/Endotoxinpapier.pdf)

Auf den Abdruck der Anlagen wird verzichtet.

TRBA 500

Beschluss 610
Schutzmaßnahmen für Tätigkeiten außerhalb von Sonderisolierstationen bei der Versorgung von Patienten, die mit hochpathogenen Krankheitserregern infiziert oder krankheitsverdächtig sind

Ausgabe Oktober 2016
GMBl 2016, Nr. 42 vom 17. Oktober 2016

Der **Ausschuss für Biologische Arbeitsstoffe** (ABAS) hat folgende Arbeitsschutzanforderungen für Tätigkeiten mit Infektionsgefährdung durch hochpathogene Viren bei der Patientenversorgung außerhalb von Sonderisolierstationen beschlossen. Der Beschluss 610 dient der Konkretisierung der Biostoffverordnung (BioStoffV) und gibt den Stand der Technik wieder. Er beruht auf den Ergebnissen des ABAS-Arbeitskreises „Hochpathogene Viren"[(1)].

1 Allgemeines

Ausgelöst durch den Ebolafieber-Ausbruch in Westafrika im Jahr 2014/2015 und die dadurch bundesweit entstandenen Fragestellungen, hat das Robert Koch-Institut das „Rahmenkonzept Ebolafieber" in engem Austausch mit allen betroffenen Institutionen entwickelt [1]. Die im Konzept aufgeführten Arbeitsschutzmaßnahmen waren unter Mitwirkung des ABAS und in Abstimmung mit diesem festgelegt worden. Sie wurden nun auf der Grundlage der gemachten Erfahrungen und des resultierenden Konkretisierungsbedarfs auch hinsichtlich anderer hochpathogener Krankheitserreger durch den ABAS weiterentwickelt und werden mit diesem Beschluss in das Technische Regelwerk zu Biologischen Arbeitsstoffen überführt.

2 Zielsetzung, Anwendungsbereich

Der Beschluss 610 konkretisiert die erforderlichen Arbeitsschutzmaßnahmen für die Versorgung von Patienten, die mit hochpathogenen Krankheitserregern (Biostoffe der Risikogruppe 4) infiziert bzw. krankheitsverdächtig sind, **außerhalb von Sonderisolierstationen (SIS). Er soll Einrichtungen, die sich auf derartige Situationen vorbereiten**

---

(1) *Mitwirkende:* Vertreter des Ausschusses für Biologische Arbeitsstoffe (ABAS), des Bundesamtes für Bevölkerungsschutz und Katastrophenhilfe (BBK), der Bundesanstalt für Arbeitsschutz und Arbeitsmedizin (BAuA), der Bundesärztekammer (BÄK), der Deutschen Krankenhausgesellschaft (DKG), von Länderbehörden, des Robert Koch-Instituts (RKI), des Ständigen Arbeitskreises der Kompetenz- und Behandlungszentren für hoch-kontagiöse und lebensbedrohliche Erkrankungen (STAKOB) und von Unfallversicherungsträgern.

Beschluss 610

wollen bzw. aufgrund von Vereinbarungen vorbereiten müssen, bei der Planung und Festlegung entsprechender Maßnahmen unterstützen.

Betroffen sein können:

- Arztpraxen und Notaufnahmen, die von infizierten oder krankheitsverdächtigen Patienten aufgesucht werden,
- Rettungsdienste ? einschließlich Notärzte und ärztliche Bereitschaftsdienste, die den Transport dieser Patienten in die Zieleinrichtung durchführen bzw. begleiten und
- Krankenhäuser, die aufgrund einer **Ausnahmesituation** die Versorgung des Patienten außerhalb einer SIS durchführen müssen. Das ist beispielsweise der Fall, wenn der Patient nicht transportfähig ist.

Die folgenden Regelungen gelten ausschließlich für Situationen, für die es keine weitergehenden Konkretisierungen in der TRBA 250 „Biologische Arbeitsstoffe im Gesundheitswesen und in der Wohlfahrtspflege" [2] gibt.

Die Schutzmaßnahmen gelten auch für hinzugezogene Personen, wie z. B. die Vertreter von Gesundheitsbehörden.

Die Anforderungen an SIS sind in der TRBA 250 abschließend geregelt und bleiben unberührt.

3 Begriffsbestimmungen

3.1 Basishygienische Maßnahmen

Basishygiene beschreibt die in medizinischen Einrichtungen erforderliche Standardhygiene. Sie umfasst alle Hygienemaßnahmen, die in einer Gesundheitseinrichtung grundsätzlich durchgeführt werden [3, 4]. Dazu gehören insbesondere Händehygiene, Schutzkleidung und Schutzausrüstung sowie Desinfektionsmaßnahmen.

3.2 Hochpathogene Krankheitserreger

Hochpathogene Krankheitserreger im Sinne dieses Beschlusses sind Biostoffe der Risikogruppe 4 (§ 3 Absatz 1 Nummer 4 BioStoffV) [5].

3.3 Sonderisolierstation

Eine Sonderisolierstation (SIS) ist ein benanntes Behandlungszentrum, in dem Patienten, die mit einem Biostoff der Risikogruppe 4 infiziert oder krankheitsverdächtig sind, unter den Bedingungen der Schutzstufe 4 (siehe Schutzstufenzuordnung nach TRBA 250 Nummer 3.4.2 Absatz 4 [2]) versorgt werden.

3.4 Krankheitsverdächtig

Krankheitsverdächtig ist eine Person, bei der Symptome bestehen, welche das Vorliegen einer bestimmten übertragbaren Krankheit vermuten lassen (§ 2 Nummer 5 Infektionsschutzgesetz – IfSG [6]).

3.5 Patientenversorgung

Unter Patientenversorgung wird die Untersuchung, Behandlung und Pflege eines Patienten in einer Einrichtung des Gesundheitsdienstes (gemäß § 2 Absatz 14 BioStoffV) verstanden. Im Rahmen dieses Beschlusses fällt der Transport von infizierten bzw. krankheitsverdächtigen Patienten durch Rettungsdienste ebenfalls darunter.

Beschluss 610

3.6 Isolierbereich

Der Isolierbereich ist ein von übrigen Arbeitsbereichen sicher abgetrennter Bereich, in dem ein infizierter oder krankheitsverdächtiger Patient versorgt wird.

4 Schutzmaßnahmen

4.1 Vorbemerkungen

(1) Nach TRBA 250 Nummer 3.4.2 Absatz 4 [2] sind Tätigkeiten im Rahmen der Untersuchung, Behandlung und Pflege von Patienten, die mit einem Biostoff der Risikogruppe 4 infiziert sind oder bei denen ein entsprechender Verdacht vorliegt, i.d.R. der Schutzstufe 4 zugeordnet. Die dabei einzuhaltenden Schutzmaßnahmen sind in Anhang 1 „Sonderisolierstationen" der TRBA 250 zusammengefasst. Es kann jedoch erforderlich werden, dass solche Patienten außerhalb von SIS versorgt werden müssen (siehe Nummer 2). In diesen Fällen kann der für SIS beschriebene Stand der Technik aufgrund der fehlenden baulichen und technischen Voraussetzungen nicht eingehalten werden. Deshalb kommt insbesondere zusätzlichen organisatorischen und persönlichen Schutzmaßnahmen eine besondere Bedeutung zu. Deren Planung, Festlegung und konsequente Umsetzung im Ernstfall sind wesentliche Voraussetzung für einen effektiven Schutz.

(2) Je nachdem, welcher Krankheitserreger auftritt und welche Eigenschaften (u. a. Übertragungsweg) er hat, können über diesen Beschluss hinaus weitere Maßnahmen notwendig werden. Diese sind im Rahmen der Gefährdungsbeurteilung festzulegen. Die hier beschriebenen Maßnahmen sollten auch beim Auftreten neuer noch nicht klassifizierter Krankheitserreger angewendet werden, die mit einem hohen Gefährdungspotenzial assoziiert sind.

Hinweis: Der Verdacht einer „Erkrankung an virusbedingtem hämorrhagischem Fieber" bzw. einer „bedrohlichen Krankheit" ist nach § 6 IfSG [6] vom feststellenden Arzt unverzüglich dem zuständigen Gesundheitsamt zu melden. Die oberste Landesgesundheitsbehörde bzw. die nach Landesrecht zuständige Behörde trifft (i.d.R. in Absprache mit dem zuständigen Kompetenzzentrum) die Entscheidung zu weiteren Maßnahmen nach §§ 28?31 IfSG.

4.2 Arztpraxen

4.2.1 Grundsätze

Sucht ein infizierter oder krankheitsverdächtiger Patient eine Arztpraxis auf, sind bei Erstverdacht folgende grundsätzliche Maßnahmen einzuhalten:

- Zur ersten anamnestischen Abklärung des Krankheitsverdachts ist ein Mindestabstand von ungefähr 1,50 m zum Patienten zu halten.
  Hinweis: Dieser Abstand leitet sich ab von dem über experimentelle Daten ermittelten Mindestabstand, der notwendig ist, um eine Tröpfcheninfektion bei Influenzaviren zu vermeiden [7].
- Die basishygienischen Maßnahmen [4] sind einzuhalten.
- Der Patient ist von anderen Personen fernzuhalten.

Bleibt der Erstverdacht nach der anamnestischen Abklärung bestehen, ist dies unverzüglich dem zuständigen Gesundheitsamt zu melden und weitere grundsätzliche Maßnahmen sind einzuhalten:

- Der Patient soll nach Möglichkeit am Versorgungsort verbleiben. Dabei sind

Beschluss 610

- Kontakte zu anderen Personen zu vermeiden.
- Der direkte Kontakt zwischen Patient und behandelndem Arzt oder Personal ist zu vermeiden bzw. auf das Notwendigste zu beschränken.

*Hinweis: Wenn die Symptomatik des Patienten es zulässt, können ggf. Barriere-Maßnahmen **am** Patienten (wie z. B das Tragen von Handschuhen oder Mund-Nasen-Schutz) erfolgen.*

- Müssen absolut notwendige Tätigkeiten am Patienten durchgeführt werden, so sind besondere Schutzmaßnahmen einzuhalten. Dazu gehören das Tragen von Persönlicher Schutzausrüstung (PSA) (siehe Nummer 4.2.2) und die Durchführung weitergehender Desinfektionsmaßnahmen (siehe Nummer 4.2.3) bzw. Maßnahmen der Abfall- und Abwasserentsorgung (siehe Nummer 4.2.4).

Hinweis: Das Vorhalten der in diesem Fall erforderlichen PSA setzt eine entsprechende Planung und Vorbereitung im Vorfeld voraus. Sofern diese nicht gegeben ist, sollte möglichst auf Tätigkeiten mit entsprechendem Infektionsrisiko verzichtet werden. Zur Meldepflicht nach § 6 IfSG siehe Hinweis zu Nummer 4.1 Absatz 2.

4.2.2 Persönliche Schutzausrüstung (PSA)

(1) Die für die Untersuchung von Verdachtsfällen vorgesehene Schutzkleidung muss gewährleisten, dass Haut und Schleimhäute vor Kontakten zu Krankheitserregern geschützt sind.

(2) Bei den meisten Krankheitserregern der Risikogruppe 4 ist davon auszugehen, dass sie nicht aerogen übertragen werden. Allerdings sind auch bei diesen Erregern Tröpfchenübertragungen von Mensch zu Mensch möglich. Da beim Freiwerden von Körperflüssigkeiten, z. B. durch Erbrechen oder durch medizinische Maßnahmen, infektiöse Aerosole entstehen, ist bei engem Kontakt in der Patientenversorgung eine Übertragung auf dem Luftweg nicht auszuschließen. Aus präventiver Sicht ist das Tragen von Atemschutz notwendig.

(3) Bei der Beschaffung von PSA ist folgendes zu beachten: Persönliche Schutzausrüstung muss den Anforderungen für das Inverkehrbringen von PSA entsprechen. Sie muss dem Nutzer individuell passen, weswegen auf die entsprechenden Größen zu achten ist.

- **Atemschutz:**
    - FFP3-Halbmaske mit Ausatemventil (geprüft nach DIN EN 149; Filterflies zusätzlich geprüft nach DIN EN 14683 (Spritzschutz IIR))

    Hinweise: Beim Tragen von FFP-Masken ist im Vorfeld die Prüfung auf korrekten Sitz notwendig (z. B. Fit-Test). Hinweise hierzu sind in der TRBA 250 Anhang 7 [2] zu finden. Bärte oder Koteletten im Bereich der Dichtlinien der Masken beeinträchtigen den Dichtsitz der Maske [8]. Mund-Nasen-Schutz ist kein Atemschutz und gewährleistet keinen ausreichenden Schutz vor dem Einatmen von Aerosolen.

- **Augen- und Gesichtsschutz:**
    - beschlagfreie Schutzbrille CE Kat. II, Rahmenkennzeichnung 5 nach DIN EN 166
    - ggf. Gesichtsschutzschild, sofern die FFP3-Maske keinen Spritzschutz hat

- **Körperschutz:**
  Einmalschutzanzug mit Kapuze und vorzugsweise mit Stiefelsocken, CE

Kat. III Typ 3B, bei Tätigkeiten mit hohem Kontaminationsrisiko sinnvollerweise in Kombination mit einer Plastik-Einmalschürze.

- **Handschutz:**
Mindestens zwei Paar flüssigkeitsdichte Handschuhe mit Schutz gegen mechanische und biologische Risiken (CE Kat. III, nach DIN EN 420, 388, 374 AQL ≤ 1.5), wobei Handschuhe mit Stulpen zu wählen sind, die eine ausreichende Überlappung zur Schutzkleidung ermöglichen. Das äußere Paar entspricht den Arbeitshandschuhen.

Hinweis: In Abhängigkeit von der Art der notwendigen Tätigkeiten am Patienten i. V. mit den auftretenden Symptomen kann auch das Tragen von drei Paar Handschuhen entsprechend Nummer 4.5.12 sinnvoll sein.

- **Fußschutz:**
Einmal-Überziehstiefel aus flüssigkeitsdichtem Material oder Gummistiefel S5 (bieten zusätzlich Schutz vor herabfallenden kontaminierten Gegenständen).

Hinweis: Sofern die im Handel erhältlichen „Infektionsschutzsets" verwendet werden sollen, ist eine Prüfung auf deren Eignung notwendig: Eine Ausrüstung mit mindestens gleicher Schutzwirkung kann verwendet werden.

(4) Der behandelnde Arzt bzw. das behandelnde Personal müssen mit der richtigen Anwendung der PSA theoretisch und praktisch vertraut sein. Beschäftigte müssen entsprechend unterwiesen und das korrekte An- und Ablegen von PSA regelmäßig geübt werden.

Das Vorgehen beim An- und Ablegen der PSA ist im Anhang 1 exemplarisch beschrieben.

4.2.3 Desinfektionsmaßnahmen

(1) Das Vorgehen zur Desinfektion der PSA ist im Anhang 1 beschrieben. Dabei ist folgendes zu beachten:

- **Vor dem Ablegen** der Schutzkleidung ist eine flächendeckende Wischdesinfektion des Schutzanzugs und der sonstigen PSA mit Ausnahme der Atemschutzmaske mit einem geeigneten und wirksamen Desinfektionsmittel durchzuführen. Dies hat mit Hilfe einer zweiten Person (Dekon-Helfer) zu erfolgen.
- Die Schutzkleidung wird nach erfolgter Desinfektion so ausgezogen, dass die Außenseite nicht mit der Kleidung oder Haut in Berührung kommt (aufrollen, sodass die Innenseite nach außen kommt). Hierbei ist die Unterstützung von (mindestens) einer zweiten Person notwendig, die das Ablegen beobachtet und z. B. durch Nennung der einzelnen Schritte entsprechend des Anhangs 1 unterstützt. Die Entsorgung der abgelegten PSA erfolgt entsprechend Nummer 4.2.4.

Hinweise: Eine Übersicht über geeignete und geprüfte Desinfektionsmittel geben die Desinfektionsmittellisten des RKI [9] bzw. des Verbunds für Angewandte Hygiene e.V. (VAH) [10]. Bei Verdachtsfällen kann nach sorgsamer Risikobewertung im Einzelfall von einer Ganzkörper-Dekontamination abgesehen werden. Die Schutzkleidung sollte in diesem Fall vor dem Ablegen mindestens im Bereich sichtbarer Kontaminationen mit einem mit Desinfektionsmittel getränkten Tuch wischdesinfiziert werden.

(2) Folgende weitere Desinfektionsmaßnahmen sind durchzuführen:

- Die Händehygiene ist strikt einzuhalten. Handschuhe sind regelmäßig und

Beschluss 610

nach Kontamination zu wechseln. Nach dem Ablegen der Handschuhe ist eine zweimalige Händedesinfektion bis weit über das Handgelenk durchzuführen.
- Die erforderlichen Desinfektionsmaßnahmen hinsichtlich Flächen, Wäsche, Medizinprodukte etc. müssen in Abstimmung mit der zuständigen Gesundheitsbehörde erfolgen. Dabei ist folgendes zu beachten:
- Potenziell kontaminierte Räumlichkeiten sind zu schließen, bis der Verdacht einer Kontamination ausgeräumt ist bzw. bei Bestätigung des Verdachts geeignete Desinfektionsmaßnahmen durchgeführt worden sind.
- Für die Durchführung der Desinfektionsmaßnahmen ist fachkundige Expertise hinzuzuziehen.

Empfehlungen zur Dekontamination, Desinfektion und Aufbereitung von Medizinprodukten sind in Anhang 2 zusammengefasst.

4.2.4 Abfall- und Abwasserentsorgung

(1) Da in der Regel die Inaktivierung der entstandenen infektiösen Abfälle inklusive der angefallenen kontaminierten PSA vor Ort durch Autoklavieren nicht möglich ist, muss eine sachgerechte externe Abfallinaktivierung und -entsorgung über die Verbrennung in einer Sonderabfallverbrennungsanlage (SAV) erfolgen, die für die Verbrennung von Abfällen mit dem Abfallschlüssel 180103* nach LAGA-Richtlinie [11] zugelassen ist (siehe Nummer 4.5.9). Wenn die örtlichen Gegebenheiten es ermöglichen, kann der Abfall auch sicher verpackt in einem verschlossenen, durchstichsicheren, flüssigkeitsdichten und desinfizierbaren Behältnis für Dritte nicht zugänglich solange zwischengelagert werden, bis sich der Verdachtsfall bestätigt oder entkräftet hat.

(2) Die Entscheidung, ob Abwasser inklusive der Ausscheidungen eines krankheitsverdächtigen Patienten inaktiviert werden muss oder noch direkt in das Abwassersystem abgeleitet werden kann, hängt u.a. davon ab,

- welcher Krankheitserreger vermutet wird,
- mit welcher Virusausscheidung im Hinblick auf die Symptomatik des Patienten zu rechnen ist und
- welchem Infektionsrisiko das Personal beim Auffangen und Inaktivieren der Ausscheidungen ausgesetzt ist.

Hinweis: *Die Entscheidung darüber erfolgt in Absprache mit der zuständigen Gesundheitsbehörde und dem Kompetenzzentrum.*

(3) Wurde die Toilette durch den Patienten genutzt, ist diese für alle anderen Personen zu sperren und bei der Desinfektion besonders zu berücksichtigen.

4.3 Notaufnahmen

(1) Dieser Abschnitt bezieht sich auf Notaufnahmen von Krankenhäusern, die von infizierten oder krankheitsverdächtigen Patienten unangekündigt aufgesucht werden. Er bezieht sich nicht auf die angekündigte Aufnahme in ein Krankenhaus, das aufgrund einer Ausnahmesituation einen infizierten oder krankheitsverdächtigen Patienten außerhalb einer SIS versorgen muss. Dies ist in Nummer 4.5 beschrieben.

(2) Die TRBA 250 [2] fordert in Nummer 4.4.2, in der Gefährdungsbeurteilung festzulegen, welche PSA bereitzuhalten und einzusetzen ist, „um einen ersten Mindestschutz von Beschäftigten bei der Versorgung krankheitsverdächtiger Personen außerhalb einer Sonderisolierstation zu gewährleisten". Hierbei sind die in den fol-

Beschluss 610

genden Absätzen beschriebenen Anforderungen zu beachten.

Hinweis: *Es wird empfohlen, entsprechende Regelungen zum Einsatz von PSA und die notwendigen Vorgehensweisen in den Krankenhausalarmplan zu integrieren.*

(3) Bei Erstverdacht sind grundsätzlich folgende Maßnahmen einzuhalten:

- Der Patient soll nach Möglichkeit an einem Ort verbleiben. Dabei sind Kontakte zu anderen Personen zu vermeiden.
- Entsprechend dem in den jeweiligen Bundesländern festgelegten Vorgehen sollte eine Verlegung in eine SIS umgehend angestrebt werden. Ist dies nicht möglich, ist der Patient in einen Isolierbereich entsprechend Nummer 4.5 zu verlegen.

(4) Da davon auszugehen ist, dass aufgrund des Zustands des Patienten eine direkte Versorgung erfolgen muss, müssen die Beschäftigten PSA tragen. Diese muss mindestens den in Nummer 4.2.2 Absatz 3 beschriebenen Anforderungen entsprechen.

(5) Die Beschäftigten sind in der richtigen Anwendung der PSA zu unterweisen und praxisorientiert zu schulen. Das korrekte An- und Ablegen von PSA ist regelmäßig zu üben. Das Vorgehen zum An- und Ablegen der PSA ist im Anhang 1 beschrieben.

(6) Für die Desinfektion und die Abfall- und Abwasserentsorgung gelten die in Nummer 4.2.3 und Nummer 4.2.4 beschriebenen Maßnahmen.

4.4 Rettungsdienste

(1) Wenn ein Patient aus einer Arztpraxis in eine Sonderisolierstation oder einen Isolierbereich nach Nummer 4.5 verlegt werden soll, ist für den Transport das am besten zu dekontaminierende, verfügbare Rettungsmittel zu verwenden: dies ist ein I-RTW (Infektionsrettungswagen) oder ein entkernter RTW bzw. KTW (Rettungs- bzw. Krankentransportwagen) mit abgeklebter Klimaanlage und der zur medizinischen Versorgung des Patienten absolut notwendigen Ausstattung. Ist ein zu öffnendes Sichtfenster vorhanden, ist dieses geschlossen zu halten und ggf. zusätzlich abzudichten. Es sollte Personal zum Einsatz kommen, welches für derartige Einsätze vorbereitet und geschult ist.

Hinweis: *Die Verlegung hat nach Vorgabe der zuständigen Gesundheitsbehörde unter Einbindung des zuständigen Behandlungszentrums zu erfolgen.*

(2) Die PSA für das Personal des Rettungswagens (einschließlich Notärzten bzw. hierfür geeigneten ärztlichen Bereitschaftsdiensten) umfasst die unter Nummer 4.5.12 aufgeführten Komponenten. Der Fahrer muss aufgrund der abgetrennten Fahrerkabine keine PSA tragen.

(3) Das verwendete Rettungsmittel ist anschließend außer Betrieb zu nehmen, bis der Krankheitsverdacht ausgeräumt werden konnte bzw. eine fachgerechte Desinfektion/Dekontamination durchgeführt wurde. Die Dekontaminationsmaßnahmen sind anhand der Gefährdungsbeurteilung auf Grundlage der Erregereigenschaften und der durchgeführten Maßnahmen am Patienten unter Einbeziehung der zuständigen Gesundheitsbehörde vorzunehmen. Wenn der Verdacht besteht, dass Aerosole freigesetzt wurden oder Kontaminationen an Orten zu vermuten sind, die mit einer Scheuer-Wisch-Desinfektion nicht direkt erreichbar sind, ist zusätzlich eine Begasung erforderlich.

Beschluss 610

(4) Die geeignete Dekontamination der PSA ist nach dem Einsatz bzw. bei einem Personalwechsel mittels Wischdesinfektion wie unter Nummer 4.5.13 und in Anhang 1 beschrieben, durchzuführen. Das Personal ist zu diesen Maßnahmen unter praxisgerechten Gesichtspunkten zu schulen und zu trainieren.

Hinweis: Die Nutzung einer mobilen Desinfektionsdusche, wie sie teilweise von speziellen Einsatzkräften vorgehalten wird, ist z. B. beim Tragen von FFP3-Masken nicht möglich.

4.5 Krankenhaus – Versorgung außerhalb einer SIS

4.5.1 Isolierungsmaßnahmen: Allgemeines

(1) Krankenhausbereiche, die im Ausnahmefall als Isolierbereiche zur Versorgung von infizierten oder krankheitsverdächtigen Patienten außerhalb einer SIS dienen sollen, müssen bauliche und technische Voraussetzungen erfüllen. Hierzu gehören insbesondere die unter Nummer 4.5.2 bis Nummer 4.5.7 beschriebenen Anforderungen.

(2) Die Einrichtung eines Isolierbereichs bedarf bereits im Vorfeld einer sorgfältigen Planung, die in Vorbereitung einer solchen Situation erfolgt sein muss. Es wird empfohlen, diese in den Krankenhausalarmplan zu integrieren.

Hinweis: Hilfestellung ist durch die zuständigen Gesundheitsbehörden und Kompetenzzentren möglich.

(3) Es sind die im Folgenden beschriebenen Mindestanforderungen zu beachten. Je nach vermutetem bzw. vorhandenem Krankheitserreger und dessen Eigenschaften können noch weitere als die hier beschriebenen Maßnahmen notwendig werden. Dies ist im Rahmen der Gefährdungsbeurteilung im Einzelfall festzulegen.

4.5.2 Isolierungsmaßnahmen: Mindestanforderungen

(1) Eine geeignete Abtrennung des Isolierbereichs mit entsprechender Distanz zu anderen Bereichen des Krankenhauses muss sichergestellt sein.

Dabei ist folgendes zu beachten:

– Kreuzkontaminationen und Verschleppungen der entsprechenden Krankheitserreger müssen sicher ausgeschlossen werden.
– Der Zugang zum Isolierbereich muss separat über nicht allgemein benutzte Verkehrswege erfolgen. Ist dies aufgrund der baulichen Gegebenheiten nicht möglich, ist der Zugang zum Isolierbereich für die allgemeine Nutzung zu sperren und auf das notwendige Personal zu begrenzen.
– Bei der Versorgung von Patienten, die mit unterschiedlichen hochpathogenen Krankheitserregern infiziert sind oder sein können, müssen die Patientenbereiche so voneinander getrennt sein, dass keine wechselseitige Übertragung möglich ist.
– Bei der Auswahl der Räume ist zu berücksichtigen, dass die vorhandenen Oberflächen für die erforderlichen Desinfektionsmaßnahmen geeignet sind. Sie müssen folgende Eigenschaften haben: wasserundurchlässig, leicht zu reinigen und zu desinfizieren, beständig gegen die verwendeten Chemikalien und möglichst fugenlos.

Hinweis: Durch Abkleben können beispielsweise Decken, die nicht diese Eigenschaften aufweisen, vor Kontaminationen geschützt werden.

Beschluss 610

(2) Folgende **Rangfolge** ist der Planung der Isolierbedingungen zugrunde zu legen, wenn keine Sonderisolierstation und auch keine mobile Isoliereinheit zur Verfügung stehen:

Falls vorhanden:

Isolierstation oder **Isolierzimmer mit Vorraum** und ggf. geregelter Abluft (wenn Druckstufen vorhanden sind: Unterdruck im Patientenbereich).

Wenn o. g. Isolierbereiche nicht vorhanden:

Isolierzimmer – unter Einbeziehung weiterer räumlicher Distanzierungsmaßnahmen wie Flurbereiche als „Vorräume".

Wenn Isolierzimmer nicht vorhanden:

Ersatzweise **Einrichtung eines provisorischen Isolierbereichs** z. B. unter Einbeziehung von Fluren/Flurtrakten, sodass ein baulich und funktionell vom Normalbetrieb getrennter Bereich entsteht.

4.5.3 Raumlufttechnische Anlage/ Lüftung

(1) Ist in den für den Isolierbereich vorgesehenen Räumen eine Raumlufttechnische Anlage (RLT-Anlage) vorhanden, darf sie nur genutzt werden, wenn ein Luftaustausch zu anderen Bereichen **sicher** ausgeschlossen werden kann. Es muss im Rahmen der **Vorplanung** geprüft und geklärt werden, welche technischen Voraussetzungen die vorhandene RLT-Anlage erfüllt und ob die im Folgenden beschriebenen Anforderungen eingehalten werden können. Ist ein **Restrisiko** vorhanden, darf die RLT-Anlage während der Dauer der Isolierungsmaßnahmen **nicht** in Betrieb sein.

- Die Nutzung einer RLT-Anlage ist möglich, wenn diese dem in Anhang 1 der TRBA 250 [2] beschriebenen technischen Standard entspricht.
- Eine RLT-Anlage, die dem Anhang 1 der TRBA 250 nicht entspricht, kann dennoch genutzt werden, wenn folgende Bedingungen eingehalten sind:
  - Es kann sicher ausgeschlossen werden, dass es in anderen Patienten- oder Arbeitsbereichen zu Kontaminationen über die Luft kommen kann. Hierzu muss der Verlauf der Abluftkanäle aus dem vorgesehenen Isolierbereich anhand des Abluftführungsplans durch einen Fachkundigen (z. B. Krankenhaustechniker, auf RLT-Anlagen spezialisierter Techniker) geprüft werden.
  - Es darf im Betriebszustand zu keinem Umkehrdruck kom-

Beschluss 610

men. Die RLT-Anlage muss so geschützt sein, dass ein unbeabsichtigtes Abschalten der Anlage nicht möglich ist.
- Es ist zu prüfen, ob eine Einzelraumregelung vorhanden ist. Wenn möglich sollte die RLT-Anlage über die Einzelraumsteuerung so geschaltet sein, dass ein leichter Unterdruck im Patientenzimmer aufrechterhalten werden kann.

Hinweis: *Das ist bei fast allen RLT-Anlagen mit Einzelraumregelung möglich.*
- Die Abluftfilterung muss über HEPA-Filter (**mindestens** H13) erfolgen.
- Die Lüftungskanäle sowie die HEPA-Filter müssen begasbar sein (siehe Nummer 4.5.8).
- Treffen die vorgenannten Bedingungen nicht zu, ist die RLT-Anlage zwingend abzuschalten. In diesem Fall
   - sind die Zu- und Abluftschächte wie für Begasungszwecke stabil abzukleben und
   - die Bedingungen für eine Fensterlüftung (Stoßlüftung) im Rahmen der Gefährdungsbeurteilung festzulegen.

Hinweis: *Bei der Auswahl der Räume ist darauf zu achten, dass eine Fensterlüftung ohne eine Kontaminationsgefahr anderer Patienten- und Arbeitsbereiche möglich ist. Ggf. ist dies durch organisatorische Maßnahmen (z. B. keine gleichzeitige Fensterlüftung in benachbarten Bereichen) zu unterstützen.*

(2) Es sind Maßnahmen zur Vermeidung von Luftverwirbelungen zu treffen (Schaffung luftberuhigter Bereiche z. B. durch Abtrennungen, Zeltsysteme o. ä.).

4.5.4 Vorraum/Schleusenbereich

Vorräume bzw. Schleusenbereiche müssen ihrer Funktion entsprechend ausreichend dimensioniert sein. Dabei ist folgendes zu beachten:

- Räumliche Funktionszuordnungen sind festzulegen. Funktionsbereiche können z. B. durch räumliche Abtrennungen oder durch Abkleben mit fluoreszierenden/nachleuchtenden Warnbändern oder Bodenmarkierungen mit Antirutschwirkung gekennzeichnet werden.
- Eine strikte Trennung von Schwarz-Grau-Weiß-Bereichen ist erforderlich.

Hinweis: *Auf internationaler Ebene werden auch die Bezeichnungen heiß-warm-kalt oder rot-gelb-grün verwendet.*

- Geeignete Desinfektionsmöglichkeiten sind vorzusehen: Es muss genügend Raum für die Dekontamination der genutzten Schutzkleidung (siehe Nummer 4.5.13) und Möglichkeiten zur sicheren Sammlung der abgelegten Schutzkleidung sowie für kontaminierte Abfälle (siehe Nummer 4.5.9) eingeplant werden.
- Zusätzlicher Raum für vorbereitende Tätigkeiten, die nicht im Patientenbereich stattfinden sollen, ist im Weißbereich einzuplanen (z. B. für die Zubereitung von Infusionslösungen).
- Ein gleichzeitiges Öffnen der Türen des Vorraums/Schleusenbereichs und des Patientenbereichs ist durch organisatorische Maßnahmen zu verhindern.

4.5.5 Patientenbereich (Schwarzbereich)

(1) Der Patientenbereich soll möglichst nur mit einem Patienten belegt sein und ggf. über einen Sanitärraum verfügen. Dabei ist folgendes zu beachten:

Beschluss 610

- Der Patientenbereich muss über ausreichenden Bewegungsfreiraum und genügend Kapazität für die erforderliche medizinische Ausrüstung verfügen.
- Er darf nur Möbel enthalten, die nach Behandlungsende fachgerecht dekontaminiert oder
- wenn dies nicht möglich ist – als kontaminierter Festabfall unter dem Abfallschlüssel 180103* der LAGA-Richtlinie [11] in einer Sonderabfallverbrennungsanlage (SAV) entsorgt werden können (siehe Nummer 4.5.9).
- Es sollten nur die zur Versorgung des Patienten notwendigen Medizinprodukte in den Patientenbereich eingebracht werden (wie z. B. Geräte der Patientennahen Labordiagnostik: point-of-care testing (POCT); siehe auch Anhang 2).

(2) Für die vorbereitenden Tätigkeiten, die nicht im Weißbereich stattfinden können, sollten sinnvollerweise „Vorbereitungsbereiche" im Patientenbereich eingeplant werden.

Hinweis: Wird der Sanitärraum nicht vom Patienten genutzt, kann er u. U. auch für Vorbereitungsarbeiten, die in Patientennähe stattfinden müssen, genutzt werden.

(3) Der Sanitärraum darf von infizierten Patienten nicht oder eingeschränkt nur in Absprache mit dem verantwortlichen Personal und unter Berücksichtigung der baulichen Standards benutzt werden. Abwasser, inklusive Ausscheidungen (Stuhl, Urin) von Patienten, die hochkontagiöse Erreger ausscheiden, sind in geeigneten Vorrichtungen bzw. Behältern aufzufangen und mit den infektiösen Abfällen entsprechend LAGA-Richtlinie [11] zu entsorgen (siehe auch Nummer 4.5.9). Da der offene Umgang mit Ausscheidungen eine sehr hohe Gefährdung für das Personal darstellt, sind möglichst Stuhlableitungssysteme oder

– bei entsprechender Mobilität des Patienten
– Chemietoiletten einzusetzen.

Hinweis: Entsprechend dem Merkblatt DWA-M 775 „Abwasser aus Krankenhäusern und anderen medizinischen Einrichtungen" der Deutschen Vereinigung für Wasserwirtschaft, Abwasser und Abfall e.V. (DWA) sind Ausscheidungen von Patienten, die an hochkontagiösen Infektionen erkrankt sind, vor Ableitung ins Abwassersystem thermisch zu inaktivieren oder entsprechend der LAGA-Richtlinie [11] zu entsorgen.

4.5.6 Zugangsbeschränkung

Es muss sichergestellt sein, dass der Zugang zum Isolierbereich nur auf autorisiertes, unterwiesenes zur Behandlung notwendiges Personal beschränkt wird und nur durch dieses erfolgt (Zugangskontrolle). Das Prozedere ist vorab festzulegen.

4.5.7 Notstromversorgung/Sicherheitsbeleuchtung/Überwachung

(1) Zur Patientenbehandlung sind möglichst an die Notstromversorgung angeschlossene Bereiche zu nutzen.

(2) Eine Sicherheitsbeleuchtung ist notwendig. Diese sollte so ausgelegt sein, dass ein sicheres Einstellen der Tätigkeiten am Patienten bei Stromausfall möglich ist. Ist dies nicht der Fall, muss mindestens eine mit Batterien betriebene Notbeleuchtung als Ersatzmaßnahme zur Verfügung stehen.

Hinweis: Unter dem „sicheren Einstellen von Tätigkeiten" ist zu verstehen, dass eine im Moment des Stromausfalls verrichtete gefährdende Tätigkeit wie z. B. eine Blutabnahme am Patienten, sicher beendet werden kann.

Beschluss 610

(3) Eine visuelle Überwachung ist dringend erforderlich. Diese kann z. B. über Sichtfenster – sofern vorhanden – oder Überwachungskameras erfolgen (z. B. Webcam). Eine Sprechverbindung muss bestehen, z. B. über ein Notrufsystem.

(4) Das Verhalten in Notsituationen (wie z. B. Stromausfall) muss geregelt sein und trainiert werden.

4.5.8 Desinfektions- und Dekontaminationsmaßnahmen

(1) Grundsätzlich muss die Festlegung der einzusetzenden Desinfektions- bzw. Dekontaminationsverfahren und – soweit erforderlich – deren Validierung prospektiv vor der Aufnahme und Behandlung eines Patienten erfolgt sein. Die notwendigen Voraussetzungen zur Durchführung der Verfahren müssen erfüllt sein.

(2) Dies betrifft auch die Festlegungen zur Dekontamination, Desinfektion und Aufbereitung von Medizinprodukten, die bei infizierten oder krankheitsverdächtigen Patienten zum Einsatz gekommen sind. Anhang 2 enthält Empfehlungen aus Sicht des Arbeitsschutzes zum Vorgehen bei verschiedenen Geräteklassen.

(3) Die Schlussdesinfektion muss mindestens eine gründliche flächendeckende Scheuer-Wisch-Desinfektion beinhalten.

(4) Auf der Grundlage der Gefährdungsbeurteilung ist im Einzelfall festzulegen, ob eine anschließende Raumbegasung erforderlich ist. Eine Raumbegasung wird auf jeden Fall dann empfohlen, wenn eine RLT-Anlage genutzt wurde. Sie hat auch dann zu erfolgen, wenn mit Kontaminationen zu rechnen ist, die durch Scheuer-Wisch-Desinfektion nicht bestimmungsgemäß dekontaminiert werden können (z. B. bei Deckenelementen, abgehängten Decken, Beleuchtungskörpern etc.). War die RLT-Anlage entsprechend Nummer 4.5.3 (3. Punkt) nicht in Betrieb, müssen die Zu- und Abluftkanäle während der Begasung stabil abgeklebt bleiben.

(5) Sind Raumbegasungen vorgesehen, muss die räumliche Einheit auch entsprechend **abdichtbar** sein (siehe auch Nummer 4.5.3). Dabei sind auch die Zuleitungen von Medien etc. einzubeziehen.

Hinweise: Die Desinfektionsmaßnahmen sind mit der zuständigen Gesundheitsbehörde bzw. dem Gesundheitsamt unter Hinzuziehen der Expertise der Kompetenzzentren abzustimmen. Als Begasungsmittel können Wasserstoffperoxid (H_2O_2) oder Formaldehyd zum Einsatz kommen. Die Limitation beider Methoden ist zu beachten.

H_2O_2-Begasungen müssen vor Ort validiert worden sein. Die Wirksamkeit von H_2O_2 kann bei stark proteinhaltigen Verunreinigungen beeinträchtigt sein. Für **Formaldehydbegasungen** muss die Erlaubnis der zuständigen Behörde vorliegen. Die Formaldehydbegasung darf nur entsprechend den vorgegebenen Rahmenbedingungen der TRGS 522 [12] durch einen Befähigungsscheininhaber durchgeführt werden.

4.5.9 Abfall- und Abwasserentsorgung

(1) Es muss eine sachgerechte externe Abfallinaktivierung und -entsorgung über die Verbrennung in einer Sonderabfallverbrennungsanlage (SAV) erfolgen, die für die Verbrennung von Abfällen mit dem Abfallschlüssel 180103* nach LAGA-Richtlinie [11] zugelassen ist.

(2) Die Entsorgungswege müssen **vor** Inbetriebnahme des Isolierbereichs feststehen. Es müssen Festlegungen zur Sammlung

und ggf. Vorbehandlung der Abfälle (z. B. Versetzen der Flüssigabfälle mit Gel- und ggf. Desinfektionsmittel) getroffen sein, wobei die Verfahren möglichst einfach sein sollen und Fehlerquellen auszuschließen sind. Zur Abfallsammlung muss genügend Raum im Schwarzbereich zur Verfügung stehen.

(3) Die Verpackung und Kennzeichnung muss dem ADR [13] entsprechen, wobei derzeit bei außerbetrieblichem Transport auch die multilaterale Vereinbarung M281 [14] anzuwenden ist. Nach Ablauf der Gültigkeitsfrist (Ende 2016) dieser Vereinbarung ist entsprechend der dann vorgesehenen Regelungen zu verfahren. Der Transport darf nur über ein zugelassenes Fachunternehmen erfolgen.

Hinweise: Die Anlagen R, S und T zum Rahmenkonzept Ebolafieber des RKI [1] geben weitere Hilfestellungen. Ist ein Abfallhandbuch vorhanden, sollte das Verfahren zur Abfallentsorgung dort aufgeführt werden.

4.5.10 Arbeitsanweisungen/Standard Operation Procedures (SOPs)

(1) Zu allen Tätigkeiten müssen Arbeitsanweisungen/SOPs vorliegen, die Grundlage der Unterweisungen und Schulungen der Beschäftigten sind. Da die Behandlung eines mit einem hochpathogenen Erreger infizierten Patienten eine außergewöhnliche Situation darstellt, die mit massivem Stress verbunden ist, müssen die Arbeitsanweisungen/SOPs ausführlich und eindeutig sein. Sie sollen möglichst keine Spielräume lassen.

Hinweis: Eine Einbindung der Arbeitsanweisungen/SOPs in den Krankenhausalarmplan wird empfohlen.

(2) Folgende Themen sind dabei insbesondere zu berücksichtigen:

– Einrichtung des Isolierbereichs mit allen erforderlichen Maßnahmen (einschließlich der internen Ansprechpartner, Verantwortungen und Zuständigkeiten etc.), die Zusammensetzung der Behandlungsteams, Schichtlängen, Festlegungen zur Dokumentation (z. B. Einsatzberichte) etc.,
  Hinweis: Es ist sinnvoll, hierzu eine gesonderte (übergeordnete) SOP vorzuhalten.
– Unterweisung/Schulung des Personals,
– Ein- und Ausschleusen der Behandlungsteams,
– Anlegen und Ablegen der Schutzkleidung sowie die entsprechenden Desinfektionsschritte,
– Innerbetrieblicher Transport und Einschleusen von Patienten unter Berücksichtigung der örtlichen Gegebenheiten ohne Gefährdung anderer Personen,
– Versorgung/Behandlung des Patienten,
– Probenahme und -weiterleitung (einschl. außerbetrieblicher Transport nach ADR)[(2)],
– Sammlung und Entsorgung von Flüssig- und Festabfällen,
– Vorgehen bei Kontaminationen, Vorgehen bei Unfällen und Notfällen (Basis innerbetrieblicher Notfallplan nach § 13 BioStoffV),
– Vorgehen bei verstorbenen Patienten (siehe auch Rahmenkonzept Ebolafieber des RKI Nummer 7.2.9 [1]),

---

(2) In der Regel erfolgt die weitergehende mikrobiologische Diagnostik in einem Labor der Schutzstufe 4 nach TRBA 100 Nummer 5.5 [15].

Beschluss 610

- Vorgehen bei Behandlungsende, Übergang zum Normalbetrieb,
- Hygieneplan, insbesondere
  - Desinfektion der wiederverwendbaren PSA,
  - Dekontamination, Desinfektion und Aufbereitung von Medizinprodukten,
  - Desinfektion von Oberflächen,
  - Schlussdesinfektion (Scheuer-Wisch-Desinfektion, Begasung).

4.5.11 Qualifikation der Beschäftigten

(1) Der Einsatz des Personals und dessen Schulung sind vorab zu planen. Dabei sind folgende Punkte zu berücksichtigen:

- Es soll grundsätzlich auf Personal zurückgegriffen werden, welches in der Behandlung von Infektionspatienten geschult ist.
- Es gilt das Prinzip der Freiwilligkeit: Die Beschäftigten dürfen nicht gegen ihren Willen mit der Behandlung des Patienten beauftragt werden.
- Die Beschäftigten sind regelmäßig, mindestens aber jährlich, auf der Grundlage der SOPs zu schulen. Wenn ein krankheitsverdächtiger/infizierter Patient behandelt werden soll, muss vor Aufnahme entsprechender Tätigkeiten nochmals eine konkrete Unterweisung/Schulung in Theorie und Praxis erfolgen.

Hinweis: Sinnvollerweise soll die praktische Schulung die Realzeiten umfassen (z. B. Dauer einer Schichtlänge).

(2) Da normalerweise keine Tätigkeiten der Schutzstufe 4 in der jeweiligen Einrichtung vorgesehen sind, wird keine fachkundige Person nach § 11 Absatz 7 BioStoffV [5] benannt sein. Es muss jedoch jederzeit die Möglichkeit bestehen, Rücksprache mit entsprechenden Experten zu halten (SIS/Kompetenzzentrum). Auch sollten regionale Ansprechpartner mit entsprechenden Qualifikationen (z. B. aus den Gesundheitsbehörden) benannt sein.

4.5.12 Persönliche Schutzausrüstung (PSA)

(1) Grundsätzlich sind folgende Anforderungen zu beachten:

- Die PSA muss den Anforderungen für das Inverkehrbringen von PSA entsprechen.
- Die PSA muss dem Nutzer individuell passen.
- Werden mehrere PSA-Komponenten gleichzeitig benutzt, müssen diese so aufeinander abgestimmt sein, dass die Schutzwirkung der einzelnen PSA-Komponenten nicht beeinträchtigt wird.
- Ein Verrutschen der einzelnen Teile der Schutzkleidung muss durch eine fachgerechte Konnexion (geeignetes Klebeband) unterbunden werden.
- Vor der Verwendung muss eine adäquate und regelkonforme Unterweisung mit Praxisübung durchgeführt werden (siehe Nummer 4.5.11).

(2) Folgende PSA ist einzusetzen:

- **Atemschutz:**
  - Mindestens: FFP3-Halbmaske mit Ausatemventil (geprüft nach DIN EN 149; Filterflies zusätzlich geprüft nach DIN EN 14683 (Spritzschutz IIR)) i. V. mit Augen- und Kopfschutz (s.u.).
  - Alternativ: Gebläse unterstützter Atemschutz (Atemschutzhaube) TH3P nach DIN EN 12941.

Hinweis: Beim Tragen von FFP-Masken ist im Vorfeld die Prüfung auf korrekten Sitz notwendig (z. B. Fit-Test). Hinweise hierzu sind in der TRBA 250 Anhang 7 [2] zu finden. Bärte oder Koteletten im Bereich der Dichtlinien der Masken beeinträchtigen den Dichtsitz der Maske [8].

- **Augen- und Kopfschutz:**
  - beschlagfreie Schutzbrille CE Kat. II, Rahmenkennzeichnung 5 nach DIN EN 166,
  - ggf. Kopfhaube.
  Hinweis: Beides entfällt bei Verwendung von Kopf und Schulter bedeckenden Atemschutzhauben bzw. Schutzanzug mit Kapuze und Atemschutzhaube.

- **Körperschutz:**
  - Einmalschutzanzüge Kat. III Typ 3B mit Kapuze und integrierten Füßlingen (mit Stulpen und Tropfrand),
  - Empfohlen: das Tragen einer Plastik-Einmalschürze als zusätzlicher Kontaminationsschutz.

- **Handschutz:**
  - Tragen von drei Paar flüssigkeitsdichten Schutzhandschuhen mit Schutz gegen mechanische und biologische Risiken (CE Kat. III, DIN EN 420, 388, 374, AQL ≤ 1.5):
    - inneres Paar: unter dem Anzug (z. B. aus Nitril),
    - mittleres Paar: über dem Anzug (z. B. aus Nitril) konnektiert (vorzugsweise Schutzhandschuh mit verlängerter Stulpe und einer Schaftlänge ≥ 300 mm),
    - äußeres Paar: medizinischer Handschuh („Arbeitshandschuh" z. B. aus Nitril oder Latex, vorzugsweise Indikatorhandschuh).

- **Fußschutz:**
  - S5 Sicherheitsschuhe oder S5 Gummistiefel (DIN EN 20345)

Alternativ können Komplettsysteme entsprechend der TRBA 250, Anhang 1 [2] oder der TRBA 130 Nummer 5.7 [16] eingesetzt werden.

Das Vorgehen zum An- und Ablegen der PSA ist exemplarisch im Anhang 1 dieses Beschlusses beschrieben.

4.5.13 Desinfektion der PSA

(1) Vor dem Ablegen erfolgt eine einmalige flächendeckende Wischdesinfektion der benutzten Schutzkleidung des PSA-Trägers mit einem geeigneten Desinfektionsmittel (siehe RKI-Desinfektionsmittelliste [9]), die durch mindestens eine zweite dafür zuständige Person (Dekon-Helfer) durchgeführt wird (siehe Anhang 1).

(2) Anschließend wird die PSA unter Kontrolle von mindestens einer zweiten Person (Dekon-Helfer) und mit deren Unterstützung abgelegt (beispielhaftes Vorgehen siehe Anhang 1).

Hinweis: Wenn Verunreinigungen der Schutzkleidung durch Körperflüssigkeiten oder anderes proteinreiches Material stattgefunden haben, müssen diese vorab im Schwarzbereich mit einem geeigneten Desinfektionsmittel entfernt werden.

4.5.14 Anzeige

In Analogie zu § 16 Absatz 1 Nummer 3 BioStoffV [5] ist die Aufnahme eines infizierten oder krankheitsverdächtigen Patienten der für den Arbeitsschutz zuständigen Behörde anzuzeigen.

4.6 Hinweise zur Arbeitsmedizinischen Vorsorge

(1) Die Behandlung eines infizierten oder krankheitsverdächtigen Patienten und das Tragen von Atemschutz stellen Vorsorgeanlässe nach ArbMedVV [17] dar. Der Arbeitgeber muss **vor** Aufnahme der Tätigkeiten folgende arbeitsmedizinische Vorsorge veranlassen bzw. anbieten:

- **Pflichtvorsorge**
  - aufgrund der Kontaktmöglichkeit zu erkrankten oder krankheitsverdächtigen Personen, die mit Erregern der Risikogruppe 4 infiziert sind (ArbMedVV, Anhang Teil 2, Absatz 1 Nummer 2) und
  - Kontakt zu Körperflüssigkeiten (ArbMedVV, Anhang Teil 2, Absatz 1 Nummer 3 c) bb));
- **Angebotsvorsorge**
  - aufgrund des Tragens von Atemschutzgeräten der Gruppe 1 (z. B. FFP3-Halbmaske) nach AMR 14.2 [18].

(2) Im Rahmen der Unterweisung nach § 14 Absatz 2 BioStoffV [5] sind die Beschäftigten über die in Absatz 1 genannten Voraussetzungen bzw. Ansprüche und über mögliche Impfangebote zu informieren.

Literatur

[1] Robert Koch-Institut „Rahmenkonzept Ebolafieber" http://www.rki.de/DE/Content/InfAZ/E/Ebola/Rahmenkonzept_Ebolafieber.html

[2] TRBA 250 „Biologische Arbeitsstoffe im Gesundheitswesen und in der Wohlfahrtspflege" www.baua.de/TRBA

[3] „Infektionsschutz und Infektionsepidemiologie: Fachwörter – Definitionen – Interpretationen" S. 20 (2015) Hrsg.: Robert Koch-Institut ISBN Nr. 978-3-89606-258-1 http://www.rki.de/DE/Content/Service/Publikationen/Fachwoerterbuch_Infektionsschutz.pdf?_blob=publicationFile

[4] Infektionsprävention im Rahmen der Pflege und Behandlung von Patienten mit übertragbaren Krankheiten – Empfehlung der Kommission für Krankenhaushygiene und Infektionsprävention (KRINKO) beim Robert Koch-Institut https://www.rki.de/DE/Content/Infekt/Krankenhaushygiene/Kommission/Downloads/Infektion spraev_Pflege_Diagnostik_Therapie.pdf?_blob=publicationFile

[5] Verordnung über Sicherheit und Gesundheitsschutz bei Tätigkeiten mit Biologischen Arbeitsstoffen (Biostoffverordnung – BioStoffV) http://www.gesetze-im-internet.de/biostoffv_2013/

[6] Gesetz zur Verhütung und Bekämpfung von Infektionskrankheiten beim Menschen (Infektionsschutzgesetz – IfSG) http://www.gesetze-im-internet.de/ifsg/

[7] Tang J. W. et al. (2014): Absence of Detectable Influenza RNA Transmitted via Aerosol during Various Human Respiratory Activities – Experiments from Singapore and Hong Kong PLoS One. Volume 9 Issue 9 e107338 http://journals.plos.org/plosone/article?id=10.1371/journal.pone.0107338

[8] BGR/GUV-R 112-190 Benutzung von Atemschutzgeräten http://publikationen.dguv.de/dguv/pdf/10002/r-190.pdf

[9] Liste der vom Robert Koch-Institut geprüften und anerkannten Desinfektionsmittel und -verfahren: Bundesgesundheitsblatt 2013/56:1702-1705
http://www.rki.de/DE/Content/Infekt/Krankenhaushygiene/Desinfektionsmittel/Desinfektionsmittellist/Desinfektionsmittelliste_node.html

[10] Desinfektionsmittelliste des Verbunds für Angewandte Hygiene e.V. (VAH)
http://www.vah-online.de/index.php?page=desinfektionsmittel-liste-2

[11] Mitteilung der Bund/Länder-Arbeitsgemeinschaft Abfall (LAGA) 18: Vollzugshilfe zur Entsorgung von Abfällen aus Einrichtungen des Gesundheitsdienstes („LAGA-Richtlinie")
http://www.rki.de/DE/Content/Infekt/Krankenhaushygiene/Kommission/Downloads/LAGA-Rili.pdf?_blob=publicationFile

[12] TRGS 522 „Raumdesinfektion mit Formaldehyd"
www.baua.de/TRGS

[13] ADR – Europäisches Übereinkommen über die internationale Beförderung gefährlicher Güter auf der Straße (Accord européen relatif au transport international des marchandises Dangereuses par Route)
http://www.bmvi.de/SharedDocs/DE/Artikel/G/Gefahrgut/gefahrgut-recht-vorschriftenstrasse.html

[14] Multilaterale Vereinbarung 281 nach Abschnitt 1.5.1 von Anlage A der ADR betreffend die Beförderung von Abfall, der mit hämorrhagisches Fieber auslösenden Viren verunreinigt ist
http://www.unece.org/fileadmin/DAM/trans/danger/multi/agree.wpf/M281g.pdf

[15] TRBA 100 „Schutzmaßnahmen für Tätigkeiten mit biologischen Arbeitsstoffen in Laboratorien"
www.baua.de/TRBA

[16] TRBA 130 „Arbeitsschutzmaßnahmen in akuten biologischen Gefahrenlagen"
www.baua.de/TRBA

[17] Verordnung zur Arbeitsmedizinischen Vorsorge (ArbMedVV)
http://www.gesetze-im-internet.de/arbmedvv/

[18] Arbeitsmedizinische Regel AMR 14.2 „Einteilung von Atemschutzgeräten in Gruppen"
http://www.baua.de/de/Themen-von-A-Z/Ausschuesse/AfAMed/AMR/AMR-14-2_content.htm

[19] Anforderungen an die Hygiene bei der Aufarbeitung von Medizinprodukten – Empfehlung der Kommission für Krankenhaushygiene und Infektionshygiene (KRINKO) beim Robert Koch-Institut (RKI) und des Bundesinstitutes für Arzneimittel und Medizinprodukte (BfArM)
https://www.rki.de/DE/Content/Infekt/Krankenhaushygiene/Kommission/Downloads/Medprod_Rili_2012.pdf?_blob=publicationFile

Verweise auf DIN-Normen

DIN EN 149 „Atemschutzgeräte – Filtrierende Halbmasken zum Schutz gegen Partikeln – Anforderung, Prüfung, Kennzeichnung"

DIN EN 166 „Persönlicher Augenschutz – Anforderungen"

Beschluss 610

DIN EN 420 „Schutzhandschuhe – Allgemeine Anforderungen und Prüfverfahren"

DIN EN 388 „Schutzhandschuhe gegen mechanische Risiken"

DIN EN 374 „Schutzhandschuhe gegen Chemikalien und Mikroorganismen"

DIN EN 14683 „Medizinische Gesichtsmasken – Anforderungen und Prüfverfahren"

DIN EN 12941 „Atemschutzgeräte – Gebläsefiltergeräte mit einem Helm oder einer Haube – Anforderungen, Prüfung, Kennzeichnung"

DIN EN ISO 20345 „Persönliche Schutzausrüstung – Sicherheitsschuhe"

DIN EN ISO 14971 „Medizinprodukte – Anwendung des Risikomanagements auf Medizinprodukte"

Anhang 1:
Einsatz und Entsorgung von persönlicher Schutzausrüstung (PSA)

Im Folgenden sind die wesentlichen Schritte beim Einsatz (An- und Ablegen) von PSA sowie die notwendigen Dekontaminationsschritte und das Entsorgen der benutzten PSA **exemplarisch** aufgeführt. Das beschriebene Vorgehen hat sich aufgrund der bisher gemachten Erfahrungen bewährt. Weitergehende Informationen sind in Anlage D „Hinweise zur PSA" (siehe www.abig.rki.de/abig/ebola-psa) zum Rahmenkonzept Ebolafieber des Robert Koch-Instituts [1] zu finden.

I Anlegen der PSA

Die folgenden Ausführungen beziehen sich auf:

(1) PSA nach Nummer 4.2.2 (Arztpraxen, Notaufnahmen)
(2) PSA nach Nummer 4.5.12 (Krankenhäuser, Rettungsdienste)

Das Anlegen der PSA erfolgt im dafür vorgesehenen Weißbereich. Mindestens eine weitere Person („Helfer") soll zur Unterstützung und Kontrolle dabei sein. Zusätzlich zur PSA werden folgende Materialien benötigt:

- Klebeband: Einseitig klebend bei (1), einseitig und doppelseitig klebend bei (2)
- Verbandsschere
- Talkumpuder („Babypuder")
- OP-Füßlinge (zum Schutz der Füße beim Ablegen des Schutzanzugs)
- OP-Hauben, Haarband oder -netz
- Anziehhilfe (Abstandhalter) für Handschuhe bei (2)

(1) Anlegen der PSA nach Nummer 4.2.2 (Arztpraxen, Notaufnahmen)

1. spitze Gegenstände (Stifte, Schere etc.), Uhren und Schmuck ablegen
2. lange Haare mittels OP-Hauben, Haarband oder -netz sichern
3. OP-Füßlinge über die Socken ziehen
4. Schutzhandschuhe anlegen, Stulpen mit einseitigem Klebeband am Arm fixieren (z.B. mehrere Streifen in Längsrichtung)
5. Schutzanzug über die (Bereichs-) Kleidung anziehen, Reißverschluss nicht schließen
6. Einmal-Überziehstiefel bzw. Gummistiefel überziehen (wenn der Schutzanzug keine Stiefelsocken aufweist, muss

Beschluss 610

das Fußende des Schutzanzugs den Schaft der Überziehstiefel bzw. Gummistiefel vollständig abdecken)

7. Reißverschluss des Anzugs bis zur Hälfte schließen (Klebeleisten noch offen lassen)

8. FFP3-Maske mit Ausatemventil und Kapuze aufsetzen

9. Reißverschluss (mit in den Nacken gelegten Kopf) komplett schließen, anschließend Klebeleisten schließen (darauf achten, dass die Kapuze komplett anliegt)

10. Schutzbrille aufsetzen und im Folgenden Schnittstellen zwischen Kapuze, Masken**rändern** und Brille mit Klebeband fixieren (Vorsicht: kein Klebeband auf das Filtermaterial aufbringen, da dieses die Filtereigenschaften verändern kann)

11. Überprüfung der gesamten PSA durch den Tragenden und den Helfer auf richtigen Sitz

12. Arbeitshandschuhe überziehen, Stulpen über den Ärmel ziehen, ggf. mit Klebeband am Ärmel fixieren

(2) Anlegen der PSA nach Nummer 4.5.12 (Krankenhäuser, Rettungsdienste)

1. spitze Gegenstände (Stifte, Schere etc.), Uhren und Schmuck ablegen

2. lange Haare mittels OP-Hauben, Haarband oder -netz sichern

3. OP-Füßlinge über die Socken ziehen

4. Schutzanzug über die (Bereichs-)Kleidung anziehen (Reißverschluss nicht schließen)

5. Sicherheitsschuhe oder Gummistiefel überziehen (Stulpen des Schutzanzugs über den Stiefelschaft ziehen)

6. Ärmel des Anzugs um 5?8 cm nach innen einschlagen

7. Schutzhandschuhe mit langen Stulpen (≙ mittleres Paar – auf ausreichende Bewegungsfreiheit und Größe achten) mittels Anziehhilfe und doppelseitigem Klebeband (1x den Umfang umrunden) am Anzug befestigen

8. danach einseitiges Klebeband in drei Runden möglichst faltenfrei darüber kleben und fest andrücken

9. Schutzhandschuhe (≙ inneres Paar) anziehen und pudern, mit den Händen in die Anzugärmel mit den daran befestigten langstulpigen Handschuhen schlüpfen

10. Reißverschluss des Anzugs bis zur Hälfte schließen (Klebeleisten noch offen lassen)

11. FFP3-Maske mit Ausatemventil und Kapuze aufsetzen

12. Reißverschluss (mit in den Nacken gelegten Kopf) komplett schließen, anschließend Klebeleisten schließen (darauf achten, dass die Kapuze komplett anliegt)

13. Schutzbrille aufsetzen und im Folgenden Schnittstellen zwischen Kapuze, Masken**rändern** und Brille mit Klebeband fixieren (Vorsicht: kein Klebeband auf das Filtermaterial aufbringen, da dieses die Filtereigenschaften verändern kann)

14. Überprüfung der gesamten PSA durch den Tragenden und den Helfer auf richtigen

Beschluss 610

15. Arbeitshandschuhe (≙ äußeres Paar) überziehen

II Dekontamination, Ablegen und Entsorgung der PSA

Sichtbare grobe Verschmutzungen der PSA müssen noch im Schwarzbereich entfernt werden. Werden eine Plastik-Einmalschürze oder ein Visier getragen, werden diese im Schwarzbereich abgelegt und ggf. entsorgt.

Die Dekontamination der PSA erfolgt im hierfür vorgesehenen Graubereich. Zur Durchführung der Dekontamination und zur Unterstützung beim Ablegen der PSA ist mindestens eine Person („Dekon-Helfer") erforderlich.

Der Dekon-Helfer benötigt folgende PSA:

- wasserabweisender, langärmliger, vorne geschlossener Schutzkittel,
- zwei Paar Nitril-Handschuhe (äußeres Handschuhpaar: Arbeitshandschuh),
- ggf. Plastikschürze, Schutzbrille und Mundschutz (als Berührungsschutz).

Die Dekontamination erfolgt mit einem geeigneten Desinfektionsmittel entsprechend der Desinfektionsmittelliste des RKI [9] oder des VAH [10], vorzugsweise mit Hilfe von frisch mit Desinfektionsmittel getränkten Tüchern („Desinfektionstücher"). Dabei sind die für die Wischdesinfektion erforderlichen Einwirkzeiten zu beachten, wobei schnell wirksame Desinfektionsmittel vorzugsweise eingesetzt werden sollten. Die gesamte Oberfläche der PSA muss flächendeckend mit Desinfektionsmittel benetzt sein. Um Flüssigkeitsreste aufzufangen, ist es sinnvoll, den Boden des Dekontaminationsbereichs mit desinfektionsmittelgetränkten Handtüchern auszulegen.

Nach Ende der Einwirkzeit muss die PSA vollständig trocknen; bei Desinfektionsmittel mit kurzer Einwirkzeit ist das i.d.R. in wenigen Minuten der Fall.

Vorgehen bei der Dekontamination und beim Ablegen der PSA:

Die folgenden Schritte werden durch den bzw. die Dekon-Helfer durchgeführt:

1. Begonnen wird die Dekontamination im Bereich um die FFP3-Maske, dann folgen Schutzbrille und Kapuze (▶ danach Entsorgung des Desinfektionstuches und Wechsel der Arbeitshandschuhe bei dem bzw. den Dekon-Helfern).

2. Körperstamm und Extremitäten werden dekontaminiert: hierbei sind mindestens zwei Desinfektionstücher zu benutzen, bei sichtbarer Kontamination ggf. mehr (▶ danach Entsorgung des Desinfektionstuches und Wechsel der Arbeitshandschuhe bei dem bzw. den Dekon-Helfern).

3. Die Klebeverbindungen an Schutzbrille und FFP3-Maske werden vorsichtig gelöst (▶ Wechsel der Arbeitshandschuhe bei dem bzw. den Dekon-Helfern).

4. Die Befestigung der Schutzbrille wird gelockert und die Schutzbrille dann nach vorne (vom Dekontaminierten weg) abgezogen (▶ Wechsel der Arbeitshandschuhe bei dem bzw. den Dekon-Helfern).

5. Die Klebeverbindungen am Anzug werden gelöst, umgeschlagen und am Anzug festgeklebt.

6. Der obere Teil des Reißverschlusses wird geöffnet.

7. Die Kapuze des Schutzanzuges wird von vorne nach hinten eingerollt.

8. Anschließend wird die Atemschutzmaske entfernt: Maske am Filter anfassen und nach vorn ziehen, seitlich ohne Berühren der Haut unter die Gummibänder greifen und die Maske seitlich nach vorne und oben abziehen. Die Maske wird in dem dafür vorgesehenen Abfallbehälter zur Entsorgung gesammelt (▶ Wechsel der Arbeitshandschuhe bei dem bzw. den Dekon-Helfern).

9. Der bzw. die Dekon-Helfer ziehen entsprechend der im Folgenden beschriebenen Schritte den Schutzanzug aus. Dies erfolgt nach der sog. „banana traffic-Methode": Ausschälen aus dem Schutzanzug von oben nach unten bei Beachtung von rechts vor links.
   - Die Klebeverschlüsse und anschließend der Reißverschluss werden geöffnet.
   - Die Innenseiten des Schutzanzugs werden vorsichtig nach außen gerollt (Extremitäten von oben nach unten und rechts vor links nacheinander).
   - Mit den Ärmeln werden auch die beiden äußeren Handschuhpaare ausgezogen.
   - (Wenn entsprechend Nummer 4.2.2 nur zwei Paar Schutzhandschuhe getragen wurden, folgt hier die Entfernung des äußeren Paars.)

   Hinweis: *Wenn der PSA-Träger aus dem Schutzanzug heraustritt, muss er in den OP-Füßlingen in einen sauberen (Weiß-) Bereich treten. Dieser sollte entsprechend markiert sein.*

10. Der abgelegte Schutzanzug wird in den dafür vorgesehenen Abfallbehälter zur Entsorgung gesammelt (siehe Nummern 4.2.4 und 4.5.9).

11. Die inneren Schutzhandschuhe und die OP-Füßlinge (beide gelten bei sachgerechter Nutzung der PSA als sauber) werden im Weißbereich entsorgt.

12. Anschließend erfolgt eine hygienische Händedesinfektion bei dem bzw. den Dekon-Helfern und der ausgeschleusten Person.

13. Der Dekon-Helfer sollte ggf. ebenfalls Hilfe beim Ablegen der PSA erhalten.

Anhang 2:
Empfehlungen zur Dekontamination, Desinfektion und Aufbereitung von Medizinprodukten

1 Vorbemerkungen

Vor dem Einsatz von Medizinprodukten bei der Versorgung von infizierten oder krankheitsverdächtigen Patienten sind folgende Punkte zu beachten:

- Vorrangig sind Einmalprodukte zu verwenden.

- Die voraussichtlich zum Einsatz kommenden Medizinprodukte sind unter Berücksichtigung folgender Aspekte aufzulisten:
  - Für Medizinprodukte, die steril oder keimarm zur Anwendung kommen (siehe auch Medizinprodukte-Betreiberverordnung (MPBetreibV) § 4 Absatz 2) und für die eine Wiederaufbereitung vorgesehen ist, wird herstellerseitig ein validiertes Verfahren zur Aufbereitung vorgegeben.

Beschluss 610

- Für Medizinprodukte, die nicht steril oder keimarm zur Anwendung kommen müssen (hier ggf. auch Großgeräte), liegen i.d.R. herstellerseitig keine Angaben zur umfassenden Dekontamination/ Desinfektion vor; ggf. werden Oberflächendesinfektion und Reinigung beschrieben.

- Es sollten Möglichkeiten zum Schutz der Medizinprodukte während des Einsatzes geprüft werden (wie z. B. das Abdecken oder Verpacken von Großgeräten) und entsprechende Festlegungen getroffen werden.

- Es sind Festlegungen zu gerätetechnischen Maßnahmen während der Nutzung im Schwarzbereich zur Sicherstellung notwendiger Reparaturen und Wartungen (z. B. Konstanzprüfung des Röntgengerätes) ggf. in Rücksprache mit der zuständigen Behörde zu treffen.

2 Empfehlungen

Für die fachgerechte Dekontamination/ Desinfektion von zur Wiederverwendung vorgesehenen Medizinprodukten (Instrumente, medizinische Geräte etc.), wird aus Sicht des Arbeitsschutzes das im Folgenden beschriebene Vorgehen empfohlen.

Dabei sind im Vorfeld vor dem Einsatz der Medizinprodukte folgende Schritte durchzuführen:

- Evaluation und Risikobewertung der entsprechenden Medizinprodukte in Abhängigkeit von Gebrauch und Gefährdungsklasse des Geräts (s. u.), der Erregereigenschaften (insbesondere des Übertragungswegs) sowie die Festlegung der erforderlichen PSA (siehe Nummer 4.5.12).

- Prüfung eines möglichen Einflusses der Dekontaminationsmaßnahmen auf die regelrechte Gerätefunktion (technisch-funktionelle Sicherheit) unter Berücksichtigung des technischen Datenblattes bzw. der Vorgaben des Geräteherstellers.

- bei der Notwendigkeit einer Begasung von Geräten einschließlich der dafür vorgesehenen Räumlichkeiten: Auswahl und Validierung des adäquaten Verfahrens (gemäß der Liste der vom Robert Koch-Institut geprüften und anerkannten Desinfektionsmittel und Verfahren [9]). Die Validierung des Verfahrens hat im Vorfeld mit den entsprechenden Geräten in den dafür vorgesehenen Räumlichkeiten zu erfolgen (siehe auch Nummer 4.5.8).

Hinweis: Die Dekontaminationsmaßnahmen sollten mit der zuständigen Behörde abgestimmt werden.

Grundsätzlich sind alle Medizinprodukte mit einer ausreichenden Oberflächendesinfektion (Wischdesinfektion) mit geeigneten Mitteln entsprechend der Desinfektionsmittelliste des RKI [9] oder des VAH [10] zu behandeln, bevor im Anschluss eine initiale Desinfektion entsprechend der im Folgenden beschriebenen Gefährdungsklassen durchgeführt wird. Erst wenn diese erfolgt ist, kann ggf. für Produkte, die steril oder keimarm angewendet werden sollen, eine weitere Aufbereitung gemäß der KRINKO/ BfArM-Empfehlung „Anforderungen an die Hygiene bei der Aufbereitung von Medizinprodukten" [19] durchgeführt werden.

Beschluss 610

Gefährdungsklassen für die initiale Desinfektion:

1 Geräte, die nicht direkt mit Körperflüssigkeiten in Kontakt kommen, wie z. B. Geräte, die mit Kassettensystemen arbeiten:

- Die o. g. Oberflächendesinfektion ist ausreichend.
- Kontaminierte Geräte mit Oberflächen, die einer Wischdesinfektion nicht adäquat zugänglich sind, sind entsprechend Nummer 4.5.9 zu entsorgen. Im Einzelfall kann geprüft werden, ob ggf. bei einem nicht makroskopisch verschmutzten Gerät eine validierte Begasung durchgeführt werden kann.

2 Geräte, in denen Körperflüssigkeiten durchgeleitet werden und die direkt mit diesen in Kontakt kommen:

- Es ist ein Durchspülen der Leitungssysteme im Gerät mit einem vom Hersteller empfohlenen reinigenden Detergens zur Entfernung und Inaktivierung biologischer Proben erforderlich. Sollte dieses Detergens nicht den Vorgaben der Desinfektionsmittelliste des RKI [9] oder des VAH [10] entsprechen, muss nach diesem Arbeitsschritt ein Durchspülen der Leitungssysteme im Gerät mit einem geeigneten Desinfektionsmittel erfolgen. Die technisch-funktionelle Sicherheit des Medizinproduktes ist dabei weiterhin zu gewährleisten.
- Bei Verdacht auf oder bei nachgewiesener Undichtigkeit bzw. einem Schaden des Geräts ist dieses entsprechend Nummer 4.5.9 zu entsorgen.

3 Geräte mit aktiver Belüftung im Patienten-Kreislauf, die patientennah einen Filter haben:

- Bei sachgerechter Verwendung eines Filters mit einer Filtrationseffizienz gegenüber Bakterien und Viren von mindestens 99,95 % im Patienten-Kreislauf, sind alle patientenseitigen beweglichen Teile wie Filter, Schläuche, Ventile etc. entsprechend Nummer 4.5.9 zu entsorgen.
- Im Anschluss ist die o. g. Oberflächendesinfektion ausreichend.

4 Geräte mit Geräte-assoziierter Belüftung:

- Es ist eine erste Begasung mit einem geeigneten Mittel gemäß der Desinfektionsmittelliste des RKI [9] im ausgeschalteten Zustand erforderlich, danach erfolgt eine zweite Begasung im laufenden Gerätebetrieb.

5 Geräte, die leicht oberflächendesinfiziert werden können, wie z. B. Spritzenpumpen oder Infusionspumpen:

- Die o. g. Oberflächendesinfektion ist ausreichend.
- Kontaminierte Gerätschaften mit Oberflächen, die einer Wischdesinfektion nicht adäquat zugänglich sind, sollten entsprechend Nummer 4.5.9 entsorgt werden.

Alle Geräte müssen nach Abschluss der Dekontaminationsmaßnahmen auf ihre Funktionstüchtigkeit geprüft werden.

Die Aufbereitung des steril oder keimarm zur Anwendung kommenden Medizinproduktes endet mit der dokumentierten Freigabe [19].

Beschluss 610

Hinweis: Es empfiehlt sich – wenn gerätetechnisch möglich und sinnvoll – einen Dauerbetrieb über 24 Stunden mit Überprüfung der Geräte-spezifischen Funktionsparameter und Messwerte (z. B. Qualitätskontrollen bei Point-of-Care Laborgeräten, Dauerbetrieb an der künstlichen Lunge bei Beatmungsgeräten, Selbsttestmodus bei Monitoren etc.) durchzuführen, um die einwandfreie Funktion der Geräte vor dem ersten Einsatz am Patienten nach Dekontamination zu gewährleisten. Die Herstellerangaben zur Prüfung der technisch-funktionellen Sicherheit sind dabei zu beachten. Ggf. kann das Risikomanagement gemäß DIN EN ISO 14971 für die Entscheidung zugrunde gelegt werden.

Technische Regeln für Gefahrstoffe

Technische Regeln für Gefahrstoffe

TRGS 400
Gefährdungsbeurteilung für Tätigkeiten mit Gefahrstoffen

Ausgabe Juli 2017*
GMBl 2017 S. 638 [Nr. 36] v. 08.09.2017

Die Technischen Regeln für Gefahrstoffe (TRGS) geben den Stand der Technik, Arbeitsmedizin und Arbeitshygiene sowie sonstige gesicherte arbeitswissenschaftliche Erkenntnisse für Tätigkeiten mit Gefahrstoffen, einschließlich deren Einstufung und Kennzeichnung, wieder. Sie werden vom **Ausschuss für Gefahrstoffe (AGS)** ermittelt bzw. angepasst und vom Bundesministerium für Arbeit und Soziales im Gemeinsamen Ministerialblatt bekannt gegeben.

Die TRGS konkretisieren im Rahmen ihres Anwendungsbereichs Anforderungen der Gefahrstoffverordnung. Bei Einhaltung der Technischen Regeln kann der Arbeitgeber insoweit davon ausgehen, dass die entsprechenden Anforderungen der Verordnung erfüllt sind. Wählt der Arbeitgeber eine andere Lösung, muss er damit mindestens die gleiche Sicherheit und den gleichen Gesundheitsschutz für die Beschäftigten erreichen.

1 Anwendungsbereich

(1) Die TRGS 400 beschreibt Vorgehensweisen zur Informationsermittlung und Gefährdungsbeurteilung nach § 6 GefStoffV. Sie bindet die Vorgaben der GefStoffV in den durch das Arbeitsschutzgesetz (§§ 5 und 6 ArbSchG) vorgegebenen Rahmen ein.

(2) Nummer 3 dieser TRGS beschreibt die Verantwortung und Organisation bei der Gefährdungsbeurteilung, Nummer 4 die gefahrstoffspezifischen Aspekte.

(3) Die gefahrstoffspezifischen Aspekte der Gefährdungsbeurteilung werden insbesondere ergänzt durch:

1. TRGS 401 „Gefährdung durch Hautkontakt – Ermittlung, Beurteilung, Maßnahmen",
2. TRGS 402 „Ermitteln und Beurteilen der Gefährdungen bei Tätigkeiten mit Gefahrstoffen: Inhalative Exposition",
3. TRBA/TRGS 406 „Sensibilisierende Stoffe für die Atemwege",
4. TRGS 407 „Tätigkeiten mit Gasen – Gefährdungsbeurteilung",

---

* **Hinweis:** Die wichtigsten Änderungen sind Einführung einer neuen Nummer „Verantwortung und Organisation"; Zusammenfassung der Nummern 5 und 6; Aufnahme der physikalisch-chemischen Gefährdungen; Hinweise darauf, wie Datenlücken im Sicherheitsdatenblatt erkannt werden können; Klarstellungen bzgl. Fachkunde; Aufnahme von Beispielen für nicht geringe Gefährdung; Berücksichtigung, dass TRGS oder VSK direkt angewendet werden können, während bei allen anderen Handlungsempfehlungen Anhang 2 herangezogen werden muss.

TRGS 400

5. TRGS 720/721 „Gefährliche explosionsfähige Atmosphäre – Allgemeines" und „Gefährliche explosionsfähige Atmosphäre – Beurteilung der Explosionsgefährdung",
6. TRGS 800 „Brandschutzmaßnahmen".

(4) Stoff- und tätigkeitsbezogene TRGS enthalten weitere spezifische Anforderungen zur Gefährdungsbeurteilung.

(5) Die TRGS 400 ist nach § 1 GefStoffV auch von Unternehmern ohne Beschäftigte zu beachten, die Tätigkeiten mit Gefahrstoffen durchführen, um die aufgrund der GefStoffV notwendigen Maßnahmen zum Schutz anderer Personen festlegen zu können. Darüber hinausgehend wird Unternehmern ohne Beschäftigte empfohlen, anhand dieser TRGS auch Maßnahmen für die persönliche Sicherheit und den Schutz der eigenen Gesundheit zu treffen.

2 Begriffsbestimmungen

In dieser TRGS sind die Begriffe so verwendet, wie sie im „Begriffsglossar zu den Regelwerken der Betriebssicherheitsverordnung (BetrSichV), Biostoffverordnung (BioStoffV) und der Gefahrstoffverordnung (GefStoffV)"[1] des ABAS, ABS und AGS bestimmt sind.

3 Verantwortung und Organisation

3.1 Verantwortung

(1) Für die Durchführung der Gefährdungsbeurteilung ist der Arbeitgeber verantwortlich. Die Mitbestimmungsrechte sind zu berücksichtigen.

(2) Die Gefährdungsbeurteilung darf nur von fachkundigen Personen durchgeführt werden (siehe Nummer 4.1). Verfügt der Arbeitgeber nicht selbst über die entsprechenden Kenntnisse, so hat er sich fachkundig beraten zu lassen.

(3) Der Arbeitgeber kann die Durchführung der Gefährdungsbeurteilung auch an eine oder mehrere fachkundige Personen delegieren. Er muss sicherstellen, dass die für ihn tätig werdenden Personen über die notwendigen Kenntnisse verfügen und alle für die Gefährdungsbeurteilung erforderlichen Unterlagen und Informationen zur Verfügung stellen.

(4) Werden für die Durchführung von Arbeiten in einem Betrieb Fremdfirmen beauftragt und besteht die Möglichkeit einer gegenseitigen Gefährdung durch Tätigkeiten mit Gefahrstoffen, haben alle Arbeitgeber (als Auftraggeber und als Auftragnehmer) bei der Durchführung der Gefährdungsbeurteilung zusammenzuwirken und die Schutzmaßnahmen abzustimmen (§ 15 GefStoffV).

3.2 Organisation

Der Arbeitgeber hat durch eine geeignete Organisation dafür zu sorgen, dass die dauerhafte Umsetzung der Schutzmaßnahmen sichergestellt ist, deren Wirksamkeit kon-

---
[1] https://www.baua.de/DE/Angebote/Rechtstexte-und-Technische- Regeln/Regelwerk/Glossar/Glossar_node.html.

TRGS 400

trolliert wird und sie erforderlichenfalls an geänderte Gegebenheiten angepasst und dokumentiert werden. Dabei ist insbesondere auch sicherzustellen, dass Informationen über Stoffe, Tätigkeiten sowie Arbeits- und Umgebungsbedingungen, die zu Gefährdungen führen können, erfasst und angemessen berücksichtigt werden. Zu den Vorkehrungen, die der Arbeitgeber treffen kann, damit die Einhaltung der Maßnahmen bei allen Tätigkeiten durch die betrieblichen Führungsstrukturen und Ablauforganisationen angemessen sichergestellt wird, gehören z. B.:

1. gegebenenfalls weitere Verantwortliche benennen (Pflichtenübertragung),
2. Abläufe planen,
3. Maßnahmen festlegen und umsetzen,
4. Qualifikation und Unterweisung der Beschäftigten sicherstellen,
5. eindeutige Anweisungen erteilen,
6. Informations- und Meldepflichten festlegen,
7. sich von der Wirksamkeit der Maßnahmen überzeugen,
8. sicherstellen, dass den Mitarbeitern die Umsetzung von Schutzmaßnahmen jederzeit möglich ist, und
9. Kontrollpflichten gestalten und umsetzen.

4 Grundsätze zur Durchführung der Gefährdungsbeurteilung

(1) Die Gefährdungsbeurteilung ist die systematische Ermittlung und Bewertung relevanter Gefährdungen der Beschäftigten mit dem Ziel, erforderliche Maßnahmen für Sicherheit und Gesundheit bei der Arbeit festzulegen. Grundlage ist eine Beurteilung der mit den Tätigkeiten verbundenen inhalativen (durch Einatmen), dermalen (durch Hautkontakt), oralen (durch Verschlucken) und physikalisch-chemischen Gefährdungen (z. B. Brand- und Explosionsgefährdungen) sowie der sonstigen durch Gefahrstoffe bedingten Gefährdungen.

(2) Der Arbeitgeber darf eine Tätigkeit mit Gefahrstoffen erst aufnehmen lassen, nachdem eine Gefährdungsbeurteilung durchgeführt wurde und die erforderlichen Schutzmaßnahmen getroffen wurden. Nicht immer können technische Lösungen sofort umgesetzt werden. In diesen Fällen ist entsprechend § 6 Absatz 8 Nummer 4a und b Gefahrstoffverordnung vorzugehen und vorübergehend geeignete persönliche Schutzausrüstung zur Verfügung zu stellen.

(3) Bereits vorhandene Informationen und Ermittlungsergebnisse (z. B. zu umgesetzten Schutzmaßnahmen, Gefahrstoffverzeichnis, Protokolle von Betriebsbegehungen, Ergebnisse von messtechnischen oder nichtmesstechnischen Ermittlungen zur inhalativen Exposition) können die Durchführung der Gefährdungsbeurteilung und die Dokumentation unterstützen.

(4) Die Gefährdungsbeurteilung muss in regelmäßigen Abständen und bei gegebenem Anlass überprüft und ggf. aktualisiert werden; das Überprüfungsintervall ist vom Arbeitgeber festzulegen.

4.1 Fachkunde

(1) Die Gefährdungsbeurteilung ist vom Arbeitgeber fachkundig zu erstellen. Ist der Arbeitgeber nicht selbst fach-

TRGS 400

kundig, dann muss er sich fachkundig beraten lassen.

(2) Die Durchführung der Gefährdungsbeurteilung verlangt mindestens folgende Kenntnisse:

1. zu den für die Beurteilung notwendigen Informationsquellen nach Nummer 5.1,
2. zu den verwendeten und im Betrieb entstehenden Gefahrstoffen und ihren gefährlichen Eigenschaften nach Nummer 5.2,
3. zu den mit den Gefahrstoffen im Betrieb durchgeführten Tätigkeiten,
4. zum Vorgehen bei der Beurteilung der Gefährdungen nach Nummer 6,
5. zur Substitution gemäß TRGS 600,
6. zu technischen, organisatorischen und persönlichen Schutzmaßnahmen,
7. zur Kontrolle der Wirksamkeit von Schutzmaßnahmen nach Nummer 7 und
8. zur Dokumentation der Gefährdungsbeurteilung nach Nummer 8.

Die Anforderungen an den Umfang und die Tiefe der notwendigen Kenntnisse können in Abhängigkeit von der Branche, dem Betrieb und den zu beurteilenden Tätigkeiten unterschiedlich sein und müssen nicht in einer Person vereinigt sein.

(3) Die Fachkunde umfasst im Wesentlichen folgende Komponenten:

1. Eine geeignete Berufsausbildung oder eine entsprechende Berufserfahrung oder eine zeitnah ausgeübte entsprechende berufliche Tätigkeit und

2. Kompetenz im Arbeitsschutz, die Kenntnisse und Fähigkeiten umfasst.

Diese Kenntnisse können durch Teilnahme an spezifischen Fortbildungsmaßnahmen erworben werden.

(4) Vor Beginn der Tätigkeiten müssen die Arbeitsbedingungen fachkundig beurteilt werden, um die festzulegenden Schutzmaßnahmen für die sichere Ausführung der Tätigkeiten bewerten oder überprüfen zu können.

(5) Fachkundig können insbesondere die Fachkraft für Arbeitssicherheit und die Betriebsärztin oder der Betriebsarzt sein, wenn sie die Anforderungen nach Absatz 2 und 3 erfüllen.

(6) Besondere Anforderungen an die notwendige Fachkunde können für die Anwendung bestimmter Verfahren zur Beurteilung der inhalativen Exposition, insbesondere für Arbeitsplatzmessungen, erforderlich sein. Diese Anforderungen beschreibt die TRGS 402.

4.2 Beurteilung gleichartiger Tätigkeiten

(1) Der Arbeitgeber muss alle Tätigkeiten mit Gefahrstoffen beurteilen. Bei gleichartigen Arbeitsbedingungen an vergleichbaren Arbeitsplätzen und gleichen Tätigkeiten reicht die Beurteilung eines Arbeitsplatzes für jede der zu betrachtenden Tätigkeiten aus.

(2) Die in der Gefährdungsbeurteilung gemeinsam bewerteten Tätigkeiten mit gleichartigen Arbeitsbedingungen müssen aus der Dokumentation nach Nummer 8 ersichtlich sein.

TRGS 400

(3) Gleichartige Arbeitsbedingungen können auch bei räumlich getrennten Tätigkeiten (z. B. Probenahmen) vorliegen und mehrere Gefahrstoffe abdecken. Die Tätigkeiten müssen hierzu hinsichtlich der Gefährdungen, Expositionsbedingungen, Arbeitsabläufe, Verfahren, Umgebungsbedingungen und festzulegenden Schutzmaßnahmen vergleichbar sein.

(4) Tätigkeiten, bei denen die Gefährdung durch besonders gefährliche Eigenschaften oder eine hohe Exposition maßgeblich bestimmt wird, sollten nicht pauschal, sondern stets im Einzelfall beurteilt werden. Dies gilt auch für nicht regelmäßig durchgeführte Tätigkeiten, wie z. B. bei Wartung oder Instandhaltung.

4.3 Aktualisierung der Gefährdungsbeurteilung

(1) Der Arbeitgeber ist verpflichtet, die Gefährdungsbeurteilung bei Änderung der Betriebs- und Verfahrensweisen sowie bei neuen Erkenntnissen zu den Stoffeigenschaften zu aktualisieren. Hierzu sind regelmäßig die Betriebsabläufe, die Umsetzung und die Wirksamkeit der Schutzmaßnahmen zu kontrollieren. Außerdem muss er sicherstellen, dass Änderungen im Vorschriften- und Regelwerk beachtet und sofern erforderlich berücksichtigt werden (z. B. durch TRGS-Newsletter der BAuA, Informationen der Unfallversicherungsträger, Länder, Industrieverbände, Innungen, Industrie- und Handelskammern, Handwerkskammern oder Fachzeitschriften).

(2) Anlässe zur Überprüfung und ggf. Überarbeitung der Gefährdungsbeurteilung können sein:

1. Einführung eines neuen Gefahrstoffs in einen Arbeitsbereich,
2. Änderungen der Tätigkeiten oder der Arbeitsbedingungen (Mengen, Arbeitsverfahren, Schutzmaßnahmen, Lüftungsverhältnisse),
3. Ergebnisse aus der regelmäßigen Wirksamkeitskontrolle von Schutzmaßnahmen nach Nummer 7,
4. Erkenntnisse aus der arbeitsmedizinischen Vorsorge, z. B. bei Auftreten von Hauterkrankungen oder Überschreitung eines Biologischen Grenzwertes,
5. neue oder geänderte Arbeitsplatzgrenzwerte nach TRGS 900, Biologische Grenzwerte nach TRGS 903, Akzeptanz- und Toleranzkonzentrationen nach TRGS 910 oder Beurteilungsmaßstäbe in den Technischen Regeln,
6. neue Erkenntnisse zu gefährlichen Stoffeigenschaften (z. B. aus Einstufung und Kennzeichnung, Sicherheitsdatenblatt, TRGS 905 „Verzeichnis krebserzeugender, keimzellmutagener oder reproduktionstoxischer Stoffe", TRGS 906 „Verzeichnis krebserzeugender Tätigkeiten oder Verfahren nach § 3 Absatz 2 Nr. 3 GefStoffV" und TRGS 907 „Verzeichnis sensibilisierender Stoffe und von Tätigkeiten mit sensibilisierenden Stoffen"),
7. Änderungen im Regelwerk (z. B. GefStoffV, BetrSichV, ArbMedVV, TRGS, relevante TRBS oder DGUV-Vorschriften und -Regeln),
8. Unfälle, Erkrankungen, Beinahe-Unfälle, Schadensfälle, kritische Situationen und Zustände, Ergebnisse aus Unfalluntersuchungen (z. B. nach Bränden oder Explosionen).

5 Ermitteln von Gefährdungen

(1) Der Arbeitgeber hat im ersten Schritt zu ermitteln, ob Beschäftigte Tätigkeiten mit Gefahrstoffen durchführen oder ob Tätigkeiten durchgeführt werden, bei denen Gefahrstoffe entstehen oder freigesetzt werden können. Die Kriterien, wann ein Arbeitsstoff ein Gefahrstoff ist, beschreibt Nummer 5.2.

(2) Neben den Stoffeigenschaften hat der Arbeitgeber die Tätigkeiten, Arbeitsabläufe, Verfahren, Arbeits-, Betriebs- und Umgebungsbedingungen zu ermitteln und zu berücksichtigen.

Hierzu müssen Informationen beschafft werden über:

1. die verwendeten Arbeitsstoffe und Mengen,
2. die Tätigkeiten, die daraus resultierenden Expositionen und die Aufnahmewege,
3. die Möglichkeiten einer Substitution,
4. mögliche und vorhandene Schutzmaßnahmen und deren Wirksamkeit.

(3) Liegen Erkenntnisse aus der betrieblichen arbeitsmedizinischen Vorsorge nach der Verordnung zur Arbeitsmedizinischen Vorsorge vor, hat der Arbeitgeber diese bei der Gefährdungsbeurteilung zu berücksichtigen.

5.1 Informationsquellen

(1) Die wichtigste Informationsquelle für die Gefährdungsbeurteilung bei Tätigkeiten mit Stoffen oder Gemischen sind Sicherheitsdatenblätter. Für die Gefährdungsbeurteilung ist eine aktuelle Fassung des jeweiligen Sicherheitsdatenblattes zu verwenden.

(2) Das Sicherheitsdatenblatt ist auf offensichtlich unvollständige, widersprüchliche oder fehlerhafte Angaben zu überprüfen. Erforderlichenfalls muss beim Lieferanten ein korrektes Sicherheitsdatenblatt angefordert und von diesem geliefert werden.

(3) Erhält der Arbeitgeber die erforderlichen Informationen nicht, muss er sich diese Informationen selbst beschaffen oder die Gefährdungen, zu denen keine Informationen vorhanden sind, als vorhanden unterstellen und die entsprechenden Maßnahmen festlegen (siehe Nummer 5.2 Absätze 7 und 8). Alternativ wird empfohlen, nur Stoffe bzw. Gemische zu verwenden, für die der Lieferant die erforderlichen Informationen bereitstellt.

(4) Sofern für Stoffe Expositionsszenarien im Anhang des Sicherheitsdatenblattes vorhanden sind, sind diese als Informationsquelle für die Gefährdungsbeurteilung zu berücksichtigen. Weitere Hinweise zur Verwendung von Expositionsszenarien enthält die BekGS 409 „Nutzung von REACH-Informationen für den Arbeitsschutz".

(5) Bei nicht als gefährlich gekennzeichneten Gemischen, die mit dem „EUH210 – Sicherheitsdatenblatt auf Anfrage erhältlich" versehen sind, ist das Sicherheitsdatenblatt beim Lieferanten anzufordern, wenn die vorhandenen Informationen für eine Gefährdungsbeurteilung nicht ausreichen.

(6) Auch für Stoffe und Gemische, für die aufgrund der gesetzlichen Vorgaben kein Sicherheitsdatenblatt erforderlich

ist, sind Lieferanten verpflichtet, den Abnehmern verfügbare und sachdienliche Informationen zu übermitteln, die notwendig sind, damit geeignete Maßnahmen ermittelt und angewendet werden können.

(7) Weitere relevante, für den Arbeitgeber mit zumutbarem Aufwand zugängliche Informationsquellen zur Ermittlung der Stoffeigenschaften, zur Ermittlung von tätigkeitsspezifischen Gefährdungen und daraus resultierenden Schutzmaßnahmen können sein:

1. Technische Regeln für Gefahrstoffe und Bekanntmachungen für Gefahrstoffe (www.baua.de/trgs),
2. Kennzeichnungsetikett auf der Verpackung, Gebrauchsanweisungen, Technische Merkblätter, die aus Melde-, Risikobewertungs- oder Zulassungsverfahren gewonnene Erkenntnisse beschreiben,
3. branchen- oder tätigkeitsspezifische Hilfestellungen (z. B. Regeln und Informationen der Unfallversicherungsträger, Handlungsanleitungen zur guten Arbeitspraxis, Schutzleitfäden),
4. branchenbezogene Gefahrstoff- und Produktbewertungen der Unfallversicherungsträger (z. B. GISBAU Gefahrstoffinformationssystem der Berufsgenossenschaft der Bauwirtschaft, GisChem Gefahrstoffinformationssystem der Berufsgenossenschaft Rohstoffe und chemische Industrie und der BG Holz und Metall),
5. Stoffinformationen der Bundesländer und der Unfallversicherungsträger (z. B. GESTIS und andere Datenbanken des Institutes für Arbeitsschutz (IFA) der Deutschen Gesetzlichen Unfallversicherung (DGUV), Informationssystem für gefährliche Stoffe (IGS) des Landes Nordrhein-Westfalen, Gefahrstoffdatenbank der Länder (GDL)),
6. Einfaches Maßnahmenkonzept Gefahrstoffe (EMKG) der Bundesanstalt für Arbeitsschutz und Arbeitsmedizin, GESTIS-Stoffmanager/ Stoffenmanager®,
7. Stoffinformationen der Europäischen Chemikalienagentur ECHA.

(8) Personen, die an Entscheidungen für die Auswahl und den Einsatz von Arbeitsstoffen beteiligt sind, sollten an der Informationsermittlung mitwirken. Dies gilt u.a. für:

1. den Einsatz von Bau-Produkten: Architekten, Bauherren und Planer,
2. vorgeschriebene Wartungen im Kfz-Bereich: Automobilhersteller,
3. die Sanierung von kontaminierten Bereichen: Auftraggeber,
4. den Einsatz von Desinfektionsmitteln: Auftraggeber, Gesundheitsbehörden.

Die Mitwirkung dieser Personen entbindet den Arbeitgeber nicht von seiner Verantwortung für die Gefährdungsbeurteilung.

5.2 Gefahrstoffe

(1) In § 2 GefStoffV ist festgelegt, was ein Gefahrstoff ist. Die nachfolgenden Absätze erläutern diese Begriffsbestimmung.

(2) Alle nach CLP-Verordnung (Verordnung (EG) Nr. 1272/2008 über die Einstufung, Kennzeichnung und Verpackung von Stoffen und Gemischen, CLP-VO) als gefährlich eingestuften Stoffe, Ge-

TRGS 400

mische und Erzeugnisse sind Gefahrstoffe.

(3) Zu den Gefahrstoffen zählen auch nicht als gefährlich eingestufte Arbeitsstoffe, die zu Gefährdungen für die Sicherheit und Gesundheit von Beschäftigten bei der Arbeit führen können, z. B. durch:

1. Hautkontakt, z. B. Feuchtarbeitsplätze (s. TRGS 401 „Gefährdung durch Hautkontakt – Ermittlung, Beurteilung, Maßnahmen"),
2. physikalisch-chemische Gefährdungen, wie z. B. brennbare Stoffe/ Gemische, die nicht als gefährlich eingestuft sind und trotzdem eine Brandlast darstellen z. B. eine Flüssigkeit mit Flammpunkt > 60 °C (s. TRGS 800 „Brandschutzmaßnahmen"),
3. andere physikalisch-chemischen Gefährdungen, z. B. tiefkalte oder heiße Flüssigkeiten, Dämpfe und Gase oder
4. erstickende oder narkotisierende Gase.

Auch Gemische, die nicht als gefährlich eingestuft sind, jedoch einen gefährlichen Stoff in einer Konzentration enthalten, die nicht zur Einstufung des Gemisches führt, können Gefahrstoffe sein. Solche Gemische sind in bestimmten Fällen anhand von ergänzenden Gefahrenhinweisen (z. B. EUH 208 „Enthält ...<Name des sensibilisierenden Stoffes>. Kann allergische Reaktionen hervorrufen.") zu erkennen.

(4) Innerbetrieblich hergestellte Stoffe oder Gemische oder Zwischenprodukte, die nicht in Verkehr gebracht werden, muss der Arbeitgeber gemäß § 6 GefStoffV selbst einstufen (s. TRGS 201 „Einstufung und Kennzeichnung bei Tätigkeiten mit Gefahrstoffen").

(5) Auch kosmetische Mittel, Lebensmittel und -zusatzstoffe, Futtermittel und -zusatzstoffe, Arzneimittel, Medizinprodukte, Tabakerzeugnisse, Abfälle und Altöle sowie Abwässer können Gefahrstoffe im Sinne der GefStoffV sein. Zu den Gefahrstoffen gehören auch Bestandteile von Pflanzen und Tieren, wenn sie gefährliche Eigenschaften aufweisen (z. B. sensibilisierend nach TRGS 907). Solche Stoffe oder Gemische sind gegebenenfalls gemäß § 6 Absatz 3 GefStoffV selbst einzustufen (s. TRGS 201 „Einstufung und Kennzeichnung bei Tätigkeiten mit Gefahrstoffen").

(6) Gefahrstoffe sind auch alle Stoffe, für die Arbeitsplatzgrenzwerte (TRGS 900), Biologische Grenzwerte (TRGS 903), Akzeptanz- und Toleranzkonzentrationen (TRGS 910) oder Beurteilungsmaßstäbe in den entsprechenden TRGS veröffentlicht wurden. Weitere Informationen zu krebserzeugenden und sensibilisierenden Gefahrstoffen finden sich in den TRGS 905 und TRGS 907.

(7) Bei Stoffen, die gemäß Verordnung (EG) Nr. 1907/2006 (REACH-VO) registriert sind[2], kann davon ausgegangen werden, dass alle relevanten Daten vorhanden sind.

(8) Stoffe und Gemische sind wie Gefahrstoffe zu behandeln, wenn für die folgenden gefährlichen Eigenschaften Prüfergebnisse oder aussagekräftige Bewertungen nicht oder nur teilweise vorliegen:

---

[2] Es wird darauf hingewiesen, dass für registrierte Stoffe zwischen 1 und 10 t/a Daten für die inhalative und dermale Toxizität sowie die Toxizität für wiederholte Applikation in der Regel nicht erhoben werden/nicht bekannt sind.

1. akut toxisch (ein Aufnahmeweg ist ausreichend),
2. hautreizend,
3. keimzellmutagen,
4. hautsensibilisierend und
5. toxisch bei wiederholter Applikation.

Ob Prüfergebnisse oder Bewertungen vorhanden sind, kann anhand des Sicherheitsdatenblattes (Abschnitt 2 „Mögliche Gefahren" und Abschnitt 11 „Toxikologische Angaben") festgestellt werden oder ist anderweitig, insbesondere durch Nachfrage beim Lieferanten zu ermitteln. Sind im Sicherheitsdatenblatt in den Abschnitten 2 und 11 keine Informationen zu den genannten Eigenschaften vorhanden, sind Formulierungen in Abschnitt 11 wie z. B. „Aufgrund der verfügbaren Daten sind die Einstufungskriterien nicht erfüllt." ausreichend. Die Aussagen „Keine Daten" oder „Keine Information verfügbar" sind nicht ausreichend.

(9) Können die Informationen nach Absatz 8 nicht ermittelt werden, so sind für Tätigkeiten mit diesen Stoffen Schutzmaßnahmen entsprechend folgender Einstufungen zu treffen:

1. Acute Tox. 3 (Akute Toxizität Kategorie 3; H301, H311, H331),
2. Skin Irrit. 2 (Hautreizung Kategorie 2; H315),
3. Muta. 2 (Keimzellmutagenität Kategorie 2; H341),
4. Skin Sens. 1 (Hautsensibilisierend Kategorie 1; H317) und
5. STOT RE 2 (Spezifische Zielorgantoxizität bei wiederholter Exposition Kategorie 2; H373).

(10) Stoffe, die für wissenschaftliche sowie produkt- und verfahrensorientierte Forschung und Entwicklung entsprechend Artikel 3 Nummer 22 und Nummer 23 der REACH-VO verwendet werden, sind in der Gefährdungsbeurteilung gemäß den Vorgaben der TRGS 526 „Laboratorien" zu behandeln, sofern keine ausreichenden Erkenntnisse zu deren gefährlichen Eigenschaften vorliegen.

(11) Gefahrstoffe können auch bei Tätigkeiten entstehende oder freigesetzte Stäube (einschließlich Rauche, ultrafeine Partikel), Gase, Dämpfe oder Nebel sein. Beispiele für das Freisetzen oder Entstehen von Gefahrstoffen sind:

1. aus einer Schweißelektrode entstehende Schweißrauche,
2. beim Schleifen freigesetzter Holzstaub,
3. aus Reinigern freigesetzte Lösemittel,
4. beim Bohren freigesetzte Stäube,
5. bei Arbeiten in kontaminierten Bereichen freigesetzte Stäube, (z. B. aus Baumaterialien frei gesetzter asbesthaltiger Staub),
6. bei Tätigkeiten entstehende Pyroliseprodukte,
7. Aerosole und Dämpfe bei der spanabhebenden Metallbearbeitung mit Kühlschmierstoffen.

Für die Bewertung dieser Gefahrstoffe können auch die Informationsquellen nach Nummer 5.1 Absatz 7 herangezogen werden.

(12) Können für die bei Tätigkeiten freigesetzten Stäube (einschließlich Rauche), Gase, Dämpfe oder Nebel keine ausreichenden Informationen bezüglich der Gesundheitsgefahren ermittelt werden, so ist gemäß Absatz 9 zu verfahren.

TRGS 400

5.3 Weitere relevante stoffbezogene Informationen

Neben der Einstufung und Kennzeichnung sowie Informationen zu sonstigen Gefahren können für die Gefährdungsbeurteilung folgende stoffbezogene Informationen relevant sein:

1. das Freisetzungsvermögen des Gefahrstoffes (Dampfdruck, Siedepunkt, Staubungsverhalten) gemäß Abschnitt 9 des Sicherheitsdatenblattes,
2. die hautresorptiven Eigenschaften von Gefahrstoffen (TRGS 900, TRGS 905, TRGS 910, TRGS 401, „MAK-Liste"),
3. belästigende Eigenschaften, die bei der Maßnahmenfestlegung zu berücksichtigen sind, z. B. starke Geruchsbildung,
4. bestehende Kontaminationen, z. B. Informationen des Bauherrn oder des Auftraggebers bei Tätigkeiten auf Grundstücken, in Gebäuden oder an Maschinen oder Anlagen,
5. Informationen über sicherheitstechnische Kenngrößen gemäß Abschnitt 9 des Sicherheitsdatenblattes, z. B. Flammpunkt, Zündtemperatur, Explosionsgrenzen, Mindestzündenergie, Zersetzungstemperatur, Selbstentzündungstemperatur,
6. Hinweise auf Nanomaterialien (BekGS 527 „Hergestellte Nanomaterialien").

5.4 Tätigkeitsbezogene Informationen

(1) Bei den Tätigkeiten sind alle Arbeitsvorgänge und Betriebszustände zu berücksichtigen, insbesondere auch An- und Abfahrvorgänge von Prozessen, Wiederinbetriebnahme nach längerem Stillstand, Reinigungs-, Wartungs-, Inspektions-, Instandsetzungs-, Aufräum- und Abbrucharbeiten, Lagerung, innerbetriebliche Beförderung, Entsorgung sowie die Beseitigung von vorhersehbaren Betriebsstörungen. Bedien- und Überwachungstätigkeiten sind ebenfalls zu berücksichtigen, sofern sie zu einer Gefährdung von Beschäftigten durch Gefahrstoffe bei der Arbeit führen können.

(2) Folgende Informationen sind zu berücksichtigen:

1. Erkenntnisse aus der Begehung des Arbeitsplatzes und Hinweise von Beschäftigten bzw. des Betriebs- oder Personalrates,
2. angewendete Verfahren, Arbeitsmittel, Arbeitstechniken sowie Arbeitsumfeld und -bedingungen, z. B. Raumgröße, Lüftungsverhältnisse, Temperatur, Luftfeuchtigkeit, Lärm, schwere körperliche Arbeit, belastende persönliche Schutzausrüstung,
3. Menge der am Arbeitsplatz vorhandenen Gefahrstoffe,
4. Art, Ausmaß, Dauer und Verlauf der Exposition gegenüber Gefahrstoffen durch Einatmen oder Hautkontakt, ggf. auch zur unbewussten oralen Aufnahme bei mangelnder Hygiene,
5. vorhandene Schutzmaßnahmen:
   a) technische Schutzeinrichtungen wie z. B. Kapselung, Quellenabsaugung, Lüftungseinrichtungen,
   b) organisatorische Schutzmaßnahmen z. B. Zutrittsbeschränkungen, Begrenzung der Expositionszeiten,
   c) persönliche Schutzausrüstung wie z. B. Atemschutz, Chemikalienschutzhandschuhe, Schutzbrille,

6. vorhersehbare Betriebsstörungen und deren Beseitigung, die zu erhöhten Expositionen gegenüber Gefahrstoffen oder Brand- und Explosionsgefährdungen führen können.

(3) Treten bei Tätigkeiten mehrere Gefahrstoffe gleichzeitig auf, so sind anhand der Informationsquellen nach Nummer 5.1 bekannte Wechsel- oder Kombinationswirkungen mit Einfluss auf die Gesundheit und Sicherheit der Beschäftigten bei der Arbeit in der Gefährdungsbeurteilung zu berücksichtigen. Beispiele für bekannte Wechsel- und Kombinationswirkungen sind:

1. Lösemittelgemische, die zu Erkrankungen des Nervensystems führen können,
2. Asbest und polyzyklische aromatische Kohlenwasserstoffe (PAK) (Verstärkung der krebserzeugenden Wirkung),
3. Asbest und Rauchen (Verstärkung der krebserzeugenden Wirkung),
4. Stoffe, z. B. bestimmte Lösemittel, die die Aufnahme anderer Gefahrstoffe über die Haut erhöhen (Carrier-Effekt).

Wechsel- und Kombinationswirkungen können auch andere Gefährdungen betreffen, z. B. bei gleichzeitiger Belastung von Lärm und Stoffen, die ototoxisch wirken (siehe auch TRLV Lärm Teil 1 Beurteilung der Gefährdung durch Lärm).

5.5 Informationen über Substitutionsmöglichkeiten

Der Arbeitgeber muss ermitteln, ob Stoffe oder Verfahren mit einer insgesamt geringeren Gefährdung als die von ihm verwendeten oder in Aussicht genommenen verfügbar sind (siehe Nummer 6 und TRGS 600 „Substitution").

5.6 Erkenntnisse über die Wirksamkeit von Schutzmaßnahmen

Erkenntnisse zu bereits vorhandenen Schutzmaßnahmen sowie Informationen zu möglichen weiteren Schutzmaßnahmen sind bei der Gefährdungsbeurteilung zu berücksichtigen. Sie können gewonnen werden aus:

1. Arbeitsplatzmessungen oder anderen Methoden zur Wirksamkeitsprüfung nach Nummer 7 (innerbetrieblich durchgeführt oder veröffentlichte Beispiele vergleichbarer Arbeitsplätze),
2. Aufzeichnungen über Unfälle, Störungen des Betriebsablaufes und „Beinahe-Unfälle" (innerbetrieblich oder aus einschlägigen Veröffentlichungen),
3. Informationen über den Stand der Technik (siehe auch TRGS 460 „Handlungsempfehlung zur Ermittlung des Standes der Technik").

5.7 Erkenntnisse aus arbeitsmedizinischer Vorsorge

(1) Erkenntnisse aus der arbeitsmedizinischen Vorsorge sind nach § 6 GefStoffV bei der Gefährdungsbeurteilung ebenfalls zu berücksichtigen; sie können wertvolle Hinweise für die Festlegung von Maßnahmen und ggf. deren Wirksamkeitsüberprüfung im Rahmen der Gefährdungsbeurteilung liefern. Erkenntnisse können sich ergeben aus:

1. Hinweisen aus der betriebsärztlichen Tätigkeit, die auf eine erhöhte Gefahrstoffbelastung schließen lassen oder

TRGS 400

2. Hinweisen über unzureichende Schutzmaßnahmen, die dem Arbeitgeber vom Arzt oder der Ärztin als Ergebnis z. B. der Arbeitsmedizinischen Vorsorge oder des Biomonitorings unter Berücksichtigung der ärztlichen Schweigepflicht zusammen mit Vorschlägen für Schutzmaßnahmen übermittelt werden.

(2) Wird ein Biologischer Grenzwert (BGW) gemäß TRGS 903 oder ein stoffspezifischer Äquivalenzwert im biologischen Material zur Akzeptanz- und Toleranzkonzentration nach TRGS 910 Anlage 1 Tabelle 2 überschritten, kann dies ein wichtiger Hinweis auf unzureichende Schutzmaßnahmen bei Tätigkeiten mit Gefahrstoffen sein. Der Biologische Grenzwert gemäß TRGS 903 bzw. der stoffspezifische Äquivalenzwert nach TRGS 910 kann auch überschritten sein, obwohl bei Tätigkeiten mit einem Gefahrstoff der Arbeitsplatzgrenzwert gemäß TRGS 900 bzw. die Akzeptanz-/ Toleranzkonzentration nach TRGS 910 eingehalten ist; dies kann auf erhebliche dermale (oder orale) Belastungen oder eine erhöhte körperliche Belastung hindeuten.

5.8 Gefahrstoffverzeichnis

(1) Über die ermittelten Gefahrstoffe ist ein Verzeichnis zu führen. Es soll einen Überblick über die im Betrieb verwendeten Gefahrstoffe geben. Ergibt die Gefährdungsbeurteilung, dass bestimmte Tätigkeiten mit Gefahrstoffen nur zu einer geringen Gefährdung der Beschäftigten führen (siehe Nummer 6.2), müssen diese Gefahrstoffe nicht in das Gefahrstoffverzeichnis aufgenommen werden.

(2) Das Gefahrstoffverzeichnis ist auf dem aktuellen Stand zu halten. Es empfiehlt sich, das Verzeichnis nach der betriebsspezifischen Organisationsstruktur aufzugliedern. Das Gefahrstoffverzeichnis kann in Papierform oder elektronisch geführt werden.

(3) Das Gefahrstoffverzeichnis muss mindestens folgende Angaben enthalten:

1. Bezeichnung des Gefahrstoffes (z. B. Produkt- oder Handelsname aus dem Sicherheitsdatenblatt),
2. Einstufung des Gefahrstoffes nach CLP-VO (Gefahrenklasse, -kategorie und Gefahrenhinweise (H-Sätze) und ggfs. ergänzende Gefahrenmerkmale und ergänzende Kennzeichnungselemente (EUH-Sätze)) oder sonstige Eigenschaften, die den Stoff zu einem Gefahrstoff machen,
3. Angaben zu den im Betrieb verwendeten Mengenbereichen,
4. Bezeichnung der Arbeitsbereiche, in denen Beschäftigte dem Gefahrstoff ausgesetzt sein können, sowie
5. einen Verweis auf die entsprechenden Sicherheitsdatenblätter.

Die Angaben nach Ziffer 1, 2 und 4 sowie die Sicherheitsdatenblätter müssen allen betroffenen Beschäftigten und ihren Vertretern zugänglich sein[3].

---

[3] Gemäß REACH-VO Art. 35 müssen Arbeitnehmern und ihren Vertretern auch zu bestimmten Stoffen bzw. Gemischen, für die kein Sicherheitsdatenblatt erforderlich ist, Informationen zur Verfügung gestellt werden. Werden diese in REACH-VO Art. 32 beschriebenen Information mit in das Gefahrstoffverzeichnis aufgenommen, dann kann dies auch zur gemeinsamen Erfüllung der Anforderungen gemäß REACH-VO Art. 35 genutzt werden.

(4) Solange noch Stoffe oder Gemische mit einer Kennzeichnung nach der Stoff- bzw. der Zubereitungsrichtlinie im Betrieb vorhanden sind, kann im Gefahrstoffverzeichnis die Einstufung nach diesen Richtlinien beibehalten werden.

(5) Das Gefahrstoffverzeichnis kann als Bestandteil der Dokumentation nach Nummer 8 dienen.

6 Gefährdungsbeurteilung

6.1 Vorgehen

(1) Die mit den Tätigkeiten verbundenen inhalativen (Einatmen), dermalen (Hautkontakt), physikalisch-chemischen (z. B. Brandgefährdung und Explosionsgefährdung) und sonstigen durch den Gefahrstoff bedingten Gefährdungen, wie z. B. durch Temperatur oder Druck sind zu beurteilen.

(2) Bei der Beurteilung der Gefährdung sind auch Gefährdungen durch das Verschlucken von Gefahrstoffen (orale Aufnahme) zu berücksichtigen, wenn die Möglichkeit dieser Gefährdung bei den zu beurteilenden Tätigkeiten nicht ausgeschlossen werden kann. Dies kann z. B. der Fall sein, wenn mit verschmutzten Händen oder Schutzhandschuhen in das Gesicht gegriffen wird. Zu berücksichtigen ist auch eine mögliche Kontamination von Pausenverpflegung und verwendeten Arbeitsmitteln durch unzureichende Hygiene.

(3) Die Gefährdungsbeurteilung ist Grundlage für die Festlegung von Schutzmaßnahmen, welche die Gesundheit und Sicherheit der Beschäftigten und anderer Personen bei allen Tätigkeiten mit Gefahrstoffen gewährleisten müssen.

Die Allgemeinen Schutzmaßnahmen nach § 8 GefStoffV sind dabei immer zu berücksichtigen.

(4) Die Beurteilung muss so durchgeführt und dokumentiert werden, dass die getroffenen Entscheidungen nachvollziehbar sind. Ein Vorschlag für eine systematische Vorgehensweise ist in Anhang 1 dargestellt.

(5) Zur Unterstützung bei der Gefährdungsbeurteilung einschließlich Festlegung der Maßnahmen können Handlungsempfehlungen oder Hilfestellungen Dritter oder gleichwertige Dokumente und Berichte verwendet werden. Dies können z. B. sein:

1. stoff- oder tätigkeitsbezogene TRGS,
2. verfahrens- und stoffspezifische Kriterien nach TRGS 420 „Verfahrens- und stoffspezifische Kriterien (VSK) für die Ermittlung und Beurteilung der inhalativen Exposition",
3. branchen- oder tätigkeitspezifische Handlungsempfehlungen oder
4. vorhandene Gefährdungsbeurteilungen Dritter (oder Teile davon).

(6) Stoff- oder tätigkeitsbezogene TRGS sowie VSK, die in einer TRGS bekannt gemacht werden, kann der Arbeitgeber unter den Maßgaben der entsprechenden TRGS oder VSK unmittelbar anwenden, wenn die zu beurteilenden Tätigkeiten und Gefährdungen dort beschrieben sind. In diesem Fall kann der Arbeitgeber bei den beschriebenen Tätigkeiten von einer Einhaltung der GefStoffV ausgehen, wenn er die dort beschriebenen Maßnahmen umsetzt. Wird von den Vorgaben einer TRGS abgewichen, so ist dies in der Gefährdungsbeurteilung zu begründen und zu

TRGS 400

dokumentieren. Die vorgenommenen Maßnahmen müssen in vergleichbarer Weise den Schutz und die Sicherheit der Beschäftigten gewährleisten. Treten neben den in einer TRGS oder einem VSK beschriebenen Gefährdungen noch weitere auf, ist die Gefährdungsbeurteilung zu ergänzen. Der Anwendungsbereich der VSK oder TRGS ist zu beachten.

(7) Werden branchen- oder tätigkeitsbezogene Handlungsempfehlungen oder vorhandene Gefährdungsbeurteilungen herangezogen, ist ihre Anwendbarkeit anhand der Kriterien aus Anhang 2 zu prüfen. Hierbei hat der Arbeitgeber:

1. ggf. fehlende einzelne Angaben eigenständig zu ermitteln und bei der Festlegung der Maßnahmen zu berücksichtigen (siehe auch Anhang 2),
2. die Gefährdungsbeurteilung im Hinblick auf ggf. nicht beschriebene Betriebszustände nach Nummer 5.4 Absatz 1 zu ergänzen.

(8) Wird die Gefährdungsbeurteilung unter Verwendung von Handlungsempfehlungen erstellt, entbindet dies nicht:

1. vom Vorhalten aktueller Sicherheitsdatenblätter,
2. vom Führen des Gefahrstoffverzeichnisses,
3. von der Erstellung von Betriebsanweisungen, der Unterweisung und der arbeitsmedizinisch-toxikologischen Beratung (TRGS 555 „Betriebsanweisung und Information der Beschäftigten"),
4. von den erforderlichen Vorkehrungen für Betriebsstörungen, Unfälle, und Notfälle,
5. von erforderlichen Maßnahmen der arbeitsmedizinischen Vorsorge,
6. von der Festlegung und Kontrolle, dass die Schutzmaßnahmen vorhanden, funktionsfähig und wirksam sind (siehe auch Nummer 7) und
7. von der Dokumentation.

Ausnahmen gelten für Tätigkeiten mit geringer Gefährdung nach Nummer 6.2.

(9) Bedingungen zur sicheren Verwendung für „Besonders besorgniserregende Stoffe" (SVHC), die sich aus der REACH-Verordnung Anhang XIV (Zulassungsverfahren) sowie für Stoffe aus Anhang XVII (Verwendungsbeschränkungen) ergeben, sind in der Gefährdungsbeurteilung zu berücksichtigen. Informationen dazu sind in Abschnitt 15 des Sicherheitsdatenblattes zu finden.

(10) Bei der Verwendung von Biozidprodukten sind die in der Zulassung genannten Auflagen zu beachten. Hinweise des Herstellers sind im Rahmen der Gefährdungsbeurteilung zu berücksichtigen. Dabei sind insbesondere die betrieblichen Besonderheiten (Zeitdauern, Arbeitsumgebungen, usw.), die bei der abstrakten Bewertung im Zulassungsverfahren nicht berücksichtigt wurden, zu beurteilen.

6.2 Tätigkeiten mit geringer Gefährdung

(1) Tätigkeiten mit geringer Gefährdung sind Tätigkeiten, bei denen aufgrund der Eigenschaften des Gefahrstoffs, der Arbeitsbedingungen, einer nur geringen verwendeten Stoffmenge und

einer nach Höhe und Dauer niedrigen Exposition einzelne ausgewählte Maßnahmen nach § 8 GefStoffV zum Schutz der Beschäftigen ausreichen.

(2) Ein eindeutiger Maßstab für „geringe Menge" lässt sich allgemeingültig nicht angeben, da hierzu auch die gefährlichen Eigenschaften, das Freisetzungsvermögen des Gefahrstoffes und die konkreten Arbeitsbedingungen zu berücksichtigen sind.

(3) Bei der Beurteilung der Höhe und Dauer der Exposition sind inhalative und dermale Beiträge sowie physikalisch-chemische Eigenschaften zu berücksichtigen. Eine niedrige inhalative Exposition kann z. B. bei Feststoffen unter Einsatz emissionsarmer Verwendungsformen wie Pasten, Wachse, Granulate, Pellets oder Masterbatches vorliegen.

(4) Beispiele für Tätigkeiten mit geringer Gefährdung sind:
1. Verwendung von Gefahrstoffen, die für den privaten Endverbraucher im Einzelhandel in Selbstbedienung erhältlich sind („Haushaltsprodukte"), unter haushaltsüblichen Bedingungen (geringe Menge und kurze Expositionsdauer), wie z. B.
   - Ausbesserung kleiner Lackschäden mit Lackstiften,
   - Klebearbeiten mit haushaltsüblichen Mengen von Klebstoffen,
   - Einlegen von Spülmaschinentabs,
2. Verwendung geringer Mengen von Gefahrstoffen für bestimmte analytische Zwecke, z. B.
   - bei der Chromat- oder Permanganattitration,
- bei spektroskopischen oder chromatographischen Verfahren,
3. Reinigen von optischen Bauelementen mit Spiritus und Aceton während der Montage unter Zuhilfenahme eines getränkten Wattestäbchens (50ml-Lösemittel-Spender am Arbeitsplatz).

(5) Tätigkeiten mit geringer Gefährdung können nicht sein:
1. gemäß TRGS 401 Tätigkeiten mit Gefahrstoffen, die mit „Ätz-/Reizwirkung auf die Haut Kategorie 1/1A/1B/1C; H314" gekennzeichnet sind, wenn ein Hautkontakt nicht ausgeschlossen werden kann,
2. Tätigkeiten mit Gefahrstoffen in engen Räumen und Behältern.[4]
3. Tätigkeiten mit Flüssigkeiten, bei denen eine gefährliche explosionsfähige Atmosphäre entstehen kann. Dies kann schon bei geringen Flüssigkeitsmengen (im ml-Bereich) der Fall sein.

(6) Bei Tätigkeiten mit geringer Gefährdung sind nicht erforderlich: Substitution, technische und organisatorische Schutzmaßnahmen, persönliche Schutzausrüstung, weitere Expositionsermittlungen, Begrenzung der Zahl der Beschäftigten, Zutrittsverbote sowie eine Betriebsanweisung nach TRGS 555. Die bei Tätigkeiten mit geringer Gefährdung im Einzelfall ggf. erforderlichen Maßnahmen sind vom Arbeitgeber jedoch festzulegen, z. B. Sauberkeit am Arbeitsplatz.

---

[4] Beispiele hierzu finden sich in der DGUV-Regel 113-004 „Behälter, Silos und enge Räume: Teil 1: Arbeiten in Behältern, Silos und engen Räumen".

TRGS 400

(7) Liegt eine Tätigkeit mit geringer Gefährdung vor, kann auf eine detaillierte Dokumentation der Gefährdungsbeurteilung verzichtet werden (siehe hierzu Nummer 8 Absatz 6 dieser TRGS).

6.3 Gefährdung durch Hautkontakt mit Gefahrstoffen

(1) Gefährdung durch Hautkontakt liegt vor, wenn bei Feuchtarbeit oder Tätigkeiten mit hautgefährdenden oder hautresorptiven Stoffen eine Gesundheitsgefährdung der Beschäftigten nicht auszuschließen ist.

(2) Die Vorgehensweise zur Beurteilung der dermalen Gefährdung bei Tätigkeiten mit Gefahrstoffen und zur Auswahl geeigneter Schutzmaßnahmen beschreibt die TRGS 401.

6.4 Gefährdung durch Einatmen von Gefahrstoffen

(1) Gefährdungen durch inhalative Aufnahme von Stoffen können entstehen, wenn gefährliche Stoffe in Form von Gasen, Dämpfen, Nebel oder Stäuben in der Luft im Atembereich der Beschäftigten vorhanden sind. Das Ausmaß der Gefährdung hängt u. a. von den toxischen Eigenschaften der Stoffe ab und wird durch die Konzentration und die Dauer ihres Auftretens (Exposition) beschrieben. Der Arbeitgeber hat die Höhe und Dauer der inhalativen Exposition zu ermitteln.

(2) Methoden und Vorgehensweisen zur Beurteilung der inhalativen Gefährdung bei Tätigkeiten mit Gefahrstoffen und zur Kontrolle der Wirksamkeit von Schutzmaßnahmen durch messtechnische („Arbeitsplatzmessungen") oder nicht-messtechnische Ermittlungen (z. B. Übertragung der Ergebnisse vergleichbarer Tätigkeiten oder Berechnungen) beschreibt die TRGS 402. Die Ermittlungen werden mit einem Befund abgeschlossen, der eine Aussage darüber beinhaltet, ob die getroffenen Schutzmaßnahmen ausreichend sind oder nicht sowie ob die Beurteilungsmaßstäbe nach Nummer 5.3 der TRGS 402 eingehalten werden. Der Befund enthält auch Festlegungen zu den Methoden und zu den Fristen zur Überprüfung der Wirksamkeit der Schutzmaßnahmen.

(3) Für die Beurteilung der Gefährdungen durch inhalative Exposition sind zu berücksichtigen:

1. die in der TRGS 900 bekannt gemachten Arbeitsplatzgrenzwerte (AGW). Sie geben an, bei welcher Konzentration eines Stoffes akute oder chronische schädliche Auswirkungen auf die Gesundheit im Allgemeinen nicht zu erwarten sind. Arbeitsplatzgrenzwerte beziehen sich auf einen Zeitraum von acht Stunden, wobei zusätzlich Expositionsspitzen mit einer festgelegten Dauer von Kurzzeitwertphasen zu beachten sind,

2. die in der TRGS 910 bekannt gemachten Akzeptanz- und Toleranzkonzentrationen für krebserzeugende Gefahrstoffe. Ein Vergleich der Expositionshöhe, der die Beschäftigten ausgesetzt sind, mit den Akzeptanz- und Toleranzkonzentrationen entscheidet über die Notwendigkeit und Dringlichkeit von Schutzmaßnahmen nach dem gestuften Maßnahmenkonzept (siehe Nummer 6.7 Absatz 7). Für krebserzeugende Stoffe der Kate-

gorien 1A oder 1B ohne Akzeptanz- oder Toleranzkonzentration oder ohne verbindlichen Grenzwert gelten das Minimierungsgebot nach dem Stand der Technik sowie Ziffer 4 oder 5 dieser Auflistung sowie Absatz 4,

3. verbindliche Grenzwerte der EU gemäß § 7 Absatz 11 GefStoffV, sofern keine anderen Beurteilungsmaßstäbe vom BMAS bekannt gegeben wurden,
4. stoffspezifische TRGS (z. B. TRGS 554 „Abgase von Dieselmotoren"), um die Gefährdung an Hand der stoffspezifischen TRGS zu beurteilen,
5. Beurteilungsmaßstäbe, die vom BMAS bekannt gegeben werden, z. B. für Quarz- Feinstaub.

(4) Ist für einen Gefahrstoff kein verbindlicher Beurteilungsmaßstab nach Absatz 3 vorhanden, hat der Arbeitgeber andere geeignete Beurteilungsmaßstäbe in eigener Verantwortung heranzuziehen. Eine Auflistung anderer geeigneter Beurteilungsmaßstäbe enthält die Nummer 5.4.2 der TRGS 402.

(5) Bei Gefahrstoffen, die zu einer Sensibilisierung beim Einatmen führen können, gibt die TRBA/TRGS 406 Hinweise zur Gefährdungsbeurteilung und die Festlegung von Schutzmaßnahmen.

6.5 Physikalisch-chemische Gefährdungen

(1) Tätigkeiten mit Gefahrstoffen, die aufgrund einer physikalischen Gefahr nach CLP-VO (siehe dazu GefStoffV § 3) eingestuft sind, und Tätigkeiten mit anderen Gefahrstoffen mit einer physikalisch-chemischen Gefährdung gemäß Nummer 5.2 Absatz 3 Ziffer 2 sind bezüglich physikalisch-chemischer Gefährdungen und insbesondere bezüglich Brand- und Explosionsgefährdungen zu beurteilen.

(2) Bei den Brand- und Explosionsgefährdungen ist zu unterscheiden zwischen:

1. Reaktionen explosionsfähiger Gemische in der Gasphase: Eine Gefährdung besteht, wenn sich explosionsfähige Gemische aus brennbaren Gasen, Dämpfen, Nebeln oder aufgewirbelten Stäuben mit Luft oder einem anderen Oxidationsmittel bilden. Chemisch instabile Gase, bei denen auch ohne Oxidationsmittel gefährliche Reaktionen auftreten können, stehen explosionsfähigen Gemischen gleich. Siehe dazu Nummer 6.5.1.
2. Reaktionen energiereicher Stoffe oder Gemische in der kondensierten Phase: Eine Gefährdung resultiert aus dem Vermögen fester, flüssiger, pastöser oder gelatinöser Stoffe und Gemische, sich auch ohne Beteiligung von Luftsauerstoff mit sprunghaftem Druck- und/oder Temperaturanstieg umzusetzen (Detonation, Deflagration oder thermische Explosion). Siehe dazu Nummer 6.5.2.

Reaktionen in der Gasphase nach Ziffer 1 und Reaktionen in der kondensierten Phase nach Ziffer 2 sind von der Art der Gefährdung her unterschiedlich und erfordern dementsprechend auch unterschiedliche Schutzmaßnahmen[5].

---

[5] Die Entstehung gefährlicher explosionsfähiger Atmosphäre kann beispielsweise durch angemessene Lüftungsmaßnahmen vermieden werden, wohingegen die Reaktion energiereicher Stoffe so nicht unterbunden werden kann.

(3) Brand- und Explosionsgefährdungen können auch von den in Nummer 6.5.3 aufgeführten Stoffen und Gemischen ausgehen.

(4) Brandgefährdungen werden insbesondere in der TRGS 800 behandelt. Die TRGS 800 benennt die entsprechenden Stoffe und Gemische, beschreibt die Informationsermittlung, die Beurteilung der Brandgefährdung sowie die Schutzmaßnahmen.

(5) Die Gefährdungsbeurteilung für Tätigkeiten mit Gasen ist umfassend in der TRGS 407 geregelt.

6.5.1 Explosionsfähige Gemische

(1) Explosionsfähige Gemische gemäß § 2 Absatz 10 GefStoffV, bei denen Luft das Oxidationsmittel ist und die unter atmosphärischen Bedingungen vorliegen (Umgebungstemperatur von -20 °C bis +60 °C und Druck von 0,8 bar bis 1,1 bar), werden explosionsfähige Atmosphäre genannt. Die Beurteilung der Gefährdung durch gefährliche explosionsfähige Atmosphäre ist in TRGS 720, 721 und 722 beschrieben. Für detaillierte Hinweise zur Einteilung explosionsgefährdeter Bereiche in Zonen siehe auch TRGS 509, 751 oder DGUV Regel 113-001 Anlage 4 (Beispielsammlung).

(2) Für explosionsfähige Gemische gilt GefStoffV Anhang I Nummer 1.6. Für chemisch instabile Gase sind die dort beschriebenen Prinzipien des Explosionsschutzes ebenfalls zu beachten und soweit zutreffend anzuwenden. Die Beurteilung, ob ein gefährliches explosionsfähiges Gemisch vorliegt, welche Maßnahmen zur Zündquellenvermeidung und welche Maßnahmen des konstruktiven Explosionsschutzes zu treffen sind, erfordert spezifische Informationen über die relevanten sicherheitstechnischen Kenngrößen des entsprechenden Gemischs bzw. chemisch instabilen Gases bei den entsprechenden Betriebsbedingungen.

(3) Sicherheitstechnische Kenngrößen, die für die Bewertung explosionsfähiger Gemische gemäß Absatz 2 benötigt werden, wie z. B. Explosionsgrenzen, Sauerstoffgrenzkonzentration, Zündenergien, Zündtemperaturen und Explosionsdrücke hängen von der Zusammensetzung und den Betriebsbedingungen (insbesondere von Temperatur und Druck) ab und müssen daher individuell beschafft und bewertet werden, um die Schutzmaßnahmen entsprechend festzulegen.

6.5.2 Energiereiche Stoffe und Gemische

(1) Zu den energiereichen Stoffen und Gemischen zählen insbesondere Stoffe und Gemische aus den Gefahrenklassen „Explosive Stoffe und Gemische und Erzeugnisse mit Explosivstoff", „Selbstzersetzliche Stoffe und Gemische" und „Organische Peroxide" sowie einige oxidierende Stoffe und Gemische (wie z. B. Perchlorate und Chlorate). Zu den energiereichen Stoffen gehören auch einige explosionsgefährliche Stoffe und Gemische gemäß Methode A.14[6]), die nach CLP-VO nicht notwendigerweise mit GHS01 (Explodierende Bombe) gekennzeichnet sind.

---

6) Explosionsgefährliche Stoffe und Gemische gemäß Methode A.14 nach Prüfmethodenverordnung (Verordnung (EG) Nr. 440/2008) sind nicht notwendigerweise einer Gefahrenklasse gemäß CLP-VO zugeordnet.

(2) Die Gefährdungsbeurteilung für Tätigkeiten mit energiereichen Stoffen und Gemischen sowie die entsprechend zu treffenden Schutzmaßnahmen erfordern spezielles Expertenwissen.

(3) Erforderlichenfalls sind die sprengstoffrechtlichen Regelungen gemäß SprengG, 1. SprengV und 2. SprengV zu beachten.

(4) Informationen zur Gefährdungsbeurteilung bei Tätigkeiten mit energiereichen Stoffen und Gemischen gibt es in folgenden Regelungen und Leitfäden:

1. Für Explosivstoffe und pyrotechnische Gegenstände:
   Kapitel 5.3 von „Ratgeber zur Gefährdungsbeurteilung, Handbuch für Arbeitsschutzfachleute", Herausgeber Bundesanstalt für Arbeitsschutz und Arbeitsmedizin, www.baua.de/de/Publikationen/Fachbuchreihe/Gefaehrdungsbeurteilung.html sowie die DGUV Regel 113-017 „Tätigkeiten mit Explosivstoffen" und die DGUV Regel 113-003 „Regeln für Sicherheit und Gesundheitsschutz beim Zerlegen von Gegenständen mit Explosivstoff oder beim Vernichten von Explosivstoff oder Gegenständen mit Explosivstoff (Explosivstoff-Zerlege- oder Vernichterregel)"
2. Für organische Peroxide:
   DGUV Vorschrift 13 „Organische Peroxide" (bisher BGV B4)
3. Für Ammoniumnitrat:
   TRGS 511 „Ammoniumnitrat"

(5) Bei der Gefährdungsbeurteilung von Tätigkeiten, bei denen oxidierende Stoffe und Gemische, mit brennbaren Stoffen und Gemischen oder Metallpulvern zusammen verarbeitet werden bzw.
eine Kontamination mit diesen Stoffen und Gemischen (z. B. beim Zusammenlagern) nicht auszuschließen ist, sind Brand- und Explosionsgefährdungen gemäß Nummer 6.5 Absatz 2 Ziffer 2 zu berücksichtigen.

6.5.3 Weitere Brand- und Explosionsgefährdungen

Brand und Explosionsgefährdungen können auch von Stoffen und Gemischen ausgehen, die in folgende Gefahrenklassen eingestuft sind:

1. Pyrophore Flüssigkeiten und Feststoffe, wenn diese mit Luftsauerstoff in Kontakt kommen, z. B. beim Öffnen von Behältern oder dem Fehlen von Inertgas.
2. Selbsterhitzungsfähige Stoffe und Gemische, wenn diese über einen längeren Zeitraum in großen Volumina unter Luftzutritt gelagert werden z. B. Holzpellets, Holzspäne oder Kohle für Heizungsanlagen und Kraftwerke.
3. Stoffe und Gemische, die in Berührung mit Wasser entzündbare Gase entwickeln, wenn diese feucht werden, z. B. in geschlossenen Räumen und Apparaturen; Sie sind bezüglich der Reaktion mit Wasser (benötigte Menge, ggf. Reaktion bereits mit Luftfeuchtigkeit etc.) und der ggf. dabei freigesetzten Reaktionswärme zu beurteilen. Außerdem ist das bei der Reaktion entstehende entzündbare Gas im Hinblick auf die Bildung von explosionsfähigen Gemischen/explosionsfähiger Atmosphäre zu beurteilen. Brandbekämpfung und erforderliche Löschmittel sind besonders zu berücksichtigen.

6.6 Sonstige Gefährdungen

(1) Sonstige durch Gefahrstoffe bedingte Gefährdungen können z. B. entstehen bei:

1. Tätigkeiten mit erstickenden oder narkotisierenden Gasen, insbesondere beim Befahren von Behältern, Gärkellern („Kohlendioxidsee"),
2. Verdrängung des Luftsauerstoffes durch Austritt von inerten Gasen aus Druckgasbehältern,
3. Tätigkeiten mit kalten, tiefkalten oder heißen Flüssigkeiten, Dämpfen und Gasen, z. B. Metallschmelzen, Flüssigstickstoff, Trockeneis,
4. Tätigkeiten mit Klebstoffen (z. B. Zusammenkleben der Finger durch „Sekundenkleber").

Zu berücksichtigen ist auch die ggf. mögliche erhöhte Aufnahme von Gefahrstoffen als Folge von Stich- oder Schnittverletzungen an kontaminierten Apparateteilen (z. B. Nadeln oder Kanülen an Laborautomaten) durch Verletzung der Haut. Erforderlichenfalls sind die Gefährdungen im Einzelfall mit Hilfe der Informationen nach Nummer 5 fachkundig zu beurteilen.

(2) Gefährdungen durch Gefahrstoffe können außerdem entstehen bei:

1. Abweichungen vom bestimmungsgemäßen Betrieb, z. B. Änderung bei Druck, Temperatur, Verweilzeit, pH-Wert,
2. Verlust des geschlossenen Systems, z. B. durch Korrosion, Erosion, mechanische Beschädigung, Alterung,
3. unzureichenden Vermischungen, die zu ungewollten Reaktionen, z. B. Schäumen führen,
4. Fehlern beim Dosieren, Lenkungen der Stoffströme, Abweichungen der Ausgangsstoffe,
5. Rutschgefahr durch ausgetretene oder niedergeschlagene Arbeitsstoffe.

6.7 Festlegung von Schutzmaßnahmen

(1) Als Ergebnis der Gefährdungsbeurteilung hat der Arbeitgeber die erforderlichen Schutzmaßnahmen bei den beurteilten Tätigkeiten mit Gefahrstoffen festzulegen.

(2) Bei der Auswahl der erforderlichen Schutzmaßnahmen sind immer die allgemeinen Schutzmaßnahmen gemäß § 8 GefStoffV zu berücksichtigen. Darüber hinaus sind erforderlichenfalls zusätzliche Schutzmaßnahmen gemäß §§ 9, 10, 11 und 15 in Abhängigkeit von den Eigenschaften der Gefahrstoffe festzulegen (siehe dazu die folgenden Absätze 3 bis 11). Die in dem Technischen Regelwerk beschriebenen Schutzmaßnahmen, z. B. die TRGS 500 sowie die besonderen Vorschriften für bestimmte Gefahrstoffe und Tätigkeiten im Anhang I der GefStoffV sind zu beachten.

(3) Erforderliche Notfallmaßnahmen bei Betriebsstörungen, Unfällen und Notfällen sind gemäß § 13 GefStoffV festzulegen.

(4) Bei der Festlegung von Schutzmaßnahmen ist die Rangfolge der Schutzmaßnahmen zu beachten: Vorrang der Substitution gemäß § 6 vor technischen und organisatorischen Maßnahmen und vor der Anwendung von Persönlicher Schutzausrüstung.

(5) Die Schutzmaßnahmen haben das Ziel, die Gefährdung der Beschäftigten zu minimieren. Das Minimierungsgebot ist unter anderem erfüllt, wenn

1. bei Stoffen mit AGW der Befund bei der Ermittlung der Exposition lautet, dass die Schutzmaßnahmen ausreichend sind, sowie bei krebserzeugenden Stoffen mit einer Exposition-Risiko-Beziehung die Akzeptanzkonzentration unterschritten ist,
2. eine stoff- oder tätigkeitsspezifische TRGS oder ein VSK angewendet wird,
3. bei Stoffen ohne AGW oder gesundheitsbasierte Beurteilungsmaßstäbe der Stand der Technik eingehalten ist (siehe TRGS 460),
4. bei hautgefährdenden Gefahrstoffen Hautkontakt ausgeschlossen ist,
5. bei physikalisch-chemischen Gefährdungen, für die eine spezifische TRGS existiert und diese angewendet wird; dabei handelt es sich insbesondere um die TRGS 720 „Gefährliche explosionsfähige Atmosphäre – Allgemeines" sowie die weiteren Technischen Regeln für Gefahrstoffe der 700er-Reihe,
6. bei Stoffen ohne AGW, aber mit anderen gesundheitsbasierten Beurteilungsmaßstäben, z. B. MAK-Werten, der Befund nach der Ermittlung der Exposition darauf schließen lässt, dass die Maßnahmen ausreichend sind.

(6) Ergibt die Gefährdungsbeurteilung nach Nummer 6.3 und 6.4, dass die Allgemeinen Schutzmaßnahmen nicht ausreichen, so sind zusätzliche Schutzmaßnahmen nach § 9 GefStoffV festzulegen.

(7) Für Tätigkeiten mit krebserzeugenden, keimzellmutagenen und reproduktionstoxischen Gefahrstoffen der Kategorien 1A und 1B sind die besonderen Schutzmaßnahmen nach § 10 GefStoffV festzulegen. Für krebserzeugende Gefahrstoffe sind die Schutzmaßnahmen unter Beachtung des gestuften Maßnahmenkonzeptes der TRGS 910 festzulegen, wenn die Akzeptanzkonzentration oder ggf. der Arbeitsplatzgrenzwert (AGW) nicht unterschritten ist oder nicht nach verfahrens- und stoffspezifischen Kriterien (VSK) gearbeitet wird. Für bestimmte krebserzeugende, keimzellmutagene und reproduktionstoxische Gefahrstoffe gibt es in Technischen Regeln konkrete Vorgaben zur Gefährdungsbeurteilung und zur Festlegung von Maßnahmen.

(8) Bei Tätigkeiten mit einer Gefährdung durch Hautkontakt sind zusätzliche, in der TRGS 401 beschriebene Schutzmaßnahmen erforderlich.

(9) Bei physikalisch-chemischen Gefährdungen, insbesondere bei Brand- und Explosionsgefährdungen sind zusätzliche Schutzmaßnahmen nach § 11 und Anhang I Nummer 1 GefStoffV festzulegen. Spezielle Anforderungen bei Tätigkeiten mit Ammoniumnitrat und ammoniumnitrathaltigen Gemischen sind in Anhang I Nummer 5 GefStoffV, bei Tätigkeiten mit organischen Peroxiden in Anhang III GefStoffV festgelegt. Für Tätigkeiten, bei denen gefährliche explosionsfähige Atmosphäre auftreten kann, sind TRGS 722, TRBS 2152 Teil 3 und 4, TRGS 725 sowie TRGS 727 zu berücksichtigen. Detaillierte Hinweise zur Einteilung explosionsgefährdeter Bereiche in Zonen enthält DGUV Regel 113-001 Anlage 4 (Beispielsammlung).

TRGS 400

(10) Die persönliche Schutzausrüstung ist auf Eignung für den jeweiligen Gefahrstoff und die Tätigkeiten zu überprüfen. Sind im Sicherheitsdatenblatt oder anderen Informationsquellen keine konkreten Angaben für die notwendige Persönliche Schutzausrüstung genannt, so müssen diese selbst ermittelt werden, z. B. durch Anfrage beim Hersteller.

Hinweise zu Schutzhandschuhen finden sich in der TRGS 401.

7 Überprüfung der Wirksamkeit von Schutzmaßnahmen

(1) Als Ergebnis der Gefährdungsbeurteilung sind auch Methoden und Fristen zur Überprüfung der Wirksamkeit bestehender und zu treffender Schutzmaßnahmen festzulegen. Grundsätze hierzu sind umfassend in der TRGS 500 beschrieben.

(2) Technische Schutzmaßnahmen, z. B. Lüftungs- und Absaugeinrichtungen, müssen erstmals bei der Inbetriebnahme und dann regelmäßig auf ihre Funktion und ausreichende Wirksamkeit überprüft werden. Für technische Einrichtungen zum Schutz vor einatembaren Stäuben gilt nach Anhang I Nr. 2.3 Absatz 7 GefStoffV eine Höchstfrist von einem Jahr. Der Arbeitgeber hat innerhalb dieser Vorgaben (bei Arbeitsmitteln unter Berücksichtigung der Betriebssicherheitsverordnung) Art, Umfang und Prüffristen eigenverantwortlich festzulegen. Die Ergebnisse der Prüfungen und die oben genannten Festlegungen sind zu dokumentieren und aufzubewahren.

(3) Auch die Wirksamkeit persönlicher Schutzausrüstungen ist zu prüfen.

(4) Bei der Anwendung verfahrens- und stoffspezifischer Kriterien (VSK) nach TRGS 420 muss der Arbeitgeber die dort festgelegten Maßnahmen zur Überprüfung der Wirksamkeit der Schutzmaßnahmen anwenden.

(5) Liegt für inhalative Stoffexpositionen ein Befund nach TRGS 402 vor, sind für die Überprüfung der Wirksamkeit der getroffenen Schutzmaßnahmen die in der TRGS 402 beschriebenen Methoden anzuwenden. Die Ergebnisse sind aufzuzeichnen, aufzubewahren und den Beschäftigten und ihren Vertretern zugänglich zu machen.

(6) Führt die Wirksamkeitsprüfung zum Ergebnis, dass die getroffenen Schutzmaßnahmen nicht ausreichend sind, ist die Gefährdungsbeurteilung erneut durchzuführen und es sind zusätzliche Maßnahmen zu ergreifen.

8 Dokumentation

(1) Bei Tätigkeiten mit Gefahrstoffen muss der Arbeitgeber die Gefährdungsbeurteilung nach § 6 GefStoffV unabhängig von der Anzahl der Beschäftigten dokumentieren.

(2) Die Form der Dokumentation ist dem Arbeitgeber freigestellt. Es können vorhandene betriebliche Unterlagen als Bestandteil genutzt werden, z. B. Gefahrstoffverzeichnis, Messprotokolle von Arbeitsplatzmessungen, Betriebs- und Herstellvorschriften, Betriebsanweisungen, Bestätigung der erfolgten Unterweisung.

(3) Diese Dokumentation muss mindestens folgende Angaben enthalten:
1. Zeitpunkt und Personen, die die Gefährdungsbeurteilung durchgeführt haben oder daran beteiligt waren,
2. Arbeitsbereiche und die Tätigkeiten mit Gefahrstoffen,
3. am Arbeitsplatz auftretende inhalative, dermale oder physikalisch-chemische Gefährdungen,
4. Häufigkeit der Tätigkeiten, Dauer der Exposition sowie zusätzliche Belastungsfaktoren, die relevant für eine erhöhte Aufnahme von Gefahrstoffen in den Körper sind (schwere körperliche Arbeit, hohe Temperatur, ...),
5. erforderliche technische, organisatorische und personenbezogene Maßnahmen zur Beseitigung oder Verringerung der Gefährdungen und deren Wirksamkeitsprüfung,
6. zusätzlich ergriffene Maßnahmen bei Überschreitung eines Arbeitsplatzgrenzwertes sowie geplante weitere Maßnahmen, die zukünftig die Einhaltung des Arbeitsplatzgrenzwertes garantieren sollen,
7. Abweichungen von den nach § 20 GefStoffV bekannt gegebenen Regeln und Erkenntnissen und deren Begründung,
8. Ermittlungsergebnisse, die belegen, dass die Beurteilungsmaßstäbe nach Nummer 6.4 Absatz 3 dieser TRGS eingehalten werden oder bei Tätigkeiten ohne Beurteilungsmaßstab die ergriffenen Schutzmaßnahmen wirksam sind,
9. Sofern gefährliche explosionsfähige Gemische auftreten können, sind Angaben gemäß GefStoffV § 6 Absatz 9 zu Gefährdungen durch diese Gemische sowie die Bewertung der Gefährdungen und die getroffenen Maßnahmen (Explosionsschutzdokument, siehe TRGS 720 ff.) erforderlich,
10. das Ergebnis der Substitutionsprüfung nach TRGS 600,
11. Begründung für den Verzicht auf technisch mögliche Substitution bei Tätigkeiten mit Stoffen, für die ergänzende Schutzmaßnahmen nach §§ 9 und 10 GefStoffV ergriffen werden müssen.

(4) Darüber hinaus können Informationen zu den bei den Tätigkeiten verwendeten Stoffmengen sinnvoll sein. Ferner wird auch die Dokumentation der Umsetzungs- und Überprüfungsfristen sowie der für die Umsetzung der Maßnahmen zuständigen Personen empfohlen.

(5) Wird bei Tätigkeiten mit krebserzeugenden Gefahrstoffen die Gefährdungsbeurteilung auf Grundlage der TRGS 910 durchgeführt und die Akzeptanzkonzentration überschritten, ist der Dokumentation ein Maßnahmenplan nach TRGS 910 hinzuzufügen. Im Maßnahmenplan ist anzugeben, in welchen Zeiträumen und auf Grund welcher zusätzlichen Maßnahmen welche Expositionsminderung erreicht werden soll.

(6) Eine detaillierte Dokumentation mit allen Angaben nach Absatz 2 ist nicht erforderlich, wenn Tätigkeiten mit geringer Gefährdung nach Nummer 6.2 durchgeführt werden. Auf die Angaben nach Absatz 1 Ziffer 3 bis 10 kann in diesen Fällen verzichtet werden. Es ist zu dokumentieren, dass eine geringe Gefährdung festgestellt wurde. Dies ist zu begründen durch Angabe der geringen Menge, der geringen Häufigkeit, der niedrigen Exposition sowie der Ei-

TRGS 400

genschaften der verwendeten oder frei gesetzten Gefahrstoffe.

(7) Sind Handlungsempfehlungen nach Nummer 6.1 Absatz 5 Bestandteil der Gefährdungsbeurteilung, müssen die Angaben nach Absatz 3, die aus den Handlungsempfehlungen hervorgehen, nicht erneut aufgeführt werden. Es genügt ein Verweis auf die Handlungsempfehlungen.

(8) Es wird empfohlen, die Dokumentation der Gefährdungsbeurteilung langfristig[7] aufzubewahren. Bei Tätigkeiten mit krebserzeugenden oder keimzellmutagen Gefahrstoffen der Kategorien 1A und 1B nach CLP-VO müssen Aufzeichnungen über Dauer und Höhe der Exposition, der die Beschäftigten bei Tätigkeiten mit diesen Stoffen ausgesetzt waren, 40 Jahre aufbewahrt werden (§ 14 Absatz 3 Nr. 4 GefStoffV).

Literatur und Datenbanken
(siehe auch TRGS 201, Anhang 1)

[1] MAK- und BAT-Werte-Listen, Senatskommission zur Prüfung gesundheitsschädlicher Arbeitsstoffe der Deutschen Forschungsgemeinschaft, Wiley-VCH-Verlag

[2] Einfaches Maßnahmenkonzept Gefahrstoffe (EMKG), Bundesanstalt für Arbeitsschutz und Arbeitsmedizin (BAuA) (http://www.baua.de/emkg)

[3] GESTIS-Datenbanken des Instituts für Arbeitsschutz (IFA) der DGUV (u.a. Gefahrstoffinformationssysteme, Stoffmanager, DNEL, Internationale Grenzwerte). http://www.dguv.de/ifa/gestis/index.jsp.

[4] GISBAU – Gefahrstoff-Informationssystem der Berufsgenossenschaft der Bauwirtschaft (http://www.gisbau.de)

[5] GisChem – Gefahrstoffinformationssystem Chemie, geführt von der BG RCI und der BGHM (http://www.gischem.de/)

[6] Gefahrstoffdatenbank der Länder (GDL), (http://www.gefahrstoff-info.de)

[7] Informationssystem gefährliche Stoffe (IGS) des Landesamts für Natur, Umwelt und Verbraucherschutz Nordrhein-Westfalen (LANUV), (https://igsvtu.lanuv.nrw.de/igs_portal/)

Hinweis: Auf den Abdruck der Anhänge wird verzichtet.

---

7) Es wird darauf hingewiesen, dass Sicherheitsdatenblätter nach REACH-VO Art. 36 Absatz 1 in Verbindung mit Art. 35 auch bei den Verwendern (nachgeschalteten Anwendern) mindestens zehn Jahre nach der letzten Verwendung der Stoffe oder Gemische zur Verfügung gehalten werden müssen.

TRGS 500
Schutzmaßnahmen

Ausgabe September 2019 *)
GMBl 2019 S. 1330-1366 [Nr. 66/67] (v. 13.12.2019)
berichtigt GMBl 2020 S. 88 [Nr. 4] (v. 31.01.2020)

Die Technischen Regeln für Gefahrstoffe (TRGS) geben den Stand der Technik, Arbeitsmedizin und Arbeitshygiene sowie sonstige gesicherte wissenschaftliche Erkenntnisse für Tätigkeiten mit Gefahrstoffen, einschließlich deren Einstufung und Kennzeichnung, wieder. Sie werden vom

Ausschuss für Gefahrstoffe (AGS)

aufgestellt und von ihm der Entwicklung entsprechend angepasst.

Die TRGS werden vom Bundesministerium für Arbeit und Soziales (BMAS) im Gemeinsamen Ministerialblatt (GMBl) bekannt gegeben. Die TRGS konkretisieren im Rahmen ihres Anwendungsbereichs Anforderungen der Gefahrstoffverordnung. Bei Einhaltung der Technischen Regeln kann der Arbeitgeber insoweit davon ausgehen, dass die entsprechenden Anforderungen der Verordnung erfüllt sind. Wählt der Arbeitgeber eine andere Lösung, muss er damit mindestens die gleiche Sicherheit und den gleichen Gesundheitsschutz für die Beschäftigten erreichen.

---

*) Hinweis: Die TRGS 500 wurde grundlegend überarbeitet und an die Paragrafen-Folge der GefStoffV angepasst. Dazu kommen u.a.
- Beschreibung des „STOP-Prinzips",
- Übernahme der allg. gültigen Schutzmaßnamen für Staub aus der TRGS 504 (diese ist aufgehoben),
- Anpassung der Schutzmaßnahmen für Tätigkeiten mit KMR-Stoffen,
- Aufnahme von Brand- und Explosionsschutzmaßnahmen,
- Aufnahme von Schutzmaßnahmen zu sonstigen durch Gefahrstoffe bedingte Gefährdungen (z. B. kalt, heiß, erstickend),
- Einführung eines neuen Abschnitts „Maßnahmen bei Betriebsstörungen, Unfällen und Notfällen".

Die bisherige Anlage 4 „Technische und organisatorische Maßnahmen beim Umfüllen von Natriumhypochloritlösung" ist überarbeitet worden und wird zeitnah in die TRGS 509 überführt.

1 Anwendungsbereich

(1) Die TRGS 500 „Schutzmaßnahmen" konkretisiert die Gefahrstoffverordnung (GefStoffV), indem sie Schutzmaßnahmen für Tätigkeiten mit Gefahrstoffen beschreibt. Diese Maßnahmen sollen einen Schutz der Beschäftigten vor inhalativen, oralen, dermalen und physikalisch-chemischen Gefahren sicherstellen.

(2) Die in dieser TRGS beschriebenen Maßnahmen sind entsprechend der jeweiligen betrieblichen Situation im Rahmen der Gefährdungsbeurteilung festzulegen und stoff-, arbeitsplatz- und tätigkeitsbezogen anzupassen.

TRGS 500

(3) Die Schutzmaßnahmen sind in Verbindung mit der TRGS 400 „Gefährdungsbeurteilung für Tätigkeiten mit Gefahrstoffen" sowie weiteren TRGS wie z. B. 401 „Gefährdung durch Hautkontakt – Ermittlung, Beurteilung, Maßnahmen", 402 „Ermitteln und Beurteilen der Gefährdungen bei Tätigkeiten mit Gefahrstoffen: Inhalative Exposition", 407 „Tätigkeiten mit Gasen – Gefährdungsbeurteilung", 510 „Lagerung von Gefahrstoffen in ortsbeweglichen Behältern", 720 ff „Gefährliche explosionsfähige Atmospähre – Allgemeines", 800 „Brandschutzmaßnahmen" oder auch 910 „Risikobezogenes Maßnahmenkonzept für Tätigkeiten mit krebserzeugenden Gefahrstoffen" zu ermitteln, umzusetzen und zu dokumentieren.

(4) Diese TRGS beschreibt die Anwendung und Umsetzung des sog. „STOP-Prinzips".

(5) Für die Substitution ist die TRGS 600 „Substitution" anzuwenden.

(6) Diese TRGS beschreibt grundlegend das Vorgehen zu Auswahl und Umsetzung von Schutzmaßnahmen und wird ggfs. von stoff- oder tätigkeitsspezifischen TRGS ergänzt.

2 Begriffsbestimmungen

(1) In dieser TRGS sind die Begriffe so verwendet, wie sie im „Begriffsglossar zu den Regelwerken der Betriebssicherheitsverordnung (BetrSichV), Biostoffverordnung (BioStoffV) und der Gefahrstoffverordnung (GefStoffV)" des ABS, ABAS und AGS bestimmt sind.

3 Gefährdungsermittlung zur Festlegung der Schutzmaßnahmen

(1) Der Arbeitgeber darf eine Tätigkeit mit Gefahrstoffen erst aufnehmen lassen, nachdem eine Gefährdungsbeurteilung durchgeführt und die erforderlichen Schutzmaßnahmen getroffen wurden. Welche Maßnahmen im konkreten Einzelfall zu treffen sind, ist abhängig vom Ergebnis der Gefährdungsbeurteilung nach TRGS 400 und wird hinsichtlich gefahrstoffspezifischer Aspekte durch weitere TRGS ergänzt. Zusätzliche stoff- oder tätigkeitsspezifische Anforderungen der Gefährdungsbeurteilung werden gegebenenfalls in weiteren TRGS dargestellt. Die TRGS 400 beschreibt dabei grundlegend das Vorgehen zur Durchführung der Gefährdungsbeurteilung bei Tätigkeiten mit Gefahrstoffen und verweist auf die ergänzenden und spezifischen Vorschriften.

(2) Werden Tätigkeiten entsprechend eines vom Ausschuss für Gefahrstoffe ermittelten und vom Bundesministerium für Arbeit und Soziales veröffentlichten verfahrens- und stoffspezifischen Kriteriums durchgeführt, kann der Arbeitgeber von einer Einhaltung der Arbeitsplatzgrenzwerte bzw. der in VSK genannten Beurteilungsmaßstäbe gemäß Abschnitt 5.3 Absatz 1 und Abschnitt 5.4.2 der TRGS 402 ausgehen. Weiterführende Konkretisierung hierzu enthält die TRGS 420 „Verfahrens- und stoffspezifische Kriterien (VSK) für die Ermittlung und Beurteilung der inhalativen Exposition".

(3) Abschnitt 4 dieser TRGS beschreibt die allgemeinen Schutzmaßnahmen für Tätigkeiten, für welche die Gefährdungs-

beurteilung das Ergebnis „geringe Gefährdung" ergeben hat.

(4) Abschnitt 5 dieser TRGS beschreibt die Anwendung und Umsetzung des sog. „STOP-Prinzips" zur Auswahl und Festlegung von Schutzmaßnahmen.

(5) Abschnitt 6 dieser TRGS beschreibt die allgemeinen Schutzmaßnahmen für Tätigkeiten, für die entsprechend der Gefährdungsbeurteilung keine geringe Gefährdung angenommen werden kann.

(6) Abschnitt 7 dieser TRGS beschreibt die zusätzlichen Schutzmaßnahmen für Tätigkeiten, bei denen die allgemeinen Schutzmaßnahmen nicht ausreichen und weitere Maßnahmen nach § 9 GefStoffV getroffen werden müssen.

(7) Abschnitt 8 dieser TRGS beschreibt die besonderen Schutzmaßnahmen bei Tätigkeiten mit Stoffen mit KMR-Eigenschaften sowie bei physikalisch-chemischen und sonstigen Gefährdungen.

(8) Abschnitt 9 dieser TRGS beschreibt Schutzmaßnahmen bei Gefährdung durch A- und E-Staub.

(9) Abschnitt 10 dieser TRGS beschreibt Maßnahmen bei Betriebsstörungen, Unfällen und Notfällen.

(10) Abschnitt 11 dieser TRGS beschreibt die Durchführung der Wirksamkeitsprüfung.

(11) Die Abschnitte 3 bis 10 gelten auch für Tätigkeiten mit Gefahrstoffen, die nicht gekennzeichnet sind oder keiner Gefahrenklasse nach EG-Verordnung 1272/2008 (CLP-Verordnung) zugeordnet werden können. Gefahrstoffe können durch die Tätigkeit selbst bzw. bedingt durch Prozesse oder Verfahren entstehen. Beispiele hierfür sind Schweißrauche, Dieselmotoremissionen, Stäube oder die Anwendung bestimmter Biozidprodukte und biozide Wirkstoffe.

4 Allgemeine Schutzmaßnahmen für Tätigkeiten mit geringer Gefährdung

(1) Tätigkeiten mit geringer Gefährdung sind in der TRGS 400 beschrieben.

(2) Auch bei Tätigkeiten mit geringer Gefährdung sind folgende Schutzmaßnahmen umzusetzen:

1. Nur die vom Arbeitgeber für die Tätigkeit vorgesehenen Arbeits- und Gefahrstoffe dürfen verwendet werden,
2. Vorhandene Informationen für die Beschäftigten sind bei der Verwendung der Gefahrstoffe zur Verfügung zu stellen,
3. Angemessene Hygienemaßnahmen zur Vermeidung von Kontaminationen müssen vorhanden sein. Dazu gehören eine regelmäßige Reinigung des Arbeitsplatzes sowie das Vorhandensein einer geeigneten Waschgelegenheit,
4. Es müssen Maßnahmen zur Ordnung und Sauberkeit am Arbeitsplatz getroffen werden, z. B. durch das Bereitstellen von geeigneten Abfallbehältern und von geeigneten Arbeits- und Reinigungsmitteln,
5. Auftretende Verunreinigungen sind umgehend zu beseitigen,

6. Gefahrstoffe sind auf die für die Tätigkeit erforderliche Menge zu begrenzen,
7. Gefahrstoffe dürfen am Arbeitsplatz nur in den dafür festgelegten Bereichen und der benötigten Menge aufbewahrt werden,
8. Gefahrstoffe müssen eindeutig identifizierbar sein,
9. Gefahrstoffe sind vorzugsweise in der Originalverpackung aufzubewahren,
10. Gefahrstoffe dürfen nicht in Behältnissen aufbewahrt oder gehandhabt werden, die zu einer Verwechslung mit Lebensmitteln führen könnte,
11. Gefahrstoffe dürfen nicht in der Nähe von Arzneimitteln, Lebensmitteln oder Futtermitteln aufbewahrt werden,
12. Gefahrstoffe sind in einer Art und Weise aufzubewahren, dass ein Fehlgebrauch verhindert wird.

5 Rangfolge der Schutzmaßnahmen – „STOP-Prinzip"

5.1 Allgemeines

(1) Das STOP-Prinzip beschreibt die Rangfolge von Schutzmaßnahmen. Diese Rangfolge hat der Arbeitgeber bei der Festlegung und Anwendung von Schutzmaßnahmen zu beachten. Das STOP-Prinzip wird oft auch als STOP-Hierarchie, -Reihenfolge oder -Rangfolge bezeichnet. Dabei stehen die einzelnen Buchstaben „STOP" für jeweils verschiedene Arten von Schutzmaßnahmen:

1. S – Substitution
2. T – Technische Schutzmaßnahmen
3. O – Organisatorische Schutzmaßnahmen
4. P – Persönliche Schutzmaßnahmen

Unter dem STOP-Prinzip ist zu verstehen, dass bei der Auswahl der Schutzmaßnahmen grundsätzlich eine Maßnahmenhierarchie zu beachten ist. Dies gilt sowohl für Gesundheitsgefährdungen als auch für Brand- und Explosionsgefährdungen.

(2) Der Arbeitgeber hat bei zusätzlichen Schutzmaßnahmen die Maßnahmen nach dem STOP-Prinzip festzulegen, sodass die durch einen Gefahrstoff bedingte Gefährdung der Gesundheit und Sicherheit der Beschäftigten beseitigt oder auf ein Minimum reduziert wird. Dazu ist bevorzugt eine Substitution durchzuführen. Insbesondere sind Tätigkeiten mit Gefahrstoffen zu vermeiden oder Gefahrstoffe durch Stoffe oder Gemische oder auch Verfahren zu ersetzen, die unter den jeweiligen Verwendungsbedingungen für die Gesundheit und Sicherheit der Beschäftigten nicht oder weniger gefährlich sind. Die Prüfung der Substitutionsmöglichkeiten ist in der TRGS 600 beschrieben.

(3) Ist eine Substitution bzw. Verfahrensänderung nicht möglich, sind als nächstes technische und organisatorische Maßnahmen zu prüfen und umzusetzen. Wenn technische und organisatorische Maßnahmen nicht ausreichen, die Gefährdung auf ein sicheres Maß zu reduzieren, sind persönliche Schutzmaßnahmen anzuwenden.

(4) Es gibt aber auch Tätigkeiten mit Gefahrstoffen wie z. B. Einsätze der Feu-

erwehr bei Betriebsstörungen, Unfällen und Notfällen, bei denen diese Rangfolge nicht immer eingehalten werden kann. Organisatorische Maßnahmen und persönliche Schutzmaßnahmen (insbesondere Atemschutz) erlangen dann im Rahmen der Gefährdungsbeurteilung eine besondere Bedeutung.

(5) Wenn die Umsetzung einer Schutzmaßnahme die Gefährdungen nicht ausschließt bzw. nicht ausreichend verringert, sind mehrere Schutzmaßnahmen zu kombinieren. Auch bei der Kombination mehrerer Schutzmaßnahmen ist das STOP-Prinzip zu beachten. Dies kann bedeuten, dass z. B. erst nach Umsetzung mehrerer technischer und organisatorischer Schutzmaßnahmen persönliche Schutzausrüstung ausgewählt werden darf.

(6) Bei der Umsetzung von Schutzmaßnahmen ist der Stand der Technik zu beachten und umzusetzen. Dies gilt insbesondere für die Beschaffung von Arbeitsmitteln und die Einrichtung von neuen Arbeitsplätzen. Die Vorgehensweise zur Ermittlung des Standes der Technik ist in der TRGS 460 „Handlungsempfehlung zur Ermittlung des Standes der Technik" beschrieben.

(7) Kann der Stand der Technik nicht umgesetzt werden, sind bevorzugt branchen- oder tätigkeitsspezifische Handlungsempfehlungen heranzuziehen, die eine „gute Arbeitspraxis" beschreiben und dem Anhang 2 der TRGS 400 genügen.

(8) Bei der Ermittlung und Auswahl von Schutzmaßnahmen ist der Betriebsrat oder die Personalvertretung zu beteiligen. Die Beschäftigten sollen die Möglichkeit zur Mitwirkung erhalten.

(9) Die Gefährdung ist auf ein Minimum reduziert, wenn z. B.

1. bei Stoffen mit AGW der Befund bei der Ermittlung der Exposition lautet, dass die Schutzmaßnahmen ausreichend sind, sowie bei krebserzeugenden Stoffen mit einer Exposition-Risiko-Beziehung die Akzeptanzkonzentration unterschritten ist,
2. eine stoff- oder tätigkeitsspezifische TRGS oder ein VSK angewendet wird,
3. bei Stoffen ohne AGW oder gesundheitsbasierte Beurteilungsmaßstäbe der Stand der Technik eingehalten ist (siehe TRGS 460),
4. bei hautgefährdenden Gefahrstoffen Hautkontakt ausgeschlossen ist,
5. bei physikalisch-chemischen Gefährdungen, für die eine spezifische TRGS existiert und diese angewendet wird; dabei handelt es sich insbesondere um die TRGS 720 sowie die weiteren Technischen Regeln für Gefahrstoffe der 700er-Reihe,
6. bei Stoffen ohne AGW, aber mit anderen gesundheitsbasierten Beurteilungsmaßstäben, z. B. MAK-Werten, der Befund nach der Ermittlung der Exposition darauf schließen lässt, dass die Maßnahmen ausreichend sind.

5.2 Substitutionsprüfung und Substitution

(1) Die Substitution („S") ist die wirksamste Schutzmaßnahme. Sie bezeichnet den Ersatz eines Gefahrstoffes oder eines Verfahrens durch einen Gefahrstoff oder Verfahren mit einer insge-

TRGS 500

samt geringeren Gefährdung. Sie steht deshalb an erster Stelle des STOP-Prinzips. Näheres regeln die TRGS 600 und stoffspezifische TRGS zu Ersatzlösungen.

(2) Im Rahmen der Gefährdungsbeurteilung hat der Arbeitgeber gemäß GefStoffV die Möglichkeiten einer Substitution zu beurteilen, indem er eine sog. Substitutionsprüfung durchführt.

(3) Das Ergebnis der Prüfung auf Möglichkeiten einer Substitution ist gem. GefStoffV und TRGS 600 zu dokumentieren.

5.3 Technische Schutzmaßnahmen

5.3.1 Arten von Technischen Schutzmaßnahmen

Die technischen („T") Schutzmaßnahmen stehen an zweiter Stelle des STOP-Prinzips wenn die Gefährdung durch eine Substitution des Stoffs bzw. durch eine Verfahrensänderung nicht ausreichend minimiert werden konnte. Hierzu zählen auch bauliche Maßnahmen wie z. B. Einhausungen oder eine räumliche Trennung. Auch innerhalb der technischen Schutzmaßnahmen gibt es eine Rangfolge nach abnehmender Wirksamkeit wie die folgende Tabelle zeigt:

abnehmende Wirksamkeit:	Technische Schutzmaßnahmen	Beschreibung
↓	- Geschlossene Systeme	Zur Bewertung von geschlossenen Systemen s. Anhang 1
	- Absaugungen (an Entstehungs- oder Austrittsstellen)	Absaugungen dienen dazu, den Austritt eines Stoffes möglichst an der Austrittsstelle abzufangen und somit eine Gefährdung von Personen oder der Umwelt zu minimieren
	- Raumbelüftung und -entlüftungen	Lüftungstechnische Anlagen führen zu einem allgemeinen Austausch der Luft am Arbeitsplatz. Somit können Expositionen zwar verringert, aber nicht vermieden werden

Zur Wirksamkeitsüberprüfung siehe Abschnitt 11 dieser TRGS.

5.3.2 Geschlossene Systeme

(1) Geschlossene Systeme sind die wirksamsten aller technischen Schutzmaßnahmen. Ein geschlossenes System im Sinne dieser TRGS ist so beschaffen, dass während des Betriebs der Anlage zwischen dem Gefahrstoffe enthaltenden Innenraum und der Umgebung keine betriebsmäßig offene Verbindung besteht oder strömungsbedingt ein Stoffaustritt sicher verhindert wird. Es ist zudem so gestaltet, dass sichergestellt ist, dass beim betriebsmäßigen Öffnen des Systems keine Gefahrstoffe austreten und zu einer Gefährdung der Beschäftigten führen können. Die Bedienungsschritte sind so gestaltet, dass diese leicht nachzuvollziehen sind und einfache Bedienungsfehler nicht zu einem Stoffaustritt führen. Zu den geschlossenen Systemen können einerseits integrierte Absaugungen als fester technischer Bestandteil des Arbeitsmittels sowie hochwirksame Absaugungen nach Anhang 1 gehören.

(2) Anlagen können im Sinne dieser TRGS als geschlossen angesehen werden, wenn nur Funktionselemente geschlos-

sener Bauart mit gewährleisteter Dichtigkeit oder mit integrierter Absaugung vorhanden sind. Siehe hierzu Anhang 1 dieser TRGS.

(3) Beispiele für geschlossene Systeme in Laboratorien sind u.a. Vakuumapparaturen oder Gloveboxen (siehe TRGS 526 „Laboratorien").

(4) Ist ein geschlossenes System technisch nicht möglich und besteht eine erhöhte Gefährdung der Beschäftigten, müssen für diese Tätigkeiten weitere Schutzmaßnahmen nach dem Stand der Technik und entsprechend des STOP-Prinzips getroffen werden, welche die Gefährdung ausschließen bzw. falls dies nicht möglich ist, so weit wie möglich verringern.

5.3.3 Absaugungen

(1) In der Rangfolge der technischen Schutzmaßnahmen stehen nach den geschlossenen Systemen die lüftungstechnischen Maßnahmen und Absaugungen an zweiter Stelle.

(2) Da Absaugungen an der Entstehungs- oder Austrittsstelle von Gefahrstoffen meist nur in unmittelbarer Nähe der Emissionsquelle effektiv sind, sind Absaugungen weniger wirksam als geschlossene Systeme. Dabei ist der bestimmungsgemäße Gebrauch sicherzustellen. Beispiele für Absaugungen enthält die Anhang 2.

5.3.4 Absaugungen – Bauarten „geschlossen, halboffen oder offen"

Absaugungen können über ihre Bauart unterschieden werden, die den unterschiedlichen Grad der Quellenumschließung beschreibt. Die Reihenfolge „geschlossene, halboffene und offene Bauart" entspricht der abnehmenden Wirksamkeit dieser drei Bauarten:

1. Bei geschlossenen Bauarten – wie z. B. Kapselungen oder andere Arten von Einhausungen – befindet sich die Emissionsquelle innerhalb der Absaugung, die an keiner Seite offen ist,
2. Bei halboffenen Bauarten – wie z. B. Absaugständen oder Abzugsschränken – befindet sich die Emissionsquelle innerhalb der Absaugung, die an mindestens einer Seite offen ist,
3. Bei offenen Bauarten – wie z. B. Düsenplatten, Saugrohre, Hauben oder Randabsaugungen – besteht zwischen Emissionsquelle und Absaugung ein räumlicher Abstand.

5.3.5 Absaugungen – integrierte, (hoch-)wirksame oder sonstige

(1) Eine integrierte Absaugung im Sinne dieser TRGS ist eine Absaugung geschlossener Bauart, die beispielsweise in Verbindung mit Schleusen, Kapselungen, Einhausungen oder Behältern eingesetzt wird, um so die Gefahrstoffe auf das Innere der geschlossenen Funktionseinheit zu begrenzen. Das heißt, dass das Auftreten von Gefahrstoffen in der Luft des Arbeitsbereichs außerhalb der geschlossenen Funktionseinheit ausgeschlossen werden kann. Als geschlossene Bauart kann die Absaugung auch angesehen werden, wenn zwar geringflächige Öffnungen betriebsmäßig bestehen, ein luftgetragener Stoffaustritt durch Konvektion und Diffusion durch die Strömungsgeschwindigkeit der einströmenden Luft und der Gestaltung der Öffnung praktisch ausgeschlossen wird.

TRGS 500

(2) Bei einem integrierten Absaugsystem muss der austretende Gefahrstoff an der Austrittsstelle wirksam mit einem dicht angeschlossenen Schlauch oder Rohr gefahrlos abgeführt und ggf. entsorgt bzw. unschädlich gemacht werden. Bei der Auslegung des Absaugsystems muss der Hersteller dieses geschlossenen Systems das physikalische Verhalten des Gefahrstoffes, insbesondere die Thermik und die Dichte, beachten.

(3) Hochwirksame Absaugung im Sinne dieser TRGS ist eine Absaugung offener oder halboffener Bauart, die so bemessen ist, dass Gefahrstoffe innerhalb des Erfassungsbereichs verbleiben. Das heißt, dass das Auftreten von Gefahrstoffen in der Luft des Arbeitsbereichs praktisch ausgeschlossen werden kann.

(4) Bei hochwirksamen Absaugungen werden austretende Gefahrstoffe mit einer gerichteten, möglichst laminaren Zuluftströmung vollständig erfasst und in die Absaugung transportiert.

(5) Eine wirksame Absaugung im Sinne dieser TRGS ist eine Absaugung offener und halboffener Bauart, die so bemessen ist, dass Gefahrstoffe innerhalb des Erfassungsbereichs verbleiben. Dies bedeutet, dass das Auftreten von Gefahrstoffen in der Luft des Arbeitsbereichs weitgehend ausgeschlossen werden kann, zumindest aber von einer Einhaltung der Arbeitsplatzgrenzwerte auszugehen ist. Die Wirksamkeit ist zu überprüfen, z. B. durch Messungen.

(6) Eine Quellenabsaugung im Sinne dieser TRGS ist eine örtliche Absaugung, z. B. Punktabsaugung, die so platziert ist, dass Gefahrstoffe direkt an der Entstehungsstelle erfasst werden.

(7) Als sonstige Absaugung im Sinne dieser TRGS ist eine Absaugung offener und halboffener Bauart zu verstehen, die so bemessen ist, dass das Auftreten von Gefahrstoffen in der Luft des Arbeitsbereichs zwar reduziert, jedoch nicht ausgeschlossen werden kann. In der Regel sind zur Einhaltung von Arbeitsplatzgrenzwerten weitere Maßnahmen erforderlich.

5.4 Organisatorische Schutzmaßnahmen

(1) Organisatorische („O") Schutzmaßnahmen sind zu veranlassen, wenn durch Substitution oder technische Maßnahmen das Schutzziel nicht erreicht werden kann.

(2) Organisatorische Maßnahmen gewährleisten, dass Schutzmaßnahmen nachhaltig ausreichend sind. Hierzu gehören beispielsweise Wartungspläne und Begehungen sowie Arbeitszeitregelungen zur Reduzierung der Exposition oder Minimierung wechselseitiger Belastungen.

(3) Unabhängig vom STOP-Prinzip sind organisatorische Schutzmaßnahmen zu ergreifen, um die Gefährdung der Beschäftigten auf ein Minimum zu reduzieren, z. B. Erstellung von Betriebsanweisungen und Durchführung von Unterweisungen.

(4) Abschnitt 6.2 dieser TRGS beschreibt beispielhaft organisatorische Schutzmaßnahmen.

5.5 Persönliche Schutzmaßnahmen

(1) Persönliche („P") Schutzmaßnahmen wie z. B. das Tragen von Atemschutz stehen an letzter Stelle des STOP-Prinzips.

Sie sind einzusetzen, wenn Gefährdungen nicht durch in der Rangfolge höher stehender Schutzmaßnahmen ausreichend reduziert werden können.

(2) Persönliche Schutzmaßnahmen werden z. B. bei kurzzeitigen Tätigkeiten mit hoher Exposition eingesetzt oder auch bei unregelmäßiger oder nur gelegentlicher Exposition oder als vorübergehende Maßnahme bis technische oder organisatorische Maßnahmen umgesetzt wurden.

(3) Wenn der Arbeitsplatzgrenzwert bzw. Beurteilungsmaßstab trotz Ausschöpfung aller technischer oder organisatorischer Schutzmaßnahmen nicht eingehalten wird, ist unverzüglich persönliche Schutzausrüstung bereitzustellen und anzuwenden.

5.6 Kombination von Schutzmaßnahmen

(1) Der Arbeitgeber hat sicherzustellen, dass bei Tätigkeiten mit Gefahrstoffen keine Gefährdung für Beschäftigte und Dritte besteht, bzw. dass diese auf ein Minimum reduziert ist. Die allgemeinen Schutzmaßnahmen nach Abschnitt 6 und Abschnitt 9 dieser TRGS sind umzusetzen.

(2) Oftmals ist dazu eine einzelne Maßnahme nicht ausreichend, sondern erst durch eine Kombination verschiedener Maßnahmen wird eine ausreichende Sicherheit erreicht und gewährleistet. Beispielsweise bleibt eine installierte technische Schutzmaßnahme nur dann nachhaltig wirksam, wenn sie im Rahmen eines Wartungsplans als begleitende organisatorische Schutzmaßnahme regelmäßig geprüft und gewartet wird.

(3) Eine Kombination im Sinne dieser TRGS ist die allgemeine Zusammenstellung aller technischen, organisatorischen und personenbezogenen Schutzmaßnahmen unter Berücksichtigung von Substitutionsmöglichkeiten, um ein festgelegtes Schutzziel zu erreichen.

(4) Die Zusammenstellung der Schutzmaßnahmen ist nachvollziehbar darzustellen und in der Gefährdungsbeurteilung zu dokumentieren.

(5) Eine Kombination von Schutzmaßnahmen kann somit auch beinhalten, dass bei nicht vorhandenen Substitutionsmöglichkeiten und nicht ausreichenden technischen und organisatorischen Schutzmaßnahmen der Einsatz persönlicher Schutzmaßnahmen entsprechend des STOP-Prinzips notwendig wird. Hierbei ist insbesondere die Verwendung von Atem-, Augen- und Handschutz von besonderer Bedeutung.

6 Zusätzliche allgemeine Schutzmaßnahmen für Tätigkeiten, für die keine „geringe Gefährdung" angenommen werden kann

6.1 Allgemeine Schutzmaßnahmen – Arbeitsplatzgestaltung

(1) Für Tätigkeiten mit Gefahrstoffen stellt der Arbeitgeber geeignete Arbeitsmittel und Arbeitsverfahren zur Verfügung, welche die Gesundheit und die Sicherheit der Beschäftigten nicht beeinträchtigen. Der Arbeitgeber stellt durch Wartung und Instandhaltung sicher, dass der ordnungsgemäße Zustand erhalten bleibt. Dies ist zu dokumentieren.

TRGS 500

(2) Der Arbeitgeber hat nach § 5 BetrSichV Arbeitsmittel zur Verfügung zu stellen, die unter Berücksichtigung der vorgesehenen Einsatzbedingungen bei der Verwendung sicher sind.

(3) Damit die Sicherheit und die Gesundheit der Beschäftigten bei Wartungstätigkeiten gewährleistet sind siehe z. B. TRBS 1112, müssen die Wartungsverfahren den Herstellervorgaben entsprechen oder aber in gleicher geeigneter Weise die erforderliche Zielstellung einer sicheren Wartung (Verfahren zur Kontrolle, Instandhaltung und Reparatur zur Bewahrung des Soll-Zustandes des technischen Arbeitsmittels) erfüllen. Die Regelungen der Betriebssicherheitsverordnung sind zu beachten.

(4) Unter Berücksichtigung der verwendeten Stoffe und Arbeitsverfahren ist für eine geeignete Be- und Entlüftung zu sorgen. Es ist ein ausreichendes Maß an gesundheitlich zuträglicher Atemluft zuzuführen. Eine freie Lüftung kann ausreichend sein. Die Zuluft darf nicht aus verunreinigten Quellen stammen. Die Abluft darf nicht so geführt werden, dass sie zu einer Belastung Dritter führt (siehe hierzu auch DGUV-Regel 109-002).

(5) Wirksamer als eine einfache Abluftanlage ist eine Kombination aus gerichteter, möglichst laminar strömender Zuluft, welche die Gefahrstoffe von den Arbeitnehmern fort in die Abluft transportiert. Zu- und Abluftöffnungen sind so gewählt, dass sie leicht zugänglich, sicher zu bedienen und die Wirksamkeit der Lüftung nicht eingeschränkt wird. Zugluft ist zu vermeiden.

(6) Lüftungskurzschlüsse oder wechselseitige Beeinflussung von Absaugungen und Strömungsverhältnissen sind zu vermeiden.

(7) Eine Störung oder ein Ausfall der raumlufttechnischen Anlage muss für die Beschäftigten erkennbar sein, z. B. durch optische oder akustische Signale, wenn sie zur Minimierung der Exposition der Beschäftigten beiträgt. Die Regeln für Arbeitsstätten ASR A 3.6 beschreiben die allgemeinen Anforderungen an raumlufttechnischen Anlagen.

(8) Ablagerungen und Verunreinigungen, die zu einer Gesundheitsgefährdung führen können, müssen umgehend beseitigt werden.

(9) Oberflächen von Fußböden, Wänden, Decken im Arbeitsbereich sowie von verwendeten Arbeitsmitteln müssen je nach Gefährdungsbeurteilung leicht zu reinigen sein. Soweit nach Gefährdungsbeurteilung erforderlich, gilt dies auch für Lager- und Nebenräume.

(10) Bei Tätigkeiten mit Flüssigkeiten sind in Abhängigkeit vom Ergebnis der Gefährdungsbeurteilung geeignete Rückhalteeinrichtungen vorzusehen (siehe hierzu auch TRGS 509 „Lagern von flüssigen und festen Gefahrstoffen in ortsfesten Behältern sowie Füll- und Entleerstellen für ortsbewegliche Behälter" und TRGS 510).

(11) Bei Ab-, Ein- oder Umfülltätigkeiten sind z. B. durch Dosier- oder Zapfvorrichtungen die Expositionen am Arbeitsplatz zu minimieren. Hautkontakt ist zu vermeiden.

(12) Maschinen und Anlagen dürfen im bestimmungsgemäßen Betrieb erst dann geöffnet werden, wenn sicher-

TRGS 500

gestellt ist, dass austretende Gefahrstoffe die Sicherheit und Gesundheit von Beschäftigten nicht gefährden können.

6.2 Allgemeine Schutzmaßnahmen – Arbeitsorganisation

(1) Der Arbeitgeber stellt sicher, dass alle Gefahrstoffe nach TRGS 400 ermittelt und bei der Festlegung und Umsetzung von Schutzmaßnahmen berücksichtigt wurden. Das betrifft auch nicht kennzeichnungspflichtige Gefahrstoffe und Gefahrstoffe, die bei einer Tätigkeit entstehen oder freigesetzt werden.

(2) Über alle ermittelten Gefahrstoffe wird ein Gefahrstoffverzeichnis nach TRGS 400 geführt.

(3) Für alle Gefahrstoffe, die von einem Lieferanten als gefährlich eingestuft und gekennzeichnet sind, muss ein Sicherheitsdatenblatt vorliegen.

(4) Der Arbeitgeber ist verpflichtet, Stoffe und Gemische, die nicht von einem Lieferanten eingestuft und gekennzeichnet wurden, selbst einzustufen und zu kennzeichnen. Näheres beschreibt die TRGS 201 „Einstufung und Kennzeichnung bei Tätigkeiten mit Gefahrstoffen".

(5) Der Arbeitgeber hat gemäß Gefahrstoffverordnung sicherzustellen, dass alle verwendeten gefährlichen Stoffe und Gemische identifizierbar sind. Behälter, Kleingebinde, Rohrleitungen usw., die gefährliche Stoffe und Gemische enthalten oder führen, sind gemäß TRGS 201 „Einstufung und Kennzeichnung bei Tätigkeiten mit Gefahrstoffen" zu kennzeichnen.

(6) Es dürfen nur die im Rahmen der Gefährdungsbeurteilung beurteilten Gefahrstoffe bestimmungsgemäß am Arbeitsplatz verwendet werden.

(7) Für Tätigkeiten mit Gefahrstoffen sind Betriebsanweisungen nach TRGS 555 „Betriebsanweisung und Information der Beschäftigten" zu erarbeiten. Die Betriebsanweisungen und sonstigen Informationen müssen den Beschäftigten zugänglich sein.

(8) Die Beschäftigten sind entsprechend der TRGS 555 vor Aufnahme der Tätigkeiten und danach mindestens einmal jährlich, über alle auftretenden Gefährdungen und entsprechenden Schutzmaßnahmen mündlich zu unterweisen. Vorgaben aus anderen Rechtsgebieten bezüglich der Häufigkeit durchzuführender Unterweisungen bleiben unberührt, z. B. nach Mutterschutzgesetz, Jugendarbeitsschutzgesetz. Zeitpunkt und Inhalt der Unterweisung sind zu dokumentieren.

(9) Neben den betrieblichen, technischen und organisatorischen Maßnahmen sind auch die Maßnahmen zur persönlichen Arbeitshygiene und Sauberkeit am Arbeitsplatz zu beachten. Im Rahmen der Unterweisung muss eine allgemeine arbeitsmedizinisch-toxikologische Beratung erfolgen. Weitere Informationen zur Arbeitshygiene enthält Abschnitt 6.4 dieser TRGS.

(10) Tätigkeiten mit Stoffen oder Gemischen, die als

1. akut toxisch Kategorie 1, 2, oder 3,
2. spezifisch zielorgantoxisch Kategorie 1,

3. krebserzeugend Kategorie 1A oder 1B oder
4. keimzellmutagen Kategorie 1A oder 1B eingestuft

sind, dürfen gemäß Gefahrstoffverordnung nur von fachkundigen oder besonders unterwiesenen Personen ausgeführt werden.

(11) Der Arbeitgeber muss die Beschäftigten dazu anhalten, dass diese die Betriebsanweisungen sowie weitere Anweisungen zur Begrenzung der Exposition beachten. Hierzu zählt z. B.

1. umsichtiger Umgang mit kontaminierter Arbeitskleidung und Schutzausrüstung, sowie kontaminierten Handschuhen oder Putzlappen,
2. Vermeidung von Aufwirbelungen,
3. Aufklärung über Verhaltens- und sorgfältige Arbeitsweisen

(12) Expositionen gegenüber Gefahrstoffen länger als acht Stunden pro Tag sind zu vermeiden. Längere Expositionen sind in der Gefährdungsbeurteilung gesondert zu berücksichtigen und die Belastung durch organisatorische Schutzmaßnahmen wie z. B.

1. zusätzliche Pausen,
2. Tätigkeitswechsel (in Bereiche ohne Gefahrstoffbelastung) oder
3. Personalwechsel zu reduzieren.

(13) Die besonderen Belastungen von Nachtarbeit und Tätigkeiten mit Gefahrstoffexposition sind durch den Arbeitgeber zu berücksichtigen. Hier können ergonomische Schichtmodelle mit z. B. einer kürzeren Schichtdauer, kurzzyklisch vorwärts rotierenden Schichtsystemen wie zwei Früh-, zwei Spät-, zwei Nacht- und zwei Freischichten, geblockten Wochenendfreizeiten (zwei zusammenhängende freie Tage am Wochenende), zusätzlichen Erholungspausen während der Nachtschicht, etc. die auftretenden Belastungen reduzieren.

(14) Belastungen durch schwere, körperliche Arbeit mit Gefahrstoffexposition sind besonders zu berücksichtigen. Hier können z. B. ergonomische Maßnahmen wie Tragehilfen etc, zusätzliche Ruhe-, Pausen- und Erholungszeiten oder andere geeignete Maßnahmen die auftretenden Belastungen reduzieren.

(15) Beim Abfüllen von Gefahrstoffen ist darauf zu achten, dass geeignete Behältnisse verwendet werden. Es ist z. B. darauf zu achten, dass beim Umfüllen entzündbarer Flüssigkeiten in Gebinden größer 5 Liter die Ableitfähigkeit aller Materialien gegeben ist (siehe TRGS 727) oder dass metallkorrosive Stoffe nicht in Metallbehälter gefüllt werden. Bei entzündbaren Flüssigkeiten sind die Behälter zu erden.

(16) Beim Zusammenwirken mehrerer Verfahren oder Arbeitsmethoden sind neu auftretende Wechselwirkungen zu berücksichtigen und geeignete Schutzmaßnahmen festzulegen. Dies kann z. B. auftreten bei Tätigkeiten mit entzündbaren Lösemitteln und Schweißarbeiten in diesen Bereichen.

(17) Verunreinigungen durch ausgelaufene oder verschüttete Gefahrstoffe müssen unverzüglich und wirkungsvoll mit geeigneten Mitteln beseitigt, Rückstände von Gefahrstoffen an den Außenseiten von Behältern bzw. Verpackungen entfernt werden. Dabei

ist darauf zu achten, dass diese Mittel in ausreichender Menge vorhanden sind.

(18) Rückhalteeinrichtungen sind regelmäßig zu entleeren.

(19) Das Vermischen von Gefahrstoffabfällen darf nicht zu gefährlichen chemischen Reaktionen führen.

(20) Abfälle und gebrauchte Putzlappen dürfen nur in den dafür bereitgestellten und entsprechend gekennzeichneten Behältnissen gesammelt werden. Öl- oder lösemittelgetränkte Putzlappen und Abfälle müssen in nicht brennbaren und verschließbaren Behältern gesammelt werden. In Abhängigkeit des Ergebnisses der Gefährdungsbeurteilung ist ggfs. eine Erdung erforderlich. Die Gefahr der Selbstentzündung ist zu berücksichtigen.

(21) Bei Verwendung nicht verschließbarer Behälter ist darauf zu achten, dass eine Ausbreitung der Gefahrstoffemission vermieden wird, z. B. durch Absaugungen, Abdeckungen oder die regelmäßige Leerung der Behälter.

6.3 Allgemeine Schutzmaßnahmen – Begrenzung der Exposition

(1) An Arbeitsplätzen sind nur die für den Fortgang der Arbeit benötigten Gefahrstoffe in der erforderlichen Menge – im Normalfall der Bedarf einer Arbeitsschicht – vorzuhalten. Hierfür sind geeignete Behältnisse bereit zu stellen. Im Rahmen der Gefährdungsbeurteilung ist abzuwägen, ob häufige Transport- und Umfüllvorgänge zu einer höheren Gefährdung führen können, als eine sachgerechte Bereitstellung größerer Mengen.

(2) Die Anzahl der Beschäftigten, die Gefahrstoffen ausgesetzt sind oder ausgesetzt sein können, ist zu begrenzen.

(3) Ist eine Exposition am Arbeitsplatz möglich, so muss diese grundsätzlich, unabhängig davon, ob bereits geeignete technische oder organisatorische Maßnahmen angewendet werden, in der zeitlichen Dauer und Expositionshöhe begrenzt werden.

(4) Belastungen durch benachbarte Arbeitsplätze z. B. beim Abdunsten von Lösemitteln bei Trocknungsprozessen sind zu minimieren.

(5) Emissionsmindernde Maßnahmen und emissionsarme Verfahren sind bevorzugt anzuwenden. Beispiele sind:
1. Anwendung von Tauch-, Roll-, und Streichverfahren anstelle von Spritzverfahren,
2. Vermeiden von Verspritzen und Aerosolbildung von Gefahrstoffen bei Befüllvorgängen z. B. durch Tauchrohre, Füllleitungen und Trichter,
3. Vermeiden einer Belastung anderer Bereiche durch räumliches Abtrennen von Arbeitsbereichen oder Tätigkeiten,
4. Vermeiden von großflächig offenen Anwendungen oder hohen Temperaturen,
5. Geschlossen halten bzw. Abdecken von Gebinden und Öffnen nur für die für den Fortgang der Arbeiten erforderliche Zeit,

(6) unverzügliche Beseitigung von Leckagen an Leitungen und Armaturen, die

ein unkontrolliertes Austreten von Gasen und Dämpfen verursachen können.

6.4 Allgemeine Schutzmaßnahmen – Hygiene

(1) Um die Gesundheit und die Sicherheit der Beschäftigten dauerhaft zu gewährleisten, ist die Umsetzung angemessener Hygienemaßnahmen sicher zu stellen. Den Beschäftigten sind ausreichend Zeit und Möglichkeiten zur Erfüllung der arbeitshygienischen Anforderungen zu gewähren.

(2) Ist eine Verunreinigung der Arbeitskleidung, so dass von ihr eine Gefährdung ausgeht, nicht auszuschließen, hat der Arbeitgeber die Arbeitskleidung zu stellen.

(3) Geeignete Schutzkleidung ist den Beschäftigten zur Verfügung zu stellen sofern dies aus der Gefährdungsbeurteilung als Ergebnis hervorgeht. Die ausgewählte Schutzkleidung kann die Arbeitskleidung ersetzten oder ergänzen. Wird Schutzkleidung über der Arbeitskleidung getragen, muss sie die Arbeitskleidung entsprechend der Gefährdungsbeurteilung an den Stellen bedecken, die tätigkeitsbedingt mit Gefahrstoffen verunreinigt werden können. Bei möglicher Durchnässung der Kleidung bzw. des Schuhwerks ist vom Arbeitgeber gestellte flüssigkeitsdichte Schutzkleidung bzw. Fußbekleidung zu tragen.

(4) Wird bei Tätigkeiten, bei denen nach Gefährdungsbeurteilung keine Schutzkleidung zu tragen ist, dennoch die Arbeitskleidung derart verunreinigt, dass von ihr eine Gefährdung ausgeht, ist diese unverzüglich zu wechseln und vom Arbeitgeber wie Schutzkleidung zu reinigen oder zu entsorgen.

(5) Der Arbeitgeber hat dafür Sorge zu tragen, dass Schutzkleidung oder mit Gefahrstoffen verunreinigte Arbeitskleidung von den Beschäftigten nicht zur Reinigung nach Hause mitgenommen wird. Getragene Schutzkleidung ist von anderer Kleidung getrennt aufzubewahren. Beim Betreten von Pausen- und Bereitschaftsräumen muss eine Gefährdung durch verschmutzte Schutzkleidung oder Arbeitskleidung verhindert werden.

(6) Ergibt die Gefährdungsbeurteilung, dass Verletzungen durch Ausrutschen möglich sind oder mit Fuß- oder Beinverletzungen durch Gefahrstoffe zu rechnen ist, hat der Arbeitgeber geeigneten Fußschutz bereitzustellen. Die DGUV Regel 112-191 beschreibt für derartige Gefährdungen geeigneten Fuß- und Beinschutz. Wesentlich ist, dass die Schuhe fest, geschlossen und trittsicher sind.

(7) Der Arbeitgeber hat gemäß Gefährdungsbeurteilung getrennte Aufbewahrungsmöglichkeiten für die Arbeits- oder Schutzkleidung einerseits und die Straßenkleidung andererseits zur Verfügung zu stellen.

(8) Reinigungspläne unterstützen die Grundhygiene im Arbeitsbereich. Die Notwendigkeit und der Umfang des Reinigungsplans ist in der Gefährdungsbeurteilung festzulegen.

(9) Die Einhaltung der nachfolgenden hygienischen Maßnahmen trägt wirksam zur Umsetzung des Schutzziels bei. Der Arbeitgeber muss die Beschäftigten dazu anhalten, dass diese

1. ihren Arbeitsplatz regelmäßig aufräumen und säubern,
2. zur Aufnahme von Nahrungs- und Genussmitteln die hierfür vorgesehenen Räumlichkeiten nutzen und die Pausen- und Bereitschaftsräume bzw. Tagesunterkünfte nicht mit stark verschmutzter Kleidung betreten,
3. die notwendige Arbeits- und Schutzkleidung tragen und verschmutzte Arbeits- und Schutzkleidung unverzüglich wechseln,
4. staubige Arbeits- und Schutzkleidung nicht ausschütteln oder abblasen,
5. Hautkontaminationen vermeiden und Gefahrstoffspritzer oder -verunreinigungen auf der Haut möglichst sofort entfernen,
6. Putzlappen für Maschinen und Anlagen nicht für die Hautreinigung verwenden,
7. kontaminierte Putzlappen entsorgen und diese auch nicht kurzzeitig in die Kleidung stecken und
8. das Abwischen von Schweiß mit der Hand im Gesichtsbereich vermeiden.

(10) Die orale Aufnahme von Gefahrstoffen muss vermieden werden. Der Arbeitgeber hat dafür zu sorgen, dass Möglichkeiten zu einer von den Gefahrstoffen getrennten Aufbewahrung der Pausenverpflegung und zum Essen und Trinken ohne Beeinträchtigung der Gesundheit und ohne Geruchsbelästigungen gegeben sind. Hierfür sind Pausenbereiche oder Pausenräume gemäß ASR A4.2 einzurichten. Dies gilt auch für die Verschleppung von Kontaminationen, z. B. an äußerlich mit Gefahrstoffen behafteter Arbeitskleidung und Schuhen.

(11) Das Bereithalten, Aufbewahren oder Lagern von Gefahrstoffen in Pausen-, Bereitschafts-, Sanitär-, Sanitätsräumen und Tagesunterkünften ist nicht gestattet. Dies gilt nicht für Gebinde, die zur dortigen Verwendung vorgesehen sind.

(12) Es ist eine Waschgelegenheit mit fließendem Wasser und schonenden Hautreinigungsmitteln vorzusehen.

(13) Soweit nach Gefährdungsbeurteilung erforderlich, sind Waschräume, Duschmöglichkeiten sowie ergänzend Hautschutz- und Hautpflegemittel gem. ASR 4.1 bereitzustellen. Gründe für die Einrichtung eines Waschraums können z. B. Tätigkeiten mit starker Verschmutzung oder starker Geruchsbelästigung sein.

(14) In Abhängigkeit des Ergebnisses der Gefährdungsbeurteilung ist ein Hautschutzplan zu erstellen, der Auskunft über die im jeweiligen Tätigkeitsbereich anzuwendenden Hautschutz-, Hautreinigungs- und Hautpflegemaßnahmen gibt. Bei der Auswahl der Reinigungsmittel ist darauf zu achten, dass diese möglichst hautschonend reinigen. Lösemittelhaltige Reinigungsmittel und reibkörperhaltige Waschpasten und Grobreiniger werden nur dann eingesetzt, wenn eine entsprechende Reinigung nicht auf andere, hautschonendere Art und Weise erfolgen kann. Hautschutz-, Hautreinigungs- und Hautpflegemittel werden hygienisch einwandfrei bereitgestellt. Einrichtungen zum hygienischen Händetrocknen, bevorzugt Einmalhandtücher, sind vorzusehen.

(15) Die Häufigkeit der Hautreinigung wird auf das erforderliche Maß begrenzt.

TRGS 500

Weiterführende Informationen zur Hautgefährdung enthält die TRGS 401.

6.5 Allgemeine Schutzmaßnahmen - Lagerung

(1) Gefahrstoffe sind gemäß der Gefahrstoffverordnung so aufzubewahren oder zu lagern, dass sie die Sicherheit und Gesundheit der Beschäftigten und die Umwelt nicht gefährden. Es sind dabei wirksame Vorkehrungen zu treffen, um Missbrauch oder Fehlgebrauch zu verhindern. So dürfen Gefahrstoffe

1. nicht in solchen Behältern, durch deren Form oder Bezeichnung der Inhalt mit Lebensmitteln verwechselt werden kann,
2. nur übersichtlich geordnet und
3. nicht in unmittelbarer Nähe von Arzneimitteln, Lebens- oder Futtermitteln einschließlich deren Zusatzstoffen

aufbewahrt oder gelagert werden.

(2) Gefahrstoffe sind nur an festgelegten und entsprechend gekennzeichneten Orten z.B. Lagerbereiche, Schränke, usw. zu lagern. Lagerbereiche sind mit dem entsprechenden Warnzeichen gemäß ASR A1.3 zu kennzeichnen.

(3) Um die Gefahrstoffbelastung im Lager zu reduzieren, sind bei der Lagerung von Gefahrstoffen geeignete Lagertechnik sowie Lagereinrichtungen einzusetzen, z. B. Silos, Bunker, Sicherheitsschränke, ortsfeste Tanks, Rückhalteeinrichtungen, Transportbehälter mit Deckel, Säcke, Container mit Abdeckung oder Planen für Schüttwaren.

(4) Die TRGS 509 konkretisiert die Anforderungen hinsichtlich der Lagerung flüssiger und fester Gefahrstoffe in ortsfesten Behältern sowie für Füll- und Entleerstellen für ortsbewegliche Behälter.

(5) Schutzmaßnahmen für die Lagerung von Gefahrstoffen in ortsbeweglichen Behältern sind in der TRGS 510 beschrieben. Die Anforderungen sind dabei gestaffelt in Abhängigkeit von Art und Menge der gelagerten Gefahrstoffe, siehe dazu Tabelle 1 in TRGS 510.

(6) Die ortsbeweglichen Behälter müssen so beschaffen, geeignet und verschlossen sein, dass vom Inhalt nichts ungewollt nach außen gelangen kann. Diese Voraussetzungen gelten u.a. als erfüllt, wenn die Verpackung oder der Behälter die Anforderungen gemäß Gefahrgutrecht erfüllt.

(7) Gefahrstoffe sollen möglichst in Originalbehältern oder in der Originalverpackung gelagert werden. Dies beinhaltet auch regelmäßige Kontrolle auf Alterung oder Schäden.

(8) Gefahrstoffe dürfen nicht an solchen Orten gelagert werden, die zu einer Gefährdung der Beschäftigten oder anderer Personen führen können. Dazu gehören insbesondere

1. Verkehrswege; zu Verkehrswegen zählen u. a. Treppenräume, Flucht- und Rettungswege, Durchgänge, Durchfahrten und enge Höfe,
2. Pausen-, Bereitschafts-, Sanitär-, Sanitätsräume oder Tagesunterkünfte.

Gefahrstoffe dürfen in Arbeitsräumen nur gelagert werden, wenn die Lagerung mit dem Schutz der Beschäftigten vereinbar ist. Sie hat in besonderen Einrichtungen zu erfolgen, falls dies gemäß Ergebnis der Gefährdungsbeurteilung erforderlich ist.

(9) Lagereinrichtungen müssen zur Aufnahme der Lagergüter ausreichend statisch belastbar und standsicher sein. Es müssen Maßnahmen zur Sicherung gegen Heraus- oder Herabfallen sowie ein ausreichend bemessener Anfahrschutz vorhanden sein.

(10) Gefahrstoffe dürfen nur zusammengelagert werden, wenn dadurch keine Gefährdungserhöhung entsteht, siehe dazu Abschnitt 7 der TRGS 510.

(11) In unmittelbarer Nähe von Lagerbehältern mit entzündbaren Gefahrstoffen dürfen sich keine wirksamen Zündquellen befinden.

(12) Gefüllte Aerosolpackungen und Druckgaskartuschen dürfen nicht einer Erwärmung von mehr als 50 °C durch Sonnenbestrahlung oder andere Wärmequellen ausgesetzt werden.

(13) Müssen Druckgaskartuschen mit brennbaren Inhaltsstoffen mit angeschlossener Entnahmeeinrichtung gelagert werden, dürfen diese wegen Undichtigkeiten an den Anschlüssen nur mit zusätzlichen Schutzmaßnahmen zur Vermeidung der Bildung explosionsfähiger Atmosphäre gelagert werden.

(14) Entzündbare Flüssigkeiten (gekennzeichnet mit H224, H225, H226) dürfen außerhalb von Lagern in

1. zerbrechlichen Behältern bis maximal 2,5 l Fassungsvermögen je Behälter,

2. in nicht zerbrechlichen Behältern bis maximal 10 l Fassungsvermögen je Behälter,

gelagert werden, sofern die Gefährdungsbeurteilung keine erhöhte Brandgefahr ergibt. Hierbei dürfen maximal 20 kg extrem und leicht entzündbare Flüssigkeiten (H224 oder 225), davon nicht mehr als 10 kg extrem entzündbare Flüssigkeiten (H224), enthalten sein. Die Lagerung entzündbarer Flüssigkeiten in Sicherheitsschränken nach Anlage 3 der TRGS 510 wird empfohlen.

(15) Behälter mit flüssigen Gefahrstoffen müssen in eine Rückhalteeinrichtung eingestellt werden, die mindestens den Rauminhalt des größten Gebindes aufnehmen kann.

(16) Stoffe oder Gemische, die als

1. akut toxisch Kategorie 1, 2, oder 3,
2. spezifisch zielorgantoxisch Kategorie 1,
3. krebserzeugend Kategorie 1A oder 1B oder
4. keimzellmutagen Kategorie 1A oder 1B eingestuft

sind, sind gemäß der Gefahrstoffverordnung unter Verschluss aufzubewahren oder zu lagern, dass nur fachkundige und zuverlässige Personen Zugang haben. Ein entsprechendes Vorgehen ist für Stoffe, welche die oben genannten Kriterien nicht erfüllen, aber mit dem P-Satz 405 „Unter Verschluss aufbewahren" versehen sind, ebenfalls geboten. Dies gilt nicht für Kraftstoffe an Tankstellen oder sonstigen Betankungseinrichtungen sowie für Stoffe und Gemische, die

TRGS 500

als akut toxisch Kategorie 3 eingestuft sind, sofern diese vormals nach der Stoffrichtlinie 67/548/EWG oder der Zubereitungsrichtlinie 1999/45/EG als gesundheitsschädlich eingestuft wurden.

(17) Eine Aufbewahrung unter Verschluss kann u. a. durch verschlossene Arbeitsräume und Lager, z.b. Schlüssel, Codekarten, RFID-Transponder (radio-frequency identification), oder verschlossene Schränke oder Container erfolgen. Auch ein Betriebsgelände mit Werkszaun und Zugangskontrolle einschließlich Industriepark kann hierzu dienen (siehe hierzu auch TRGS 510).

(18) Gefahrstoffe, die die Kleinmengen gemäß Tabelle 1 der TRGS 510 überschreiten, sind in Lagern im Sinne der TRGS 510 zu lagern. Für die Lagerung im Lager gelten über die vorgenannten allgemeinen Maßnahmen hinaus besondere Maßnahmen insbesondere

1. in Bezug auf die Lagerorganisation,
2. die Sicherung des Lagergutes,
3. Maßnahmen zur Alarmierung,
4. ggf. zur persönlichen Schutzausrüstung,
5. zu hygienischen und Erste-Hilfe-Maßnahmen sowie
6. für Überprüfungen und Kontrollen.

(19) Darüberhinausgehende Schutzmaßnahmen, wie z. B. bauliche Anforderungen und Brandschutzmaßnahmen sind gemäß Tabelle 1 der TRGS 510 für Gefahrstoffe mit bestimmten Eigenschaften erforderlich, wenn die dort genannten Mengenschwellen überschritten werden, siehe dafür die TRGS 510.

(20) Gemäß der Gefahrstoffverordnung sind Gefahrstoffe, die nicht mehr benötigt werden, und Behälter, die geleert worden sind, die aber noch Reste von Gefahrstoffen enthalten können, sicher zu handhaben, vom Arbeitsplatz zu entfernen und sachgerecht zu lagern oder entsorgen.

(21) Der Arbeitgeber hat dafür zu sorgen, dass Stoffe, die dem Betäubungsmittelgesetz unterliegen, unter Verschluss aufbewahrt werden. Der Zugang zu den Betäubungsmitteln ist nur der verantwortlichen Person erlaubt.

(22) Anforderungen für die Lagerung von Ammoniumnitrat sind in Anhang I Nummer 5 der GefStoffV und in TRGS 511 beschrieben und Anforderungen für die Lagerung von organischen Peroxiden sind in Anhang III der GefStoffV beschrieben.

7 Zusätzliche Schutzmaßnahmen

(1) Zusätzliche Schutzmaßnahmen sind erforderlich, wenn das Ergebnis der Gefährdungsbeurteilung insbesondere nach TRGS 400, TRGS 401 und TRGS 402 ergibt, dass die allgemeinen Schutzmaßnahmen nach den Abschnitten 6 und 9 nicht ausreichend sind.

(2) Der Arbeitgeber hat zu prüfen, ob ein Gefahrstoff oder Verfahren durch einen nicht oder weniger gefährlichen ersetzt werden kann. Dabei ist neben der technisch-fachlichen Eignung auch das Gesamtgefährdungspotential aus

TRGS 500

allen Gefährlichkeitsmerkmalen (toxische, physikalisch-chemische und Umwelt-Gefährdung) zu berücksichtigen, da ggf. bei Ersatz des Stoffes auch das Arbeitsverfahren angepasst werden muss. Im Rahmen der Gefährdungsbeurteilung ist der Verzicht auf eine technisch mögliche Substitution zu begründen und zu dokumentieren.

(3) Ist die Substitution nicht möglich, müssen für diese Tätigkeiten technische, organisatorische oder persönliche Schutzmaßnahmen getroffen werden, welche die Gefährdung ausschließen, bzw. falls dies nicht möglich ist, so weit wie möglich verringern.

(4) Technische Schutzmaßnahmen sind nach dem Stand der Technik zu gestalten. Hierbei sind vorrangig geschlossene Systeme anzuwenden. Falls dies nicht möglich ist, sind geeignete Absaugungen mit möglichst vollständiger Erfassung der Gefahrstoffe vorzusehen. Lüftungs- und Absaugeinrichtungen sowie Abzüge sind bestimmungsgemäß zu verwenden. Die BAuA beschreibt diese Maßnahme für verschiedene Tätigkeiten, wie z. B. Wiegen, Ab- und Umfüllen, Entleeren, Mischen, Beschichten, sowie Laminieren in verschiedenen Schutzleitfäden im Einfachen Maßnahmenkonzept Gefahrstoffe - EMKG. Für das sichere Umfüllen von organischen Lösemitteln sind die Schutzleitfäden mit Videosequenzen hinterlegt. Wirksame und nicht ausreichende Schutzmaßnahmen werden im direkten Vergleich dargestellt, z. B. die Auswirkung, wenn eine Absaugvorrichtung nicht korrekt positioniert wird. Weiterhin sind ggfs. zusätzlich organisatorische Maßnahmen z. B. gesonderte Unterweisungen erforderlich.

(5) Ein Ausfall dieser lüftungstechnischen Einrichtungen muss von den Beschäftigten leicht und unverzüglich bemerkt werden, z. B. durch automatisch wirkende optische und akustische Alarmierung.

(6) Werden Tätigkeiten mit Gefahrstoffen von einem Beschäftigten außerhalb von Ruf- und Sichtweite zu anderen Beschäftigten ausgeführt, hat der Arbeitgeber im Rahmen einer Gefährdungsbeurteilung festzustellen, ob ggfs. zusätzliche Schutzmaßnahmen notwendig sind um die Erste Hilfe bei Notfällen sicher zu stellen. Mögliche zusätzliche Schutzmaßnahmen können z. B. geeignete technische oder organisatorische Meldesysteme wie Personennotsignalanlage, Kontrollanrufe, ggf. kurzzyklische Kontrollgänge, ggfs. Videoüberwachung usw. sein. Dies kann auch bedeuten, dass bestimmte Tätigkeiten nicht von einer Person alleine ausgeführt werden dürfen (siehe DGUV Regel 112-139, DGUV Information 212-139 und in der DGUV Leitlinie „Einsatz von Personen-Notsignal-Anlagen bei gefährlichen Alleinarbeiten").

(7) Wird die Arbeitskleidung verunreinigt und dadurch eine Gefährdung für den Beschäftigten oder Dritte hervorgerufen, ist die Arbeitskleidung unverzüglich zu wechseln. Der Arbeitgeber hat eine sichere Reinigung bzw. Entsorgung dieser Kleidung ohne Belastung Dritter zu gewährleisten.

(8) Reichen die allgemeinen Schutzmaßnahmen nach Abschnitt 6 nicht aus, ist die Ausbreitung bzw. Verschleppung von Gefahrstoffen in andere Arbeits- oder Betriebsbereiche zu minimieren bzw. zu verhindern. In Abhängigkeit

TRGS 500

des Ergebnisses der Gefährdungsbeurteilung können dies Maßnahmen von der räumlichen Abtrennung bis hin zu Schwarz-Weiß-Bereichen sein.

(9) Besteht trotz Ausschöpfung von Substitutionsmöglichkeiten, technischen und organisatorischen Schutzmaßnahmen eine Gefährdung für die Beschäftigten ist vor der Aufnahme der Tätigkeiten geeignete persönliche Schutzausrüstungen zur Verfügung zu stellen.

(10) Es darf nur mit dem EU-Recht konforme persönliche Schutzausrüstung eingesetzt werden (siehe Verordnung (EU) 2016/425 über persönliche Schutzausrüstungen).

(11) Beschäftigte müssen bereitgestellte persönliche Schutzausrüstungen auf Grundlage der durchgeführten Unterweisung bestimmungsgemäß benutzen, solange eine Gefährdung besteht. Die Dauer wird in der Gefährdungsbeurteilung festgelegt.

(12) Das Tragen von belastender persönlicher Schutzausrüstung darf keine ständige Maßnahme sein und dadurch technische oder organisatorische Schutzmaßnahmen ersetzen. Das STOP-Prinzip der Schutzmaßnahmen muss eingehalten werden.

(13) Können aufgrund der Arbeitsprozesse und Tätigkeiten nicht dauerhaft sicher Augengefährdungen ausgeschlossen werden, ist Augenschutz gemäß den Festlegungen in der Gefährdungsbeurteilung zu tragen. Reicht eine Gestellbrille mit Seitenschutz aufgrund besonderer Gefahren nicht aus, sind entsprechend des Ergebnisses der Gefährdungsbeurteilung Sicherheits-Spoggles, Korbbrillen bzw. Gesichtsschutzschirme zu tragen.

(14) Bei kurzzeitigen Expositionsspitzen und daraus resultierenden Gefährdungen für die Beschäftigten ist Atemschutz zu verwenden.

(15) Es muss durch den Arbeitgeber sichergestellt werden, dass die Tragezeitbegrenzung bei Atemschutz und anderer belastender persönlicher Schutzausrüstung eingehalten wird.

(16) Durchbruchzeiten von Handschuhmaterialien sind zu beachten. Hierbei ist zu berücksichtigen, dass die Durchbruchzeiten temperaturabhängig sind und unter Praxisbedingungen deutlich unter den nach Norm ermittelten Durchbruchzeiten liegen können (siehe hierzu TRGS 401).

(17) Der Arbeitgeber hat die richtige Benutzung der persönlichen Schutzausrüstung zu unterweisen und die Benutzung erforderlichenfalls üben zu lassen.

(18) Die persönlichen Schutzausrüstungen müssen

1. an einem dafür vorgesehenen Ort sachgerecht und hygienisch einwandfrei sowie frei von schädigenden Einflüssen aufbewahrt werden,
2. je nach Art der Schutzausrüstung vor Gebrauch geprüft und nach Gebrauch ggfs. gereinigt werden und
3. bei Schäden bzw. nicht mehr ausreichender Schutzwirkung vor erneutem Gebrauch ausgebessert oder ausgetauscht werden.

8 Besondere Schutzmaßnahmen

8.1 Tätigkeiten mit Stoffen und Gemischen mit KMR-Eigenschaften

(1) Besondere, über die Abschnitte 6, 7 und 9 hinausgehende Schutzmaßnahmen, sind für Tätigkeiten mit krebserzeugenden, keimzellmutagenen oder reproduktionstoxischen (KMR) Stoffen und Gemischen der Kategorie 1A oder 1B erforderlich.

(2) In der TRGS 910 wird die Umsetzung des Minimierungsgebotes für krebserzeugende Stoffe, für die eine Expositions-Risiko-Beziehung abgeleitet wurde, dargestellt.

(3) Gemäß Gefahrstoffverordnung hat der Arbeitgeber bei Tätigkeiten mit krebserzeugenden Gefahrstoffen der Kategorie 1A oder 1B, für die kein Arbeitsplatzgrenzwert bekannt gegeben worden ist, ein geeignetes, risikobezogenes Maßnahmenkonzept anzuwenden, um das Minimierungsgebot umzusetzen.

Beispiele für Maßnahmen zur Minimierung der Exposition gegenüber Stoffen, die bisher nicht über die TRGS 910 geregelt sind, können sein:

1. der Einsatz von integrierten oder hochwirksamen Absaugungen,
2. Maßnahmen, die gewährleisten, dass Arbeitsbereiche nur den Beschäftigten zugänglich sind, die sie zur Ausübung ihrer Arbeit oder zur Durchführung bestimmter Aufgaben betreten müssen, z. B. Meldebücher, Meldekarten, Schlüssel, RFID-Transponder oder Magnetkarten für Berechtigte,
3. als Voraussetzung für Zugang und Tätigkeiten besondere Qualifizierung und Unterweisung des Personals mit Hinweisen, dass die Gesundheitsbeeinträchtigung auch noch Jahre bzw. Jahrzehnte nach der Exposition auftreten kann, und entsprechende Schutzmaßnahmen,
4. Verkürzung der Expositionsdauer,
5. Tragen geeigneter persönlicher Schutzausrüstung bei Tätigkeiten, bei denen eine beträchtliche Erhöhung der Exposition zu erwarten ist. Weiteres regeln z. B. die TRGS 910 und stoff- und tätigkeitsspezifische Regelwerke für KMR-Stoffe.

(4) Wenn Tätigkeiten mit krebserzeugenden, keimzellmutagenen oder reproduktionstoxischen Gefahrstoffen der Kategorie 1A oder 1B ausgeübt werden, hat der Arbeitgeber gemäß der Gefahrstoffverordnung die Exposition der Beschäftigten durch Arbeitsplatzmessungen oder durch andere geeignete Ermittlungsmethoden zu bestimmen, auch um erhöhte Expositionen infolge eines unvorhersehbaren Ereignisses oder eines Unfalls schnell erkennen zu können.

(5) Der Arbeitgeber hat gemäß der Gefahrstoffverordnung Gefahrenbereiche abzugrenzen, in denen Beschäftigte diesen Gefahrstoffen ausgesetzt sind oder ausgesetzt sein können, und Warn- und Sicherheitszeichen anzubringen, einschließlich der Verbotszeichen „Zutritt für Unbefugte verboten" und „Rauchen verboten", siehe hierzu ASR A1.3.

(6) Abgesaugte Luft darf gemäß Gefahrstoffverordnung nicht in den Arbeitsbereich zurückgeführt werden. Dies gilt

nicht, wenn die Luft unter Anwendung von behördlich oder von den Trägern der gesetzlichen Unfallversicherung anerkannten Verfahren oder Geräte ausreichend von solchen Stoffen gereinigt ist. Die Luft muss dann so geführt oder gereinigt werden, dass krebserzeugende, keimzellmutagene oder reproduktionstoxische Stoffe nicht in die Atemluft anderer Beschäftigter gelangen. Für Stäube sind weitere Hinweise in der TRGS 560 „Luftrückführung bei Tätigkeiten mit krebserzeugenden, erbgutverändernden und fruchtbarkeitsgefährdenden Stäuben" zu finden.

(7) Bei Tätigkeiten mit krebserzeugenden oder keimzellmutagenen Gefahrstoffen der Kategorie 1A oder 1B hat der Arbeitgeber gemäß Gefährdungsbeurteilung ggfs. ein aktualisiertes Verzeichnis über die Beschäftigten zu führen, z. B. anhand der ZED. Weitere Konkretisierungen enthält die TRGS 410.

(8) Es ist zu beachten und in der Gefährdungsbeurteilung zu berücksichtigen, dass Asbest in Gebäuden, Geräten, Maschinen, Anlagen, Fahrzeugen und sonstigen Erzeugnissen auftreten kann. Schutzmaßnahmen für Tätigkeiten mit Asbest sind insbesondere in folgenden TRGS beschrieben:
1. TRGS 517 „Tätigkeiten mit potenziell asbesthaltigen mineralischen Rohstoffen und daraus hergestellten Gemischen und Erzeugnissen",
2. TRGS 519 „Asbest - Abbruch-, Sanierungs- oder Instandhaltungsarbeiten".

Zudem sind weitere Informationen, wie z. B. Bekanntmachungen des BMAS oder des AGS, zu beachten.

(9) Die Anforderungen nach Mutterschutzgesetz oder Jugendarbeitsschutzgesetz, z. B. Beschäftigungsbeschränkungen oder -verbote, sind zu berücksichtigen.

8.2 Physikalisch-chemische und sonstige durch Gefahrstoffe bedingte Gefährdungen und Schutzmaßnahmen

8.2.1 Brandschutzmaßnahmen

(1) Die Brandgefährdung ist zu beurteilen und auf das unvermeidbare Maß zu reduzieren.

(2) Es sind Maßnahmen zur Vermeidung der Brandentstehung, der Brand- und Rauchausbreitung und des frühzeitigen Erkennens eines Brandes zu ergreifen.

(3) Für die Durchführung von Feuerarbeiten sind die zu treffenden Schutzmaßnahmen im Rahmen eines Erlaubnisverfahrens festzulegen und umzusetzen. Dies beinhaltet auch Maßnahmen, die über die eigentliche Durchführung von Feuerarbeiten hinausgehen, z. B. Brandsicherheitswachen.

(4) Erläuterungen zu den zu berücksichtigenden Stoffen und Gemischen, zur Informationsermittlung und zur Beurteilung der Brandgefährdung sowie zu den anzuwendenden Schutzmaßnahmen finden sich in der TRGS 800.

(5) Die erforderlichen Maßnahmen zum Brandschutz sind in der Gefährdungsbeurteilung darzulegen und sind umzusetzen.

TRGS 500

8.2.2 Explosionsschutzmaßnahmen

(1) Brennbare Gase, Flüssigkeiten und Feststoffe können in Form von Gasen, Dämpfen, Nebeln und Stäuben im Gemisch mit Luft oder einem anderen Oxidationsmittel explosionsfähige Gemische bilden. Liegen die Gemische unter atmosphärischen Bedingungen (Umgebungstemperatur von -20 °C bis +60 °C und Druck von 0,8 bar bis 1,1 bar) mit Luft als Oxidationsmittel vor, spricht man von explosionsfähiger Atmosphäre.

(2) Nichtatmosphärische Bedingungen finden sich vor allem im Inneren von Anlagen. Unter diesen Bedingungen können die z. B. in Sicherheitsdatenblättern angegebenen sicherheits-technischen Kenngrößen und Schutzmaßnahmen nur bedingt angewandt werden, da diese sich in der Regel auf atmosphärische Bedingungen beziehen. Ggf. müssen die sicherheits-technischen Kenngrößen unter den real vorliegenden Bedingungen bestimmt werden, um eine Beurteilung sowie eine geeignete Auswahl der Schutzmaßnahmen zu erlauben.

(3) Es sind auch Stoffe, welche nicht als explosionsschutzrelevant eingestuft sind, von denen jedoch trotzdem eine entsprechende Gefahr ausgehen kann, zu berücksichtigen. Beispiele hierfür sind Flüssigkeiten mit einem Flammpunkt > 60 °C, Feststoffe die zwar brennen, bei denen die Abbrandgeschwindigkeit jedoch für die Einstufung als entzündbarer Feststoff nicht ausreicht, oder auch Stoffe ohne Flammpunkt, wie Halogenkohlenwasserstoffe.

(4) Bei der Gefährdungsbeurteilung ist zu beachten, dass sowohl die aus den Tätigkeiten als auch die von den Anlagen resultierenden Gefährdungen berücksichtigt werden.

(5) Bei der Festlegung von Explosionsschutzmaßnahmen ist folgende Rangfolge zu beachten:

1. Vermeiden der Bildung explosionsfähiger Gemische,
2. Ausschließen wirksamer Zündquellen und
3. Umsetzung konstruktiver Explosionsschutzmaßnahmen.

(6) Die Ergebnisse der Gefährdungsbeurteilung für den Explosionsschutz sind zu dokumentieren, u. a.. anhand des Explosionsschutzdokuments.

(7) Die Bildung von explosionsfähigen Gemischen kann z. B. vermieden werden durch:

1. Ersatz von Stoffen, die im Gemisch mit Luft oder einem anderen Oxidationsmittel explosionsfähige Gemische bilden können,
2. Unterschreiten der unteren Explosionsgrenze z. B. durch Mengenbegrenzung des Gefahrstoffs oder Absenkung der Konzentration,
3. Absaugung von brennbaren Stoffen an der Entstehungsstelle oder
4. Inertisierung.

Siehe hierzu insbesondere TRGS 722 „Vermeidung oder Einschränkung gefährlicher explosionsfähiger Atmosphäre".

(8) Wirksame Zündquellen oder Bedingungen, die Explosionen auslösen, sind zu vermeiden. Zu vermeiden sind z. B.:

1. Flammen z. B. offenes Feuer, Zigaretten, Glutnester, Schweißfunken, Brenner,

TRGS 500

2. Heiße Oberflächen z. B. Motoren, Heizungen, Heizstrahler, Fön,
3. Elektrische Energie z. B. Licht, Lichtschalter, Klingel, elektrische Geräte,
4. Lichtbögen z. B. Schweißen,
5. mechanische Reib-, Schlag- und Abtrennvorgänge z. B. durch funkenreißendes Werkzeug,
6. Elektrostatische Aufladung z. B. Schuhe, Kleidung,
7. Strahlung: ionisierende, Ultraschall, elektromagnetische z. B. Handy, Funkgerät,
8. Chemische Reaktionen.

Siehe hierzu insbesondere TRGS 723 „Gefährliche explosionsfähige Gemische – Vermeidung der Entzündung gefährlicher explosionsfähiger Atmosphäre".

(9) Beispielhafte Maßnahmen zur Zündquellenvermeidung sind:

1. In explosionsgefährdeten Bereichen dürfen nur geeignete Arbeitsmittel, Geräte und Kleidung verwendet werden,
2. Zur Vermeidung gefährlicher Aufladungen in explosionsgefährdeten Bereichen sind die Vorgaben der TRGS 727 „Vermeidung von Zündgefahren infolge elektrostatischer Aufladungen" zu beachten,
3. Behälter und Rohrleitungen mit entzündbarem Inhalt und auch vermeintlich leere Fässer und Gebinde sind nicht mit Werkzeugen zu bearbeiten, bei deren Verwendung wirksame Zündquellen auftreten können.

(10) Kann eine Explosion nicht sicher verhindert werden, sind konstruktive Maßnahmen erforderlich. Hierzu zählen beispielsweise die explosionsfeste bzw. explosionsdruckstoßfeste Bauweise oder die Druckentlastung sowie die zusätzlich zu installierende explosionstechnische Entkopplung. Siehe hierzu insbesondere TRGS 724.

(11) Werden im Rahmen des Explosionsschutzkonzeptes MSR-Maßnahmen (Mess-, Steuer- und Regelungstechnik) eingesetzt, sind die Anforderungen der TRGS 725 zu beachten.

(12) Weiterführende Informationen zum Schutz vor Gefährdungen durch explosionsfähige Gemische enthalten Anhang I Nummer 1 GefStoffV sowie die TRGS 720 ff.

8.2.3 Weitere Stoffe und Gemische, die Brände und Explosionen verursachen können

(1) Besondere Vorsicht ist bei energiereichen Stoffen und Gemischen geboten. Hierzu zählen explosive Stoffe und Gemische, selbstzersetzliche Stoffe und Gemische und organische Peroxide sowie einige oxidierende Stoffe und Gemische wie z. B. Perchlorate und Chlorate. Dabei müssen die Stoffe nicht notwendigerweise mit GHS01 „Explodierende Bombe" gekennzeichnet sein.

(2) Erforderlichenfalls sind die sprengstoffrechtlichen Regelungen gemäß SprengG, 1. SprengV und 2. SprengV zu beachten.

(3) Hinweise zu den relevanten Schutzmaßnahmen finden sich unter anderem in:

1. DGUV Vorschrift 13 „Organische Peroxide",
2. TRGS 511 „Ammoniumnitrat",
3. GefStoffV Anhang III Nummer 2.

TRGS 500

(4) Bei Tätigkeiten mit pyrophoren Stoffen und Gemischen ist darauf zu achten, dass diese nicht mit Luftsauerstoff in Kontakt kommen. Dies kann z. B. beim Öffnen von Behältern eintreten. Wird eine Inertisierung als Schutzmaßnahme verwendet ist sicher zu stellen, dass diese jederzeit wirksam ist.

(5) Tätigkeiten mit Stoffen und Gemischen, die mit Wasser oder bereits mit Luftfeuchtigkeit entzündbare Gase bilden, sind unter Feuchtigkeitsausschluß zu handhaben. Dies kann z. B. in geschlossenen Apparaturen unter Inertgas erfolgen. Auch im Rahmen der Brandbekämpfung ist dies zu berücksichtigen. Geeignet sind z. B. die Verwendung von Trockenlöschpulver oder trockenem Sand. Wasser darf auf keinen Fall zur Brandbekämpfung verwendet werden.

8.2.4 Sonstige durch Gefahrstoffe bedingte Gefährdungen und Schutzmaßnahmen

(1) Bei der Ausübung von Tätigkeiten mit tiefkalten oder heißen Gefahrstoffen sind Schutzmaßnahmen entsprechend der durchgeführten Gefährdungsbeurteilung umzusetzen z. B. Tragen spezieller persönlicher Schutzausrüstung wie Hitze- oder Kälteschutzkleidung.

(2) Bestehen Gefährdungen durch erstickende Gase, z. B. Inertisierung durch Stickstoff oder Kohlendioxid, automatische Feuerlöscheinrichtungen, Methan und Grubengase in Kanälen und Schächten oder Schutzgasschweißen in Gruben und engen Räumen, sind Schutzmaßnahmen zu treffen. Schutzmaßnahmen hierzu sind beispielsweise Messtechnische Überwachung, Warnsysteme, Aufsicht, Sicherungsposten oder Pressluftatmer.

(3) Für Tätigkeiten mit Gefahrstoffen mit narkotisierender Wirkung, z. B. beim großflächigen Desinfizieren im Krankenhausbereich, ist für eine ausreichende Lüftung zu sorgen.

8.2.5 Schutzmaßnahmen bei Tätigkeiten mit Biozidprodukten und bioziden Wirkstoffen

Für Tätigkeiten mit Biozidprodukten und bioziden Wirkstoffen sind Schutzmaßnahmen gemäß der Vorgaben der Zulassung, GefStoffV sowie die Konkretisierungen der technischen Regelungen für Biozidprodukte und biozide Wirkstoffe zu beachten.

9 Schutzmaßnahmen bei Tätigkeiten mit Exposition gegenüber Staub (Anhang I Nummer 2 GefStoffV)

9.1 Grundlegende Schutzmaßnahmen

9.1.1 Allgemeine Hinweise

(1) Abschnitt 9 dieser TRGS beschreibt zusätzliche Schutzmaßnahmen für Tätigkeiten mit Exposition gegenüber A- und E-Staub um die Arbeitsplatzgrenzwerte für A- und E-Staub einzuhalten. Für Stäube außerhalb des Anwendungsbereichs des AGW für A- und E-Staub finden sich in den TRGS 517, TRGS 519, TRGS 521, TRGS 528, TRGS 553, TRGS 558, TRGS 559 und TRGS 561 stoffspezifische und weitergehende Ergänzungen.

TRGS 500

(2) Für brennbare Stäube sind die Brand- und Explosionsgefährdungen zu berücksichtigen. Siehe hierzu Abschnitt 8.2.1 dieser TRGS.

(3) Vor der Aufnahme von Tätigkeiten hat der Arbeitgeber gemäß TRGS 600 in Verbindung mit § 7 Absatz 3 GefStoffV zu prüfen, ob durch Änderung des Arbeitsverfahrens oder der Art der Einsatzstoffe das Auftreten von Staub verhindert werden kann.

(4) Ist keine Substitution möglich, so hat der Arbeitgeber vor der Aufnahme von Tätigkeiten Maßnahmen festzulegen, mit denen das Auftreten von Staub so weit wie möglich vermindert werden kann.

9.1.2 Staubarme Materialien und Verfahren

(1) Der Arbeitgeber hat Materialien, Arbeitsverfahren, Maschinen und Geräte so auszuwählen, dass möglichst wenig Staub freigesetzt wird.

(2) Die Staubentwicklung lässt sich beispielsweise dadurch vermindern, dass Materialien in emissionsarmen Verwendungsformen eingesetzt werden. Staubarme Materialien sind z. B. befeuchtete Rohstoffe, Granulate, Pasten oder bereits fertig gemischte Materialien wie Mörtel oder Spachtelmasse.

(3) Staub emittierende Anlagen, Maschinen und Geräte müssen mit einer wirksamen Absaugung versehen sein, soweit dies technisch möglich ist oder die Staubfreisetzung nicht durch andere Maßnahmen verhindert wird.

(4) Es ist zu prüfen, ob zur Staubniederschlagung Nassverfahren eingesetzt werden können.

(5) Bei Tätigkeiten mit Staubexposition ist eine Ausbreitung des Staubes auf unbelastete Arbeitsbereiche nach dem Stand der Technik zu verhindern. Ist dies nicht möglich, ist zumindest die branchenübliche Betriebs- und Verfahrensweise umzusetzen.

(6) Das Reinigen des Arbeitsbereiches durch trockenes Kehren oder Abblasen von Staubablagerungen mit Druckluft ist grundsätzlich nicht zulässig.

9.1.3 Technische Schutzmaßnahmen

(1) Lässt sich die Entstehung von Stäuben nicht vermeiden, sind vorrangig technische Schutzmaßnahmen anzuwenden. Nachfolgend sind technische Schutzmaßnahmen geordnet nach abnehmender Wirksamkeit aufgeführt:

1. Gekapselte Maschinen und Anlagen mit integriertem Staubhandling z. B. geschlossene statt offene Transportsysteme,
2. Maschinen mit Absaugung an der Emissionsquelle,
3. Absaugung des Arbeitsplatzes möglichst nahe an der Emissionsquelle,
4. Raumlufttechnik mit Anordnung der Absaugelemente möglichst nahe an der Gefahrenquelle, um in diesen Bereichen möglichst hohe lokale Luftwechselraten zu erhalten und
5. Raumlüftung mit gleichmäßiger Durchlüftung des Raumes.

(2) Bei Tätigkeiten mit Freisetzung von Stäuben ist eine freie Lüftung oder die Verwendung stationärer Luftreiniger als alleinige Schutzmaßnahme i.d.R. nicht ausreichend.

TRGS 500

(3) Bei mobilen, mit Kabinen ausgestatteten Arbeitsmaschinen sollen diese Kabinen geschlossen, klimatisiert und mit Zuluftfilterung vorgesehen werden (siehe dazu DGUV Information 201-004).

(4) Ist die Wirksamkeit einer technischen Schutzmaßnahme nicht ausreichend, ist eine Kombination von Maßnahmen zu ergreifen. Dabei ist der Umsetzung mehrerer technischer oder organisatorischer Schutzmaßnahmen Vorrang vor persönlichen Schutzmaßnahmen zu geben.

(5) Werden handgeführte Maschinen z. B. Trennschleifer, Schlitz- oder Putzfräsen oder Schleifgeräte verwendet, so sind diese mit Entstaubern mindestens der Staubklasse M auszustatten, soweit dies technisch möglich ist. Eine Auswahl geeigneter Maschinen mit Stauberfassungselementen und Entstaubern ist bei der BG Bau unter „Staubarme Bearbeitungssysteme" im Internet verfügbar.

(6) Bei der Planung von technischen Schutzmaßnahmen ist zu beachten, dass die Wirksamkeit dieser Maßnahmen von der Anordnung der Arbeitsplätze und den dort durchgeführten Tätigkeiten abhängt. Die Besonderheiten der Emissionsquelle z. B. thermische Strömungen oder Tätigkeiten mit impulsbehafteten Emissionen wie Schleifen, sind zu berücksichtigen.

(7) Bei der Kombination und Anordnung von verschiedenen lufttechnischen Maßnahmen sind mögliche Wechselwirkungen durch Luftströmungen und Verschleppungen zu beachten. Lüftungskurzschlüsse sind zu vermeiden. Zugluft auf Grund von geöffneten Türen, Fenstern oder Durchgängen, die die Absaugleistung beeinträchtigt, ist zu vermeiden

(8) Ist eine vollständige Erfassung an der Emissionsquelle nicht möglich, so können an ortsveränderlichen Arbeitsplätzen Geräte z. B. mobile Luftreiniger und Erfassungseinrichtungen mit einem Absaugarm zur Absaugung in unmittelbarer Nähe der Emissionsquelle verwendet werden. An stationären Arbeitsplätzen sind bevorzugt lüftungstechnische Maßnahmen z. B. technische Be-/Entlüftung anzuwenden.

(9) Schutzmaßnahmen nach Absatz 1 oder eine Arbeitsplatzlüftung, mit der Stäube gerichtet vom Bediener weggeführt werden können und eine Verschleppung in andere Arbeitsbereiche vermieden wird, sind vorrangig anzuwenden.

(10) Der Arbeitsraum muss mit ausreichend Zuluft versorgt werden, um die abgesaugte Luft zu ersetzen. Es ist für ausreichend dimensionierte Zuluftöffnungen zu sorgen. Die Zuluft muss den betroffenen Raumbereich durchströmen.

(11) Nicht gereinigte, abgesaugte Luft wird so abgeführt, dass sie nicht in Arbeitsbereiche zurückgelangen kann. Die Anforderungen des Immissionsschutzes bleiben unberührt.

(12) Abgesaugte Luft, die Staub enthält, darf in den Arbeitsbereich nur zurückgeführt werden, wenn sie wirksam gereinigt wurde. Sofern keine stoffspezifischen Abscheidegrade festgelegt oder genannt sind, sollten für Stäube ohne spezifische Toxizität in den Abscheideanlagen mindestens Filter der

TRGS 500

Staubklasse M nach EN 60335-2-69, Anhang AA oder gleichwertig verwendet werden, siehe auch DGUV Grundsatz 309-012.

(13) Einrichtungen zum Abscheiden, Erfassen und Niederschlagen von Stäuben müssen dem Stand der Technik entsprechen. Der für eine wirksame Erfassung erforderliche Absaugvolumenstrom ist zu ermitteln und ist Grundlage für die Einrichtung der Anzeige bzw. Warneinrichtung und für die jährliche Wirksamkeitsüberprüfung. Bereits vor der ersten Inbetriebnahme ist die ausreichende Wirksamkeit im Hinblick auf ordnungsgemäße Installation, Funktion und Aufstellung durch eine befähigte Person nach Betriebssicherheitsverordnung zu überprüfen. Bei Beschaffung staubtechnisch geprüfter Maschinen und Geräte (DGUV Test-Zeichen mit dem Zusatz „staubtechnisch geprüft") kann der Arbeitgeber davon ausgehen, dass die Emissionsrate dem Stand der Technik entspricht. Die Einrichtungen sind mindestens jährlich auf ihre Funktionsfähigkeit zu prüfen, zu warten und in Stand zu setzen. Die niedergelegten Ergebnisse der Prüfungen sind mindestens bis zur nächsten Prüfung aufzubewahren.

(14) Arbeitsräume für stationäre Tätigkeiten, in denen Staub auftreten kann, sind möglichst so zu gestalten und zu unterhalten, dass Wände und Decken zur Vermeidung von Staubanhaftung glatt sind, Ablagerungsflächen z. B. durch Abschrägungen oder Verkleidungen vermieden werden und Fußböden und Oberflächen leicht zu reinigen sind. Staubablagerungen sind zu vermeiden.

9.1.4 Organisatorische Schutzmaßnahmen

(1) Arbeitsplätze sind regelmäßig zu reinigen. Im Rahmen der Gefährdungsbeurteilung sind konkrete Reinigungsintervalle festzulegen. Dabei ist insbesondere zu prüfen, welche Arbeitsräume, Verkehrswege, Betriebsanlagen, Maschinen und Geräte mit zu betrachten sind.

(2) Arbeitsräume unterschiedlich hoher Staubbelastung sind durch bauliche oder lüftungstechnische Maßnahmen von anderen Arbeitsbereichen nach Möglichkeit zu trennen.

(3) Der Arbeitgeber stellt sicher, dass Arbeitsräume mit hoher Staubbelastung nur für Beschäftigte zugänglich sind, die dort Tätigkeiten auszuführen haben.

(4) Für staubintensive Tätigkeiten sind geeignete organisatorische Maßnahmen zu ergreifen, um die Dauer der Exposition so weit wie möglich zu verkürzen.

(5) Der Arbeitgeber hat darauf zu achten, dass Arbeitsmittel (Geräte, Maschinen, Anlagen) im Hinblick auf die Staubvermeidung in einem ordnungsgemäßen und funktionsfähigen Betriebszustand gehalten und verwendet werden.

(6) Bei Verwendung von Maschinen mit geschlossenen Fahrerkabinen, die mit einem Filter zur Reinigung der Außenluft ausgestattet sind (dies ist in der Regel bei klimatisierten Kabinen der Fall), sind die Türen und Fenster während des Betriebes geschlossen zu halten.

(7) Der Arbeitgeber hat für Tätigkeiten mit staubenden Materialien unter Berücksichtigung der Gefährdungsbeurteilung

eine arbeitsplatz- und tätigkeitsbezogene Betriebsanweisung zu erstellen.

(8) Besteht eine Gefährdung durch verunreinigte Arbeitskleidung, hat der Arbeitgeber eine getrennte Aufbewahrungsmöglichkeit für Arbeits- und Straßenkleidung vorzusehen. Der Arbeitgeber hat verschmutzte Arbeitskleidung regelmäßig reinigen zu lassen. Alternativ kann Einwegschutzkleidung verwendet werden.

(9) Das Abblasen der Kleidung ist nur in geeigneten Einrichtungen wie z. B. speziellen Luftduschkabinen zulässig. Dabei ist im Rahmen der Gefährdungsbeurteilung zu prüfen, ob geeigneter Atemschutz zur Verfügung gestellt und getragen werden muss. Alternativ ist das Absaugen verstaubter Kleidung mit geeigneten Absaugeinrichtungen zulässig.

(10) Für die Beschäftigten sind vom Arbeitgeber Waschräume zur Verfügung zu stellen. Bei nicht stationären Arbeitsplätzen z. B. Tätigkeiten auf Baustellen oder in der Landwirtschaft sind Waschgelegenheiten ausreichend.

(11) Der Arbeitgeber hat die staubexponierten Beschäftigten anhand der Betriebsanweisung über auftretende Gefährdungen sowie über die Schutzmaßnahmen mündlich zu unterweisen.

(12) Die Unterweisung ist vor Aufnahme der Beschäftigung und danach mindestens jährlich arbeitsplatz- und tätigkeitsbezogen durchzuführen. Inhalt und Zeitpunkt der Unterweisung sind vom Arbeitgeber zu dokumentieren und von den Unterwiesenen durch Unterschrift zu bestätigen.

9.1.5 Persönliche Schutzmaßnahmen

(1) Der Arbeitgeber hat die gemäß dem Ergebnis der Gefährdungsbeurteilung und nach Maßgabe der GefStoffV notwendige persönliche Schutzausrüstung z. B. Atemschutzgeräte, Schutzbrillen, Schutzhandschuhe, Schutzkleidung zur Verfügung zu stellen und deren Pflege und Wartung sicher zu stellen. Dabei ist die PSA-Benutzungsverordnung zu beachten. Die Trageverpflichtung ist in der Betriebsanweisung zu regeln.

(2) Der Arbeitgeber hat dafür Sorge zu tragen, dass die Beschäftigten die persönliche Schutzausrüstung nach den Vorgaben der Betriebsanweisung und der Unterweisung tragen.

(3) Geeignete Atemschutzgeräte sind z. B. partikelfiltrierende Halbmasken mindestens der Klasse FFP2, Halbmasken mit mindestens einem Filter der Klasse P2, Helme oder Hauben mit Gebläseunterstützung und Partikelfilter mindestens der Klasse TH2P.

(4) Das Tragen von belastender persönlicher Schutzausrüstung darf keine Dauermaßnahme sein. Die AMR 14.2 ist zu beachten. Siehe auch DGUV Regel 112-190 Benutzung von Atemschutzgeräten.

9.2 Tätigkeitsbezogene Schutzmaßnahmen

9.2.1 Lagern

(1) Staubende Materialien z. B. Schüttgüter sind nach Möglichkeit in geschlossenen Systemen zu lagern, z. B. in geschlossenen Silos, in Säcken, Big-Bags oder abgedeckten Containern und vor Beschädigungen zu schützen z. B. durch Rammschutz für Sackware.

TRGS 500

(2) Bei offen gelagerten staubenden Materialien sind zur Vermeidung von Staubemissionen z. B. folgende Maßnahmen geeignet:
1. Feuchthalten der gelagerten Materialien,
2. Abdecken mit Planen,
3. windgeschützte Lagerung z. B. durch Trennwände, Erdwälle, Windschutzbepflanzung, Windschutzzäune, abgesenkte Lagerflächen.

9.2.2 Transportieren und Fördern (LKW, Kipper, Mulden, Stetigförderer)

9.2.2.1 Fahrstraßen

(1) Auf unbefestigten Fahrstraßen, die nicht gereinigt werden können, sind Staubaufwirbelungen zu vermeiden. Dies kann zum Beispiel durch Befeuchtung mit Wasser ggf. unter Anwendung von Staubbindemitteln wie CMA (Calcium-Magnesium-Acetat) oder Magnesiumchlorid geschehen. Diese Maßnahmen sind bei der Planung der Gesamtmaßnahme angemessen zu berücksichtigen. Auf eine Befeuchtung kann verzichtet werden, wenn sich keine Personen in staubgefährdeten Bereichen von Fahrstraßen aufhalten und wenn das Fahrpersonal durch wirksame Zuluftfilterung geschützt ist.

9.2.2.2 Stetigförderer (Gurtförderer, Kettenförderer, Becherwerke, Schneckenförderer u.a.)

(1) Stetigförderer zum Transport von staubendem Material sind soweit wie möglich einzuhausen und – insbesondere im Bereich von Beschickung und Auswurf sowie an den Materialübergabestellen an den Schnittpunkten der einzelnen Anlagenkomponenten – mit einem Entstaubungssystem auszurüsten. Dabei ist zu beachten, dass ein leichter Zugang für Reinigungs- und Wartungsarbeiten gewährleistet ist z. B. durch eine abschnittsweise Einhausung.

(2) Ist eine vollständige Einhausung nicht möglich, sind Beschickungs-, Auswurf- und Materialübergabestellen sowie Förderabschnitte mit starker Staubentwicklung mit einer Staubabsaugung oder Wasserberieselung auszurüsten. Reinigungssysteme (Abstreifer) für Fördergurte sind zu kapseln bzw. in eine vorhandene Einhausung zu integrieren.

(3) Die freie Fallhöhe an Abwurf- und Übergabestellen von Stetigförderern ist so gering wie möglich zu halten.

9.2.2.3 Pneumatische Fördersysteme

(1) Das Rohrleitungssystem pneumatischer Fördersysteme sollte möglichst einfach ausgelegt sein (kurze Wege, möglichst wenig Einbauten). Mögliche Verstopfungen bei horizontal verlaufenden Leitungen sind durch ein leichtes Gefälle zu vermeiden.

(2) An den Umlenkungsstellen der Förderströme ist Materialverschleiß möglichst zu vermeiden, z. B. durch verschleißfeste Bögen bzw. verschleißmindernde Verfahren. Die Reinigungsfilter für die abfließende Förderluft (Druckentlastung) sind regelmäßig zu warten bzw. zu reinigen.

9.2.3 Handhaben von Schüttgut und pulverförmigen Materialien (Ein-, Ab und Umfüllen, Materialaufgabe, Sieben, Mischen, Trocknen, Absacken), Entleeren mit Entsorgen leerer Gebinde)

9.2.3.1 Allgemeines zum Ein-, Ab-, Umfüllen und Mischen

(1) Die Staubentwicklung bei diesen Vorgängen ist soweit wie möglich zu minimieren. Dies wird z. B. dadurch erreicht, dass

1. eine offene Handhabung von Schüttgut und pulverförmigem Material vermieden wird z.b. durch Verwendung von Einwegkartons bei Spachtelmassen,
2. staubendes Material nach Möglichkeit befeuchtet wird,
3. freiwerdende Stäube mit geeigneten Erfassungselementen so nah wie möglich an der Entstehungsstelle abgesaugt werden,
4. Abwurfhöhen minimiert werden oder der Weg des Abwurfmaterials mit einer Umhüllung versehen ist.

(2) Bei stationären Umschlagstellen und bei Beschickung mittels Lkw, Kipper, Radlader o.ä. im stationären Betrieb sind staubmindernde Maßnahmen zu ergreifen, z. B. durch eine Wasserbedüsung oder eine möglichst vollständige Einhausung des Aufgabebereichs,z.B. durch Lamellenvorhänge.

9.2.3.2 Sackaufgabe

(1) Zur staubfreien Aufgabe von Sackware in Silos, Behälter oder Förderanlagen sind bevorzugt abgesaugte Sackentleerstationen zu verwenden. Dabei sind Art und Größe der Säcke und die Sackentleerstation aufeinander abzustimmen.

(2) Entleerte Säcke sind bedeutende Staubquellen. Sie sollten daher wenn möglich im Bereich einer Staubabsaugung oder in einem speziellen Leersackverdichter entsorgt werden.

(3) Analoge Maßnahmen sind bei der Entleerung von Big Bags zu treffen.

9.2.3.3 Absacken

(1) Die Absackvorrichtung ist möglichst einzuhausen und die beim Füllvorgang aus den Säcken entweichende Luft ist vollständig zu erfassen und abzusaugen. Vor der Entnahme der befüllten Säcke sind diese staubdicht zu verschließen.

(2) Bei der Auswahl des Sackmaterials ist auf Staubdichtheit zu achten. Säcke sollten so gestaltet sein, dass bei der Entleerung keine Restmengen im Sack verbleiben, die bei der Entsorgung zu Staubentwicklung führen können.

(3) Analoge Maßnahmen sind bei der Entleerung von Big Bags zu treffen.

9.2.4 Be- und Verarbeiten von festen Materialien (Schneiden, Trennen, Schleifen, Fräsen, Mahlen, Brechen, Arbeiten mit handgeführten Maschinen)

9.2.4.1 Zerkleinern

(1) Zerkleinerungsaggregate (Backenbrecher, Prallbrecher, Kreiselbrecher, Mühlen usw.) sind staubarm zu gestalten. Dies kann z. B. durch eine Kapselung, insbesondere im Bereich von Beschickung und Austrag, durch eine

TRGS 500

Absaugung oder eine Wasserbedüsung erreicht werden.

(2) Bei Tätigkeiten mit staubentwickelnden Gefahrstoffen ist zusätzlich sicherzustellen, dass Schneidwerkzeuge z. B. Messerwellen stets funktionsgerecht gewartet und geschärft sind.

9.2.4.2 Spanende Bearbeitung (Schneiden, Trennen, Schleifen, Fräsen)

(1) Bei der Auswahl der Bearbeitungsverfahren sind staubarme Techniken zu bevorzugen, z. B. durch Auswahl langsam laufender Maschinen. Alternativ sind Nassanstelle von Trockenbearbeitungsverfahren einzusetzen.

(2) Freiwerdende Stäube sind an der Entstehungsstelle abzusaugen, die verwendeten Anlagen sind, wenn möglich, einzuhausen.

9.2.5 Reinigungsarbeiten

(1) Reinigungsarbeiten sind so durchzuführen, dass die Freisetzung und Aufwirbelung von Staub so gering wie möglich ist, z. B. mit Feucht- oder Nassverfahren nach dem Stand der Technik oder saugend unter Verwendung geeigneter Staubsauger oder Entstauber.

(2) Geeignete Maßnahmen zum staubarmen Reinigen sind:
1. Verwendung fest installierter Staubsauganlagen, Staub beseitigender Maschinen oder Geräte,
2. feuchtes Wischen oder Nassreinigen,
3. Kehren mit ausreichender Vermischung des Kehrgutes mit Bindemittel (wie Wasser, Calcium-Magnesium-Acetat oder Magnesiumchlorid) oder

4. Kehren befestigter Verkehrswege mit Kehrsaugmaschinen und Filterung der Prozessluft.

(3) Geeignet sind für den industriellen Bereich auch Staub beseitigende Maschinen oder Geräte, wie z. B. Industriestaubsauger (mindestens Staubklasse M) und Kehrsaugmaschinen mit wirksamer Staubfilterung.

(4) Für die Unterhaltsreinigung sollten Staubsauger mit Filtern der Staubklasse M verwendet werden.

(5) Das Reinigen des Arbeitsbereiches durch trockenes Kehren oder Abblasen von Staubablagerungen mit Druckluft ist grundsätzlich nicht zulässig. Das Reinigen von Werkstücken durch Abblasen mit Druckluft ist nur unter Verwendung besonderer Schutzmaßnahmen, z. B. der Verwendung von kombinierten Blas-/Saugeinrichtungen zulässig.

(6) Filteranlagen oder mobile Stauberfassungen sind möglichst außerhalb des Hauptarbeitsbereiches unter Berücksichtigung von Zuluft und Windeinflüssen zu reinigen. Der Staubsack ist vor dem Herausnehmen aus dem Behälter möglichst zu verschließen.

9.2.6 Großflächige Staubemissionen im Freien (z. B. Landwirtschaft, Gartenbau)

(1) Die großflächige Ausbreitung von Stäuben ist nach Möglichkeit zu vermeiden.

(2) Falls dies nicht möglich ist, sollen Fahrzeuge eingesetzt werden, die über klimatisierte Kabinen mit gefilterter Zuluft verfügen.

Über die in den Abschnitten 9.1 bis 9.2.6 beschriebenen Schutzmaßnahmen sind

TRGS 500

die in weiterführenden TRGS genannten Schutzmaßnahmen umzusetzen z. B. nach TRGS 517, 519, 521, 528, 553, 558, 559, 561.

10 Maßnahmen bei Betriebsstörungen, Unfällen und Notfällen

(1) Auf der Grundlage der Gefährdungsbeurteilung müssen ausreichend Flucht- und Rettungswege gemäß der ArbStättV vorhanden sein, die auch als solche gekennzeichnet sind und ins Freie, in andere Brandabschnitte oder andere gesicherte Bereiche führen. Auf ASR 2.3 wird verwiesen.

(2) Es müssen ausreichend geeignete Feuerlöscher vorhanden sein, die jederzeit zugänglich sind und in deren Benutzung die Beschäftigten eingewiesen sind. Weiterführende Informationen liefert die ASR A2.2.

(3) Der Arbeitgeber hat Alarmpläne, die das Verhalten im Brandfall und bei Unfällen beschreiben, zu erarbeiten und auszuhängen.

(4) Der Arbeitgeber hat Maßnahmen festzulegen, die im Ereignisfall dafür Sorge tragen, dass die Beschäftigten über das Ereignis, die Gefahren und Verhaltensweisen schnell informiert werden. Hierfür sind ggfs. entsprechende Warn- und Kommunikationssysteme, z. B. Sirenen oder Lautsprecherdurchsagen, vorzuhalten.

(5) Beschäftigte sowie Betriebsfremde wie z. B. Hilfskräfte, Leiharbeitnehmer oder Beschäftigte von Fremdfirmen sind vor der Aufnahme ihrer Tätigkeit über die Gefahren, die zu treffenden Schutzmaßnahmen sowie das Verhalten bei Betriebsstörungen, Unfällen oder Notfällen zu informieren.

(6) Es sind regelmäßig Sicherheitsübungen durchzuführen.

(7) Beschäftigte, die nicht in die Beseitigung von Betriebsstörungen, Unfallfolgen oder Notfällen involviert sind, dürfen sich nicht im Gefahrenbereich aufhalten, sondern haben diesen umgehend zu verlassen.

(8) Der Arbeitgeber hat die Maßnahmen der Ersten Hilfe festzulegen. Es müssen ausreichend Ersthelfer, Erste-Hilfe-Material und ggfs. Erste-Hilfe-Einrichtungen vorhanden sein. Weitere Konkretisierungen enthält das Regelwerk der Unfallversicherungsträger z. B. DGUV Vorschrift 1.

(9) Der Arbeitgeber trägt Sorge, dass im Falle eines Unfallereignisses die nachgeschaltete Rettungskette festgelegt ist.

(10) Die Alarmierung oder das Herbeirufen von Hilfe muss in jedem Fall gewährleistet sein. Das dabei einzusetzende Alarmierungsprinzip ist vorrangig von den inhärenten Eigenschaften des freiwerdenden Gefahrstoffes und der damit verbundenen Fähigkeit zur Flucht des Beschäftigten abhängig. Neben der Aufsicht durch eine zweite Person kann dieses Alarmierungsprinzip u. a. umgesetzt werden durch:

1. einen regelmäßigen Telefonanruf, z. B. bei der Möglichkeit einer geringfügigen, die Handlungsfähigkeit nicht beeinträchtigenden Verletzung des allein tätigen Beschäftigten und

2. eine personenbezogene Dauerüberwachung, z. B. bei der Möglichkeit einer innerhalb kurzer Zeit auftretenden Fluchtunfähigkeit des Beschäftigten in Folge austretender, erstickend wirkender Gase.

(11) Werden Tätigkeiten mit Gefahrstoffen von einem Beschäftigten außerhalb von Ruf- und Sichtweite zu anderen Beschäftigten ausgeführt, hat der Arbeitgeber im Rahmen einer Gefährdungsbeurteilung festzustellen, ob zusätzliche Schutzmaßnahmen notwendig sind um die Erste Hilfe bei Notfällen sicher zu stellen. Weitere Informationen zum Thema Alleinarbeit finden sich in der DGUV Regel 112-139, DGUV Information 212-139 und in der DGUV Leitlinie „Einsatz von Personen-Notsignal-Anlagen bei gefährlichen Alleinarbeiten".

(12) Für spezielle Tätigkeiten wie z. B. dem Befahren von Behältern und engen Räumen ist geeignetes Rettungsgerät und unterwiesenes Personal wie beispielsweise ein Sicherungsposten, vorzusehen.

(13) Bereiche mit besonderen Gefahrenpotentialen, z. B. Lager für Gasflaschen, sind den Rettungskräften kenntlich zu machen.

(14) Für Gefahrstoffe mit besonderen Gefahreneigenschaften wie z. B. Phenol oder Cyanide sind die erforderlichen spezifischen Gegenmittel bereit zu halten. Für Flusssäure wäre dies beispielsweise Calciumgluconat.

11 Wirksamkeitsüberprüfung

(1) Der Arbeitgeber hat regelmäßig zu kontrollieren, ob die von ihm festgelegten Schutzmaßnahmen vorhanden und wirksam sind (siehe auch TRGS 400). Dies kann erfolgen z. B. durch:

1. Durchführung wiederkehrender Prüfungen zur Sicherstellung der ordnungsgemäßen Funktion technischer Einrichtungen wie z. B. Lüftungsanlagen oder Absaugungen oder Kontrolle und regelmäßiger Filterwechsel,
2. Überprüfung technischer Parameter wie z. B. die Luftgeschwindigkeit von Absaugungen, Luftwechselraten oder Querströmungen,
3. Kontrolle, ob die technischen Anlagen, Maschinen, Arbeitsmittel und persönliche Schutzausrüstung bestimmungsgemäß verwendet, gereinigt und gewartet werden, z.B. durch Potenzialausgleich,
4. Überprüfung der Umsetzung von Reinigungs- und Wartungsplänen,
5. Begehungen,
6. Überprüfung des Befundes zur inhalativen Exposition z. B. durch messtechnische oder nichtmesstechnische Ermittlungsmethoden (Berechnungen, Übertragung von Ergebnissen von vergleichbaren Arbeitsplätzen),
7. Durchführen von Sicht- und Funktionskontrollen, z. B. Überprüfen der Funktion einer Absaugung nach dem Einschalten,
8. Überprüfung der persönlichen Schutzausrüstung auf offensichtliche Mängel vor dem Gebrauch,
9. Berücksichtigung der Ergebnisse arbeitsmedizinischer Vorsorge.

Bei der Wirksamkeitsüberprüfung hat der Arbeitgeber darauf hinzuwirken, dass alle Beschäftigten eine Mitwirkungspflicht haben.

(2) Führt die Wirksamkeitsüberprüfung zum Ergebnis, dass die getroffenen Schutzmaßnahmen nicht ausreichend sind, ist die Gefährdungsbeurteilung erneut durchzuführen und es sind zusätzliche Maßnahmen zu ergreifen.

Auf den Abdruck der Anhänge wird verzichtet

Literaturhinweise

AMR 14.2 „Einteilung von Atemschutzgeräten in Gruppen" ASR A1.3 „Sicherheits- und Gesundheitsschutzkennzeichnung" ASR A2.2 „Maßnahmen gegen Brände"

ASR A3.6 „Lüftung"

ASR A4.1 „Sanitärräume"

Begriffsglossar zu den Regelwerken der Betriebssicherheitsverordnung (BetrSichV), Biostoffverordnung (BioStoffV) und der Gefahrstoffverordnung (GefStoffV) des ABS, ABAS und AGS: https://www.baua.de/DE/Angebote/Rechtstexte-und-Technische-Regeln/Regelwerk/Glossar/Glossar_node.html

DGUV Regel 112-139 „Einsatz von Personen-Notsignal-Anlagen" DGUV Regel 112-189 „Benutzung von Schutzkleidung"

DGUV Regel 112-190 „Benutzung von Atemschutzgeräten" DGUV-Regel 112-191 „Benutzung von Fuß- und Knieschutz"

DGUV Regel 112-192 „Benutzung von Augen- und Gesichtsschutz" DGUV Regel 112-195 „Benutzung von Schutzhandschuhen"

DGUV Information 201-004 „Fahrerkabinen mit Anlagen zur Atemluftversorgung auf Erdbaumaschinen und Spezialmaschinen des Tiefbaus"

DGUV Grundsatz 309-012 „Prüfgrundsatz für die staubtechnische Prüfung von Luftreinigern" Staubarme Bearbeitungssysteme, BG Bau: https://www.bgbau.de/themen/sicherheit-und-gesundheit/staub/staubarme-bearbeitungssysteme/

DGUV Information 201-012 „Verfahren mit geringer Exposition gegenüber Asbest bei Abbruch-, Sanierungs- und Instandhaltungsarbeiten"

DGUV Information 212-139 „Notrufmöglichkeiten für allein arbeitende Personen"

DGUV Leitlinie „Einsatz von Personen-Notsignal-Anlagen bei gefährlichen Alleinarbeiten" DGUV-Regel 109-002 „Arbeitsplatzlüftung – Lufttechnische Maßnahmen"

Einfaches Maßnahmenkonzept Gefahrstoffe – EMKG: www.baua.de/emkg, Schutzleitfäden siehe https://www.baua.de/DE/Themen/Arbeitsgestaltung-im-Betrieb/Gefahrstoffe/EMKG/EMKG-Schutzleitfaeden.html

EN 60335-2-69 „Sicherheit elektrischer Geräte für den Hausgebrauch und ähnliche Zwecke – Teil 2-69: Besondere Anforderungen für Staub- und Wassersauger einschließlich kraftbetriebener Bürsten für industrielle und gewerbliche Zwecke"

Gesetz über die Bereitstellung von Produkten auf dem Markt (Produktsicherheitsgesetz – ProdSG)

TRGS 500

Richtlinie 1999/45/EG des Europäischen Parlaments und des Rates vom 31. Mai 1999 zur Angleichung der Rechts- und Verwaltungsvorschriften der Mitgliedsstaaten für die Einstufung, Verpackung und Kennzeichnung gefährlicher Zubereitungen

Richtlinie 2000/54/EG des Europäischen Parlaments und des Rates vom 18. September 2000 über den Schutz der Arbeitnehmer gegen Gefährdung durch biologische Arbeitsmittel bei der Arbeit

Richtlinie 67/548/EWG zur Angleichung der Rechts- und Verwaltungsvorschriften für die Einstufung, Verpackung und Kennzeichnung gefährlicher Stoffe vom 27. Juni 1967

Technische Regeln für Gefahrstoffe – TRGS: www.baua.de/trgs

TRGS 201 „Einstufung und Kennzeichnung bei Tätigkeiten mit Gefahrstoffen" TRGS 400 „Gefährdungsbeurteilung für Tätigkeiten mit Gefahrstoffen"

TRGS 401 „Gefährdung durch Hautkontakt – Ermittlung, Beurteilung, Maßnahmen"

TRGS 410 „Expositionsverzeichnis bei Gefährdung gegenüber krebserzeugenden oder keimzellmutagenen Gefahrstoffen der Kategorien 1A oder 1B"

TRGS 420 „Verfahrens- und stoffspezifische Kriterien (VSK) für die Ermittlung und Beurtei- lung der inhalativen Exposition"

TRGS 460 „Vorgehensweise zur Ermittlung des Standes der Technik"

TRGS 509 „Lagerung von flüssigen und festen Gefahrstoffen in ortsfesten Behältern sowie Füll- und Entleerstellen für ortsbewegliche Behälter"

TRGS 510 „Lagerung von Gefahrstoffen in ortsbeweglichen Behältern"

TRGS 517 „Tätigkeiten mit potenziell asbesthaltigen mineralischen Rohstoffen und daraus hergestellten Gemischen und Erzeugnissen"

TRGS 519 „Asbest - Abbruch-, Sanierungs- oder Instandhaltungsarbeiten"

TRGS 521 „Abbruch-, Sanierungs- und Instandhaltungsarbeiten mit alter Mineralwolle" TRGS 526 „Laboratorien"

TRGS 528 „Schweißtechnische Arbeiten" TRGS 553 „Holzstaub"

TRGS 554 „Abgase von Dieselmotoren"

TRGS 555 „Betriebsanweisung und Information der Beschäftigten" TRGS 558 „Tätigkeiten mit Hochtemperaturwolle"

TRGS 559 „Mineralischer Staub"

TRGS 560 „Luftrückführung bei Tätigkeiten mit krebserzeugenden, erbgutverändernden und fruchtbarkeitsgefährdenden Stäuben"

TRGS 561 „Tätigkeiten mit krebserzeugenden Metallen und ihren Verbindungen" TRGS 600 „Substitution"

TRGS 720 „Gefährliche explosionsfähige Atmosphäre – Allgemeines"

TRGS 721 „Gefährliche explosionsfähige Atmosphäre – Beurteilung der Explosionsgefähr- dung"

TRGS 722 „Vermeidung oder Einschränkung gefährlicher explosionsfähiger Atmosphäre"

TRGS 723 „Gefährliche explosionsfähige Gemische – Vermeidung der Entzündung gefährlicher explosionsfähiger Gemische"

TRGS 724 „Gefährliche explosionsfähige Gemische – Maßnahmen des konstruktiven Explosionsschutzes, welche die Auswirkung einer Explosion auf ein unbedenkliches Maß beschränken"

TRGS 725 „Gefährliche, explosionsfähige Atmosphäre – Mess-, Steuer- und Regeleinrichtungen im Rahmen von Explosionsschutzmaßnahmen"

TRGS 727 „Vermeidung von Zündgefahren infolge elektrostatischer Aufladungen"

TRGS 800 „Brandschutzmaßnahmen"

TRGS 900 „Arbeitsplatzgrenzwerte"

TRGS 906 „Verzeichnis krebserzeugender Tätigkeiten oder Verfahren nach § 3 Abs. 2 Nr. 3 GefStoffV"

TRGS 910 „Risikobezogenes Maßnamenkonzept für Tätigkeiten mit krebserzeugenden Gefahrstoffen"

TRBS 1112 „Instandhaltung"

Verordnung EG Nr. 1272/2008 des Europäischen Parlaments und des Rates vom 16. De- zember 2008 über die Einstufung, Kennzeichnung und Verpackung von Stoffen und Gemische – CLP-Verordnung

Verordnung EU Nr. 2016/425 des Europäischen Parlaments und des Rates vom 9 März 2016 über persönliche Schutzausrüstungen und zur Aufhebung der Richtlinie 89/686/EWG des Rates – PSA-Verordnung

Verordnung EU Nr. 528/2012 des Europäischen Parlaments und des Rates vom 22. Mai 2012 über die Bereitstellung auf dem Markt und Verwendung von Biozidprodukten – Biozid-Verordnung

Verordnung zum Schutz vor Gefahrstoffen (Gefahrstoffverordnung – GefStoffV) Verordnung zur arbeitsmedizinischen Vorsorge – ArbMedVV

TRGS 500

TRGS 525
Gefahrstoffe in Einrichtungen der medizinischen Versorgung

Ausgabe September 2014 *
berichtigt: 10.7.2015, GMBl Nr. 27 S. 542

Die Technischen Regeln für Gefahrstoffe (TRGS) geben den Stand der Technik, Arbeitsmedizin und Arbeitshygiene sowie sonstige gesicherte arbeitswissenschaftliche Erkenntnisse für Tätigkeiten mit Gefahrstoffen, einschließlich deren Einstufung und Kennzeichnung, wieder.

Sie werden vom **Ausschuss für Gefahrstoffe (AGS)** ermittelt bzw. angepasst und vom Bundesministerium für Arbeit und Soziales nach der Gefahrstoffverordnung im Gemeinsamen Ministerialblatt bekannt gegeben.

Diese TRGS konkretisiert im Rahmen ihres Anwendungsbereichs Anforderungen der Gefahrstoffverordnung. Bei Einhaltung der Technischen Regeln kann der Arbeitgeber insoweit davon ausgehen, dass die entsprechenden Anforderungen der Verordnung erfüllt sind. Wählt der Arbeitgeber eine andere Lösung, muss er damit mindestens die gleiche Sicherheit und den gleichen Gesundheitsschutz für die Beschäftigten erreichen.

1 Anwendungsbereich

(1) Diese TRGS legt fest und erläutert, welche Maßnahmen in Einrichtungen zur humanmedizinischen und veterinärmedizinischen Versorgung zum Schutz der Beschäftigten nach dem Stand der Technik zu treffen sind, wenn in diesen Bereichen Tätigkeiten mit Gefahrstoffen durchgeführt werden. Hinweise zur

---

*) Hinweis: Mit der Neufassung ist die TRGS 525 an das aktuelle Vorschriften- und Regelwerk angepasst und auf die Veterinärmedizin ausgeweitet worden und gilt damit für den gesamten Bereich der Medizin, sowohl in entsprechenden Einrichtungen der stationären als auch in der ambulanten medizinischen Versorgung. Die TRGS gilt auch in Einrichtungen wie Apotheken, der ambulanten Pflege, dem Rettungs- und Krankentransport, den medizinischen Untersuchungseinrichtungen für Körpergewebe, -flüssigkeiten und alternativmedizinischen Einrichtungen.
Die weite Verbreitung bislang nicht berücksichtigter Therapieprinzipien (z. B. monoklonale Antikörper) und die Änderung der Rechtslage hat eine intensive Prüfung und Überarbeitung des Kapitels über die Arzneimittel mit CMR-Eigenschaften erforderlich gemacht.
Das Kapitel Desinfektion ist der aktuellen Rechts- und Erkenntnislage angepasst worden.
Der Wandel in den Methoden der Anästhesie wurde bei der Überarbeitung des Kapitels über die Anwendung von Narkosegasen berücksichtigt. Die Hinzunahme der Veterinärmedizin hat Anpassungen erforderlich gemacht. Es sind neue Verfahren zur Anästhesie, der Langzeitsedierung und in der Zahnmedizin entwickelt worden.
Die Auswirkungen der Laserchirurgie mit entsprechender Pyrolyse bzw. Rauchgasentwicklung sind bislang in der Regelsetzung noch unzureichend berücksichtigt. Es liegen zahlreiche neue Erkenntnisse dazu vor.

TRGS 525

Ermittlung des Standes der Technik sind in der TRGS 460 „Handlungsempfehlung zur Ermittlung des Standes der Technik" enthalten.

(2) Folgende Arbeitsverfahren und Arbeitsbereiche werden im Rahmen dieser TRGS nicht behandelt:

1. Sterilisation und Desinfektion mit Gasen. Hierfür gelten die TRGS 513 „Tätigkeiten an Sterilisatoren mit Ethylenoxid und Formaldehyd", die TRGS 522 Raumdesinfektionen mit Formaldehyd" und die TRGS 523 „Schädlingsbekämpfung mit sehr giftigen, giftigen und gesundheitsschädlichen Stoffen und Gemischen".
2. Reinigungsarbeiten, die für Einrichtungen zur human- und veterinärmedizinischen Versorgung nicht spezifisch sind.
3. Arbeiten in Laboratorien, die in der TRGS 526 „Laboratorien" spezifiziert sind.

2 Begriffsbestimmungen und -erläuterungen

(1) Einrichtungen zur humanmedizinischen Versorgung im Sinne dieser TRGS sind Unternehmen bzw. Teile von Unternehmen, deren Beschäftigte bestimmungsgemäß

1. Menschen stationär oder ambulant medizinisch untersuchen, behandeln oder pflegen,
2. Körpergewebe, -flüssigkeiten und -ausscheidungen von Menschen gewinnen, untersuchen und entsorgen,
3. Hauskrankenpflege durchführen

4. Rettungs- und Krankentransporte ausführen.

(2) Einrichtungen zur veterinärmedizinischen Versorgung im Sinne dieser TRGS sind Unternehmen bzw. Teile von Unternehmen, deren Beschäftigte bestimmungsgemäß

1. Tiere stationär oder ambulant medizinisch untersuchen, behandeln oder pflegen,
2. Körpergewebe, -flüssigkeiten und -ausscheidungen von Tieren gewinnen, untersuchen und entsorgen,
3. Tierkrankentransporte ausführen und
4. Tiere im Tierbestand untersuchen, behandeln oder pflegen.

(3) Einrichtungen zur medizinischen Versorgung im Sinne dieser TRGS sind auch Apotheken und Tierärztliche Hausapotheken.

(4) Gefahrstoffe im Sinne dieser TRGS sind auch Arzneistoffe und Arzneimittel, die im Hinblick auf die vorgesehene Tätigkeit gefährliche Eigenschaften entsprechend § 3 GefStoffV aufweisen. Arzneimittel, die einem Zulassungs- oder Registrierungsverfahren nach dem Arzneimittelgesetz (AMG) oder nach dem Tierseuchengesetz unterliegen, sowie sonstige Arzneimittel, soweit sie nach § 21 Absatz 2 des Arzneimittelgesetzes einer Zulassung nicht bedürfen, und ggf. Medizinprodukte sind gemäß Artikel 1 Abs 5 der Verordnung (EG) 1272/2008 (CLP-Verordnung) von den Kennzeichnungs- und Verpackungsvorschriften ausgenommen, wenn es sich um Produkte für den Endverbraucher handelt. Die Umgangsvorschriften nach den Abschnitten 3 und 4 der GefStoffV gelten auch für die entsprechenden Arzneimittel.

(5) CMR-Stoffe sind solche, die gemäß der Verordnung (EG) 1272/2008 (CLP-Verordnung) und der TRGS 905 „Verzeichnis krebserzeugender, erbgutverändernder oder fortpflanzungsgefährdender Stoffe"
1. karzinogen, Kat. 1A oder Kat. 1B,
2. keimzellmutagen, Kat. 1A oder Kat. 1B,
3. reproduktionstoxisch, Kat. 1A oder Kat. 1B, sind

oder aufgrund sonstiger Erkenntnisse des Arbeitgebers so einzustufen sind. Dabei werden nur die fortpflanzungsgefährdenden Wirkungen betrachtet, zum Schutz vor fruchtschädigenden Wirkungen wird auf das Mutterschutzgesetz und die Verordnung zum Schutz werdender Mütter am Arbeitsplatz verwiesen. Diese bleiben von der TRGS 525 unberührt. (CMR ist eine Abkürzung und steht für carcinogen, mutagen und reproduktionstoxisch.)

(6) CMR-Arzneimittel enthalten CMR-Stoffe in Konzentrationen oberhalb der Berücksichtigungsgrenze. Berücksichtigungsgrenze ist die untere Konzentrationsgrenze eines Stoffes in einer Zubereitung/Gemisch, bei deren Überschreitung Kennzeichnungspflichten bestehen können (für CM-Stoffe in der Regel 0,1% bzw. für R-Stoffe 0,3%).

(7) Der im Arzneimittelgesetz definierte Begriff des Herstellens ist in dieser TRGS nicht zur Abgrenzung eines mit bestimmten Schutzmaßnahmen verbundenen Tätigkeitsspektrums nach § 2 GefStoffV geeignet. Unter Zubereiten im Sinne dieser TRGS werden alle Bearbeitungsvorgänge eines (Fertig-)Arzneimittels bis zum Erreichen einer applikationsfertigen Darreichungsform verstanden. Dazu gehört insbesondere das Auflösen der Trockensubstanz mit dem dafür vorgesehenen Lösungsmittel, das Aufziehen von Spritzen, das Zuspritzen einer bestimmten Menge eines aufgelösten Arzneimittels z. B. in eine Infusionslösung.

(8) Unter Applikation oder Verabreichen im Sinne dieser TRGS werden alle Tätigkeiten zur Anwendung des Arzneimittels am Patienten verstanden. Dazu gehört z. B. das Anbringen des Applikationssystems an das Arzneimittelvorratsbehältnis und den Patienten sowie die Diskonnektion nach erfolgter Applikation des Arzneimittels.

(9) Inhalationsanästhetika sind volatile anästhesierend wirkende Arzneimittel, die über Narkosegassysteme verabreicht werden, die in der Regel aus einem Hochdruck-, Niederdruck- und Absaugsystem bestehen.

(10) Desinfektion im Sinne dieser TRGS ist die Maßnahme zur gezielten Inaktivierung von unerwünschten Mikroorganismen mit dem Ziel deren Übertragung zu verhindern.

(11) Desinfektionsverfahren im Sinne dieser TRGS sind alle chemischen oder damit kombinierten Verfahren zur gezielten Keimreduzierung.

(12) Desinfektionsmittel im Sinne dieser TRGS sind chemische Stoffe und Gemische die dazu bestimmt sind, unerwünschte Mikroorganismen außerhalb von menschlichen und tierischen Organismen zu inaktivieren.

(13) Antiseptika sind chemische Stoffe und Gemische die dazu bestimmt sind, unerwünschte Mikroorganismen

TRGS 525

auf Haut und Schleimhäuten zu inaktivieren.

(14) Beschäftigte im Sinne dieser TRGS sind alle Personen, die in Einrichtungen der human- und veterinärmedizinischen Versorgung Tätigkeiten mit Gefahrstoffen durchführen u.a. auch Auszubildende. Den Beschäftigten gleichgestellt sind Schüler, Studierende, und sonstige, insbesondere an wissenschaftlichen Einrichtungen tätige Personen, die Tätigkeiten mit Gefahrstoffen ausüben.

(15) Sofern der Begriff Zubereitungen in der TRGS 525 verwendet wird, handelt es sich damit um Zubereitungen im Sinne des § 2 AMG (Gesetz über den Verkehr mit Arzneimitteln – Arzneimittelgesetz).

(16) Der Begriff der Stand der Technik in dieser TRGS ist im Sinne der TRGS 460 zu verstehen.

3 Informationsermittlung und Gefährdungsbeurteilung

Die Pflichten des Arbeitgebers bei der Gefährdungsbeurteilung bei Tätigkeiten mit Gefahrstoffen sind im Abschnitt 3 der Gefahrstoffverordnung enthalten und werden insbesondere durch die TRGS 400 „Gefährdungsbeurteilung bei Tätigkeiten mit Gefahrstoffen" erläutert. Das Ergebnis der Gefährdungsbeurteilung ist zu dokumentieren.

3.1 Informationsermittlung

(1) Der Arbeitgeber hat festzustellen, mit welchen Gefahrstoffen Beschäftigte Tätigkeiten ausüben und in welchem Umfang Gefahstoffe entstehen oder freigesetzt werden können. Hierzu müssen Informationen beschafft werden:

1. über die verwendeten Stoffe (natürliche oder künstlich hergestellte Stoffe und Gemische, auch pflanzlichen, tierischen, mikrobiellen oder mineralischen Ursprungs),
2. über die Tätigkeiten und die bei Tätigkeiten freigesetzten Gefahrstoffe,
3. zu den Möglichkeiten einer Substitution von Gefahrstoffen oder Verfahren,
4. über mögliche und vorhandene Schutzmaßnahmen und deren Wirksamkeit und
5. über Erkenntnisse aus der arbeitsmedizinischen Vorsorge.

(2) Der Arbeitgeber hat sich die für die Gefährdungsbeurteilung notwendigen Informationen beim Hersteller, Inverkehrbringer oder aus anderen, ihm mit zumutbarem Aufwand zugänglichen Quellen, z. B. vom Apotheker, zu beschaffen. Informationsquellen für die Gefährdungsbeurteilung bei Tätigkeiten mit Gefahrstoffen sind die Kennzeichnung der gefährlichen Stoffe und Gemische, Sicherheitsdatenblätter, Technische Regeln für Gefahrstoffe, verfahrens- und stoffspezifische Kriterien (VSK) sowie branchen- oder tätigkeitsspezifische Hilfestellungen wie z. B. Regeln, Informationen und Datenbanken der gesetzlichen Unfallversicherungsträger. Für Arzneistoffe und Desinfektionsmittel für Flächen, Instrumente und Wäsche existieren in der Regel die o.g. Kennzeichnungen und Sicherheitsdatenblätter. Arzneimittel im Sinne des AMG unterliegen nicht

der Verordnung (EG) Nr. 1907/2006 (REACH-Verordnung) und der CLP-Verordnung und somit grundsätzlich auch nicht einer gefahrstoffrechtlichen Kennzeichnung, für sie gibt es in der Regel keine Sicherheitsdatenblätter. Sicherheitsrelevante Informationen zu Arzneimitteln können von den Herstellern (Fachinformationen) und weitere Informationen von den Trägern der gesetzlichen Unfallversicherung erhalten werden (siehe „Literatur", insbesondere die Abschnitte „Regeln und Informationen der Unfallversicherungsträger" und „Sonstige Literatur").

3.2 Gefährdungsbeurteilung

3.2.1 Durchführung der Gefährdungsbeurteilung

(1) Der Arbeitgeber muss grundsätzlich für alle Tätigkeiten mit Gefahrstoffen, einschließlich Therapie und Diagnostik, eine Gefährdungsbeurteilung durchführen. Auch Tätigkeiten, die im Rahmen der Wartung, Reinigung und Instandsetzung von Geräten und medizinischen Räumen vorgenommen werden, sind zu beurteilen. Der Arbeitgeber hat im Rahmen der Gefährdungsbeurteilung das Ausmaß der dermalen und inhalativen Exposition, ggf. auch einer möglichen oralen Aufnahme zu ermitteln und zu beurteilen. Auf eine Betrachtung der oralen Exposition kann meist verzichtet werden, da diese wegen der erforderlichen Hygienemaßnahmen in den medizinischen Einrichtungen erfahrungsgemäß nicht in Betracht kommen sollte siehe hierzu auch Nummer 4.2 Absatz 3.

(2) Der Arbeitgeber kann die Durchführung der Gefährdungsbeurteilung gemäß TRGS 400 an fachkundige Personen delegieren oder er kann sich fachkundig beraten lassen. Dabei soll sich der Arbeitgeber auf die fachkundige Beratung durch die Fachkraft für Arbeitssicherheit oder den Betriebsarzt bzw. durch spezifische Berufsgruppen, wie z. B. Apotheker oder Hygienefachpersonal stützen.

(3) Sofern es sich um dermale Belastungen handelt, ist die TRGS 401 „Gefährdung durch Hautkontakt" zu beachten, die die Vorgehensweise zur Beurteilung der dermalen Gefährdung und zur Auswahl geeigneter Schutzmaßnahmen beschreibt. Dazu gehört auch die Applikation von Externa insbesondere in Kombination mit dem Tragen von flüssigkeitsdichten Schutzhandschuhen.

(4) Bei der Beurteilung der inhalativen Gefährdung ist die TRGS 402 „Ermitteln und Beurteilen der Gefährdungen bei Tätigkeiten mit Gefahrstoffen: Inhalative Belastung" zu beachten. Sie umfasst insbesondere nichtmesstechnische Ermittlungsmethoden (z. B. die Übertragung der Ergebnisse vergleichbarer Tätigkeiten oder Berechnungen) als auch messtechnische Ermittlungsmethoden („Arbeitsplatzmessungen"). Inhalative Belastungen treten auf z. B. bei Inhalationsnarkosen, Anwendungen in der Aerosoltherapie, aber auch bei Desinfektionsarbeiten.

(5) Zu den nichtmesstechnischen Ermittlungsmethoden zählen Erfahrungen von vergleichbaren Arbeitsplätzen, und branchen- oder tätigkeitsbezogene Hilfestellungen (siehe „Literatur", insbesondere [30, 32, 33, 35, 41, 42,45, 46, 47, 49, 53, 61]).

TRGS 525

(6) Bei Tätigkeiten mit entzündlichen bzw. entzündbaren Stoffen der Kat. 1 oder 2 ist zu ermitteln, ob explosionsfähige Gemische oder explosionsfähige Atmosphären vorhanden sein können. Explosionsgefährdete Bereiche sind in Zonen einzuteilen und ggf. ist ein Explosionsschutzdokument zu erstellen und fortzuschreiben.

3.2.2 Gefahrstoffverzeichnis

(1) Der Arbeitgeber ist verpflichtet, ein Verzeichnis aller als Gefahrstoffe erkannten Stoffe, Gemische oder Erzeugnisse zu führen. Dazu gehören auch Arzneistoffe, Arzneimittel, Antiseptika. In einer Apotheke ist das Warenverzeichnis ausreichend, wenn die gefahrstoffrechtlich geforderten Informationen enthalten sind.

(2) Gefahrstoffe müssen nicht ins Gefahrstoffverzeichnis aufgenommen werden, wenn die Gefährdungsbeurteilung ergeben hat, dass von ihnen keine oder eine nur geringe Gefährdung ausgeht.

4 Arzneimittel ohne krebserzeugende, erbgutverändernde und fortpflanzungsgefährdende Eigenschaften

4.1 Grundsatz

(1) Die Regelungen der Nummer 4 gelten für Tätigkeiten mit Arzneimitteln, bei denen Inhaltsstoffe freigesetzt werden können, die Gefährlichkeitsmerkmale gemäß § 3 GefStoffV aufweisen oder denen entsprechende Gefahrenkategorien nach CLP-Verordnung zugeordnet werden. Dabei ist die Exposition der Beschäftigten nach dem Stand der Technik zu vermeiden. Der Arbeitgeber hat Sorge zu tragen, dass die Tätigkeiten mit der erforderlichen Sorgfalt durchgeführt werden können.

(2) Für Tätigkeiten mit Arzneimitteln nach Absatz 1 müssen Betriebsanweisungen nach § 14 GefStoffV in Verbindung mit TRGS 555 „Betriebsanweisung und Information der Beschäftigten" vorliegen und die Beschäftigten unterwiesen werden. Fachinformationen nach § 11a AMG für die Arzneimittel und vorhandene Sicherheitsdatenblätter für die darin enthaltenen Arzneistoffe müssen für die Beschäftigten arbeitsplatznah zugänglich sein. Für die fachkundige Beratung zu den Gefährdungen kommen z. B. Apotheker und Ärzte/Tierärzte in Betracht, die anhand von Fachinformationen und vorhandenen Sicherheitsdatenblättern Auskunft über Gefährdungen geben können.

(3) Handschuhe aus Latex oder Nitril sind im medizinischen Bereich weit verbreitet, Daten über die erforderliche Schichtdicke von Handschuhen oder deren Durchbruchzeit für reine Arzneistoffe sind meist nicht verfügbar. Arzneimittel sind Zubereitungen von einem oder mehreren Arzneistoffen, bei denen kurzzeitig ein Kontakt zum Beschäftigten bestehen kann. Vergleichbare Expositionen wie in der Industrie, bei denen die Exposition über eine ganze Schicht in wesentlich höheren Konzentrationen bestehen kann, gibt es in der Medizin nicht.

4.2 Verteilung von festen Arzneimitteln

(1) Bei den nachstehend aufgeführten festen Darreichungsformen (Systematik Europäisches Arzneibuch 2011), die Stoffe gemäß Nummer 4.1 Absatz 1 enthalten, ist eine Exposition der Beschäftigten nicht zu erwarten und es liegt eine Tätigkeit mit geringer Gefährdung vor:

1. Tabletten/Granulate:
   a) überzogene Tabletten/überzogene Granulate,
   b) magensaftresistente Tabletten/magensaftresistente Granulate,
   c) überzogene Tabletten mit veränderter Wirkstofffreisetzung,
   d) überzogene Granulate mit veränderter Wirkstofffreisetzung.
2. Kapseln:
   a) Hartkapseln,
   b) Weichkapseln.

(2) Bei den nachstehend aufgeführten Darreichungsformen, die Stoffe gemäß Nummer 4.1 Absatz 1 enthalten, ist eine Exposition der Beschäftigten nach dem Stand der Technik zu vermeiden:

1. Tabletten/Granulate:
   a) nicht überzogene Tabletten/ nicht überzogene Granulate,
   b) nicht überzogene Tabletten mit veränderter Wirkstofffreisetzung,
   c) nicht überzogene Granulate mit veränderter Wirkstofffreisetzung.
2. Pulver:
   a) Pulver zum Einnehmen und zur Herstellung einer Lösung oder Suspension zum Einnehmen,
   b) Pulver zur kutanen Anwendung,
   c) Pulver zur Herstellung von Injektions- oder Infusionszubereitungen.
3. transdermale Pflaster.

(3) Bei der Arzneimittelverteilung in die für die Patienten vorgesehenen Behältnisse (z. B. Tages- oder Wochendosiersysteme), sind zur Vermeidung eines Hautkontakts geeignete Schutzmaßnahmen vorzusehen (z. B. Tragen von Schutzhandschuhen, Gebrauch von Pinzetten oder Löffeln). Wenn eine passende Dosierung bzw. Arzneiform, auch nach Rücksprache mit der Apotheke bzw. dem Tierarzt, nicht verfügbar ist, kann eine Zerkleinerung (Teilen von Tabletten, Zerreiben, Öffnen von Kapseln u. ä.) vorgenommen werden. Dazu ist eine Arbeitsanweisung zu erstellen, die die Anwendung geeigneter Schutzmaßnahmen und Hilfsmittel beschreibt, insbesondere auch zur Vermeidung einer inhalativen Belastung.

(4) Bei der Reinigung und Handhabung von Behältnissen und Gegenständen, die bei der Arzneimittelverteilung zur Anwendung kommen, muss eine Exposition der Beschäftigten vermieden werden. Alle Gerätschaften, wie Tablettenbehälter, Mörser oder Messer zum Zerteilen von Tabletten müssen getrennt von Geschirr und Besteck gereinigt werden. Das Zerreiben von bestimmten Tabletten oder das Öffnen von bestimmten Kapseln, darf wegen der hohen Gefährdung nur in der Apotheke vorgenommen werden. Näheres hierzu ist in der Betriebsanweisung zu regeln.

4.3 Verabreichen oder Anwenden von flüssigen und halbfesten Arzneimitteln

(1) Bei dem Verabreichen von flüssigen und halbfesten Externa sowie Ovula und Suppositorien sind geeignete Schutzhandschuhe zu tragen bzw. Applikatoren zu verwenden. Die Eignung der Schutzhandschuhe ist im Rahmen der Gefährdungsbeurteilung unter Berücksichtigung der Anwendungsumstände und Dauer festzustellen. Konkrete Hilfestellungen sind wegen der großen Bandbreite der Einsatzstoffe hier nicht möglich.

(2) Bei Anwendung von Spot-on-Präparaten in der Tiermedizin sind die Herstellerangaben zum Arbeitsschutz zu befolgen.

(3) Nach den vorliegenden Erfahrungen kann beim sachgerechten Umgang mit alkoholischen Präparaten in der Humanmedizin von einer Einhaltung der Arbeitsplatzgrenzwerte gemäß TRGS 900 „Arbeitsplatzgrenzwerte" für Ethanol und 2-Propanol ausgegangen werden.

(4) Bei Tätigkeiten mit entzündbaren Arzneimitteln (z. B. Hautdesinfektionsmittel, Franzbranntwein) sind zusätzlich Maßnahmen des Brand- und Explosionsschutzes zu treffen. Insbesondere dürfen sich im Gefahrenbereich keine Zündquellen befinden und elektrostatische Aufladungen sind zu verhindern.

(5) In der Tiermedizin ist abweichend von Absatz 3 eine gesonderte Gefährdungsbeurteilung notwendig, z. B. bei großflächiger Anwendung von Alkoholen oder Jodoform-Ether.

4.4 Anwendung von Inhalaten

(1) Zum Zwecke der Therapie erzeugte Inhalate (Aerosole, Dämpfe) sind so anzuwenden oder zu verabreichen, dass die Beschäftigten ihnen nicht ausgesetzt sind.

(2) Sofern durch technische oder organisatorische Maßnahmen nicht verhindert werden kann, dass die Beschäftigten gegenüber Aerosolen oder Dämpfen von Arzneimitteln gemäß Nummer 4.1 Absatz 1 exponiert werden, muss geprüft werden, ob das Therapieziel nicht durch andere Anwendungsformen erreicht werden kann. Ist keine andere Anwendungsform möglich, ist in diesem Fall geeignete persönliche Schutzausrüstung (Atemschutz z. B. der Klasse FFP 2) zu tragen.

(3) Bei Dosieraerosolen und Arzneimitteln zur Verwendung in Inhalationsgeräten sind die Anwendungshinweise der Gebrauchsinformationen zu beachten. Expositionsmindernd kann sich z. B. die Verwendung von Inhalationshilfen auswirken.

(4) Zur Inhalationstherapie dürfen nur solche Geräte eingesetzt werden, die nach dem Stand der Technik möglichst keine Aerosole oder Dämpfe direkt an die Umgebungsluft abgeben, z. B. Atemzug gesteuerte Geräte. Dies gilt nicht für die alleinige Anwendung von Sole oder für Geräte zur Luftbefeuchtung.

4.5 Vorbereitung und Verabreichen von Infusionen und Injektionen

Beim Vorbereiten und Verabreichen von Infusionen bzw. Injektionen ist Folgendes zu beachten:

1. Eine Aerosolbildung ist zu vermeiden. Dazu sind ggf. technische Hilfsmittel (z. B. Druckentlastungssysteme mit Aerosolfilter) zu verwenden.
2. Beim Wechseln, Entlüften bzw. Entfernen von Infusionssystemen ist eine Exposition der Beschäftigten und eine Verunreinigung des Raumes zu vermeiden.

4.6 Entsorgung von Arzneimitteln

Bei der Entsorgung von Arzneimitteln und Arzneimittelresten ist auch die „Vollzugshilfe zur Entsorgung von Abfällen aus Einrichtungen des Gesundheitsdienstes" der Bund-/Länder-Arbeitsgemeinschaft Abfall einzuhalten soweit diese Maßnahmen dem Schutz von Beschäftigten und anderen Personen dienen. Bezüglich der Kennzeichnung von Abfällen wird auf die TRGS 201 „Einstufung und Kennzeichnung bei Tätigkeiten mit Gefahrstoffen" verwiesen.

5 Arzneimittel mit krebserzeugenden, erbgutverändernden und fortpflanzungsgefährdenden Eigenschaften

5.1 Informationsermittlung und Gefährdungsbeurteilung

(1) Der Arbeitgeber hat alle Arbeitsbereiche zu erfassen, in denen Beschäftigte Tätigkeiten mit CMR-Arzneimitteln durchführen. Hierzu zählen zum Beispiel Zytostatika und Virustatika, aber auch andere Arzneimittel. Alle CMR-Arzneimittel, mit denen offen umgegangen wird, oder die zu applikationsfertigen Zubereitungen verarbeitet werden, sind im Gefahrstoffverzeichnis aufzuführen.

(2) Vor dem Einsatz von CMR-Arzneimitteln hat der Arbeitgeber die erforderlichen Informationen zu beschaffen, anhand dieser Informationen ggf. selbst eine Einstufung vorzunehmen, die Gefährdungen zu ermitteln, zu beurteilen und die erforderlichen Schutzmaßnahmen festzulegen. Informationen dazu liefern die Hersteller oder Inverkehrbringer. Weitere Informationen finden sich in „Literatur", insbesondere in [33, 34, 43, 45, 48, 51]. Solange nach einem Anfangsverdacht [34] eine Einstufung nicht abschließend möglich ist, sind diese Arzneimittel entsprechend § 6 Absatz 12 GefStoffV als CMR-Stoffe anzusehen.

(3) In Bereichen, in denen mit CMR-Arzneimitteln umgegangen wird, muss mit einer Gefährdung der Beschäftigten gerechnet werden. Das betrifft insbesondere Bereiche mit folgenden Tätigkeiten:

1. Auspacken von Originalverpackungen mit der Gefahr von Restanhaftungen auf der Oberfläche der Primärverpackung,
2. Zubereiten,
3. Applizieren (Verabreichen) von Injektionen, Infusionen, Instillationen, Aerosolen, Salben,
4. Beseitigen und Entsorgen von Erbrochenem nach oraler Arzneimittelapplikation,
5. Beseitigen und Entsorgen von Urin und Stuhl von Patienten unter CMR-Hochdosistherapien,
6. Entsorgen von CMR-Arzneimitteln und -resten sowie entsprechend verunreinigter Materialien einschließlich Bruch,
7. Handhaben von verunreinigten Textilien,

TRGS 525

8. Reinigen verunreinigter Flächen und Geräte.

(4) Die Bestimmung der Arbeitsplatzkonzentrationen von CMR-Arzneimitteln ist in der Regel wegen der erfahrungsgemäß geringen Aerosolkonzentration für eine Gefährdungsbeurteilung nicht geeignet. Auch zur Beurteilung der dermalen Belastung stehen derzeit keine Standardmessverfahren zur Verfügung. Zur Ermittlung der dermalen und inhalativen Exposition sind daher in erster Linie nicht messtechnische Methoden (z. B. Erfahrungswissen, einschlägige Publikationen, Vergleichsarbeitsplätze anzuwenden. Einen wichtigen Hinweis zur Gefährdungssituation am Arbeitsplatz kann der Einsatz von Wischproben geben. Zur Beurteilung der Gefährdungssituation wird auf „Literatur" [41, 55] verwiesen.

(5) Exkrete und Sekrete von Patienten unter CMR-Therapien sind nicht als Gefahrstoffe einzustufen. Deswegen sind beim Umgang mit Körperflüssigkeiten und bei der Beseitigung von Erbrochenem die arbeitshygienischen Grundregeln gemäß dem Hygieneplan ausreichend und zu beachten.

(6) Das Verteilen von festen Darreichungsformen im Sinne der Nummer 4.2 Absatz 1 ist in der Regel eine Tätigkeit mit geringer Gefährdung.

5.2 Schutzmaßnahmen

5.2.1 Allgemeines

(1) Dem zentralen Zubereiten von CMR-Arzneimitteln ist der Vorrang vor dem dezentralen Zubereiten zu geben.

(2) Während der Zubereitung ist die Zahl der jeweils tätigen Beschäftigten in dem Arbeitsbereich so gering wie möglich zu halten.

(3) Eine Verschleppung von CMR-Arzneimitteln ist zu vermeiden. Dies kann beispielsweise erfolgen

1. durch die Festlegung von definierten Arbeitsprozessen und Arbeitsplätzen sowie
2. der Benutzung von flüssigkeitsaufnehmenden Unterlagen (auf Tabletts, auf definierten Arbeitsflächen etc.) oder
3. der Festlegung, welche Gegenstände und Flächen nur mit und welche ohne Schutzhandschuhe berührt werden dürfen.

5.2.2 Technische Schutzmaßnahmen beim Auspacken, Zubereiten und Anwenden von CMR-Arzneimitteln

(1) Jedes Zubereiten ist in einer geeigneten Sicherheitswerkbank gemäß DIN 12980 durchzuführen. Einrichtungen, wie z. B. Isolatoren, vollautomatische geschlossene Systeme, die eine gleichwertige Sicherheit bieten, können ebenfalls eingesetzt werden. Bereits im Betrieb vorhandene Einrichtungen sind auf gleichwertige Sicherheit zu prüfen. Zur Verhinderung der Freisetzung von CMR-Arzneimitteln haben sich zusätzlich spezifische für den Einsatzzweck konzipierte Druckentlastungs- und Überleitsysteme bewährt.

(2) Von der Zubereitung in einer Sicherheitswerkbank darf nur in Ausnahmesituationen abgewichen werden (unvorhersehbare zwingende Notwendigkeit der Zubereitung) oder bei Tätigkeiten,

die nach aktuellem Stand der Technik nicht unter einer Sicherheitswerkbank durchgeführt werden können (z. B. Abwiegen pulverförmiger CMR-Stoffe zur Kapselherstellung in der Pädiatrie). In solchen Fällen muss ein System verwendet werden, das eine Kontamination der Umgebung und eine Exposition der Beschäftigten nach dem Stand der Technik verhindert (z. B. glove bag).

(3) Zur Vermeidung der Verunreinigung von Arbeitsflächen sind Arbeiten, einschließlich des Auspackens, nur auf einer saugfähigen und nach unten undurchlässigen Unterlage durchzuführen. In der Sicherheitswerkbank ist darauf zu achten, dass die Strömungsverhältnisse nicht beeinträchtigt werden, z. B. durch ungewolltes Bedecken der Lüftungsschlitze. Schnelle Bewegungen können die laminare Luftströmung negativ beeinträchtigen. Infusionssysteme sind mit wirkstofffreien Trägerlösungen zu befüllen und zu entlüften.

(4) Bei der Applikation von CMR-Arzneimitteln ist zu beachten, dass das Applikationssystem dicht ist. Dazu sind sichere Verbindungs- und Überleitsysteme (möglichst Drei-Wege-Hähne, Luer-Lock-Anschlüsse) einzusetzen. Beim Konnektieren bzw. Diskonnektieren sind saugfähige Materialien zur Flüssigkeitsaufnahme zu verwenden. Auch bei spezifischen Applikationsverfahren (z. B. offener Umgang, Blaseninstillation, Chemoembolisation, Chemoperfusion) sind geeignete Schutzmaßnahmen nach dem Stand der Technik festzulegen und einzuhalten.

5.2.3 Anforderungen an Aufstellung und Betrieb von Sicherheitswerkbänken

(1) Sicherheitswerkbänke oder gleichwertige Einrichtungen dürfen nur in abgetrennten, deutlich gekennzeichneten Arbeitsräumen aufgestellt werden. Durch organisatorische oder bauliche Maßnahmen ist sicherzustellen, dass die Funktion der Werkbank z. B. beim Öffnen der Tür des Arbeitsraums nicht beeinträchtigt wird. Unbefugten ist der Zutritt zu diesen Räumen zu untersagen. Die Regelungen des § 35 ApBetrO bleiben unberührt.

(2) Sicherheitswerkbänke sind entsprechend den Herstellerangaben sachgerecht aufzustellen und zu betreiben. Die Sicherheitswerkbank und der Raum, in dem sie aufgestellt wird, müssen unter lüftungstechnischen Gesichtspunkten vor Erstinbetriebnahme, nach Änderung des Aufstellungsortes und nach Veränderungen des Raumes durch fachkundige Personen überprüft werden. Sicherheitswerkbänke sind regelmäßig zu warten und zu überprüfen (siehe auch DIN 12980).

(3) Die Sicherheitswerkbank muss eine Fortluftführung nach außen haben, es sei denn, es ist nach § 10 Absatz 5 GefStoffV sichergestellt, dass die rückgeführte Luft unter Anwendung eines behördlich oder von den Trägern der gesetzlichen Unfallversicherung anerkannten Verfahrens zurückgeführt wird.

(4) Da eine Belastung der Luftfilter der Sicherheitswerkbänke nicht auszuschließen ist, sind aus Vorsorgegründen beim Filterwechsel Schutzmaßnahmen gemäß Gefährdungsbeurteilung zu

TRGS 525

ergreifen. Auf die persönliche Schutzausrüstung nach Nummer 5.3 Absatz 6 wird hingewiesen. Die Schutzkleidung (z. B. Kittel oder Overall) braucht nicht flüssigkeitsdicht zu sein, da in der Regel nur staubförmige Kontaminationen zu erwarten sind.

5.3 Persönliche Schutzausrüstungen

(1) Persönliche Schutzausrüstungen sind gemäß der Gefährdungsbeurteilung nach Nummer 5.1 Absatz 2 auszuwählen.

(2) Beim Auspacken angelieferter CMR-Fertigarzneimittel aus der Transportverpackung (Sekundärverpackung) sind Schutzhandschuhe zu tragen, die mindestens die Grundanforderungen nach DIN EN 374 erfüllen.

(3) Beim Zubereiten von CMR-Arzneimitteln in einer Sicherheitswerkbank sind folgende persönliche Schutzausrüstungen zu tragen und bei Verunreinigung oder Beschädigung sofort zu wechseln [33]:
1. Schutzhandschuhe gemäß DIN EN 374-3 ggf. mit Stulpen und
2. hochgeschlossener Kittel mit langen Ärmeln und eng anliegenden Armbündchen oder Overall.

(4) Bei der Applikation von CMR-Arzneimitteln (Konnektion/Diskonnektion, Gabe von oralen Arzneimitteln) sind Schutzhandschuhe zu tragen, die mindestens die Grundanforderungen nach DIN EN 374 erfüllen.

(5) Bei speziellen Applikationsformen, z. B. bei Blaseninstillation, Peritonealinstilation, transarterielle Chemoembolisation, ist abhängig von der Kontaminationsgefahr geeignete persönliche Schutzausrüstung (Schutzhandschuhe, Schutzbrille, langärmeliger Kittel mit Bündchen, Schürze, ggf. steril) einzusetzen.

(6) Bei der Durchführung der hyperthermalen intraperitonealen Chemoperfusion (HIPEC) hat sich folgende persönliche Schutzausrüstung für den Chirurgen in der Praxis als sinnvoll erwiesen:
1. Schutzbrille mit Seitenschutz oder Operationsschutzmaske mit Gesichtsschirm,
2. Operationskittel (vorzugsweise Einmalkittel) aus Wasser abweisendem Material und ggf. Stulpen aus wasserdichtem Material,
3. Schutzhandschuhe, bei Manipulationen im Bauchraum ggf. zwei Paar Handschuhe übereinander (double gloving) und
4. ggf. Atemschutz bei offenen HIPEC-Operationen (FFP 3-Maske).

Es ist dafür Sorge zu tragen, dass die eingesetzten CMR-Arzneistoffe nicht verschleppt werden. Mit CMR-Arzneistoffen kontaminierte Schutzkleidung ist innerhalb des Anwendungsbereichs zu entsorgen.

(7) Reinigungsarbeiten in der Sicherheitswerkbank, die über das bloße Abwischen der Arbeitsfläche hinausgehen, sind mit folgender persönlicher Schutzausrüstung auszuführen:
1. flüssigkeitsdichter Schutzkittel mit langem Arm und eng anliegendem Bündchen oder Overall,
2. Schutzbrille mit Seitenschutz,
3. Schutzhandschuhe gemäß DIN EN 374 ggf. mit Stulpen,
4. Atemschutzmaske FFP 3 nach DIN EN 149, falls mit einer relevanten Partikelbelastung gerechnet werden muss [26].

5.4 Maßnahmen bei unbeabsichtigter Freisetzung von CMR-Arzneimitteln

(1) Bei Verunreinigung der Haut mit CMR-Arzneimitteln ist die betreffende Stelle sofort unter reichlich fließendem, kaltem Wasser zu spülen.

(2) Bei Spritzern in die Augen sind diese sofort mit reichlich Wasser gründlich zu spülen. Bei reizenden Stoffen ist danach umgehend ein Augenarzt aufzusuchen und die verfügbare Stoffinformation für den Arzt mitzunehmen.

(3) Zur Beseitigung von unbeabsichtigten Verunreinigungen, die beim Zubereiten oder der Applikation auftreten, sind mindestens folgende Einmalartikel in einem Notfall-Set („Spill-Kit") bereitzuhalten:

1. Überschuhe, flüssigkeitsdichter Schutzkittel mit langem Arm und eng anliegendem Bündchen oder Overall, Schutzbrille, und flüssigkeitsdichte Schutzhandschuhe mit ausreichender mechanischer Festigkeit,
2. Atemschutzmaske FFP 3 nach DIN EN 149,
3. flüssigkeitsaufnehmendes Material (z. B. Granulate, Saugvlies) in ausreichender Menge,
4. Aufnahme- und Abfallbehältnis, Handschaufel oder Schieber.

(4) Verunreinigungen durch verschüttete CMR-Arzneimittel (Lösungen, Trockensubstanzen, zerbrochene Tabletten, Zubereitungen) sind unverzüglich sachgerecht zu beseitigen. Zur Aufnahme von Trockensubstanz müssen die aufnehmenden Materialien angefeuchtet werden. Die verunreinigten Flächen sind anschließend zu reinigen.

(5) Kontaminierte Mehrwegwäsche ist in der Wäscherei aufzubereiten (Reinigung und Behandlung wie infektiöse Wäsche) oder zu entsorgen.

5.5 Lagerung und Transport

(1) Der innerbetriebliche Transport darf nur durch unterwiesene Beschäftigte erfolgen.

(2) Die Lagerung und der Transport von CMR-Arzneimitteln und -Zubereitungen sollen getrennt von anderen Arzneimitteln und Produkten erfolgen.

(3) Zur Lagerung (z. B. im Kühlschrank, Schrank) sollen flüssigkeitsundurchlässige Unterlagen verwendet werden oder herausnehmbare Auffangwannen, die bei unbeabsichtigtem Substanzaustritt leichter gereinigt werden können.

(4) Zum Transport der einzeln und flüssigkeitsdicht (z. B. in Folienbeutel eingeschweißt) verpackten Zubereitungen müssen bruchsichere, flüssigkeitsdichte und geschlossene Behältnisse benutzt werden. Es wird empfohlen, das Transportbehältnis mit ausreichend saugfähigem Material auszukleiden, um eventuell austretende Flüssigkeiten zu binden.

(5) Zur Risikokommunikation empfiehlt es sich, dass die Transportbehältnisse von CMR-Arzneimitteln mit einem entsprechenden Hinweis sowie mit Angaben zum Verhalten bei Zwischenfällen versehen werden (Beispiel siehe „Literatur", insbesondere [33]).

5.6 Entsorgung

(1) Bei der Entsorgung von CMR-Arzneimitteln und von mit CMR-Arzneimitteln kontaminierten Abfällen sind auch die

abfallrechtlichen Bestimmungen der „Vollzugshilfe zur Entsorgung von Abfällen aus Einrichtungen des Gesundheitsdienstes" der Bund-/Länder-Arbeitsgemeinschaft Abfall zu beachten, soweit diese Maßnahmen dem Schutz von Beschäftigten und anderen Personen dienen. Hinweise für die Kennzeichnung von Abfallsammel- und -transportbehältern gibt die TRGS 201 „Einstufung und Kennzeichnung bei Tätigkeiten mit Gefahrstoffen". Weitere Hinweise für die sachgerechte Entsorgung von CMR-Arzneimittelabfällen gibt die Expertenschrift „Abfallentsorgung – Informationen zur sicheren Entsorgung von Abfällen im Gesundheitsdienst" [36].

(2) Verbundene Systeme dürfen nach Beendigung der Infusion nicht getrennt werden, d.h. Infusionsbesteck und Infusionsbeutel müssen immer als Ganzes entsorgt werden.

6 Inhalationsanästhetika

Dieser Abschnitt regelt die Tätigkeiten mit Inhalationsanästhetika und Lachgas zu Narkosezwecken und zur Sedierung in Einrichtungen der medizinischen Versorgung. Sie beschreibt Maßnahmen zum sicheren Umgang mit Anästhesiegasen.

6.1 Informationsermittlung und Gefährdungsbeurteilung

(1) Alle Räume in denen mit Inhalationsanästhetika umgegangen wird (Lager-, Operations-, Aufwachräume, Ambulanzen, Intensivstationen usw.) sind zu erfassen. Für diese Arbeitsbereiche ist eine Gefährdungsbeurteilung entsprechend TRGS 400 und 402 durchzuführen.

(2) Es ist hilfreich, ein Verzeichnis aller Lachgas (N_2O)-Entnahmedosen zu führen. Hinweise zu Zonen gemäß BetriebsSichV beim Einsatz von Narkosegasen gibt die Beispielsammlung in der DGUV Regel 113-001.

(3) Die Explosionsgefahren der eingesetzten Narkosegase und ihrer Mischungen sind zu berücksichtigen. Während in den Geräten explosionsfähige Gemische mit reinem Sauerstoff entstehen können, ist dieses in der Raumluft von OP-Räumen bei bestimmungsgemäßem Gebrauch nicht zu erwarten (Literatur [19–21, 66, 67]).

(4) Es ist zu beachten, dass die Narkosegeräte und die Einrichtungen zur Versorgung mit medizinischen Gasen auch der BetriebSichV unterliegen.

6.2 Sicherheitstechnische Maßnahmen und ihre Überwachung

6.2.1 Leitungssysteme für N_2O

(1) Durch regelmäßige, mindestens jährliche Überprüfung von N_2O-Leitungssystemen muss deren technische Dichtheit gewährleistet werden. Der Begriff technische Dichtheit wird verwendet, da eine absolute Dichtheit für Gase nicht zu erreichen ist. Technisch dicht sind Anlagenteile, wenn bei einer für den Anwendungsfall geeigneten Dichtheitsprüfung oder Dichtheitsüberwachung bzw. -kontrolle, z. B. mit schaumbildenden Mitteln oder mit Lecksuch- oder Anzeigegeräten, eine Undichtheit nicht erkennbar ist.

(2) N_2O-Entnahmedosen sind mindestens jährlich im Ruhe- und Betriebszustand (mit Stecker) auf Dichtheit zu überprüfen. Täglich benutzte N_2O-Entnahmedosen sollten in kürzeren Abständen (vierteljährlich) durch Gasspürgeräte oder andere geeignete Methoden auf Dichtheit überprüft werden. Um den Aufwand für die jährlichen Prüfungen zu reduzieren, kann es sinnvoll sein, nicht mehr benutzte N_2O-Entnahmedosen dauerhaft dicht zu verschließen.

(3) Mobile N_2O-Versorgungssysteme (z. B. in der Zahnmedizin) sind ebenfalls regelmäßig gemäß Herstellerangaben auf ihre Dichtheit zu prüfen. Liegen keine Herstellerangaben dazu vor, ist im Rahmen der Gefährdungsbeurteilung das Prüfintervall festzulegen.

(4) Der Arbeitgeber hat dafür zu sorgen, dass die Ergebnisse der o.a. Funktions- und Dichtheitsprüfungen auch im Sinne des § 7 Absatz 7 GefStoffV dokumentiert werden. Die Dokumentation ist auf Verlangen der zuständigen Behörde zur Einsichtnahme vorzulegen.

(5) Instandsetzungen und Wartungen dürfen nur von fachkundigen Personen (siehe § 2 MPBetreibV) durchgeführt und dokumentiert werden. Ggf. weitergehende Pflichten nach BetriebSichV bleiben unberührt.

6.2.2 Narkosegeräte

(1) Narkosegeräte in Einrichtungen der Humanmedizin sind nach den Vorgaben des Medizinproduktegesetzes (MPG) regelmäßig zu überprüfen. Narkosegeräte in Einrichtungen der Tiermedizin, die nicht unter die Prüfpflicht des MPG fallen, müssen vor der ersten Inbetriebnahme, nach Instandsetzung und Wartung entsprechend den Angaben des Herstellers geprüft werden. Soweit der Hersteller keine Angaben macht, müssen sie mindestens zweimal im Jahr mittels geeigneter Prüfverfahren auf Dichtheit überprüft werden. Die Geräte müssen im Rahmen der gerätetypischen Toleranzen technisch dicht sein. Die Überprüfung auch nach § 7 Absatz 7 GefStoffV sind zu dokumentieren. Ggf. weitergehende Pflichten nach BetriebSichV bleiben unberührt.

(2) Nach jeder Gerätereinigung und erneuten Bereitstellung, bzw. vor jeder Narkose nach dem Wechsel des Patientensystems ist eine Dichtheitsprüfung des Niederdrucksystems vorzunehmen. Bei einem Systeminnendruck von 3 kPa (30 cm H_2O) darf die Leckagerate im Niederdrucksystem nach dem Stand der Technik nicht mehr als 150 ml pro Minute betragen. Die Prüfung ist manuell durchzuführen, sofern das Narkosegerät keinen automatischen Selbsttest durchführt.

(3) Leckagen größer als 150 ml pro Minute bei 3 kPa (30 cm H_2O) im Niederdrucksystem sollten nicht toleriert werden. Die technisch erreichbare minimale Leckagerate ist einzuhalten.

(4) In der Tiermedizin sind geeignete Prüfverfahren auf Dichtigkeit in Analogie zu Absatz 2 und 3 festzulegen. Die Schutzmaßnahmen ergeben sich aus der jeweiligen Gefährdungsbeurteilung.

6.3 Narkosegasabsaugungen

(1) Die Abführung überschüssiger Narkosegase ist über eine Narkosegasabsaugung/-ableitung sicherzustellen. Dies kann geschehen mit:

TRGS 525

1. Absaugeinrichtungen an Narkosegeräten, die direkt mit dem Ausatemventil oder dem Überdruckventil verbunden sind. Durch sie wird überschüssiges Narkosegas, das von dem Patienten während der Ausatemphase abgegeben wird, aus dem Arbeitsraum entfernt.
2. Lokalabsaugungen wie z. B. abgesaugte Doppelmaskensysteme oder
3. mobilen Einzelabsaugungen,
4. abgesaugten OP-Tischen in der Tiermedizin,
5. Absaugungen in der Aufwachbox in der Tiermedizin,
6. Ableitungen der Narkosegase nach außen in der Tiermedizin.

Die Verwendung von Narkosegasfiltern als Absaugsystem in der Tiermedizin ist nur dann zulässig, wenn der Arbeitgeber den erforderlichen Austausch der Filter gemäß Herstellerangaben sicherstellt.

(2) Vor Beginn jeder Narkose mit Inhalationsnarkotika ist die Funktionsfähigkeit der Narkosegasabsaugung zu kontrollieren. Absaugschläuche sind durch regelmäßige Sichtkontrolle auf Beschädigungen und Defekte zu überprüfen.

(3) Der Arbeitgeber hat zu gewährleisten, dass das Narkosesystem und das Absaugungssystem so aufeinander abgestimmt sind, dass in allen Betriebszuständen überschüssige Narkosegase vollständig abgesaugt werden.

(4) Narkosegase aus Nebenstrommessgeräten müssen ebenfalls erfasst werden und dürfen nicht in die Raumluft gelangen.

(5) Nach Beendigung des OP-Betriebes sind die Narkosegasabsaugeinrichtungen aus dem Wandanschluss zu nehmen, da durch ständigen Betrieb der Absauganlagen die Gefahr besteht, dass die Anlagen durch Fremdkörper (z. B. Tierhaare) verstopfen. Dies gilt auch für Sauerstoff- und Druckluftsysteme.

(6) Die ausreichende Wirksamkeit von Absauganlagen ist durch regelmäßige Prüfung nach § 7 Absatz 7 GefStoffV, nach Angaben des Herstellers, mindestens aber jährlich, zu gewährleisten. Dieses ist zu dokumentieren.

(7) Bei Einsatz von Diethylether im Bereich der experimentellen Chirurgie (Tiermedizin) ist darauf zu achten, dass Etherdämpfe nicht in die zentrale Narkosegasabsaugung gelangen. Es besteht Explosionsgefahr.

6.4 Maßnahmen bei Anwendung bestimmter Narkoseverfahren und Operationstechniken

(1) Da bei manchen Narkoseverfahren (z. B. Maskennarkosen) oder bestimmten Operationen (z. B. bei Verletzung oder bei Entfernung eines Lungenlappens bzw. bei Einsatz der Herz-Lungen-Maschine) frei abströmende Narkosegase zu Narkosegasbelastungen der Beschäftigten führen können, ist durch geeignete Maßnahmen (indikationsabhängig) eine Minimierung der Exposition zu gewährleisten.

(2) Als geeignete Maßnahmen zur Reduzierung der Narkosegasbelastung sind anzusehen:

1. Medizinische Ersatzverfahren (z. B. Totalintravenöse Anästhesie (TIVA)),

2. emissionsarme Ersatzverfahren (z. B. Ersatz der Nichtrückatmungssysteme durch Kreissysteme),
3. lokale Absaugungen wie Doppelmaskensysteme, Absaugung am Tubus, abgesaugte Doppelbeutelsysteme (Säuglingsnarkosen),
4. Tischabsaugungen oder andere lokale Absaugsysteme (z. B. in der Aufwachbox für Großtiere), die frei abströmende Narkosegase soweit wie möglich erfassen,
5. ausreichende Außenluft über die raumlufttechnischen Anlagen,
6. ausreichender Luftwechsel am Arbeitsplatz des Anästhesie- und des Operationspersonals.

(3) In der Tiermedizin ist die Verwendung von nicht kalibrierbaren Universalverdampfern („Marmeladenglas") oder Verdampfern ohne Sicherheitsfüllstutzen (Adapter) so zu gestalten, dass kein Inhalationsnarkotikum in die Raumluft gelangen kann (Minimierungsgebot).

(4) Die Abluft von lokalen Absauganlagen darf grundsätzlich nicht in raumlufttechnische Anlagen mit Umluftanteil gelangen. Abweichungen davon sind im Rahmen der Gefährdungsbeurteilung zu begründen.

6.5 Raumlufttechnische Anlagen

(1) Aus Erfahrungen in der Humanmedizin mit bei Inhalationsanästhesien auftretenden Leckagen (z. B. bei Lachgas) ist bekannt, dass mit einer natürlichen Lüftung kein ausreichender Schutz vor Narkosegasen gewährleistet wird. In Operations-, Ein-, Ausleit- und Aufwachräumen, in denen regelmäßig Tätigkeiten mit Narkosegasen erfolgen, sind die Arbeitsplatzgrenzwerte oder andere Beurteilungsmaßstäbe nach TRGS 402 für Narkosegase durch geeignete (lüftungs-) technische Maßnahmen einzuhalten. Eine RLT-Anlage nach DIN 1946 Teil 4 kann eine geeignete Maßnahme darstellen, um die Arbeitsplatzgrenzwerte einzuhalten.

(2) Die Wirksamkeit raumlufttechnischer Anlagen im Arbeitsbereich des Anästhesiepersonals muss unter den üblichen Arbeitsbedingungen (auch nach Abdeckung des Operationsfeldes) und bei Änderung des Arbeitsverfahrens überprüft werden, um lokale Anreicherungen von Narkosegasen durch mangelnden Luftaustausch zu vermeiden. Ggf. ist durch geeignete Maßnahmen für einen ausreichenden Luftwechsel am Arbeitsplatz des Anästhesisten zu sorgen.

(3) Beim Einsatz von Inhalationsanästhetika in der Tiermedizin können nach dem Ergebnis der Gefährdungsbeurteilung auch andere Maßnahmen geeignet sein, um die Arbeitsplatzgrenzwerte einzuhalten (z. B. passive Narkosegasableitung).

6.6 Spezielle Einsätze von Inhalationsanästhetika

(1) Bei der Beruhigung von Patienten und deren Analgesierung mit Inhalationsanästhetika über eine Nasenmaske (Zahnmedizin) oder eine spezielle Gesichtsmaske (Ambulanz) sind die Patienten ansprechbar. Durch Patientenaktivitäten (z. B. Sprechen, Mundatmung) können Narkosegase in die Umgebung gelangen. Daher sind neben den oben schon aufgeführten Maßnahmen zur Kontrolle der Narkosegasemissionen zusätzliche Maßnahmen erforderlich.

TRGS 525

(2) Räume, in denen die Sedierungen mit Inhalationsanästhetika vorgenommen werden, sind während dieser Sedierungsvorgänge wie Eingriffsräume gemäß DIN 1946 Teil 4 (ausreichender Frischluftvolumenstrom) anzusehen.

(3) Treten im Atembereich der Beschäftigten zu hohe Anästhesiegas-Konzentrationen auf, können diese durch lokale Absaugsysteme oder durch einen erhöhten lokalen Luftwechsel im Atembereich effektiv reduziert werden.

6.7 Überprüfung der Wirksamkeit von Schutzmaßnahmen

(1) Die Konzentration von Narkosegasen in der Luft im Arbeitsbereich ist nach TRGS 402 zu überwachen.

(2) Die Wirksamkeit technischer Maßnahmen gemäß Nummer 6.1 bis 6.6 muss durch regelmäßige Wartung, Instandhaltung und regelmäßige Kontrolle des technischen Raumstatus gewährleistet werden. Der technische Raumstatus ist wie folgt zu erheben: Mittels geeigneter Messsysteme wird im Rahmen systematischer Messprogramme die Grundverunreinigung aller lachgasführenden Räume ermittelt. Alle potentiellen N2O-Leckagepunkte werden direkt überprüft. Die Messprogramme sind einmal jährlich und vor jeder Kontrollmessung außerhalb des laufenden OP-Betriebes durchzuführen.

6.8 Information der Beschäftigten

Die Unterweisungen nach § 14 GefStoffV bei Tätigkeiten mit Inhalationsanästhetika sollten neben den Anforderungen der TRGS 555 „Betriebsanweisung und Information der Beschäftigten" zusätzlich beinhalten:

1. Gerätekunde: Unterweisung in Dichtheitsprüfungen, Leckagesuche, Anwendung von lokalen Absaugmaßnahmen, Anschließen der zentralen Absaugung, Überprüfung der Ableitung, Überprüfung des Narkosegasfilters usw.,
2. Unterweisung in arbeitsschutzgerechter Narkoseführung, z. B. praktische Übungen unter Einsatz direkt anzeigender Narkosegasmessgeräte,
3. Hinweise an weibliche Beschäftigte auf die Gefährdungen durch einige Inhalationsanästhetika während der Schwangerschaft. Die entsprechenden Regelungen nach §§ 4 und 5 MuSchArbV und andere Regelungen zum Mutterschutz bleiben unberührt.

7 Tätigkeiten mit Desinfektionsmitteln

Die für Einrichtungen der medizinischen Versorgung spezifischen Desinfektionsmittel werden eingesetzt z. B. bei der

1. Händedesinfektion,
2. Haut-/Schleimhautantiseptik,
3. Flächendesinfektion,
4. Instrumentendesinfektion,
5. Wäschedesinfektion.

7.1 Grundsätze bei Tätigkeiten mit Desinfektionsmitteln

7.1.1 Informationsermittlung und Gefährdungsbeurteilung

(1) Der Arbeitgeber hat alle Arbeitsbereiche und Arbeitsverfahren zu erfassen, bei denen Beschäftigte Tätigkeiten mit Desinfektionsmitteln durchführen. Im

Gefahrstoffverzeichnis sind alle Desinfektionsmittel aufzuführen. Der Desinfektionsmitteleinsatzplan kann das Gefahrstoffverzeichnis ergänzen. Es muss auf die ggf. erforderliche Kennzeichnung von Biozid-Produkten gemäß ChemBiozidMeldeV mit der Registriernummer hingewiesen werden.

(2) Vor der Entscheidung über den Einsatz von Desinfektionsmitteln ist zu prüfen, ob eine Desinfektion fachlich geboten und zu begründen ist. Die Entscheidung darüber erfordert eine interdisziplinäre Abstimmung zwischen den verantwortlichen Hygiene- und Arbeitsschutzexperten. Die Auswahl der Mittel richtet sich nach dem Anwendungsbereich, dem Spektrum der zu erwartenden Infektionserreger, der Art und Beschaffenheit der Oberflächen einschließlich der Milieubedingungen unter Einbeziehung des Arbeitsschutzes nach dem Stand der Technik. Umweltschutzaspekte sind bei der Auswahl zu berücksichtigen.

(3) Vor dem Einsatz von Desinfektionsmitteln und -verfahren hat der Arbeitgeber die Gefährdungen zu ermitteln, zu beurteilen und die erforderlichen Schutzmaßnahmen zur Minimierung der Gefahrstoffexposition festzulegen.

7.1.2 Ersatzstoffprüfung und Prüfung alternativer Verfahren

(1) Es ist zu prüfen, ob der Einsatz von Desinfektionsmitteln durch andere (z. B. thermische) Verfahren ganz oder teilweise ersetzt werden kann, z. B. bei der Instrumentendesinfektion.

(2) Im Rahmen der chemischen Desinfektion ist zu prüfen, ob Gefährdungen durch Verfahrensänderung (z. B. Einsatz maschineller Verfahren in der Instrumentendesinfektion, Verzicht auf Ausbringungsverfahren mit Aerosolbildung bei der Flächendesinfektion) verringert werden können.

(3) Für eine Ersatzstoffprüfung sind die für wirksam befundenen Mittel (z. B. nach VAH-Liste [57], RKI-Liste [59], DVG-Liste [58], IHO-Liste [69]) hinsichtlich ihrer Gefährdungen nach GefStoffV zu beurteilen. Bei gleicher Wirksamkeit sind die Mittel mit dem geringsten Gefährdungspotenzial auszuwählen.

(4) Das Ergebnis der Prüfung von Ersatzstoffen und -verfahren ist zu dokumentieren und auf Anforderung der zuständigen Behörde zur Verfügung zu stellen.

7.2 Schutzmaßnahmen

7.2.1 Schutzmaßnahmen bei Tätigkeiten mit Desinfektionsmittelkonzentraten

(1) Zur Verdünnung von Desinfektionsmittelkonzentraten sind die Herstellervorgaben einzuhalten. Bei der Verdünnung mit Wasser ist zu berücksichtigen, dass es u. U. zur ungewollten Freisetzung von Wirkstoffen in die Atemluft kommen kann (z. B. bei zu hoher Wassertemperatur).

(2) Zur Herstellung der Gebrauchslösungen sind möglichst automatische Dosiergeräte zu verwenden. Bei Handdosierung sind technische Dosierhilfen (z .B. Dosierpumpen, Dosierbeutel, Messbecher) zu verwenden. Die für den vorgesehenen Anwendungsfall erforderliche Anwendungskonzentration ist strikt einzuhalten. Diese sollte im Desinfektionsmitteleinsatzplan immer

TRGS 525

angegeben und in der arbeitsplatzbezogenen Betriebsanweisung enthalten sein.

(3) Ein Mischen verschiedener Produkte ist nur nach Herstellerangaben zulässig.

(4) Bei der Herstellung der Gebrauchslösungen ist der Hautkontakt/Schleimhautkontakt unbedingt zu vermeiden. Bei diesen Tätigkeiten sind geeignete Schutzhandschuhe nach DIN EN 374-3 (z. B. aus Nitrilkautschuk), Schutzbrille und ggf. Schürze oder Kittel zu tragen. Nicht nach DIN EN 374-3 geprüfte medizinische Einmalhandschuhe sind nicht geeignet. Zur Auswahl der Schutzhandschuhe siehe nähere Informationen in „Literatur" [31].

7.2.2 Schutzmaßnahmen bei Tätigkeiten mit Gebrauchslösungen

(1) Bei Tätigkeiten mit Gebrauchslösungen ist der direkte Kontakt mit der Haut, Schleimhaut und das Einatmen der Dämpfe zu vermeiden. Gefäße mit Gebrauchslösungen, sind nach dem Herstellen und jeder Entnahme zu verschließen.

(2) Bei der Scheuer- und Wischdesinfektion von Oberflächen ist darauf zu achten, dass keine Pfützen oder Flüssigkeitsflecken verbleiben, aus denen Wirkstoffe (insbesondere Aldehyde) über längere Zeit an die Raumluft abgegeben werden. Zur Vermeidung einer Grenzwertüberschreitung ist für eine ausreichende Raumbelüftung bei und direkt nach der Desinfektionsmaßnahme zu sorgen.

(3) Eine Sprühdesinfektion ist nur in begründeten Ausnahmefällen zulässig, z. B. beim Ausbringen von Schäumen oder wenn die zu desinfizierende Oberfläche bei der Wischdesinfektion vom Desinfektionsmittel anders nicht erreicht werden kann, z. B. offenporige oder stark strukturierte Oberflächen,

(4) Bei der medizinischen Versorgung von Nutztieren (z. B. Wiederkäuer, Pferd, Schwein), in der Tierpathologie als auch bei der Versorgung von Kleintieren kann es erforderlich sein, Desinfektionsmittel als Aerosol oder in Schaumform auszubringen. Dies ist auf Grund der Größe der Tiere, der Beschaffenheit der Tierhaut aber auch auf Grund der schweren Zugänglichkeit der mit dem Desinfektionsmittel zu benetzenden Flächen begründbar. Da bei dieser Tätigkeit Expositionen nicht zu vermeiden sind, ist die bereitgestellte persönliche Schutzausrüstung (z. B. Stiefel, Schutzhandschuhe, Schürze, Augen- und Atemschutz) entsprechend der Gefährdungsbeurteilung zu benutzen. Die Eignung der Schutzhandschuhe ist abhängig von den Vorgaben des Sicherheitsdatenblatts für das verwendete Desinfektionsmittel und der von der Tierspezies abhängigen erforderlichen mechanischen Festigkeit.

(5) Desinfektionsmittel, deren primär wirksame Bestandteile Alkohole sind, dürfen zur Flächendesinfektion nur verwendet werden, wenn eine schnell wirkende Desinfektion notwendig ist. Hierbei ist folgendes zu beachten:

1. Die ausgebrachte Gesamtmenge pro Raum darf aus Gründen der Sicherheit und des Gesundheitsschutzes sowie des Explosionsschutzes nicht mehr als 50 ml je m^2 Raumgrundfläche betragen.
2. Aerosolbildung muss so weit wie möglich vermieden werden. Heiße

TRGS 525

Flächen müssen vor der Desinfektion abgekühlt sein.
3. Mit der Desinfektion darf erst begonnen werden, wenn keine anderen brennbaren Gase oder Dämpfe in der Raumluft vorhanden sind (z. B. Anwendung von Wundbenzin, Instrumentendesinfektion mit Alkoholen).

(6) Wegen der Brand- und Explosionsgefahr können zusätzlich Schutzmaßnahmen erforderlich sein. Besonders vor dem Einsatz elektrischer Geräte, z. B. Elektrokauter, ist das Abtrocknen des alkoholischen Desinfektionsmittels auf Haut und Flächen abzuwarten. Es ist sicherzustellen, dass keine Pfützen oder Flüssigkeitsflecken verbleiben. Der Einsatz alkoholischer Desinfektionsmittel ist im Wirkbereich von offenen Flammen oder anderen Zündquellen nicht zulässig.

7.3 Arbeitsanweisung/Betriebsanweisung

Der Arbeitgeber hat eine schriftliche Betriebsanweisung gemäß TRGS 555 zu erstellen. Es ist sinnvoll, die arbeitsbereichs- und stoffgruppen- oder stoffbezogene Betriebsanweisung mit den Vorgaben aus dem Hygiene- und Desinfektionsmitteleinsatzplan sowie dem Hautschutzplan in einer Arbeitsanweisung zusammenzufassen.

8 Tätigkeiten mit sonstigen Gefahrstoffen

8.1 Chirurgische Rauchgase

8.1.1 Gefährdungen

(1) Durch den Einsatz von Laser und elektrochirurgischen Verfahren kann es insbesondere in Operationsbereichen zu einer intensiven Exposition gegenüber Pyrolyseprodukten (Chirurgischen Rauchgasen) kommen. Chirurgische Rauchgase stellen eine Mischung aus gas- und dampfförmigen, flüssigen und festen Substanzen dar, die diverse Gefahrstoffeigenschaften lokaler, systemischer, reversibler und irreversibler Wirkung aufweisen. Zudem führt die thermische Zersetzung von Gewebe zu einer intensiven Geruchsentwicklung. Es ist erwiesen, dass chirurgische Rauchgase auch biologisch aktive Bestandteile (Zellen, Zellreste, Viren etc.) enthalten können.

(2) Durch gas- bzw. dampfförmige Substanzen ist die Belastung beim Einsatz von Laser- oder elektrochirurgischen Verfahren relativ gering. Es kommt zwar zu starken Geruchsbelästigungen, allerdings werden die existierenden Arbeitsplatzgrenzwerte für Substanzen wie beispielsweise Toluol, Butanon oder Ethylbenzol bei weitem nicht erreicht. Andererseits konnten im Rauch flüchtige Substanzen mit kanzerogenen, mutagenen und reproduktionstoxischen (CMR)-Eigenschaften im Spurenbereich nachgewiesen werden.

(3) Die partikulären Belastungen der Beschäftigten bestehen zum großen Teil aus ultrafeinen Partikeln. Die Luftkonzentrationen können bei den Laser- oder elektrochirurgischen Verfahren während der Behandlungen kurzzeitig einige mg/m3 betragen und somit die Luftwege der Beschäftigten schon aufgrund ihrer Menge belasten.

(4) Eine Verbreitung biologisch aktiver Zellen und Zellbestandteile durch elektrochirurgische oder Laser-Eingriffe muss als wahrscheinlich angesehen werden.

TRGS 525

Die dadurch entstehende Exposition lässt sich allerdings nicht quantifizieren [39].

8.1.2 Schutzmaßnahmen

Die Höhe der Rauchgasentwicklung ist von vielen Faktoren abhängig, die durch die Gerätetechnik und den Anwender beeinflusst werden kann. Die in Nummer 8.1.1 aufgeführten Gefährdungen erfordern, dass – wie bei Belastungen durch Tabakrauch oder andere Pyrolyseprodukte – das allgemeine Gebot der Expositionsminimierung beachtet werden muss und geeignete Schutzmaßnahmen zu ergreifen sind:

1. Es sind Geräte nach dem Stand der Technik einzusetzen. Ist die Freisetzung chirurgischer Rauchgase nicht ausreichend zu verhindern, ist zu prüfen, ob diese an der Entstehungsstelle erfasst werden können, z. B. durch die Verwendung von Handstücken mit integrierter Absaugung oder durch Nutzung einer getrennten Lokalabsaugung.

2. Die Geräte, bei deren Verwendung chirurgische Rauchgase zu erwarten sind, sollen nur in Eingriffsräumen (z. B. Operationsräumen) mit modernen raumlufttechnischen Anlagen z. B. nach DIN 1946 Teil 4 eingesetzt werden. Damit kann bei elektrochirurgischen oder Lasereingriffen eine relevante, länger andauernde Belastung der gesamten Raumluft durch chirurgische Rauchgase verhindert werden, so dass das übrige OP-Personal nicht belastet wird. Dennoch kann es in Abhängigkeit der Intensität der Nutzung Rauch entwickelnder Verfahren erforderlich sein, die lokalen Rauchbelastungen direkt am OP-Feld durch Lokalabsaugungen zusätzlich zu verringern, auch unter dem Aspekt einer möglichen Infektionsgefährdung. Ebenso können andere Faktoren, z. B. im veterinärmedizinischen Bereich, den Einsatz lokaler Absaugungen erforderlich machen. Die Rückführung der abgesaugten Luft ist in Arbeitsräumen ohne RLT-Anlagen nur zulässig, wenn neben einem HEPA-Filter zur Zurückhaltung partikulärer Rauchbestandteile auch ein Aktivkohlefilter zur Erfassung gas- und dampfförmiger Komponenten verwendet wird.

3. Die Beschäftigten sind im Rahmen der Einweisung und Unterweisung nach § 2 MPBetreibV und § 14 GefStoffV insbesondere über die Entstehungsmechanismen des Rauches und die Möglichkeiten der raucharmen Benutzung der Geräte zu informieren.

4. Nur wenn sich durch die vorgenannten technischen und organisatorischen Maßnahmen die Gefährdungen durch Rauchgase nicht beseitigen lassen, ist im Rahmen der Gefährdungsbeurteilung zu entscheiden, ob weitere Schutzmaßnahmen erforderlich sind, wie z. B. verbesserte Lüftung oder partikelfiltrierende Halbmasken nach FFP2 nach DIN EN 149. Der normale medizinische Mundschutz ist kein geeignetes Mittel, um sich gegenüber chirurgischen Rauchgasen zu schützen.

8.2 Rauche bei sonstigen Tätigkeiten

(1) Bei Verbrennungsprozessen im Rahmen von medizinischen Behandlungen kann es zur Entstehung von Rauchgasen kommen. So wird z. B. bei der Moxibustion, einer Wärmebehandlung, die verschiedene Zielpunkte des Körpers stimulieren soll, ein spezielles „Moxakraut" verbrannt und die Wärme auf die Stimulationspunkte geleitet. Das

TRGS 525

Abbrennen des Moxakrautes ist mit der Entstehung von Rauch verbunden, vergleichbar mit Zigaretten- oder Zigarrenrauch.

(2) Die Verbrennung von Kräutern kann eine Vielzahl von flüchtigen Stoffen freisetzen, darunter auch solche mit CMR-Eigenschaften. Die Masse des entstehenden partikulären Rauches ist vergleichbar mit derjenigen bei der Verbrennung von Tabak.

(3) Im Rahmen der Planung von Behandlungen mit einer Entstehung von Pyrolyseprodukten hat der Arbeitgeber zu prüfen, ob es Behandlungsmethoden mit vergleichbarer Wirksamkeit für die Patienten gibt, die die Beschäftigten nicht oder nur in geringerem Maße mit Pyrolyseprodukten belasten (Beispiele: Verwendung von Moxa-Kohle (Smokeless Moxa) oder von elektrischen Methoden zur Wärmeerzeugung). Sofern diese Methoden existieren, hat der Arbeitgeber sie zur Verfügung zu stellen. Der Beschäftigte hat diese anzuwenden.

(4) Die Moxibustion sollte in Behandlungsräumen durchgeführt werden, die lüftungstechnisch von den anderen Bereichen einer Praxis/Abteilung abgetrennt sind. Nach jeder Behandlung muss intensiv gelüftet werden. Der einzelne Lüftungsvorgang sollte zu mindestens dreifachem Luftwechsel im Behandlungsraum (dies entspricht einer Lüftungszeit von ca. 30 Minuten bei einem stündlichen Frischluftzustrom von ca. 6 Raumvolumen) führen, da erfahrungsgemäß dadurch eine Reduzierung der Belastung auf unter 5 % der maximal auftretenden Schadstoffkonzentration gewährleistet ist (siehe ASR A3.6 „Lüftung").

(5) Die Beschäftigten sollten sich nur so kurz wie möglich in verrauchten Bereichen aufhalten.

Literatur

Die Literaturangaben und sonstigen Hinweise dienen allein der Information. Sie sind von der Vermutungswirkung nach § 7 Absatz 2 Satz 3 GefStoffV ausgenommen.

Gesetze, Verordnungen, Richtlinien, Technische Regeln:
1 Gesetz über den Verkehr mit Arzneimitteln (Arzneimittelgesetz – AMG)
2 Gesetz zum Schutz vor gefährlichen Stoffen (Chemikaliengesetz – ChemG)
3 Gesetz über Medizinprodukte (Medizinproduktegesetz – MPG)
4 Verordnung zum Schutz vor Gefahrstoffen (Gefahrstoffverordnung – GefStoffV)
5 Verordnung (EG) 1272/2008 (CLP-Verordnung)
6 Verordnung (EG) 1907/2006 (REACH-Verordnung)
7 Verordnung über den Betrieb von Apotheken (Apothekenbetriebsordnung – ApBetrO)
8 Verordnung über das Errichten, Betreiben und Anwenden von Medizinprodukten (Medizinprodukte-Betreiberverordnung – MPBetreibV)
9 Verordnung zur arbeitsmedizinischen Vorsorge (ArbMedVV)
10 Richtlinie 67/548/EWG
11 Zubereitungsrichtlinie 1999/45/EG
12 TRGS 201 Einstufung und Kennzeichnung bei Tätigkeiten mit Gefahrstoffen
13 TRGS 400 Gefährdungsbeurteilung bei Tätigkeiten mit Gefahrstoffen

TRGS 525

14 TRGS 401 Gefährdung durch Hautkontakt – Ermittlung, Beurteilung, Maßnahmen
15 TRGS 402 Ermitteln und Beurteilen der Gefährdungen bei Tätigkeiten mit Gefahrstoffen: Inhalative Exposition
16 TRGS 460 Handlungsempfehlung zur Ermittlung des Standes der Technik
17 TRGS 510 Lagerung von Gefahrstoffen in ortsbeweglichen Behältern
18 TRGS 555 Betriebsanweisung und Information der Beschäftigten
19 TRGS 720 Gefährliche explosionsfähige Atmosphäre – Allgemeines
20 TRGS 721 Gefährliche explosionsfähige Atmosphäre – Beurteilung der Explosionsgefährdung
21 TRGS 722 Vermeidung oder Einschränkung gefährlicher explosionsfähiger Atmosphäre
22 TRGS 900 Arbeitsplatzgrenzwerte
23 TRGS 905 Verzeichnis krebserzeugender, erbgutverändernder und fortpflanzungsgefährdender Stoffe
24 ASR A 3.6 Lüftung

Regeln und Informationen der Unfallversicherungsträger
25 DGUV Regel 113-001 Explosionsschutz-Regeln (EX-RL)
26 DGUV Regel 112-190 Benutzung von Atemschutzgeräten
27 DGUV Regel 112-195 Benutzung von Schutzhandschuhen
28 DGUV Regel 107-002 Desinfektionsarbeiten im Gesundheitsdienst
29 DGUV Regel 101-018 und -019 Umgang mit Reinigungs- und Pflegemitteln
30 BGW-Themen „Gefahrstoffe in der Dialyse"
31 DGUV Information 212-007 Chemikalienschutzhandschuhe
32 DGUV Information 213-096 Gefahrstoffe im Krankenhaus – Pflege und Funktionsbereiche
33 BGW-Themen „Zytostatika im Gesundheitsdienst – Informationen zur sicheren Handhabung von Zytostatika" (M 620)
34 BGW-Forschung „Arzneistoffe mit Verdacht auf sensibilisierende und cmr-Eigenschaften"
35 BGW-Themen „Sicheres Arbeiten mit chemischen Stoffen in der Pathologie",
36 BGW-Themen „Abfallentsorgung – Informationen zur sicheren Entsorgung von Abfällen im Gesundheitsdienst"

Normen
37 DIN 1946 „Raumlufttechnik – Teil 4: Raumlufttechnische Anlagen in Gebäuden und Räumen des Gesundheitswesens", Beuth Verlag GmbH, Berlin 2008
38 DIN 12980 „Laboreinrichtungen – Sicherheitswerkbänke für Zytostatika", Beuth Verlag GmbH, Berlin 2005
39 DIN EN 12469 „Biotechnik – Leistungskriterien für mikrobiologische Sicherheitswerkbänke, Beuth Verlag GmbH, Berlin 2000
40 DIN EN 374 „Schutzhandschuhe gegen Chemikalien und Mikroorganismen", Teil 1 bis Teil 4, Beuth Verlag GmbH, Berlin

Sonstige Literatur
41 Kiffmeyer, Th., K.; Türk, J.; Hahn, M.; Stützer, H.; Hadtstein, C.; Heinemann, A.; Eickmann, U.: Application and Assessment of a Regular Environmental Monitoring of the Antineoplastic Drug Contamination Level in Pharmacies – The MEW-IP Projekt. Ann. Occup. Hyg., Vol. 57, No. 4, pp. 444-455, 2013

42 Eickmann, U.; Falcy, M.; Fokuhl, I.; Rüegger, M; Bloch, M.: Chirurgische Rauchgase – Gefährdungen und Schutzmaßnahmen. Arbeitsmed. Sozialmed. Umweltmed. 46(2011) 1, S. 14-23
43 Halsen, G.; Krämer, I.;
a) Gefährdungsbeurteilung monoklonaler Antikörper der ATC-Klasse L01XC. Krankenhauspharmazie, 30. Jahrgang (2009) Nr.9, S. 441-454
b) Assessing the risk to health care staff from long-term exposure to anticancer drugs- the case of monoclonal antibodies. Journal of Oncology Pharmacy Practice, Volume 17, Issue 1, March 2011, S. 68-80
44 Halsen, G.; Krämer, I.; Umgang mit Zytostatika: Gefährdungsbeurteilung – kein Problem?. Krankenhauspharmazie, 25.Jahrgang Heft 2; (2004), S. 43-52
45 Empfehlungen zur Verhinderung berufsbedingter Exposition und Umweltexposition gegenüber zytotoxischen Medikamenten in der Veterinärmedizin, Tierärztl. Prax. 3/2012; 40, 197-208
46 Informationsblatt „Belastungen durch Narkosegase vermeiden – Empfehlungen für Kleintierpraxen", Amt für Arbeitsschutz der Hansestadt Hamburg
47 Thullner, I. „Narkosegasbelastungen in der Veterinärmedizin", Gefahrstoffe – Reinhaltung der Luft, Nr. 1/2 2009, S. 13-20
48 Erhardt, W.; Henke,J.; Haberstroh, J.; Baumgartner, C.; Tacke, S. „Anästhesie und Analgesie beim Klein- und Heimtier mit Exoten, Labortieren, Vögeln, Reptilien, Amphibien und Fischen", Schattauer GmbH, 2012
49 Factsheet „Anwendung von Isofluran zur Inhalationsanästhesie von Ferkeln", SUVA 2009

50 Pferdenarkosen in Praxis und Klinik – Standards zur Durchführung, Dt. Tierärzteblatt 1/2006
51 Hadtstein, C.: Untersuchungen zum Umgang mit Gefahrstoffen in Apotheken, edition FFAS, Freiburg im Breisgau 2010 (Dissertation)
52 Vollzugshilfe zur Entsorgung von Abfällen aus Einrichtungen des Gesundheitsdienstes, LAGA-Mitteilung 18, 2009, www.laga-online.de
53 Europäische Union: Sicherheit und Gesundheit bei der Arbeit im Gesundheitswesen – Leitfaden für Prävention und gute Betriebspraxis, Luxemburg: Amt für Veröffentlichungen der Europäischen Union 2012
54 Europäisches Arzneibuch (Pharmacopoea Europaea, Ph. Eur.), 2011
55 Kopp, B.; Schierl, R.; Nowak, D: Evaluation of Working Practices and Surface Contamination with Antineoplastic Drugs in Outpatient Oncology Health Care Settings. Int. Arch. Occup. Environ. Health 2013 Jan;86 (1):47-55. doi: 10.1007/s00420-012-0742-z. Epub 2012 Feb 5
56 Djoumessi, M.; Gragert, S.; Hinrichs, T.; Kamdem Medom, B.; Karpinska, R.: Bewegungen im Labor - Eine reale Störung: Der Einfluss von dynamischen Störfaktoren auf den Personenschutz, labor&more 2/2011, Darmstadt
57 Desinfektionsmittel-Liste des VAH (Verbund für Angewandte Hygiene e.V.), mhp-Verlag GmbH, Wiesbaden
58 Liste „Desinfektionsmittel für die Tierhaltung" der Deutschen Veterinärmedizinischen Gesellschaft (DVG), DVG-Verlag Gießen
59 Liste der vom Robert-Koch-Institut geprüften und anerkannten Desinfektionsmittel und -verfahren, Bundesgesundheitsblatt, Springer Verlag Berlin

TRGS 525

60 Hörath, H.; Gefahrstoff-Verzeichnis. Deutscher Apotheker Verlag, 2011, ISBN 3769257448
61 Eickmann, U.; Kaul M.; Zhang M.; Schmidt, E. Luftbelastungen durch Pyrolyseprodukte bei Behandlungen nach der Traditionellen Chinesischen Medizin. Gefahrstoffe – Reinhaltung der Luft. 70(2010) Nr. 6, S. 261-266.
62 Eickmann, U.; Methoden der Ermittlung und Bewertung chemischer Expositionen an Arbeitsplätzen. Ecomed Medizin, Verlagsgruppe Hüthig Jehle Rehm, Landsberg, 2008
63 N.N.; Rote Liste. Verlag Rote Liste Service, 2013, ISBN 3939192708
64 Das Portal für Arzneimittelinformationen des Bundes und der Länder, www.pharmnet-bund.de
65 Hinweis „Gelbe Hand", Ausschuss für Verpackung und Kennzeichnung des Bundesverbandes Deutscher Krankenhausapotheker e.V. (ADKA), http://www.adka.de/solva_docs/Poster762011.pdf
66 Redeker T (1984). Sicherheitstechnische Kenngrößen für halogenierte Anästhesiemittel im Gemisch mit verschiedenen Oxidationsmitteln. PTB-Bericht PTB-W-23, Stand Oktober 1984. Physikalisch-Technische-Bundesanstalt, Braunschweig, ISSN 0341-6739
67 Brandes E (2010). Explosionsbereiche moderner Anästhesiemittel bei nichtatmosphärischen Bedingungen, Forschungsbericht (Abschluss). Physikalisch-Technische-Bundesanstalt (PTB), Braunschweig
68 Eickmann, U.; Halsen, G.; Heinemann, A.; Wegscheider, W. (2014) Chemische Gefährdungen im Gesundheitsdienst – Hilfestellungen für die Praxis – Ecomed Medizin, Heidelberg, München, Landsberg, Frechen, Hamburg
69 Desinfektionsmittelliste des IHO (Industrieverband Hygiene und Oberflächenschutz e. V.) für Tierhaltung, Lebensmittelherstellung, Lebensmittelbe- und -verarbeitung, Speisenzubereitung und andere institutionelle Bereiche, http://www.iho-desinfektionsmittelliste.de/Home/Page/1

though
TRGS 555
Betriebsanweisung und Information der Beschäftigten

Ausgabe: Februar 2017 *)

Die Technischen Regeln für Gefahrstoffe (TRGS) geben den Stand der Technik, Arbeitsmedizin und Arbeitshygiene sowie sonstige gesicherte arbeitswissenschaftliche Erkenntnisse für Tätigkeiten mit Gefahrstoffen, einschließlich deren Einstufung und Kennzeichnung, wieder.

Sie werden vom **Ausschuss für Gefahrstoffe (AGS)** ermittelt bzw. angepasst und vom Bundesministerium für Arbeit und Soziales im Gemeinsamen Ministerialblatt bekannt gegeben.

Diese TRGS konkretisiert im Rahmen ihres Anwendungsbereichs Anforderungen der Gefahrstoffverordnung (GefStoffV). Bei Einhaltung der Technischen Regeln kann der Arbeitgeber insoweit davon ausgehen, dass die entsprechenden Anforderungen der Verordnung erfüllt sind. Wählt der Arbeitgeber eine andere Lösung, muss er damit mindestens die gleiche Sicherheit und den gleichen Gesundheitsschutz für die Beschäftigten erreichen.

1 Anwendungsbereich

(1) Diese TRGS ist anzuwenden für die Information der Beschäftigten bei Tätigkeiten mit Gefahrstoffen gemäß § 14 Gefahrstoffverordnung (GefStoffV).

(2) Diese TRGS findet keine Anwendung wenn sich nach § 6 Absatz 13 GefStoffV aus der Gefährdungsbeurteilung für eine bestimmte Tätigkeit insgesamt eine nur geringe Gefährdung[1] der Beschäftigten ergibt und die nach § 8 er-

---

*) Hinweis: Die TRGS wurde redaktionell an EU-Recht und die GefStoffV angepasst. Inhaltliche Änderungen sind u. a.
  - im Abschnitt 3 Betriebsanweisung der Hinweis, dass die Betriebsanweisungen in einer für die Beschäftigten verständlichen Sprache abzufassen sind, jedoch nicht zwangsläufig in deren Muttersprache; die Klarstellung, dass sofern noch Gebinde mit „alter" Kennzeichnung verwendet werden (im Einklang mit TRGS 201) Betriebsanweisungen mit den entsprechenden Gefahrenhinweisen und Symbolen weiter verwendet werden können; der Hinweis, dass bei der Übernahme von Informationen für eine Betriebsanweisungen aus einem Sicherheitsdatenblatt, dieses zuvor auf unvollständige, widersprüchliche oder fehlerhafte Angaben überprüft werden muss,
  - im Abschnitt 5 Unterweisung der Hinweis, dass beratende Ärzte oder Ärztinnen die Voraussetzungen nach § 7 der Verordnung zur arbeitsmedizinischen Vorsorge (ArbMedVV) erfüllen müssen; die Ergänzungen zur Wunschvorsorge, speziell bei Tätigkeiten mit krebserzeugenden oder keimzellmutagenen Gefahrstoffen der Kategorie 1A oder 1B wenn eine arbeitsmedizinische Vorsorge nicht veranlasst bzw. angeboten werden muss,
  - im Abschnitt 6 Zusätzliche Informationspflichten (krebserzeugenden Gefahrstoffen) die Streichung der Ausführungen zur Führung des Verzeichnisses, dafür Verweis auf die TRGS 410.
1) Siehe hierzu Nummer 6.2 der TRGS 400 „Gefährdungsbeurteilung für Tätigkeiten mit Gefahrstoffen

TRGS 555

griffenen Maßnahmen zum Schutz der Beschäftigten ausreichen.

(3) Die Unterweisungspflichten durch den Arbeitgeber nach § 12 Arbeitsschutzgesetz (ArbSchG) und die Unterrichtungs- und Erörterungspflichten gemäß § 81 Betriebsverfassungsgesetz (BetrVG) bleiben unberührt.

2 Begriffsbestimmungen

In dieser Bekanntmachung werden die Begriffe so verwendet, wie sie im Begriffsglossar zu den Regelwerken der Betriebssicherheitsverordnung (BetrSichV), Biostoffverordnung (BioStoffV) und der Gefahrstoffverordnung (GefStoffV) des Ausschusses für Betriebssicherheit (ABS), Ausschuss für biologische Arbeitsstoffe (ABAS) und Ausschuss für Gefahrstoffe (AGS) bestimmt sind.

3 Betriebsanweisung

3.1 Allgemeine Hinweise

(1) Der Arbeitgeber muss sicherstellen, dass den Beschäftigten vor Aufnahme der Tätigkeit eine schriftliche Betriebsanweisung zugänglich gemacht wird, die der Informationsermittlung und Gefährdungsbeurteilung nach § 6 GefStoffV Rechnung trägt. Die Betriebsanweisung ist in einer für die Beschäftigten verständlichen Form und Sprache abzufassen. Sie ist an geeigneter Stelle an der Arbeitsstätte – möglichst in Arbeitsplatznähe – zugänglich zu machen.

(2) Betriebsanweisungen sind arbeitsplatz-, tätigkeits- und stoffbezogene verbindliche schriftliche Anordnungen und Verhaltensregeln des Arbeitgebers an Beschäftigte. Sie dienen dem Schutz vor Unfallgefahren, Gesundheits-, Brand- und Explosionsgefährdungen sowie dem Schutz der Umwelt bei Tätigkeiten mit Gefahrstoffen. Für Tätigkeiten, bei denen Gefahrstoffe erst entstehen oder freigesetzt werden (z. B. Holzbearbeitung, Löten und Schweißen, Schneiden von Steinen) sind ebenfalls Betriebsanweisungen zu erstellen.

(3) Es kann zweckmäßig sein, Betriebsanweisungen in einen stoff- und tätigkeitsspezifischen Teil (Eigenschaften des Stoffes, Gefährdungen durch den Stoff, spezifische Schutzmaßnahmen usw.) sowie in einen betriebsspezifischen Teil (Alarmplan, Notrufnummern, zu benachrichtigende Personen, Verhalten bei Betriebsstörungen usw.) aufzuteilen. Einem betriebsspezifischen Teil können mehrere stoffbezogene Teile zugeordnet werden.

(4) Die Beschäftigten haben Betriebsanweisungen zu beachten.

(5) Verantwortlich für die Erstellung von Betriebsanweisungen ist der Arbeitgeber. Er kann sich dabei von Fachkräften für Arbeitssicherheit, Betriebsärzten oder anderen Fachleuten (z. B. Arbeitsschutzbehörden, Unfallversicherungsträger, Beratungsfirmen) beraten lassen.

(6) Basis für die Erstellung von Betriebsanweisungen sind die Ergebnisse der Gefährdungsbeurteilung gemäß TRGS 400. Auch mögliche Betriebsstörungen sind zu berücksichtigen. In Bezug auf die Schutzmaßnahmen sind bei der Erstellung von Betriebsanweisungen insbesondere zu beachten:

1. Arbeitsplatzspezifische Gegebenheiten,
2. Vorschriften der Gefahrstoffverordnung einschließlich Anhänge,
3. Sicherheitsdatenblätter,
4. Technische Regeln für Gefahrstoffe und sonstige allgemein anerkannte Regeln bezüglich Sicherheitstechnik, Arbeitsmedizin und Arbeitsplatzhygiene.

Zusätzlich können auch weitere Informationen, wie z. B. Technische Merkblätter herangezogen werden.

(7) Betriebsanweisungen sind an neue Erkenntnisse anzupassen und müssen entsprechend dem Stand der Gefährdungsbeurteilung aktualisiert werden.

(8) Die Betriebsanweisungen sind sprachlich so zu gestalten[2], dass die Beschäftigten die Inhalte verstehen und bei ihren betrieblichen Tätigkeiten anwenden können. Für Beschäftigte, die die deutsche Sprache nicht ausreichend verstehen, sind die Betriebsanweisungen in einer für sie verständlichen Sprache abzufassen. Daraus ergibt sich jedoch nicht zwangsläufig, dass eine Betriebsanweisung in der Muttersprache der Beschäftigten abgefasst sein muss.

(9) Es sind klare und eindeutige Angaben erforderlich, die in praktisches Verhalten und Handeln umgesetzt werden können. Dementsprechend sind Sammelbegriffe wie z. B. „Atemschutz", „Schutzbrille" zu konkretisieren, wenn unterschiedliche Typen der Schutzausrüstung im Betrieb zur Verfügung stehen. Unbestimmte Begriffe, wie z. B. „regelmäßig", „ausreichend", „gelegentlich" sollen nicht verwendet werden. Gebote sollten durch „müssen", Verbote durch „dürfen nicht" oder deren Umschreibungen ausgedrückt werden.

(10) Die äußere Form der Betriebsanweisung ist nicht festgelegt. Allerdings fördert die einheitliche Gestaltung von Betriebsanweisungen innerhalb einer Betriebsstätte den Wiedererkennungseffekt für die Beschäftigten. Durch eine logische und übersichtliche Darstellung kann die Akzeptanz und Verständlichkeit gefördert werden. Die Verwendung von Piktogrammen und Symbolschildern wird empfohlen, insbesondere nach der Arbeitsstättenregel ASR A1.3 „Sicherheits- und Gesundheitsschutzkennzeichnung".

(11) Sind neben der Betriebsanweisung nach GefStoffV weitere Anweisungen auf der Grundlage anderer Rechtsvorschriften erforderlich (z. B. BetrSichV, BioStoffV), so können diese unter Wahrung aller erforderlichen Schutzziele zu einer Betriebsanweisung zusammengefasst werden.

(12) Musterbetriebsanweisungen (z. B. Vorlagen für bestimmte Branchen) oder automatisch generierte Betriebsanweisungen sind an die betriebsspezifischen Gegebenheiten anzupassen und dementsprechend zu ergänzen.

(13) Sind viele Gefahrstoffe (z. B. in Lackiererbetrieben, Lagerbereichen oder Laboratorien[3]) vorhanden, ist es zulässig, nicht für jeden einzelnen

---

[2] Hilfestellung siehe z. B. Publikation des Bundesministerium für Arbeit und Soziales, 11017 Berlin, Leichte Sprache, April 2014, Best.-Nr.: A 752 (http://www.bmas.de/SharedDocs/Downloads/DE/PDF-Publikationen/a752-ratgeber-leichte-sprache.pdf?__blob=publicationFile&v=2)
[3] unter Berücksichtigung der Einschränkungen der TRGS 526 „Laboratorien"

Gefahrstoff eine eigenständige Betriebsanweisung, sondern Gruppen- bzw. Sammelbetriebsanweisungen zu erstellen. Voraussetzung ist, dass bei Tätigkeiten mit diesen Stoffen ähnliche Gefährdungen bestehen und vergleichbare Schutzmaßnahmen gelten.

3.2 Inhalte der Betriebsanweisung

3.2.1 Gliederung

Betriebsanweisungen umfassen folgende Inhalte:

1. Arbeitsbereiche, Arbeitsplatz, Tätigkeit,
2. Gefahrstoffe (Bezeichnung),
3. Gefahren für Mensch und Umwelt,
4. Schutzmaßnahmen, Verhaltensregeln,
5. Verhalten im Gefahrenfall,
6. Erste Hilfe und
7. Sachgerechte Entsorgung.

3.2.2 Arbeitsbereich, Arbeitsplatz, Tätigkeit

Der Anwendungsbereich der Betriebsanweisung ist durch Bezeichnung des Betriebes, des Arbeitsbereiches, des Arbeitsplatzes und der Tätigkeit festzulegen.

3.2.3 Gefahrstoffe (Bezeichnung)

(1) In Betriebsanweisungen sind Gefahrstoffe mit der den Beschäftigten bekannten Bezeichnung zu benennen. Bei Gemischen und Erzeugnissen sind dies in der Regel die Handelsnamen.

(2) Bei Gemischen wird empfohlen, die gefahrbestimmende(n) Komponente(n) zusätzlich zu benennen (z. B.: „enthält: Diphenylmethan-diisocyanat").

3.2.4 Gefahren für Mensch und Umwelt

(1) Es sind die bei den Tätigkeiten mit Gefahrstoffen möglichen Gefahren zu beschreiben, die sich aus der Gefährdungsbeurteilung ergeben haben. Dementsprechend sind die Gefahrenhinweise (H-Sätze) und ergänzenden Gefahrenhinweise (EUH-Sätze)[4] im Wortlaut oder sinnvoll umschrieben anzugeben.

(2) Falls für den Arbeitsplatz/die Tätigkeit relevant, sollen sonstige Gefährdungen aufgenommen werden, die zwar keine Einstufung bewirken, sich aber z. B. aus betrieblichen Erfahrungen oder dem Unterabschnitt 2.3 des entsprechenden Sicherheitsdatenblatts ergeben, wie Staubbelastung, Staubexplosions- und Brandgefährdung, Erstickungs-, Erfrierungs-, Verbrennungsgefahr und weitere Gefährdungen für Mensch und Umwelt.

(3) Gefahrenpiktogramme nach Verordnung (EG) Nr. 1272/2008 sollten ergänzend zum Text verwendet werden.

(4) Sofern Gebinde verwendet werden, die im Einklang mit TRGS 201 noch mit einer „alten" Kennzeichnung nach den EG-Richtlinien versehen sind, kann eine Betriebsanweisung mit den entsprechenden Gefahrenhinweisen und Symbolen weiter verwendet werden.

---

[4] Gefahrenhinweise und ergänzende Gefahrenhinweise („Hazard Statements" und „Supplemental Hazard Statements") nach Verordnung (EG) Nr. 1272/2008 (CLP-Verordnung)

3.2.5 Schutzmaßnahmen und Verhaltensregeln

(1) Die notwendigen Schutzmaßnahmen und Verhaltensregeln, die der Beschäftigte zu seinem eigenen Schutz und zum Schutz der anderen Beschäftigten am Arbeitsplatz zu beachten hat, sind zu beschreiben. Sie sollten untergliedert werden in:

1. Technische Schutzmaßnahmen zur Verhütung einer Exposition oder eines Ereignisses wie z. B. Bildung einer gefährlichen explosionsfähigen Atmosphäre,
2. Organisatorische Schutzmaßnahmen,
3. Hygienevorschriften und notwendige Arbeitskleidung,
4. Persönliche Schutzausrüstung (Art, Typ und Benutzungshinweise).

(2) Es wird empfohlen, auch auf Beschäftigungsbeschränkungen und Einschränkungen bei der Verwendung hinzuweisen.

3.2.6 Verhalten im Gefahrenfall

(1) Soweit nicht anders geregelt sind die Maßnahmen anzugeben, die von Beschäftigten, insbesondere von Rettungsmannschaften im Gefahrenfall, bei Betriebsstörungen, Unfällen und Notfällen (z. B. ungewöhnlicher Druck- oder Temperaturanstieg, Leckage, Brand, Explosion) durchzuführen sind.

(2) Angegeben werden sollte hier insbesondere:

1. geeignete und ungeeignete Löschmittel,
2. Aufsaug- und Bindemittel, Neutralisationsmittel,
3. zusätzliche technische Schutzmaßnahmen (z. B. Not-Aus) und zusätzliche persönliche Schutzausrüstung und
4. notwendige Maßnahmen gegen Umweltgefährdungen.

(3) Auf bestehende Alarmpläne sowie Flucht- und Rettungspläne kann hingewiesen werden.

3.2.7 Erste Hilfe

(1) Die Beschreibung der Maßnahmen zur Ersten Hilfe sollte untergliedert werden nach:

1. Einatmen,
2. Haut- und Augenkontakt,
3. Verschlucken und
4. Verbrennungen und Erfrierungen.

(2) Anzugeben sind die vor Ort zu leistenden Maßnahmen. Es soll klar angegeben werden, wann ein Arzt hinzuzuziehen ist und welche Maßnahmen zu unterlassen sind.

(3) Innerbetriebliche Regelungen für den Fall der Ersten Hilfe sind zu berücksichtigen. Insbesondere sind Hinweise zu geben auf:

1. Erste-Hilfe-Einrichtungen,
2. Ersthelfer,
3. Notrufnummern und
4. besondere Erste-Hilfe-Maßnahmen (z. B. Bereitstellung spezieller Antidots).

3.2.8 Sachgerechte Entsorgung

(1) Die erforderlichen Schutzmaßnahmen und Verhaltensregeln für die sachgerechte Entsorgung von Abfällen, die betriebsmäßig entstehen (z. B. Produktionsreste, Abfälle aus Reinigungsvorgängen, Verpackungsabfälle) oder

bei Störungen entstehen können (z. B. Fehlchargen, Leckagemengen) und Gefahrstoffe im Sinne der GefStoffV sind, sollten beschrieben werden. Dabei sind Hinweise zu geben auf geeignete:

1. persönliche Schutzausrüstung,
2. Entsorgungsbehälter und Sammelstellen,
3. Aufsaugmittel sowie
4. Reinigungsmittel und -möglichkeiten.

(2) Ist der Vorgang der Entsorgung die eigentliche Tätigkeit, kann es notwendig sein, dafür eine eigenständige Betriebsanweisung zu erstellen.

3.3 Schnittstelle zum Sicherheitsdatenblatt

Viele Informationen für die Erstellung von Betriebsanweisungen können dem Sicherheitsdatenblatt entnommen werden. Das Sicherheitsdatenblatt ist dabei gemäß TRGS 400 auf offensichtlich unvollständige, widersprüchliche oder fehlerhafte Angaben zu überprüfen. Der Arbeitgeber prüft im Rahmen der Gefährdungsbeurteilung, ob die entnommenen Informationen für die Tätigkeit mit dem Gefahrstoff in seinem Betrieb angemessen sind. Falls nicht, müssen die Angaben entsprechend angepasst oder ergänzt werden.

Das Schema im Anhang erläutert, welche Inhalte des Sicherheitsdatenblatts für die einzelnen Abschnitte der Betriebsanweisung verwendet werden können.

4 Zugang zu den Sicherheitsdatenblättern und zum Gefahrstoffverzeichnis

(1) Der Arbeitgeber hat nach § 6 Absatz 12 GefStoffV ein Verzeichnis der im Betrieb verwendeten Gefahrstoffe zu führen, in dem auf die entsprechenden Sicherheitsdatenblätter verwiesen wird. Das Verzeichnis muss mit Ausnahme der Angaben zu den im Betrieb verwendeten Mengenbereichen allen betroffenen Beschäftigten und ihrer Vertretung zugänglich sein.

(2) Ferner hat der Arbeitgeber nach § 14 Absatz 1 GefStoffV sicherzustellen, dass die Beschäftigten Zugang zu allen Sicherheitsdatenblättern über die Stoffe und Gemische erhalten, mit denen sie Tätigkeiten ausüben.[5]

(3) Der Zugang zu den Sicherheitsdatenblättern kann den Beschäftigten in schriftlicher, digitaler Form oder mit anderen Informationssystemen ermöglicht werden. Über die Art und Weise des Zugangs sollte der Arbeitgeber die Beschäftigten im Rahmen der Unterweisung informieren.

5 Unterweisung

5.1 Allgemeines

(1) Der Arbeitgeber hat sicherzustellen, dass die Beschäftigten anhand der Betriebsanweisung über alle auftretenden Gefährdungen und entsprechenden Schutzmaßnahmen, vor Aufnahme der

---

5) Dies gilt nicht für solche Stoffe und Gemische für die ein Sicherheitsdatenblatt nach Artikel 31 der REACH-Verordnung nicht erforderlich ist

Beschäftigung und danach mindestens einmal jährlich arbeitsplatz- und tätigkeitsbezogen mündlich unterwiesen werden.

(2) Zusätzlich sind Unterweisungen erforderlich, wenn sich Betriebsanweisungen inhaltlich geändert haben. Dies ist z. B. der Fall, wenn

1. sich die Bedingungen der Tätigkeit ändern (z. B. Änderung des Verfahrens),
2. andere Gefahrstoffe zur Anwendung gelangen oder
3. sich für die Tätigkeit relevante Vorschriften ändern.

(3) Die Unterweisungen sollten von den betrieblichen Vorgesetzten durchgeführt werden.

(4) Es ist sicherzustellen, dass die Beschäftigten an den Unterweisungen teilnehmen.

(5) Der Ausbildungsstand und die Erfahrung der Beschäftigten sind bei der Unterweisung zu berücksichtigen. Unerfahrene Beschäftigte müssen besonders umfassend unterrichtet und angeleitet werden.

(6) Nach § 14 Absatz 2 der GefStoffV hat der Arbeitgeber im Rahmen der Unterweisung sicherzustellen, dass für alle Beschäftigten, die Tätigkeiten mit Gefahrstoffen durchführen, eine allgemeine arbeitsmedizinisch-toxikologische Beratung durchgeführt wird. Durch die Vermittlung von Hintergrundwissen über die toxische Wirkung von Stoffen soll die Sensibilität und die Eigenverantwortung der Beschäftigten für ihre Gesundheit gefördert werden. Soweit aus arbeitsmedizinischen Gründen notwendig, ist die Beratung unter Beteiligung einer Ärztin bzw. eines Arztes durchzuführen. Die Ärztin oder der Arzt muss hierzu die Voraussetzungen nach § 7 der Verordnung zur arbeitsmedizinischen Vorsorge (ArbMedVV) erfüllen.

(7) Unter Berücksichtigung der vorhandenen Gefahrstoffe und der Gefährdungsbeurteilung entscheidet der Arbeitgeber, ob eine Ärztin oder ein Arzt bei der Unterweisung zugegen ist bzw. die Beratung selbst vornimmt oder ein von ihm Beauftragter die Unterweisung durchführt.

5.2 Inhalte

(1) In den Unterweisungen sind die Beschäftigten über die spezifischen Gefährdungen bei Tätigkeiten mit oder bei Vorhandensein von Gefahrstoffen in ihrem Arbeitsbereich sowie über Schutzmaßnahmen und Verhaltensregeln zur Abwendung dieser Gefährdungen zu informieren. Inhalt der Unterweisung sind die Themen, die gemäß Nummer 3.2 Gegenstand der Betriebsanweisung sind. Darüber hinaus kann die Behandlung folgender Themen erforderlich sein:

1. Hinweise auf neue oder geänderte Betriebsanlagen, Arbeitsmittel, Arbeitsverfahren und Arbeitsschutzvorschriften,
2. Verwendungsbeschränkungen und -verbote sowie Beschäftigungsbeschränkungen und -verbote (insbesondere für besondere Personengruppen wie Frauen im gebärfähigen Alter, werdende und stillende Mütter oder Jugendliche) und
3. Schlussfolgerungen aus aktuellen Unfallereignissen mit Gefahrstoffen.

(2) Im Rahmen der Unterweisung stellt der Arbeitgeber sicher, dass die Beschäftigten in den Methoden und Verfahren unterrichtet werden, die im Hinblick auf die Sicherheit bei der Verwendung von Gefahrstoffen angewendet werden müssen. Es sind den Beschäftigten insbesondere Hinweise und Anweisungen zum sicheren technischen Ablauf des Arbeitsverfahrens (z. B. richtige Dosierung, Kontrolle von Füllstandsanzeigen, Beachtung der Warneinrichtungen) zu vermitteln.

(3) Ferner sollten die Beschäftigten auf die die Zugangsmöglichkeiten zum Gefahrstoffverzeichnis und den relevanten Sicherheitsdatenblättern hingewiesen werden. Hierbei können grundlegende Hinweise zum Verständnis der sicherheits- und gesundheitsschutzbezogenen Inhalte von Sicherheitsdatenblättern gegeben werden.

(4) In Abhängigkeit von der Gefährdung können im Rahmen der arbeitsmedizinisch-toxikologischen Beratung folgende Aspekte behandelt werden:
1. Mögliche Aufnahmepfade der Gefahrstoffe (insbesondere dermal und inhalativ, in Einzelfällen auch oral),
2. Begrenzung der Exposition durch Schutz- und Hygienemaßnahmen sowie
3. Wirkungen und Symptome (akut, chronisch).

(5) Die toxikologisch bedeutsamen Aufnahmepfade sollen unter Berücksichtigung der betrieblichen Gegebenheiten und soweit möglich hinsichtlich ihrer Relevanz dargestellt werden. Hilfreich ist auch die Erläuterung von Faktoren, die eine Aufnahme von Gefahrstoffen in den Körper positiv oder negativ beeinflussen.

(6) Hierzu gehört insbesondere auch die Darstellung, wie durch persönliche Schutzmaßnahmen die Gefahrstoffaufnahme beeinflusst werden kann, und welche Fehler bei der Anwendung der persönlichen Schutzausrüstung deren Schutzwirkung verringern oder gar aufheben können. Sofern zutreffend ist darauf hinzuweisen, welche persönlichen Verhaltensmaßnahmen die Aufnahme von Gefahrstoffen fördern oder verhindern können (z. B. Unterlassen von Essen, Trinken, Schnupfen am Arbeitsplatz, keine Aufbewahrung von Lebensmitteln am Arbeitsplatz, Händereinigung vor dem Rauchen).

(7) Die Wirkungen und Symptome sind für die Beschäftigten verständlich darzustellen. Hierbei ist die von der Aufnahme (Dosis) zu erwartende Symptomatik nach Möglichkeit bevorzugt auf den am Arbeitsplatz zu erwartenden Dosisbereich zu beziehen. Erforderlichenfalls sollte auf mögliche Zielorgane und mögliche Wechsel- oder Kombinationswirkungen der Gefahrstoffe hingewiesen werden. Dies gilt auch für Wechselwirkungen mit nicht tätigkeitsbedingten Expositionen, z. B. Tabakrauch, Alkohol oder Drogen.

(8) Soweit für einen Betrieb zutreffend, ist den Beschäftigten bei der Beratung zu erklären, welchen Nutzen die arbeitsmedizinische Vorsorge nach der ArbMedVV für die Prävention von Gesundheitsstörungen bietet. Dabei ist den Beschäftigten der Unterschied zwischen der Pflicht- und der Angebotsvorsorge zu erklären. Die Beschäftigten sollen auch darauf hingewiesen werden, dass ihnen arbeitsmedizinische

Vorsorge auch dann zu ermöglichen ist, wenn sie selbst einen Zusammenhang zwischen ihrer Tätigkeit und einer Gesundheitsstörung vermuten, es sei denn, aufgrund der Beurteilung der Arbeitsbedingungen und der getroffenen Schutzmaßnahmen ist nicht mit einer gesundheitlichen Beeinträchtigung zu rechnen (Wunschvorsorge).

(9) Sofern bei Tätigkeiten mit krebserzeugenden oder keimzellmutagenen Gefahrstoffen der Kategorie 1A oder 1B gemäß AMR Nummer 11.1 arbeitsmedizinische Vorsorge nicht veranlasst bzw. angeboten werden muss, ist in der Unterweisung auf die Möglichkeit der Wunschvorsorge ausdrücklich hinzuweisen.

(10) Werden viele Gefahrstoffe eingesetzt (z. B. in Laboratorien), ist es sinnvoll, wenn sich die arbeitsmedizinisch-toxikologische Beratung auf die Stoffe bzw. Stoffgruppen konzentriert, von denen die höchste gesundheitliche Gefährdung ausgeht.

5.3 Durchführung

(1) Die Unterweisungen sind mündlich, arbeitsplatz- und tätigkeitsbezogen durchzuführen. Dabei sollten die lernpsychologischen und arbeitspädagogischen Erkenntnisse beachtet werden (z. B. Durchführen praktischer Übungen). Elektronische Medien können zur Unterstützung und Vorbereitung der Beschäftigten auf die Unterweisung genutzt werden.

(2) Für Arbeitsplätze und Tätigkeiten mit vergleichbaren Gefährdungen können gemeinsame Unterweisungen durchgeführt werden.

(3) Bei den Unterweisungen sind die Vorkenntnisse und Fähigkeiten der zu Unterweisenden zu berücksichtigen.

(4) Die Unterweisungen haben in einer für den Beschäftigten verständlichen Form und Sprache zu erfolgen. Daraus ergibt sich nicht zwangsläufig, dass eine Unterweisung in der Muttersprache der Beschäftigten erfolgen muss.

(5) Im Rahmen seiner Aufsichtspflicht, hat sich der Arbeitgeber davon zu überzeugen, dass die Beschäftigten die Inhalte der Betriebsanweisung und Unterweisung verstanden haben und umsetzen.

(6) Themen, Inhalte, (z. B. durch Aufführen von Stichpunkten), Teilnehmer, Name des Unterweisenden und das Datum der Unterweisung sind schriftlich festzuhalten. Die Beschäftigten haben die Teilnahme an den Unterweisungen durch Unterschrift zu bestätigen. Die Dokumentation der Unterweisung kann formlos geschehen. Auf Wunsch ist dem Unterwiesenen eine Kopie auszuhändigen.

(7) Der Nachweis der Unterweisung ist mindestens zwei Jahre aufzubewahren.

6 Zusätzliche Informationspflichten bei Tätigkeiten mit krebserzeugenden, keimzellmutagenen oder reproduktionstoxischen Gefahrstoffen

(1) Bei Tätigkeiten mit krebserzeugenden, keimzellmutagenen oder reproduktionstoxischen Gefahrstoffen der Kategorien 1A oder 1B hat der Arbeitgeber weitere Informationspflichten wahrzu-

TRGS 555

nehmen und weitergehende Maßnahmen nach Absatz 2 bis 7 zu treffen.

(2) Der Arbeitgeber hat den Beschäftigten und ihrer Vertretung bei Tätigkeiten nach Absatz 1 die erforderlichen Informationen zur Verfügung zu stellen, so dass diese nachprüfen können, ob die Bestimmungen der GefStoffV Anwendung finden. Die Art und Weise, wie dies gewährleistet werden kann, sollte vom Arbeitgeber gemeinsam mit den Beschäftigten und ihrer Vertretung festgelegt werden. Dies kann z. B. im Rahmen einer betrieblichen Vereinbarung oder im Arbeitsschutzausschuss geschehen.

(3) Im Rahmen seiner Informationspflichten hat der Arbeitgeber ferner sicherzustellen, dass die betroffenen Beschäftigten und ihre Vertretung, die mit der Auswahl, dem Tragen und der Verwendung von Schutzkleidung und Schutzausrüstungen verbundenen Folgen für die Gesundheit und Sicherheit überprüfen können. Insbesondere hat er Zugang zu den Herstellerinformationen der verwendeten Schutzausrüstung zu gewähren. Aus diesen Informationen muss hervorgehen, dass die Schutzkleidung:

1. im Einklang mit den einschlägigen Vorschriften[6] steht,
2. wirksam ist und
3. unschädlich ist oder ggf. gesundheitsgefährdende Stoffe (z. B. Allergene in Schutzhandschuhen) enthält.

---

[6] siehe auch Verordnung über Sicherheit und Gesundheitsschutz bei der Benutzung persönlicher Schutzausrüstung bei der Arbeit, 4. September 1996 (BGBl. I 1996, S. 1841)

Auch hinsichtlich der Auswahl von Schutzkleidung und -ausrüstung hat der Arbeitgeber seine Überlegungen und Entscheidungen nachvollziehbar darzulegen.

(4) Bei Tätigkeiten mit einer erhöhten Exposition müssen die Beschäftigten und deren Vertretung nachprüfen können, ob Maßnahmen ergriffen wurden, um die Dauer der Exposition soweit wie möglich zu verkürzen und den Schutz der Beschäftigten während dieser Tätigkeiten zu gewährleisten. Zu diesen Tätigkeiten zählen insbesondere Abbruch-, Sanierungs- und Instandhaltungsarbeiten, bei denen die Möglichkeit einer beträchtlichen Erhöhung der Exposition der Beschäftigten vorherzusehen ist und bei denen jede Möglichkeit weiterer technischer Schutzmaßnahmen zur Begrenzung dieser Exposition bereits ausgeschöpft wurde.

Für Tätigkeiten mit einer erhöhten Exposition hat der Arbeitgeber darzulegen, welche organisatorischen Maßnahmen (z. B. Einsatzpläne der Beschäftigten) er trifft, um die Exposition der Beschäftigten zu verkürzen. Dabei sind beispielsweise auch das Gesetz zum Schutz von Müttern bei der Arbeit, in der Ausbildung und im Studium (Mutterschutzgesetz – MuSchG) oder das Jugendarbeitsschutzgesetz (JArbSchG) zu berücksichtigen.

(5) Daneben hat der Arbeitgeber die Beschäftigten und ihre Vertretung auch dann unverzüglich zu informieren, wenn unerwartet erhöhte Expositionen am Arbeitsplatz auftreten, die über die sonst üblichen Belastungen hinausgehen. Dabei sind nicht nur die Ursachen der erhöhten Exposition, sondern auch die entsprechenden Gegenmaßnah-

TRGS 555

men darzulegen. Dies gilt nicht nur für Abbruch-, Sanierungs- und Instandhaltungsarbeiten, sondern grundsätzlich bei allen Tätigkeiten mit Gefahrstoffen gemäß Absatz 1.

(6) Die Beschäftigten und ihre Vertretung müssen Zugang zu den Dokumenten haben, in denen die technischen Maßnahmen zur Expositionsminimierung und deren Wirksamkeit beschrieben sind. In der Regel wird dies in der Dokumentation der Gefährdungsbeurteilung erfolgen.

(7) Der Arbeitgeber muss unter bestimmten Voraussetzungen ein Verzeichnis über Beschäftigte führen, die Tätigkeiten mit krebserzeugenden oder keimzellmutagenen Gefahrstoffen ausüben. Die entsprechenden Pflichten des Arbeitgebers werden in der TRGS 410 konkretisiert.

Auf den Abdruck der Anlagen wird verzichtet.

TRGS 555

Arbeitsstätten-Richtlinien

Arbeitsstätten-Richtlinien

ASR A1.3
Technische Regel für Arbeitsstätten
Sicherheits- und Gesundheitsschutzkennzeichnung

Ausgabe: Februar 2013
zuletzt geändert: GMBl 2017, S. 398, v. 05.07.2017 [Nr. 22]

1 Zielstellung

Diese ASR konkretisiert die Anforderungen für die Sicherheits- und Gesundheitsschutzkennzeichnung in Arbeitsstätten. Nach § 3a der Arbeitsstättenverordnung in Verbindung mit Ziffer 1.3 des Anhangs sind Sicherheits- und Gesundheitsschutzkennzeichnungen dann einzusetzen, wenn die Risiken für Sicherheit und Gesundheit anders nicht zu vermeiden oder ausreichend zu minimieren sind. Diese ASR konkretisiert auch die Gestaltung von Flucht- und Rettungsplänen gemäß § 4 Abs. 4 Arbeitsstättenverordnung.

2 Anwendungsbereich

Mit Inkrafttreten der Arbeitsstättenverordnung wird die Richtlinie 92/58/EWG[1] über Mindestvorschriften für die Sicherheits- und Gesundheitsschutzkennzeichnung am Arbeitsplatz über einen gleitenden Verweis für den Geltungsbereich der Arbeitsstättenverordnung in nationales Recht umgesetzt.

[1] Richtlinie 92/58/EWG des Rates über Mindestvorschriften für die Sicherheits- und/oder Gesundheitsschutzkennzeichnung am Arbeitsplatz (Neunte Einzelrichtlinie im Sinne von Artikel 16 Absatz 1 der Richtlinie 89/391/EWG) vom 24. Juni 1992 (ABl. EU Nr. L 245 S. 23)

Die Anwendung dieser ASR erfüllt die Mindestanforderungen der Richtlinie 92/58/EWG.

Die Gestaltung der Sicherheits- und Gesundheitsschutzkennzeichnung einschließlich der Gestaltung von Flucht- und Rettungsplänen wird in dieser ASR geregelt. Die Notwendigkeit einer Sicherheits- und Gesundheitsschutzkennzeichnung und von Flucht- und Rettungsplänen sowie von Sicherheitsleitsystemen ist im Rahmen der Gefährdungsbeurteilung zu prüfen.

Hinweis:
Für die barrierefreie Gestaltung der Sicherheits- und Gesundheitsschutzkennzeichnung gilt die ASR V3a.2 „Barrierefreie Gestaltung von Arbeitsstätten", Anhang A1.3: Ergänzende Anforderungen zur ASR A1.3 „Sicherheits- und Gesundheitsschutzkennzeichnung".

3 Begriffsbestimmungen

3.1 **Sicherheits- und Gesundheitsschutzkennzeichnung** ist eine Kennzeichnung, die – bezogen auf einen bestimmten Gegenstand, eine bestimmte Tätigkeit oder eine bestimmte Situation – jeweils mittels eines Sicherheitszeichens, einer Farbe,

ASR A1.3

eines Leucht- oder Schallzeichens, verbaler Kommunikation oder eines Handzeichens eine Sicherheits- und Gesundheitsschutzaussage (Sicherheitsaussage) ermöglicht.

3.2 **Sicherheitszeichen** ist ein Zeichen, das durch Kombination von geometrischer Form und Farbe sowie grafischem Symbol eine bestimmte Sicherheits- und Gesundheitsschutzaussage ermöglicht.

3.3 **Verbotszeichen** ist ein Sicherheitszeichen, das ein Verhalten, durch das eine Gefahr entstehen kann, untersagt.

3.4 **Warnzeichen** ist ein Sicherheitszeichen, das vor einem Risiko oder einer Gefahr warnt.

3.5 **Gebotszeichen** ist ein Sicherheitszeichen, das ein bestimmtes Verhalten vorschreibt.

3.6 **Rettungszeichen** ist ein Sicherheitszeichen, das den Flucht- und Rettungsweg oder Notausgang, den Weg zu einer Erste-Hilfe-Einrichtung oder diese Einrichtung selbst kennzeichnet.

3.7 **Brandschutzzeichen** ist ein Sicherheitszeichen, das Standorte von Feuermelde- und Feuerlöscheinrichtungen kennzeichnet.

3.8 **Zusatzzeichen** ist ein Zeichen, das zusammen mit einem der unter Nummer 3.2 beschriebenen Sicherheitszeichen verwendet wird und zusätzliche Hinweise liefert.

3.9 **Kombinationszeichen** ist ein Zeichen, bei dem Sicherheitszeichen und Zusatzzeichen auf einem Träger aufgebracht sind.

3.10 **Grafisches Symbol** ist eine Darstellung, die eine Situation beschreibt oder ein Verhalten vorschreibt und auf einem Sicherheitszeichen oder einer Leuchtfläche angeordnet ist.

3.11 **Sicherheitsfarbe** ist eine Farbe, der eine bestimmte, auf die Sicherheit bezogene Bedeutung zugeordnet ist.

3.12 **Leuchtzeichen** ist ein Zeichen, das von einer Einrichtung mit durchsichtiger oder durchscheinender Oberfläche erzeugt wird, die von hinten erleuchtet wird und dadurch als Leuchtfläche erscheint oder selbst leuchtet.

3.13 **Schallzeichen** ist ein kodiertes akustisches Signal ohne Verwendung einer menschlichen oder synthetischen Stimme, z. B. Hupen, Sirenen oder Klingeln.

3.14 **Verbale Kommunikation** ist eine Verständigung mit festgelegten Worten unter Verwendung einer menschlichen oder synthetischen Stimme.

3.15 **Handzeichen** ist eine kodierte Bewegung und Stellung von Armen und Händen zur Anweisung von Personen, die Tätigkeiten ausführen, die ein Risiko oder eine Gefährdung darstellen können.

3.16 **Erkennungsweite** ist der größtmögliche Abstand zu einem Sicherheitszeichen, bei dem dieses noch lesbar und hinsichtlich Form und Farbe erkennbar ist.

3.17 **Langnachleuchtendes Sicherheitszeichen** ist ein Sicherheitszeichen, das nach Ausfall der Allgemeinbeleuchtung eine bestimmte Zeit nachleuchtet. Obwohl die Sicherheitsfarben Rot und Grün im nachleuchtenden Zustand nicht dargestellt werden können, bleiben grafisches Symbol und geometrische Form erhalten und es besteht ein Sicherheitsgewinn gegenüber den nicht langnachleuchtenden Sicherheitszeichen.

4 Allgemeines

(1) Schon bei der Planung von Arbeitsstätten ist eine erforderliche Sicherheits- und Gesundheitsschutzkennzeichnung (z. B. bei der Erstellung von Flucht- und Rettungsplänen) so weit wie möglich zu berücksichtigen.

(2) Die Sicherheits- und Gesundheitsschutzkennzeichnung darf nur für Hinweise im Zusammenhang mit Sicherheit und Gesundheitsschutz verwendet werden.

(3) Die Kennzeichnungsarten (z. B. Leuchtzeichen, Handzeichen, Sicherheitszeichen) sind entsprechend der Gefährdungsbeurteilung auszuwählen.

(4) Für ständige Verbote, Warnungen, Gebote und sonstige sicherheitsrelevante Hinweise (z. B. Rettung, Brandschutz) sind Sicherheitszeichen insbesondere entsprechend Anhang 1 zu verwenden. Sicherheitszeichen können als Schilder, Aufkleber oder als aufgemalte Kennzeichnung ausgeführt werden. Diese sind dauerhaft auszuführen (z. B. für die Standorte von Feuerlöschern).

(5) Hinweise auf zeitlich begrenzte Risiken oder Gefahren sowie Notrufe zur Ausführung bestimmter Handlungen (z. B. Brandalarm) sind durch Leucht-, Schallzeichen oder verbale Kommunikation zu übermitteln.

(6) Wenn zeitlich begrenzte risikoreiche Tätigkeiten (z. B. Anschlagen von Lasten im Kranbetrieb, Rückwärtsfahren von Fahrzeugen mit Personengefährdung) ausgeführt werden, sind Anweisungen mittels Handzeichen entsprechend Anhang 2 oder verbaler Kommunikation vorzunehmen.

(7) Verschiedene Kennzeichnungsarten dürfen gemeinsam verwendet werden, wenn im Rahmen der Gefährdungsbeurteilung festgestellt wird, dass eine Kennzeichnungsart allein zur Vermittlung der Sicherheitsaussage nicht ausreicht. Bei gleicher Wirkung kann zwischen verschiedenen Kennzeichnungsarten gewählt werden.

(8) Die Wirksamkeit einer Kennzeichnung darf nicht durch eine andere Kennzeichnung oder durch sonstige betriebliche Gegebenheiten beeinträchtigt werden (z. B. keine Verwendung von Schallzeichen bei starkem Umgebungslärm).

(9) Kennzeichnungen, die für ihre Funktion eine Energiequelle benötigen, müssen für den Fall, dass diese ausfällt, über eine selbsttätig einsetzende Notversorgung verfügen, es sei denn, dass bei Unterbrechung der Energiezufuhr kein Risiko mehr besteht (z. B. wenn bei Netzausfall der Schließvorgang eines elektrisch betriebenen Tores unterbrochen wird und gleichzeitig die Sicherheitskennzeichnung – Warnleuchte, Hupe – ausfällt).

(10) Ist das Hör- oder Sehvermögen von Beschäftigten eingeschränkt (z. B.

ASR A1.3

beim Tragen von Persönlichen Schutzausrüstungen), ist eine geeignete Kennzeichnungsart ergänzend oder alternativ einzusetzen.

(11) Zur Kennzeichnung und Standorterkennung von Material und Ausrüstung zur Brandbekämpfung sind Brandschutzzeichen nach Anhang 1 zu verwenden.

(12) Die Beschäftigten sind vor Arbeitsaufnahme und danach in regelmäßigen Zeitabständen über die Bedeutung der eingesetzten Sicherheits- und Gesundheitsschutzkennzeichnung zu unterweisen. Insbesondere ist über die Bedeutung selten eingesetzter Kennzeichnungen zu informieren. Für Einweiser, die Handzeichen nach Punkt 5.7 anwenden, ist eine spezifische Unterweisung erforderlich. Die Unterweisung sollte jährlich erfolgen, sofern sich nicht aufgrund der Ergebnisse der Gefährdungsbeurteilung andere Zeiträume ergeben. Darüber hinaus muss auch bei Änderungen der eingesetzten Sicherheits- und Gesundheitsschutzkennzeichnung eine Unterweisung erfolgen.

(13) Der Arbeitgeber hat durch regelmäßige Kontrolle und gegebenenfalls erforderliche Instandhaltungsarbeiten dafür zu sorgen, dass Einrichtungen für die Sicherheits- und Gesundheitsschutzkennzeichnung wirksam sind. Dies gilt insbesondere für Leucht- und Schallzeichen, langnachleuchtende Materialien sowie technische Einrichtungen zur verbalen Kommunikation (z. B. Lautsprecher, Telefone). Die zeitlichen Abstände der Kontrollen sind im Rahmen der Gefährdungsbeurteilung festzulegen.

5 Kennzeichnung

5.1 Sicherheitszeichen und Zusatzzeichen

(1) Sicherheitszeichen und Zusatzzeichen müssen den festgelegten Gestaltungsgrundsätzen nach Tabelle 1 bzw. 2 entsprechen. Die Bedeutung von geometrischer Form und Sicherheitsfarbe für Sicherheitszeichen sind der Tabelle 1 zu entnehmen.

(2) Für die in Anhang 1 festgelegten Sicherheitsaussagen dürfen nur die entsprechend zugeordneten Sicherheitszeichen verwendet werden. Es besteht die Möglichkeit der Verwendung von Zusatzzeichen, die der Verdeutlichung besonderer Situationen oder der Konkretisierung der Sicherheits- und Gesundheitsschutzaussage dienen.

(3) Brandschutzzeichen können in Verbindung mit einem Richtungspfeil als Zusatzzeichen nach Abb. 1 verwendet werden.

Abb. 1: Richtungspfeile für Brandschutzzeichen

(4) Rettungszeichen für Mittel und Einrichtungen zur Ersten Hilfe können in Verbindung mit einem Richtungspfeil als Zusatzzeichen nach Abb. 2 verwendet werden.

(5) Eine Anhäufung von Sicherheitszeichen ist zu vermeiden. Ist das Sicherheitszeichen nicht mehr notwendig, ist dieses zu entfernen.

Abb. 2: Richtungspfeile für Rettungszeichen sowie für Mittel und Einrichtungen zur Ersten Hilfe

Tabelle 1: Kombination von geometrischer Form und Sicherheitsfarbe und ihre Bedeutung für Sicherheitszeichen

Geometrische Form	Bedeutung	Sicherheitsfarbe	Kontrastfarbe zur Sicherheitsfarbe	Farbe des grafischen Symbols	Anwendungsbeispiele
Kreis mit Diagonalbalken	Verbot	Rot	Weiß[a]	Schwarz	• Rauchen verboten • Kein Trinkwasser • Berühren verboten
Kreis	Gebot	Blau	Weiß[a]	Weiß[a]	• Augenschutz benutzen • Schutzkleidung benutzen • Hände waschen
Gleichseitiges Dreieck mit gerundeten Ecken	Warnung	Gelb	Schwarz	Schwarz	• Warnung vor heißer Oberfläche • Warnung vor Biogefährdung • Warnung vor elektrischer Spannung
Quadrat	Gefahrlosigkeit	Grün	Weiß[a]	Weiß[a]	• Erste Hilfe • Notausgang • Sammelstelle
Quadrat	Brandschutz	Rot	Weiß[a]	Weiß[a]	• Brandmeldetelefon • Mittel und Geräte zur Brandbekämpfung • Feuerlöscher

[a] Die Farbe Weiß schließt die Farbe für langnachleuchtende Materialien unter Tageslichtbedingungen, wie in ISO 3864-4, Ausgabe März 2011 beschrieben, ein.

Die in den Spalten 3, 4 und 5 bezeichneten Farben müssen den Spezifikationen von ISO 3864-4, Ausgabe März 2011 entsprechen. Es ist wichtig, einen Leuchtdichtekontrast sowohl zwischen dem Sicherheitszeichen und seinem Hintergrund als auch zwischen dem Zusatzzeichen und seinem Hintergrund zu erzielen (z. B. Lichtkante).

ASR A1.3

Tabelle 2: Geometrische Form, Hintergrundfarben und Kontrastfarben für Zusatzzeichen

Geometrische Form	Bedeutung	Hintergrundfarbe	Kontrastfarbe zur Hintergrundfarbe	Farbe der zusätzlichen Sicherheitsinformation
Rechteck	Zusatzinformationen	Weiß	Schwarz	beliebig
		Farbe des Sicherheitszeichens	Schwarz oder Weiß	

(6) Sicherheitszeichen sind deutlich erkennbar und dauerhaft anzubringen. Deutlich erkennbar bedeutet unter anderem, dass Sicherheitszeichen in geeigneter Höhe – fest oder beweglich – anzubringen sind und die Beleuchtung (natürlich oder künstlich) am Anbringungsort ausreichend ist. Verbots-, Warn- und Gebotszeichen müssen sichtbar, unter Berücksichtigung etwaiger Hindernisse am Zugang zum Gefahrbereich angebracht werden. Besonders in langgestreckten Räumen (z. B. Fluren) sollen Rettungs- bzw. Brandschutzzeichen in Laufrichtung jederzeit erkennbar sein (z. B. Winkelschilder).

(7) Ist eine Sicherheitsbeleuchtung nicht vorhanden, muss auf Fluchtwegen die Erkennbarkeit der dort notwendigen Rettungs- und Brandschutzzeichen durch Verwendung von langnachleuchtenden Materialien auch bei Ausfall der Allgemeinbeleuchtung für den Zeitraum der Flucht in einen gesicherten Bereich erhalten bleiben. Hierbei ist eine ausreichende Anregung der langnachleuchtenden Produkte sicherzustellen. Diesbezügliche Anforderungen enthält die ASR A3.4/7 „Sicherheitsbeleuchtung, optische Sicherheitsleitsysteme".

(8) Sicherheitszeichen müssen aus solchen Werkstoffen bestehen, die gegen die Umgebungseinflüsse am Anbringungsort widerstandsfähig sind. Bei der Auswahl der Werkstoffe sind unter anderem mechanische Einwirkungen, feuchte Umgebung, chemische Einflüsse, Lichtbeständigkeit, Versprödung von Kunststoffen sowie Feuerbeständigkeit zu berücksichtigen.

(9) Bei der Auswahl von Sicherheitszeichen ist der Zusammenhang zwischen Erkennungsweiten und Größe der Sicherheitszeichen bzw. Schriftzeichen zu berücksichtigen (Tabelle 3).

ASR A1.3

Tabelle 3: Vorzugsgrößen von Sicherheits-, Zusatz- und Schriftzeichen für beleuchtete Zeichen, abhängig von der Erkennungsweite

Erkennungsweite [m]	Schriftzeichen (Ziffern und Buchstaben) Schriftgröße (h) [mm]	Verbots- und Gebotszeichen Durchmesser (d) [mm]	Warnzeichen Basis (b) [mm]	Rettungs-, Brandschutz- und Zusatzzeichen Höhe (a) [mm]
0,5	2	12,5	25	12,5
1	4	25	50	25
2	8	50	100	
3	10	100		50
4	14		200	
5	17			
6	20	200		
7	23		300	100
8	27			
9	30			
10	34	300		
11	37		400	150
12	40			
13	44			
14	47	400		
15	50		600	200
16	54			
17	57			
18	60	600		
19	64			
20	67			
21	70		900	300
22	74			
23	77			
24	80	900		
25	84			
26	87			
27	90			
28	94			
29	97			
30	100			

ASR A1.3

5.2 Sicherheitsmarkierungen für Hindernisse und Gefahrstellen

(1) Die Kennzeichnung von Hindernissen und Gefahrstellen ist durch gelbschwarze oder rot-weiße Streifen (Sicherheitsmarkierungen) deutlich erkennbar und dauerhaft auszuführen (siehe Abb. 3). Die Streifen sind in einem Neigungswinkel von etwa 45° anzuordnen. Das Breitenverhältnis der Streifen beträgt 1:1. Die Kennzeichnung soll den Ausmaßen der Hindernisse oder Gefahrstellen entsprechen.

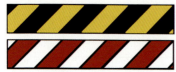

Abb 3: Sicherheitsmarkierungen

(2) Gelb-schwarze Streifen sind vorzugsweise für ständige Hindernisse und Gefahrstellen zu verwenden (z. B. Stellen, an denen besondere Gefahren des Anstoßens, Quetschens, Stürzens bestehen). Bei langnachleuchtender Ausführung wird die Erkennbarkeit der Hindernisse bei Ausfall der Allgemeinbeleuchtung erhöht.

(3) Rot-weiße Streifen sind vorzugsweise für zeitlich begrenzte Hindernisse und Gefahrstellen zu verwenden (z. B. Baugruben).

(4) An Scher- und Quetschkanten mit Relativbewegung zueinander sind die Streifen gegensinnig geneigt zueinander anzubringen.

5.3 Markierungen von Fahrwegen

(1) Die Kennzeichnung von Fahrwegsbegrenzungen ist farbig, deutlich erkennbar sowie durchgehend auszuführen. Wird die Markierung auf dem Boden angebracht, so kann dies z. B. durch mindestens 5 cm breite Streifen oder durch eine vergleichbare Nagelreihe (mindestens drei Nägel pro Meter), in einer gut sichtbaren Farbe – Vorzugsweise Weiß oder Gelb – mit ausreichendem Kontrast zur Farbe der Bodenfläche erreicht werden.

(2) Eine Verwendung von langnachleuchtenden Produkten für die Markierung von Fahrwegen hat den Vorteil, dass bei Ausfall der Allgemeinbeleuchtung die Sicherheitsaussage für eine bestimmte Zeit aufrechterhalten bleibt.

5.4 Leuchtzeichen

(1) Leuchtzeichen sind deutlich erkennbar anzubringen. Die Helligkeit (Leuchtdichte) der abstrahlenden Fläche muss sich von der Leuchtdichte der umgebenden Flächen deutlich unterscheiden, ohne zu blenden.

(2) Leuchtzeichen dürfen nur bei Vorliegen von zu kennzeichnenden Gefahren oder Hinweiserfordernissen in Betrieb sein. Die Sicherheitsaussage von Leuchtzeichen darf nach Wegfall der zu kennzeichnenden Gefahr nicht mehr erkennbar sein. Dies kann durch Verdecken der abstrahlenden Fläche erreicht werden.

(3) Leuchtzeichen für eine Warnung dürfen intermittierend („blinkend") nur dann betrieben werden, wenn eine unmittelbare Gefahr droht. Diese Forderung bedeutet, dass warnende Leuchtzeichen kontinuierlich oder intermittierend, hinweisende Leuchtzeichen ausschließlich kontinuierlich betrieben werden dürfen.

ASR A1.3

(4) Wird ein intermittierend betriebenes Warnzeichen anstelle eines Schallzeichens oder zusätzlich eingesetzt, müssen die Sicherheitsaussagen identisch sein.

5.5 Schallzeichen

(1) Schallzeichen müssen deutlich wahrnehmbar und ihre Bedeutung betrieblich festgelegt und eindeutig sein.

(2) Schallzeichen müssen so lange eingesetzt werden, wie dies für die Sicherheitsaussage erforderlich ist.

(3) Ein betrieblich festgelegtes Notsignal muss sich von anderen betrieblichen Schallzeichen und von den beim öffentlichen Alarm verwendeten Signalen unverwechselbar unterscheiden. Der Ton des betrieblich festgelegten Notsignals soll kontinuierlich sein.

5.6 Verbale Kommunikation

Die verbale Kommunikation muss kurz, eindeutig und verständlich formuliert sein. Im Rahmen der Gefährdungsbeurteilung ist für besondere Einsatzsituationen die Verwendung von technischen Einrichtungen (z. B. Lautsprecher, Megafon) festzulegen.

5.7 Handzeichen

(1) Handzeichen müssen eindeutig eingesetzt werden, leicht durchführbar und erkennbar sein und sich deutlich von anderen Handzeichen unterscheiden. Handzeichen, die mit beiden Armen gleichzeitig erfolgen, müssen symmetrisch gegeben werden und dürfen nur eine Aussage darstellen.

(2) Für die in Anhang 2 aufgeführten Bedeutungen von Handzeichen dürfen nur die dort zugeordneten Handzeichen verwendet werden.

(3) Einweiser müssen geeignete Erkennungszeichen, vorzugsweise in gelber Ausführung, tragen (z. B. Westen, Kellen, Manschetten, Armbinden, Schutzhelme). Um eine gute Wahrnehmung zu erzielen, können Erkennungszeichen je nach Einsatzbedingungen (z. B. langnachleuchtend oder retroreflektierend) ausgeführt sein.

6 Gestaltung von Flucht- und Rettungsplänen

(1) Flucht- und Rettungspläne (Beispiel siehe Anhang 3) müssen eindeutige Anweisungen zum Verhalten im Gefahr- oder Katastrophenfall enthalten sowie den Weg an einen sicheren Ort darstellen. Flucht- und Rettungspläne müssen aktuell, übersichtlich, ausreichend groß und mit Sicherheitszeichen nach Anhang 1 gestaltet sein.

(2) Aus dem Plan muss ersichtlich sein, welche Fluchtwege von einem Arbeitsplatz oder dem jeweiligen Standort aus zu nehmen sind, um in einen sicheren Bereich oder ins Freie zu gelangen. In diesem Zusammenhang sind Sammelstellen zu kennzeichnen. Außerdem sind Kennzeichnungen für Standorte von Erste-Hilfe- und Brandschutzeinrichtungen in den Flucht- und Rettungsplan aufzunehmen. Zur sicheren Orientierung ist der Standort des Betrachters im Flucht- und Rettungsplan zu kennzeichnen.

(3) Soweit auf einem Flucht- und Rettungsplan nur ein Teil des Gebäudegrundrisses dargestellt ist, muss eine Übersichtsskizze die Lage im

ASR A1.3

Gesamtkomplex verdeutlichen. Der Grundriss in Flucht- und Rettungsplänen ist vorzugsweise im Maßstab 1:100 darzustellen. Die Plangröße ist an die Grundrissgröße anzupassen und sollte das Format DIN A3 nicht unterschreiten. Für besondere Anwendungsfälle, z. B. Hotel- oder Klassenzimmer, kann auch das Format DIN A4 verwendet werden. Der Flucht- und Rettungsplan muss farbig angelegt sein.

7 Kennzeichnung von Lagerbereichen sowie von Behältern und Rohrleitungen mit Gefahrstoffen

(1) Die Einstufung und Kennzeichnung von Gefahrstoffen in Behältern und Rohrleitungen hat gemäß den Regelungen der Gefahrstoffverordnung, insbesondere der TRGS 201 „Einstufung und Kennzeichnung bei Tätigkeiten mit Gefahrstoffen", zu erfolgen.

(2) Hinsichtlich der Erkennungsweite ist Tabelle 3 anzuwenden. Bei der Verwendung von Gefahrensymbolen zusammen mit der Gefahrenbezeichnung an Rohrleitungen ist zu berücksichtigen, dass üblicherweise das Verhältnis der Höhe des kombinierten Zeichens zu seiner Breite ungefähr 1,4 : 1 beträgt.

(3) Orte, Räume oder umschlossene Bereiche, die für die Lagerung erheblicher Mengen gefährlicher Stoffe oder Zubereitungen verwendet werden, sind mit einem geeigneten Warnzeichen nach Anhang 1 zu versehen oder gemäß TRGS 201 „Einstufung und Kennzeichnung bei Tätigkeiten mit Gefahrstoffen" zu kennzeichnen.

Anhang 1

Sicherheitszeichen und Sicherheitsaussagen (nach DIN EN ISO 7010 „Graphische Symbole – Sicherheitsfarben und Sicherheitszeichen – Registrierte Sicherheitszeichen", Ausgabe Oktober 2012 und DIN 4844-2 „Graphische Symbole – Sicherheitsfarben und Sicherheitszeichen – Teil 2: Registrierte Sicherheitszeichen", Ausgabe Dezember 2012)

ASR A1.3

1 Verbotszeichen

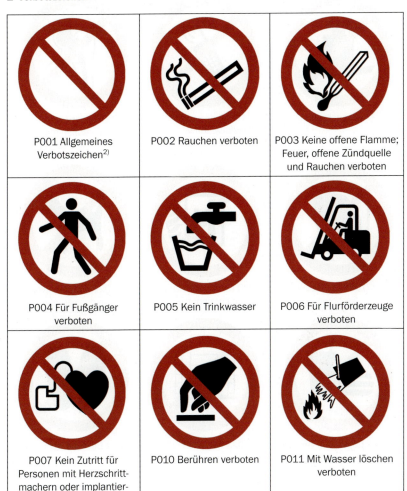

P001 Allgemeines Verbotszeichen[2)]

P002 Rauchen verboten

P003 Keine offene Flamme; Feuer, offene Zündquelle und Rauchen verboten

P004 Für Fußgänger verboten

P005 Kein Trinkwasser

P006 Für Flurförderzeuge verboten

P007 Kein Zutritt für Personen mit Herzschrittmachern oder implantierten Defibrillatoren[3)]

P010 Berühren verboten

P011 Mit Wasser löschen verboten

---

2) Dieses Zeichen darf nur in Verbindung mit einem Zusatzzeichen angewendet werden, das das Verbot konkretisiert.
3) Das Verbot gilt auch für sonstige aktive Implantate.

ASR A1.3

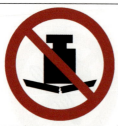 P012 Keine schwere Last[4]	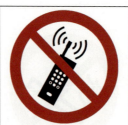 P013 Eingeschaltete Mobiltelefone verboten	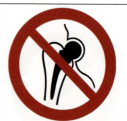 P014 Kein Zutritt für Personen mit Implantaten aus Metall
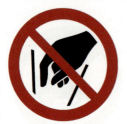 P015 Hineinfassen verboten	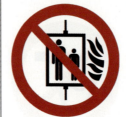 P020 Aufzug im Brandfall nicht benutzen	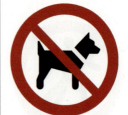 P021 Mitführen von Hunden verboten[5]
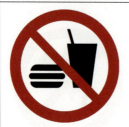 P022 Essen und Trinken verboten	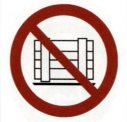 P023 Abstellen oder Lagern verboten	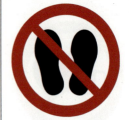 P024 Betreten der Fläche verboten

4) „Schwer" ist abhängig von dem Zusammenhang, in dem das Sicherheitszeichen verwendet werden soll. Das Sicherheitszeichen ist erforderlichenfalls in Verbindung mit einem Zusatzzeichen anzuwenden, das die maximale zulässige Belastung konkretisiert (z. B. max. 100 kg).
5) Das Verbot gilt auch für andere Tiere.

ASR A1.3

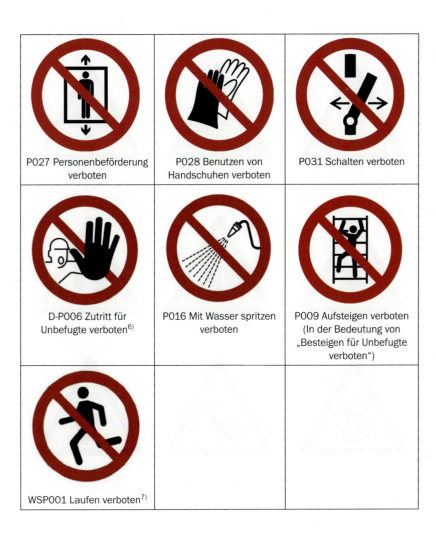

---

6), 7) aus DIN 4844-2 „Graphische Symbole – Sicherheitsfarben und Sicherheitszeichen" Ausgabe Dezember 2012

ASR A1.3

2 Warnzeichen

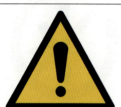 W001 Allgemeines Warnzeichen[8]	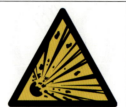 W002 Warnung vor explosionsgefährlichen Stoffen	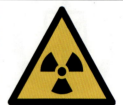 W003 Warnung vor radioaktiven Stoffen oder ionisierender Strahlung
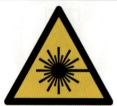 W004 Warnung vor Laserstrahl	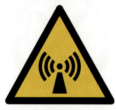 W005 Warnung vor nicht ionisierender Strahlung	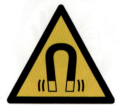 W006 Warnung vor magnetischem Feld
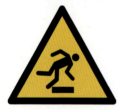 W007 Warnung vor Hindernissen am Boden	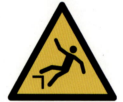 W008 Warnung vor Absturzgefahr	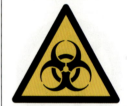 W009 Warnung vor Biogefährdung

---

8) Dieses Zeichen darf nur in Verbindung mit einem Zusatzzeichen angewendet werden, das die Gefahr konkretisiert.

ASR A1.3

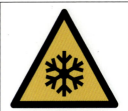 W010 Warnung vor niedriger Temperatur/Frost	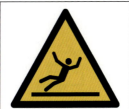 W011 Warnung vor Rutschgefahr	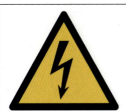 W012 Warnung vor elektrischer Spannung
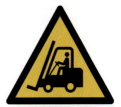 W014 Warnung vor Flurförderzeugen	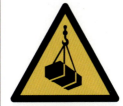 W015 Warnung vor schwebender Last	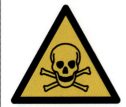 W016 Warnung vor giftigen Stoffen
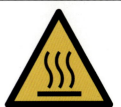 W017 Warnung vor heißer Oberfläche	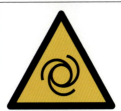 W018 Warnung vor automatischem Anlauf	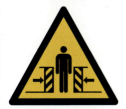 W019 Warnung vor Quetschgefahr
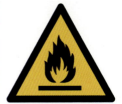 W021 Warnung vor feuergefährlichen Stoffen	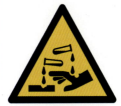 W023 Warnung vor ätzenden Stoffen	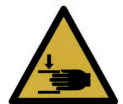 W024 Warnung vor Handverletzungen

ASR A1.3

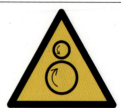
W025 Warnung vor gegenläufigen Rollen[9]

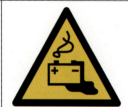
W026 Warnung vor Gefahren durch das Aufladen von Batterien

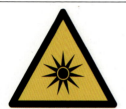
W027 Warnung vor optischer Strahlung

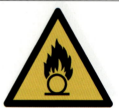
W028 Warnung vor brandfördernden Stoffen

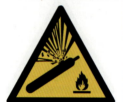
W029 Warnung vor Gasflaschen

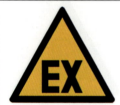
D-W021 Warnung vor explosionsfähiger Atmosphäre[10]

---

9) Die Warnung gilt auch für Einzugsgefahren anderer Art.
10) aus DIN 4844-2 „Graphische Symbole – Sicherheitsfarben und Sicherheitszeichen" Ausgabe Dezember 2012

ASR A1.3

3 Gebotszeichen

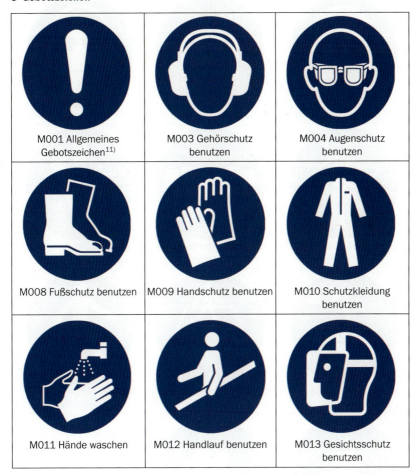

---

11) Dieses Zeichen darf nur in Verbindung mit einem Zusatzzeichen angewendet werden, welches das Gebot konkretisiert.

ASR A1.3

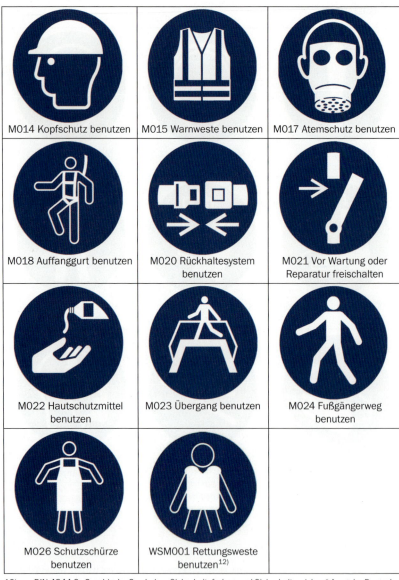

12) aus DIN 4844-2 „Graphische Symbole – Sicherheitsfarben und Sicherheitszeichen" Ausgabe Dezember 2012

ASR A1.3

4 Rettungszeichen

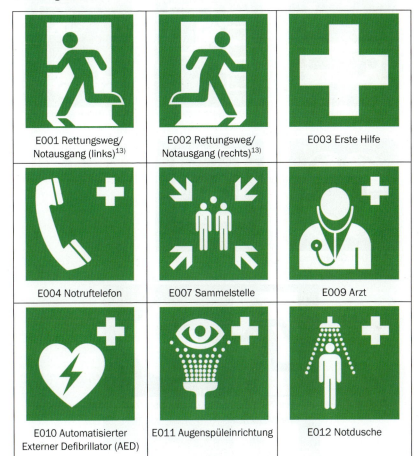

E001 Rettungsweg/Notausgang (links)[13]	E002 Rettungsweg/Notausgang (rechts)[13]	E003 Erste Hilfe
E004 Notruftelefon	E007 Sammelstelle	E009 Arzt
E010 Automatisierter Externer Defibrillator (AED)	E011 Augenspüleinrichtung	E012 Notdusche

---

13) Dieses Rettungszeichen darf nur in Verbindung mit einem Zusatzzeichen (Richtungspfeil, Abb. 2) verwendet werden.

ASR A1.3

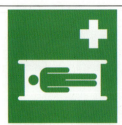
E013 Krankentrage

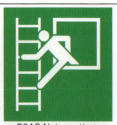
E016 Notausstieg mit Fluchtleiter

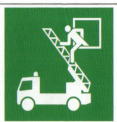
E017 Rettungsausstieg

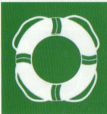
WSE001 Öffentliche Rettungsausrüstung[14)]

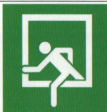
D-E019 Notausstieg[14)]

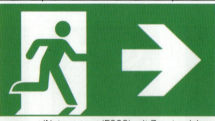
Beispiel für Rettungsweg/Notausgang (E002) mit Zusatzzeichen (Richtungspfeil)

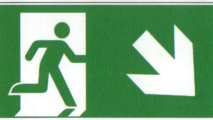
Beispiel für Rettungsweg/Notausgang (E002) mit Zusatzzeichen (Richtungspfeil)

---

14) aus DIN 4844-2 „Graphische Symbole – Sicherheitsfarben und Sicherheitszeichen" Ausgabe Dezember 2012

ASR A1.3

5 Brandschutzzeichen

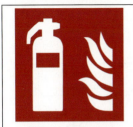
F001 Feuerlöscher

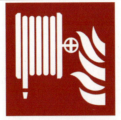
F002 Löschschlauch

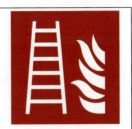
F003 Feuerleiter

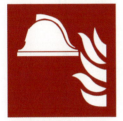
F004 Mittel und Geräte zur Brandbekämpfung

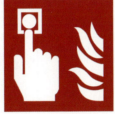
F005 Brandmelder

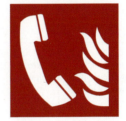
F006 Brandmeldetelefon

ASR A1.3

Anhang 2

Handzeichen

1 Allgemeine Handzeichen

Bedeutung	Beschreibung	Bildliche Darstellung	Vereinfachte Darstellung
Achtung Anfang Vorsicht	Rechten Arm nach oben halten, Handfläche zeigt nach vorn		
Halt Unterbrechung Bewegung nicht weiter ausführen	Beide Arme seitwärts waagerecht ausstrecken, Handflächen zeigen nach vorn		
Halt – Gefahr	Beide Arme seitwärts waagerecht ausstrecken, Handflächen zeigen nach vorn und Arme abwechselnd anwinkeln und strecken		

ASR A1.3

2 Handzeichen für Bewegungen — vertikal

Bedeutung	Beschreibung	Bildliche Darstellung	Vereinfachte Darstellung
Heben Auf	Rechten Arm nach oben halten, Handfläche zeigt nach vorn und macht eine langsame, kreisende Bewegung		
Senken Ab	Rechten Arm nach unten halten, Handfläche zeigt nach innen und macht eine langsame, kreisende Bewegung		
Langsam	Rechten Arm waagerecht ausstrecken, Handfläche zeigt nach unten und wird langsam auf und ab bewegt		

ASR A1.3

3 Handzeichen für Bewegungen — horizontal

Bedeutung	Beschreibung	Bildliche Darstellung	Vereinfachte Darstellung
Abfahren	Rechten Arm nach oben halten, Handfläche zeigt nach vorn, und Arm seitlich hin und her bewegen		
Herkommen	Beide Arme beugen, Handflächen zeigen nach innen und mit den Unterarmen heranwinken		
Entfernen	Beide Arme beugen, Handflächen zeigen nach außen und mit den Unterarmen wegwinken		
Rechts fahren – vom Einweiser aus gesehen	Den rechten Arm in horizontaler Haltung leicht anwinkeln und seitlich hin und her bewegen		
Links fahren – vom Einweiser gesehen aus	Den linken Arm in horizontaler Haltung leicht anwinkeln und seitlich hin und her bewegen		
Anzeige einer Abstandsverringerung	Beide Handflächen parallel halten und dem Abstand entsprechend zusammenführen		

ASR A1.3

Anhang 3

Beispiel eines Flucht- und Rettungsplans
(nach DIN ISO 23601 „Sicherheitskennzeichnung – Flucht- und Rettungspläne",
Ausgabe Dezember 2010)

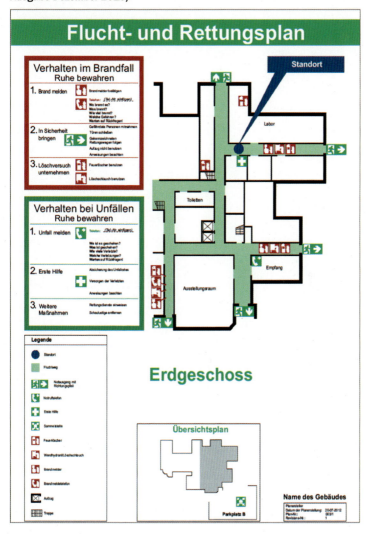

ASR A1.3

ASR A2.2
Technische Regeln für Arbeitsstätten
Maßnahmen gegen Brände

Ausgabe: Mai 2018
zuletzt geändert am 20.04.2021 GMBl. 2021 Nr. 24 S. 560

Die Technischen Regeln für Arbeitsstätten (ASR) geben den Stand der Technik, Arbeitsmedizin und Hygiene sowie sonstige gesicherte arbeitswissenschaftliche Erkenntnisse für das Einrichten und Betreiben von Arbeitsstätten wieder.

Sie werden vom Ausschuss für Arbeitsstätten ermittelt bzw. angepasst und vom Bundesministerium für Arbeit und Soziales im Gemeinsamen Ministerialblatt bekannt gemacht.

Diese ASR A2.2 konkretisiert im Rahmen des Anwendungsbereichs die Anforderungen der Verordnung über Arbeitsstätten. Bei Einhaltung der Technischen Regeln kann der Arbeitgeber insoweit davon ausgehen, dass die entsprechenden Anforderungen der Verordnung erfüllt sind. Wählt der Arbeitgeber eine andere Lösung, muss er damit mindestens die gleiche Sicherheit und den gleichen Gesundheitsschutz für die Beschäftigten erreichen.

1 Zielstellung

Diese ASR konkretisiert die Anforderungen an die Ausstattung von Arbeitsstätten mit Brandmelde- und Feuerlöscheinrichtungen sowie die damit verbundenen organisatorischen Maßnahmen für das Betreiben nach § 3a Absatz 1, § 4 Absatz 3 und § 6 Absatz 3 einschließlich der Punkte 2.2 und 5.2 Absatz 1 g des Anhangs der Arbeitsstättenverordnung.

2 Anwendungsbereich

(1) Diese ASR gilt für das Einrichten und Betreiben von Arbeitsstätten mit Feuerlöscheinrichtungen sowie für weitere Maßnahmen zur Erkennung, Alarmierung sowie Bekämpfung von Entstehungsbränden.

(2) Für alle Arbeitsstätten gemäß § 2 der Arbeitsstättenverordnung gelten die Anforderungen und Gestaltungshinweise nach Punkt 5 dieser Regel (Grundausstattung).

(3) Für Arbeitsstätten mit normaler Brandgefährdung ist die Grundausstattung ausreichend.

(4) Für Arbeitsstätten mit erhöhter Brandgefährdung sind über die Grundausstattung hinaus zusätzlich Maßnahmen nach Punkt 6 dieser Regel erforderlich.

Hinweis:
Für die barrierefreie Gestaltung der Maßnahmen gegen Brände gilt die ASR V3a.2 „Barrierefreie Gestaltung von Arbeitsstätten", Anhang A2.2: Ergänzende Anforderungen zur ASR A2.2 „Maßnahmen gegen Brände".

ASR A2.2

3 Begriffsbestimmungen

3.1 Brandgefährdung liegt vor, wenn brennbare Stoffe vorhanden sind und die Möglichkeit für eine Brandentstehung besteht.

3.2 Normale Brandgefährdung liegt vor, wenn die Wahrscheinlichkeit einer Brandentstehung, die Geschwindigkeit der Brandausbreitung, die dabei frei werdenden Stoffe und die damit verbundene Gefährdung für Personen, Umwelt und Sachwerte vergleichbar sind mit den Bedingungen bei einer Büronutzung.

3.3 Erhöhte Brandgefährdung liegt vor, wenn

- entzündbare bzw. oxidierende Stoffe oder Gemische vorhanden sind,
- die örtlichen und betrieblichen Verhältnisse für eine Brandentstehung günstig sind,
- in der Anfangsphase eines Brandes mit einer schnellen Brandausbreitung oder großen Rauchfreisetzung zu rechnen ist,
- Arbeiten mit einer Brandgefährdung durchgeführt werden (z. B. Schweißen, Brennschneiden, Trennschleifen, Löten) oder Verfahren angewendet werden, bei denen eine Brandgefährdung besteht (z. B. Farbspritzen, Flammarbeiten) oder
- erhöhte Gefährdungen vorliegen, z. B. durch selbsterhitzungsfähige Stoffe oder Gemische, Stoffe der Brandklassen D und F, brennbare Stäube, extrem oder leicht entzündbare Flüssigkeiten oder entzündbare Gase.

Hinweis:
Die erhöhte Brandgefährdung im Sinne dieser ASR schließt die erhöhte und hohe Brandgefährdung nach der Technischen Regel für Gefahrstoffe TRGS 800 „Brandschutzmaßnahmen" ein.

3.4 Entstehungsbrände im Sinne dieser Regel sind Brände mit so geringer Rauch- und Wärmeentwicklung, dass noch eine gefahrlose Annäherung von Personen bei freier Sicht auf den Brandherd möglich ist.

3.5 Brandmelder dienen dem frühzeitigen Erkennen von Bränden und Auslösen eines Alarms. Dabei wird zwischen automatischen und nichtautomatischen Brandmeldern (Handfeuermeldern) unterschieden.

3.6 Feuerlöscheinrichtungen im Sinne dieser Regel sind tragbare oder fahrbare Feuerlöscher, Wandhydranten und weitere handbetriebene Geräte zur Bekämpfung von Entstehungsbränden.

3.7 Löschvermögen beschreibt die Leistungsfähigkeit eines Feuerlöschers, ein genormtes Brandobjekt abzulöschen.

3.8 Löschmitteleinheit (LE) ist eine eingeführte Hilfsgröße, die es ermöglicht, die Leistungsfähigkeit unterschiedlicher Feuerlöschertypen zu vergleichen und durch Addition das Gesamtlöschvermögen von mehreren Feuerlöschern zu ermitteln.

3.9 Brandschutzhelfer sind die Beschäftigten, die der Arbeitgeber für Aufgaben der Brandbekämpfung bei Entstehungsbränden benannt hat.

ASR A2.2

3.10 Brandschutzbeauftragte sind Personen, die vom Arbeitgeber bestellt werden und ihn zu Themen des betrieblichen Brandschutzes beraten und unterstützen.

4 Eignung von Feuerlöschern und Löschmitteln

4.1 Brandklassen

Feuerlöscher bzw. Löschmittel werden vom Hersteller entsprechend der Eignung einer oder mehreren Brandklassen zugeordnet. Diese Zuordnung ist auf dem Feuerlöscher mit Piktogrammen angegeben (siehe Tabelle 1).

Tabelle 1: Brandklassen nach DIN EN 2:2005-01 „Brandklassen", Piktogramme nach DIN EN 3-7:2007-10 „Tragbare Feuerlöscher – Teil 7: Eigenschaften, Leistungsanforderungen und Prüfungen"

Piktogramm	Brandklasse
A	**Brandklasse A:** Brände fester Stoffe (hauptsächlich organischer Natur), verbrennen normalerweise unter Glutbildung Beispiele: Holz, Papier, Stroh, Textilien, Kohle, Autoreifen
B	**Brandklasse B:** Brände von flüssigen oder flüssig werdenden Stoffen Beispiele: Benzin, Öle, Schmierfette, Lacke, Harze, Wachse, Teer Hinweis: Sicherheitsdatenblatt beachten
C	**Brandklasse C:** Brände von Gasen Beispiele: Methan, Propan, Wasserstoff, Acetylen, Erdgas
D	**Brandklasse D:** Brände von Metallen Beispiele: Aluminium, Magnesium, Lithium, Natrium, Kalium und deren Legierungen
F	**Brandklasse F:** Brände von Speiseölen und -fetten (pflanzliche oder tierische Öle und Fette) in Frittier- und Fettbackgeräten und anderen Kücheneinrichtungen und -geräten

ASR A2.2

Für Brände von elektrischen Anlagen und Betriebsmitteln wird in DIN EN 2:2005-01 „Brandklassen" keine eigenständige Brandklasse ausgewiesen.

Feuerlöscher nach DIN EN 3-7:2007-10 „Tragbare Feuerlöscher – Teil 7: Eigenschaften, Leistungsanforderungen und Prüfungen", die für die Brandbekämpfung im Bereich elektrischer Anlagen geeignet sind, werden mit der maximalen Spannung und dem notwendigen Mindestabstand gekennzeichnet, z. B. bis 1000 V, Mindestabstand 1 m.

4.2 Löschvermögen, Löschmitteleinheiten

(1) Das Löschvermögen wird durch eine Zahlen-Buchstabenkombination auf dem Feuerlöscher angegeben. In dieser Zahlen-Buchstabenkombination bezeichnet die Zahl die Größe des erfolgreich abgelöschten Norm-Prüfobjektes und der Buchstabe die Brandklasse (siehe Abbildung 1).

FEUERLÖSCHER
6 Liter wässrige Lösung
21A   113B   75F

1. SICHERUNG ENTFERNEN
2. SCHLAGKNOPF BETÄTIGEN
3. LÖSCHPISTOLE BETÄTIGEN

A   B   F

VORSICHT
NACH JEDER BETÄTIGUNG NEU FÜLLEN.
REGELMÄSSIG AUF EINSATZBEREITSCHAFT ÜBERPRÜFEN.
NUR SOLCHE LÖSCH-/TREIBMITTEL UND ERSATZTEILE VERWENDEN, DIE MIT DEM ANERKANNTEN MUSTER ÜBEREINSTIMMEN.
LÖSCHMITTEL: 6 Liter wässrige Lösung   NR. DER ANERKENNUNG:
TREIBMITTEL: 40 g CO_2 TYP:
FUNKTIONSBEREICH: 0 °C BIS +60 °C

HERSTELLER

Abb. 1: Beispiel für die Beschriftung eines Feuerlöschers durch den Hersteller, in Anlehnung an DIN EN 3-7:2007-10 „Tragbare Feuerlöscher – Teil 7: Eigenschaften, Leistungsanforderungen und Prüfungen"

Hinweise:
1. *Die Buchstaben A, B, F bezeichnen die jeweilige Brandklasse, für die der Feuerlöscher geeignet ist. Die davor stehenden Zahlen 21A, 113B, 75F in Abbildung 1 geben das Löschvermögen in der jeweiligen Brandklasse, bestimmt an einem Norm-Prüfobjekt entsprechender Größe, an.*
2. *Es kann für die Brandklassen A und B mit Hilfe der Tabelle 2 in Löschmitteleinheiten (LE) umgerechnet werden.*
3. *Für die Brandklassen C und D wird nur die Eignung des Feuerlöschers ohne Bestimmung des Löschvermögens festgestellt.*
4. *Für die Brandklasse F gibt die Zahl 75 in Abbildung 1 an, dass unter Prüfbedingungen ein Brand mit einem Volumen von 75 Litern Speisefett/-öl erfolgreich abgelöscht werden kann. Feuerlöscher der Brandklasse F sind mit einem Löschvermögen von 5F, 25F, 40F und 75F erhältlich. Eine Umrechnung in Löschmitteleinheiten (LE) erfolgt nicht.*

ASR A2.2

(2) Da das Löschvermögen nicht addiert werden kann, wird zur Berechnung der Anzahl der erforderlichen Feuerlöscher für die Brandklassen A und B eine Hilfsgröße, die „Löschmitteleinheit (LE)" verwendet. Dem im Versuch ermittelten Löschvermögen der Feuerlöscher wird dadurch eine bestimmte Anzahl von Löschmitteleinheiten zugeordnet, siehe Tabelle 2. Diese Werte können dann je Brandklasse addiert werden.

Tabelle 2: Zuordnung des Löschvermögens zu Löschmitteleinheiten (Zuordnung von Feuerlöschern der Grundausstattung gemäß Punkt 5.2)

LE	Löschvermögen (Rating gemäß DIN EN 3-7:2007-10)	
	Brandklasse A	Brandklasse B
1	5A	21B
2	8A	34B
3		55B
4	13A	70B
5		89B
6	21A	113B
9	27A	144B
10	34A	
12	43A	183B
15	55A	233B

(3) Werden Feuerlöscher für verschiedene Brandklassen bereitgestellt, dann muss das Löschvermögen für jede der vorhandenen Brandklassen ausreichend sein.

5 Ausstattung für alle Arbeitsstätten

5.1 Branderkennung und Alarmierung

(1) Der Arbeitgeber hat durch geeignete Maßnahmen sicherzustellen, dass die Beschäftigten im Brandfall unverzüglich gewarnt und zum Verlassen von Gebäuden oder gefährdeten Bereichen aufgefordert werden können. Die Möglichkeit zur Alarmierung von Hilfs- und Rettungskräften muss gewährleistet sein.

(2) Brände können durch Personen oder Brandmelder erkannt und gemeldet werden.

Brandmelder dienen der frühzeitigen Erkennung von Bränden. Dies trägt maßgeblich zum Löscherfolg und zur rechtzeitigen Einleitung von Evakuierungs- und Rettungsmaßnahmen bei.

Als Brandmelder werden technische Geräte zum Auslösen eines Alarms im Falle eines Brandes bezeichnet. Dabei wird unterschieden zwischen automatischen Brandmeldern, welche einen Brand anhand seiner Eigenschaften (z. B. Rauch, Temperatur, Flamme) erkennen, und nichtautomatischen Brandmeldern, die von Hand betätigt werden (Handfeuermelder). Der Alarm kann dem Warnen der anwesenden Personen oder dem Herbeirufen von Hilfe (z. B. Sicherheitspersonal, Feuerwehr) dienen.

(3) Geeignete Maßnahmen zur Alarmierung von Personen sind z. B.:

- Brandmeldeanlagen mit Sprachalarmanlagen (SAA) oder akustische Signalgeber (z. B. Hupen, Sirenen),

ASR A2.2

- Hausalarmanlagen,
- Elektroakustische Notfallwarnsysteme (ENS),
- optische Alarmierungsmittel,
- Telefonanlagen,
- Megaphone,
- Handsirenen,
- Zuruf durch Personen oder
- personenbezogene Warneinrichtungen.

(4) Technische Maßnahmen sind vorrangig umzusetzen. Dabei sind automatische Brandmelde- und Alarmierungseinrichtungen zu bevorzugen.

Die Notwendigkeit von technischen Alarmierungsanlagen ergibt sich aus der Gefährdungsbeurteilung, z. B. wenn Ruf- und Sichtverbindungen oder räumliche Gegebenheiten eine Warnung der gefährdeten Personen nicht erlauben bzw. sich Handlungsbedarf aus den Evakuierungsübungen nach ASR A2.3 „Fluchtwege und Notausgänge, Flucht- und Rettungsplan" oder aus Auflagen von Behörden ergibt.

5.2 Grundausstattung mit Feuerlöscheinrichtungen

(1) Der Arbeitgeber hat Feuerlöscheinrichtungen nach Art und Umfang der im Betrieb vorhandenen brennbaren Stoffe, der Brandgefährdung und der Grundfläche der Arbeitsstätte in ausreichender Anzahl bereitzustellen. Für die Ermittlung der Art und Anzahl der erforderlichen Feuerlöscher kann die Arbeitsstätte in Teilbereiche unterteilt werden, sofern dies wegen der baulichen Gegebenheiten oder der Nutzungsbedingungen sinnvoll oder erforderlich ist. Die zu einer Arbeitsstätte gehörenden Teilbereiche können in unterschiedliche Brandgefährdungen eingestuft sein.

Im Regelfall hat der Arbeitgeber bei der Grundausstattung als Feuerlöscheinrichtungen Feuerlöscher nach DIN EN 3-7:2007-10 „Tragbare Feuerlöscher – Teil 7: Eigenschaften, Leistungsanforderungen und Prüfungen" bereitzustellen. Ein allgemeines Lösungsschema zur Festlegung der Ausstattung der Arbeitsstätte enthält Anhang 1; Ausführungsbeispiele für die Grundausstattung sind im Anhang 2 und für die Abweichung von der Grundausstattung im Anhang 3 dargestellt.

(2) In allen Arbeitsstätten ist für die Grundausstattung die für einen Bereich erforderliche Anzahl von Feuerlöschern mit dem entsprechenden Löschvermögen für die Brandklassen A und B nach den Tabellen 2 und 3 zu ermitteln. Ausgehend von der Grundfläche (Summe der Grundflächen aller Ebenen) der Arbeitsstätte gemäß Tabelle 3 sind die erforderlichen Löschmitteleinheiten zu ermitteln. Aus Tabelle 2 ist dann die entsprechende Art, Anzahl und Größe der Feuerlöscher entsprechend ihrem Löschvermögen zu entnehmen, wobei die Summe der Löschmitteleinheiten mindestens der aus der Tabelle 3 entnommenen Zahl je Brandklasse entsprechen muss.

Flächen im Freien (z. B. Grünanlagen, Verkehrswege) können bei der Ermittlung der Grundausstattung unberücksichtigt bleiben.

ASR A2.2

Tabelle 3: Löschmitteleinheiten in Abhängigkeit von der Grundfläche der Arbeitsstätte

Grundfläche bis ... m²	Löschmitteleinheiten LE]
50	6
100	9
200	12
300	15
400	18
500	21
600	24
700	27
800	30
900	33
1000	36
je weitere 250	+ 6

Für die Grundausstattung werden im Regelfall nur Feuerlöscher angerechnet, die jeweils über mindestens 6 Löschmitteleinheiten (LE) verfügen.

Abweichend davon können für die Grundausstattung bei normaler Brandgefährdung auch Feuerlöscher, die jeweils nur über mindestens 2 Löschmitteleinheiten (LE) verfügen, angerechnet werden, wenn:

- sich hierdurch eine Vereinfachung in der Bedienung ergibt, z. B. durch mindestens 25 % Gewichtsersparnis je Feuerlöscher,
- die Zugriffszeit, z. B. durch Halbierung der maximalen Entfernung zum nächstgelegenen Feuerlöscher nach Punkt 5.3, reduziert wird und
- die Anzahl der Brandschutzhelfer nach Punkt 7.3 verdoppelt wird.

In mehrgeschossigen Gebäuden sind in jedem Geschoss mindestens 6 Löschmitteleinheiten (LE) bereitzustellen.

Um tragbare Feuerlöscher einfach handhaben zu können, soll

- auf ein geringes Gerätegewicht sowie
- innerhalb eines Bereiches auf gleiche Funktionsweise der Geräte bei Auslöse- und Unterbrechungseinrichtungen geachtet werden.

Hinweise:
1. Bei der Auswahl der Feuerlöscher sollten auch mögliche Folgeschäden durch die Löschmittel berücksichtigt werden.
2. Bei dem Einsatz von Kohlendioxid (CO_2) als Löschmittel sind Gesundheitsgefahren durch zu hohe CO_2-Konzentrationen zu berücksichtigen.

(3) Sind in einem Gebäude Arbeitsstätten verschiedener Arbeitgeber vorhanden, können vorhandene Feuerlöscher gemeinsam genutzt werden. Dabei hat jeder Arbeitgeber sicherzustellen, dass für seine Beschäftigten der Zugriff zu den erforderlichen Feuerlöschern jederzeit gewährleistet ist.

5.3 Anforderungen an die Bereitstellung von Feuerlöscheinrichtungen

Der Arbeitgeber hat sicherzustellen, dass in Arbeitsstätten:

- Feuerlöscher gut sichtbar und leicht erreichbar angebracht sind,
- Feuerlöscher vorzugsweise in Fluchtwegen, im Bereich der Ausgänge ins Freie, an den Zugängen zu Treppenräumen oder an Kreuzungspunkten von Verkehrswegen/Fluren angebracht sind,
- die Entfernung von jeder Stelle zum nächstgelegenen Feuerlöscher nicht mehr als 20 m (tatsächliche Laufweg-

ASR A2.2

länge) beträgt, um einen schnellen Zugriff zu gewährleisten,

- Feuerlöscher vor Beschädigungen und Witterungseinflüssen geschützt aufgestellt sind, z. B. durch Schutzhauben, Schränke, Anfahrschutz; dies kann z. B. bei Tankstellen, in Tiefgaragen oder nicht allseitig umschlossenen baulichen Anlagen erforderlich sein,

- Feuerlöscher so angebracht sind, dass diese ohne Schwierigkeiten aus der Halterung entnommen werden können; für die Griffhöhe haben sich 0,80 m bis 1,20 m als zweckmäßig erwiesen,

- die Standorte von Feuerlöschern durch das Brandschutzzeichen F001 „Feuerlöscher" entsprechend ASR A1.3 „Sicherheits- und Gesundheitsschutzkennzeichnung" gekennzeichnet sind. In unübersichtlichen Arbeitsstätten ist der nächstgelegene Standort eines Feuerlöschers gut sichtbar durch das Brandschutzzeichen F001 „Feuerlöscher" in Verbindung mit einem Zusatzzeichen „Richtungspfeil" anzuzeigen. Besonders in lang gestreckten Räumen oder Fluren sollen Brandschutzzeichen in Laufrichtung jederzeit erkennbar sein, z. B. durch den Einsatz von Fahnen- oder Winkelschildern,

- weitere Feuerlöscheinrichtungen ebenfalls entsprechend ASR A1.3 „Sicherheits- und Gesundheitsschutzkennzeichnung" gekennzeichnet sind (z. B. für Wandhydranten: Brandschutzzeichen F002 „Löschschlauch"),

- die Erkennbarkeit der notwendigen Brandschutzzeichen auf Fluchtwegen ohne Sicherheitsbeleuchtung durch Verwendung von langnachleuchtenden Materialien entsprechend ASR A1.3 erhalten bleibt und

- die Standorte der Feuerlöscheinrichtungen in den Flucht- und Rettungsplan entsprechend ASR A2.3 „Fluchtwege und Notausgänge, Flucht- und Rettungsplan" aufgenommen sind.

6 Ausstattung von Arbeitsstätten mit erhöhter Brandgefährdung

6.1 Feststellung der erhöhten Brandgefährdung

Werden im Rahmen der Gefährdungsbeurteilung Bereiche mit erhöhter Brandgefährdung festgestellt, hat der Arbeitgeber neben der Grundausstattung nach Punkt 5.2 und den Grundanforderungen für die Bereitstellung nach Punkt 5.3 zusätzliche betriebs- und tätigkeitsspezifische Maßnahmen zu ergreifen (siehe Punkt 6.2).

Von erhöhter Brandgefährdung kann z. B. in folgenden Arbeitsstätten oder bei folgenden Tätigkeiten ausgegangen werden (siehe Tabelle 4):

ASR A2.2

Tabelle 4: Beispielhafte Aufzählung von Bereichen und Tätigkeiten in Arbeitsstätten mit erhöhter Brandgefährdung

1. **Verkauf, Handel, Lagerung**
   - Lager mit extrem oder leicht entzündbaren bzw. leicht entflammbaren Stoffen oder Gemischen
   - Lager für Recyclingmaterial und Sekundärbrennstoffe
   - Speditionslager
   - Lager mit Lacken und Lösungsmitteln
   - Altpapierlager
   - Baumwolllager, Holzlager, Schaumstofflager
   - Lagerbereiche für Verpackungsmaterial
   - Lager mit sonstigem brennbaren Material
   - Ausstellungen für Möbel
   - Verkaufsräume mit erhöhten Brandgefährdungen, z. B. Heimwerkermarkt, Baumarkt

2. **Dienstleistung**
   - Kinos, Diskotheken
   - Abfallsammelräume
   - Küchen
   - Beherbergungsbetriebe
   - Theaterbühnen
   - technische und naturwissenschaftliche Bereiche in Bildungs- und Forschungseinrichtungen
   - Tank- und Tankfahrzeugreinigung
   - chemische Reinigung, Wäschereien
   - Alten- und Pflegeheime
   - Werkstätten für Menschen mit Behinderungen
   - Krankenhäuser

3. **Industrie**
   - Möbelherstellung, Spanplattenherstellung
   - Webereien, Spinnereien
   - Herstellung von Papier im Trockenbereich
   - Verarbeitung von Papier
   - Getreidemühlen und Futtermittelproduktion
   - Schaumstoff-, Dachpappenherstellung
   - Verarbeitung von brennbaren Lacken und Klebern
   - Lackier- und Pulverbeschichtungsanlagen und -geräte
   - Öl-Härtereien
   - Druckereien
   - petrochemische Anlagen
   - Verarbeitung von brennbaren Chemikalien
   - Leder- und Kunststoffverarbeitung
   - Kunststoff-Spritzgießerei
   - Kartonagenherstellung
   - Backwarenfabrik
   - Herstellung von Maschinen und Geräten

4. **Handwerk**
   - Kfz-Werkstatt
   - Tischlerei/Schreinerei
   - Polsterei
   - Metallverarbeitung
   - Galvanik
   - Vulkanisierung
   - Leder-, Kunstleder- und Textilverarbeitung
   - Backbetrieb
   - Elektrowerkstatt

6.2 Zusätzliche Maßnahmen bei erhöhter Brandgefährdung

(1) Über die Grundausstattung hinausgehende zusätzliche Maßnahmen in Bereichen mit erhöhter Brandgefährdung sind z. B.:

- die Ausrüstung von Bereichen mit Brandmeldeanlagen zur frühzeitigen Erkennung von Entstehungsbränden,
- die Erhöhung der Anzahl der Feuerlöscher und deren gleichmäßige Verteilung in Bereichen mit erhöhter Brandgefährdung, um die maxi-

ASR A2.2

male Entfernung zum nächstgelegenen Feuerlöscher und dadurch die Zeit bis zum Beginn der Entstehungsbrandbekämpfung zu verkürzen,
- die Anbringung mehrerer gleichartiger und baugleicher Feuerlöscher an einem Standort in Bereichen mit erhöhter Brandgefährdung, um bei ausreichend anwesenden Beschäftigten zur Entstehungsbrandbekämpfung durch gleichzeitigen Einsatz mehrerer Feuerlöscher einen größeren Löscheffekt zu erzielen,
- die Bereitstellung von zusätzlichen, für die vor Ort vorhandenen Brandklassen geeigneten Feuerlöscheinrichtungen in Bereichen oder an Arbeitsplätzen mit erhöhter Brandgefährdung, um eine schnelle und wirksame Entstehungsbrandbekämpfung zu ermöglichen, z. B. Kohlendioxidlöscher in Laboren, Fettbrandlöscher an Fritteusen und Fettbackgeräten, fahrbare Feuerlöscher mit einer höheren Wurfweite und Löschleistung an Tanklagern mit brennbaren Flüssigkeiten, Wandhydranten in Gebäuden, bei denen eine hohe Löschleistung für die Entstehungsbrandbekämpfung oder zur Kühlung benötigt wird oder
- Maßnahmen, die nach der Technischen Regel für Gefahrstoffe TRGS 800 „Brandschutzmaßnahmen" für Tätigkeiten mit Gefahrstoffen nötig sind.

(2) Die wegen der erhöhten Brandgefährdung einzusetzenden Löscheinrichtungen sind so anzuordnen, dass sie auch schnell zum Einsatz gebracht werden können. Daher sind insbesondere in der Nähe der folgenden Stellen Feuerlöscheinrichtungen zu positionieren:

- Bearbeitungsmaschinen mit erhöhter Zündgefahr,
- erhöhte Brandlasten oder
- Räume, die wegen der erhöhten Brandgefahr brandschutztechnisch abgetrennt werden.

Dabei ist sicherzustellen, dass:

- das Löschmittel der Brandklasse angepasst ist,
- die Löschmittelmenge ausreichend ist, um einen Entstehungsbrand dieser Gefährdung abzudecken und
- die Feuerlöscheinrichtung so positioniert ist, dass sie im Falle eines Brandausbruchs in Bereichen mit erhöhter Brandgefährdung noch ohne Gefährdung vom Beschäftigten schnell (in der Regel nicht größer als 5 m, maximal 10 m tatsächliche Laufweglänge) erreicht werden kann.

(3) Ortsfeste Brandbekämpfungsanlagen (z. B. Sprinkleranlagen, Sprühwasserlöschanlagen, Feinsprühlöschanlagen, Schaum-, Pulver- oder Gaslöschanlagen) sind zusätzliche, also über die Grundausstattung hinaus gehende Maßnahmen des Brandschutzes. Sie sind vorrangig z. B. dann erforderlich, wenn:

- eine Brandbekämpfung mit Feuerlöscheinrichtungen wegen der Eigengefährdung nicht möglich ist oder
- die Bereiche nicht zugänglich sind.

Hinweis:
Für Tätigkeiten mit Gefahrstoffen sind die Maßnahmen des Brandschutzes nach der

Technischen Regel für Gefahrstoffe – TRGS 800 „Brandschutzmaßnahmen" und für die Verwendung von Arbeitsmitteln die Maßnahmen zum Brand- und Explosionsschutz nach der Betriebssicherheitsverordnung zu beachten.

7 Organisation des betrieblichen Brandschutzes

7.1 Organisatorische Brandschutzmaßnahmen

(1) Der Arbeitgeber hat die notwendigen Maßnahmen gegen Entstehungsbrände einschließlich der Verhaltensregeln im Brandfall (z. B. Evakuierung von Gebäuden) festzulegen und zu dokumentieren.

Hinweis:
Informationen zur Evakuierung von Gebäuden sind in der ASR A2.3 „Fluchtwege und Notausgänge, Flucht- und Rettungsplan" enthalten.

(2) Die Maßnahmen für alle Personen, die sich in der Arbeitsstätte aufhalten, sind an gut zugänglicher Stelle in geeigneter Form auszuhängen, wenn:

- erhöhte Brandgefährdung vorliegt,
- der Aushang eines Flucht- und Rettungsplanes nach ASR A2.3 „Fluchtwege und Notausgänge, Flucht- und Rettungsplan" erforderlich ist oder
- sich häufig Besucher oder Fremdfirmen in der Arbeitsstätte aufhalten, insbesondere wenn sie nicht begleitet sind.

Dies kann z. B. als

- Brandschutzordnung Teil A nach DIN 14096:2014-05 „Brandschutzordnung – Regeln für das Erstellen und das Aushängen" oder
- „Regeln für das Verhalten im Brandfall" des Flucht- und Rettungsplans nach ASR A1.3 „Sicherheits- und Gesundheitsschutzkennzeichnung"

erfolgen.

(3) Die Maßnahmen für alle Beschäftigten sind diesen durch Auslegen oder in elektronischer Form zugänglich zu machen. Dies kann z. B. in Form der Brandschutzordnung Teil B nach DIN 14096:2014-05 „Brandschutzordnung – Regeln für das Erstellen und das Aushängen" erfolgen.

(4) Die Maßnahmen für Beschäftigte mit besonderen Aufgaben im Brandschutz, soweit diese vorhanden sind (z. B. Brandschutzbeauftragte), sind diesen gegen Nachweis gegebenenfalls auch elektronisch bekannt zu machen. Dies kann z. B. in Form der Brandschutzordnung Teil C nach DIN 14096:2014-05 „Brandschutzordnung – Regeln für das Erstellen und das Aushängen" erfolgen.

7.2 Unterweisung

Der Arbeitgeber hat alle Beschäftigten über die nach Punkt 7.1 festgelegten Maßnahmen

- vor Aufnahme der Beschäftigung,
- bei Veränderung des Tätigkeitsbereiches und
- danach in angemessenen Zeitabständen, mindestens jedoch einmal jährlich,

zu unterweisen.

ASR A2.2

7.3 Brandschutzhelfer

(1) Der Arbeitgeber hat eine ausreichende Anzahl von Beschäftigten durch Unterweisung und Übung im Umgang mit Feuerlöscheinrichtungen zur Bekämpfung von Entstehungsbränden vertraut zu machen.

(2) Die Anzahl von Brandschutzhelfern ergibt sich aus der Gefährdungsbeurteilung. Ein Anteil von 5 % der Beschäftigten ist in der Regel ausreichend. Eine größere Anzahl von Brandschutzhelfern kann z. B. in Bereichen mit erhöhter Brandgefährdung, bei der Anwesenheit vieler Personen, Personen mit eingeschränkter Mobilität sowie bei großer räumlicher Ausdehnung der Arbeitsstätte erforderlich sein.

(3) Bei der Anzahl der Brandschutzhelfer sind auch Schichtbetrieb und Abwesenheit einzelner Beschäftigter, z. B. Fortbildung, Urlaub und Krankheit, zu berücksichtigen.

(4) Die Brandschutzhelfer sind im Hinblick auf ihre Aufgaben fachkundig zu unterweisen. Zum Unterweisungsinhalt gehören neben den Grundzügen des vorbeugenden Brandschutzes Kenntnisse über die betriebliche Brandschutzorganisation, die Funktions- und Wirkungsweise von Feuerlöscheinrichtungen, die Gefahren durch Brände sowie über das Verhalten im Brandfall.

(5) Praktische Übungen (Löschübungen) im Umgang mit Feuerlöscheinrichtungen gehören zur fachkundigen Unterweisung der Brandschutzhelfer.

Hinweis:
In der Praxis hat sich bei einer normalen Brandgefährdung bewährt, die Unterweisung mit Übung in Abständen von 3 bis 5 Jahren zu wiederholen.

7.4 Brandschutzbeauftragte

Ermittelt der Arbeitgeber eine erhöhte Brandgefährdung, kann die Benennung eines Brandschutzbeauftragten zweckmäßig sein. Dieser berät und unterstützt den Arbeitgeber zu Themen des betrieblichen Brandschutzes.

Hinweis:
Die Notwendigkeit zur Bestellung eines Brandschutzbeauftragten kann sich auch aus anderen Rechtsvorschriften ergeben.

7.5 Instandhaltung und Prüfung

7.5.1 Brandmelde- und Feuerlöscheinrichtungen

(1) Der Arbeitgeber hat Brandmelde- und Feuerlöscheinrichtungen unter Beachtung der Herstellerangaben in regelmäßigen Abständen sachgerecht instand zu halten und auf ihre Funktionsfähigkeit prüfen zu lassen. Die Ergebnisse sind zu dokumentieren.

(2) Werden keine Mängel festgestellt, ist dies auf der Feuerlöscheinrichtung kenntlich zu machen, z. B. durch Anbringen eines Instandhaltungsnachweises.

(3) Werden Mängel festgestellt, durch welche die Funktionsfähigkeit der Feuerlöscheinrichtung nicht mehr gewährleistet ist, hat der Arbeitgeber unverzüglich zu veranlassen, dass die Feuerlöscheinrichtung instandgesetzt oder ausgetauscht wird.

7.5.2 Besondere Regelungen für Feuerlöscher

(1) Die Bauteile von Feuerlöschern sowie die im Feuerlöscher enthaltenen Löschmittel können im Laufe der Zeit unter den äußeren Einflüssen am Aufstellungsort (wie Temperatur, Luftfeuchtigkeit, Verschmutzung, Erschütterung oder unsachgemäße Behandlung) unbrauchbar werden. Zur Sicherstellung der Funktionsfähigkeit sind Feuerlöscher daher alle zwei Jahre durch einen Fachkundigen zu warten. Lässt der Hersteller von der genannten Frist abweichende längere Fristen für die Instandhaltung zu, können diese vom Arbeitgeber herangezogen werden. Kürzere vom Hersteller genannte Fristen sind zu beachten.

Hinweise:
1. Fachkundige zur Wartung von Feuerlöschern sind insbesondere Sachkundige gemäß DIN 14406-4:2009-09 „Tragbare Feuerlöscher – Teil 4: Instandhaltung".
2. Von der Wartung durch den Fachkundigen bleiben die wiederkehrenden Prüfungen der Feuerlöscher (Druckprüfung) durch eine befähigte Person nach der Betriebssicherheitsverordnung unberührt.

(2) Bei starker Beanspruchung, z. B. durch Umwelteinflüsse oder mobilen Einsatz, können kürzere Zeitabstände erforderlich sein.

Hinweis:
Für die erforderlichen Arbeitsschritte wird auf das bvfa-Merkblatt „Arbeitsschritte bei der Instandhaltung von tragbaren Feuerlöschern", Ausgabe 2016-09 (01) verwiesen.

8 Abweichende/ergänzende Anforderungen für Baustellen

(1) Die Anforderungen in den Punkten 5.2 und 7.3 gelten auf Baustellen nur für stationäre Baustelleneinrichtungen, z. B. Baubüros, Unterkünfte oder Werkstätten.

(2) Werden auf Baustellen Tätigkeiten mit einer erhöhten Brandgefährdung nach Punkt 6.1 durchgeführt, ist dort bei Tätigkeiten mit einer Brandgefährdung (z. B. Schweißen, Brennschneiden, Trennschleifen, Löten) oder bei der Anwendung von Verfahren, bei denen eine Brandgefährdung besteht (z. B. Farbspritzen, Flammarbeiten) für jedes der dabei eingesetzten und eine erhöhte Brandgefährdung auslösenden Arbeitsmittel ein Feuerlöscher für die entsprechenden Brandklassen mit mindestens 6 LE in unmittelbarer Nähe bereitzuhalten.

(3) Abweichend von Punkt 7.3 Absätze 1 bis 3 sind sämtliche Personen, die mit den vorgenannten Arbeitsmitteln tätig werden, theoretisch und praktisch im Umgang mit Feuerlöschern nach Punkt 7.3 Absätze 4 und 5 zu unterweisen.

(4) Baustellen mit besonderen Gefährdungen (z. B. Untertagebaustellen, Hochhausbau) erfordern zusätzliche Maßnahmen gegen Brände nach Punkt 6.2.

Ausgewählte Literaturhinweise

– Technische Regeln für Gefahrstoffe (TRGS) 800 „Brandschutzmaßnahmen"

ASR A2.2

- DGUV Information 205-003 Aufgaben, Qualifikation, Ausbildung und Bestellung von Brandschutzbeauftragten 11/2014
- DGUV Information 205-023 Brandschutzhelfer 02/2014

Auf den Abdruck der Anlagen wird verzichtet

ASR A2.3
Fluchtwege und Notausgänge, Flucht- und Rettungsplan

Ausgabe: August 2007
zuletzt geändert: GMBl 2017, S. 8

Die Technischen Regeln für Arbeitsstätten (ASR) geben den Stand der Technik, Arbeitsmedizin und Arbeitshygiene sowie sonstige gesicherte arbeitswissenschaftliche Erkenntnisse für das Einrichten und Betreiben von Arbeitsstätten wieder.

Sie werden vom Ausschuss für Arbeitsstätten ermittelt bzw. angepasst und vom Bundesministerium für Arbeit und Soziales im Gemeinsamen Ministerialblatt bekannt gegeben.

Diese ASR A2.3 konkretisiert im Rahmen des Anwendungsbereichs die Anforderungen der Verordnung über Arbeitsstätten. Bei Einhaltung der Technischen Regeln kann der Arbeitgeber insoweit davon ausgehen, dass die entsprechenden Anforderungen der Verordnung erfüllt sind. Wählt der Arbeitgeber eine andere Lösung, muss er damit mindestens die gleiche Sicherheit und den gleichen Gesundheitsschutz für die Beschäftigten erreichen.

1 Zielstellung

Diese Arbeitsstättenregel konkretisiert die Anforderungen an das Einrichten und Betreiben von Fluchtwegen und Notausgängen sowie an den Flucht- und Rettungsplan nach § 3a Abs. 1 und § 4 Abs. 4 sowie Punkt 2.3 des Anhangs der Arbeitsstättenverordnung, um im Gefahrenfall das sichere Verlassen der Arbeitsstätte zu gewährleisten.

2 Anwendungsbereich

Diese Arbeitsstättenregel gilt für das Einrichten und Betreiben von Fluchtwegen sowie Notausgängen in Gebäuden und vergleichbaren Einrichtungen, zu denen Beschäftigte im Rahmen ihrer Arbeit Zugang haben, sowie für das Erstellen von Flucht- und Rettungsplänen und das Üben entsprechend dieser Pläne. Dabei ist die Anwesenheit von anderen Personen zu berücksichtigen.

Diese Arbeitsstättenregel gilt nicht

- für das Einrichten und Betreiben von
  a) nicht allseits umschlossenen und im Freien liegenden Arbeitsstätten
  b) entfallen
  c) Bereichen in Gebäuden und vergleichbaren Einrichtungen, in denen sich Beschäftigte nur im Falle von Instandhaltungsarbeiten (Wartung, Inspektion, Instandsetzung oder Verbesserung der Arbeitsstätten zum Erhalt des baulichen und technischen Zustandes) aufhalten müssen
  d) entfallen

ASR A2.3

- für das Verlassen von Arbeitsmitteln i.S.d. § 2 Abs. 1 Betriebssicherheitsverordnung im Gefahrenfall.

Sofern im Einzelfall vergleichbare Verhältnisse vorliegen, können sowohl in diesen sowie in den anderen vom Anwendungsbereich ausgenommenen Bereichen die hierfür zutreffenden Regelungen der Arbeitsstättenregel angewendet werden. Andernfalls sind spezifische Maßnahmen notwendig, um die erforderliche Sicherheit für die Beschäftigten im Gefahrenfall zu gewährleisten.

Hinweis: Für die barrierefreie Gestaltung der Fluchtwege und Notausgänge sowie der Flucht- und Rettungspläne gilt die ASR V3a.2 „Barrierefreie Gestaltung von Arbeitsstätten", Anhang A2.3: Ergänzende Anforderungen zur ASR A2.3 „Fluchtwege und Notausgänge, Flucht- und Rettungsplan".

3 Begriffsbestimmungen

3.1 Fluchtwege sind Verkehrswege, an die besondere Anforderungen zu stellen sind und die der Flucht aus einem möglichen Gefährdungsbereich und in der Regel zugleich der Rettung von Personen dienen. Fluchtwege führen ins Freie oder in einen gesicherten Bereich. Fluchtwege im Sinne dieser Regel sind auch die im Bauordnungsrecht definierten Rettungswege, sofern sie selbstständig begangen werden können.

Den **ersten** Fluchtweg bilden die für die Flucht erforderlichen Verkehrswege und Türen, die nach dem Bauordnungsrecht notwendigen Flure und Treppenräume für notwendige Treppen sowie die Notausgänge.

Der **zweite** Fluchtweg führt durch einen zweiten Notausgang, der als Notausstieg ausgebildet sein kann.

3.2 Fluchtweglänge ist die kürzeste Wegstrecke in Luftlinie gemessen vom entferntesten Aufenthaltsort bis zu einem Notausgang.

3.3 entfallen

3.4 Gefangener Raum ist ein Raum, der ausschließlich durch einen anderen Raum betreten oder verlassen werden kann.

3.5 Gesicherter Bereich ist ein Bereich, in dem Personen vorübergehend vor einer unmittelbaren Gefahr für Leben und Gesundheit geschützt sind. Als gesicherte Bereiche gelten z. B. benachbarte Brandabschnitte oder notwendige Treppenräume.

3.6 Ein **Notausgang** ist ein Ausgang im Verlauf eines Fluchtweges, der direkt ins Freie oder in einen gesicherten Bereich führt.

Ein **Notausstieg** ist im Verlauf eines zweiten Fluchtweges ein zur Flucht aus einem Raum oder einem Gebäude geeigneter Ausstieg.

3.7 Im Rahmen einer **Räumungsübung** wird überprüft, ob eine kurzfristige Evakuierung (Räumung) der im Anwendungsbereich dieser Regel genannten Bereiche im Gefahrenfall schnell und sicher möglich ist.

3.8 entfallen

4 Allgemeines

(1) Beim Einrichten und Betreiben von Fluchtwegen und Notausgängen sind

die beim Errichten von Rettungswegen zu beachtenden Anforderungen des Bauordnungsrechts der Länder zu berücksichtigen. Darüber hinaus können sich weitergehende Anforderungen an Fluchtwege und Notausgänge aus dieser Arbeitsstättenregel ergeben. Dies gilt z. B. für das Erfordernis zur Einrichtung eines zweiten Fluchtweges.

(2) Fluchtwege, Notausgänge und Notausstiege müssen ständig freigehalten werden, damit sie jederzeit benutzt werden können.

(3) Notausgänge und Notausstiege, die von außen verstellt werden können, sind auch von außen gem. Punkt 7 (3) zu kennzeichnen und durch weitere Maßnahmen zu sichern, z. B. durch die Anbringung von Abstandsbügeln für Kraftfahrzeuge.

(4) Aufzüge sind als Teil des Fluchtweges unzulässig.

(5) Das Erfordernis eines zweiten Fluchtweges ergibt sich aus der Gefährdungsbeurteilung unter besonderer Berücksichtigung der bei dem jeweiligen Aufenthaltsort bzw. Arbeitsplatz vorliegenden spezifischen Verhältnisse, z. B. einer erhöhten Brandgefahr oder der Anahl der Personen, die auf den Fluchtweg angewiesen sind. Ein zweiter Fluchtweg kann z. B. erforderlich sein bei Produktions- oder Lagerräumen mit einer Fläche von mehr als 200 m², bei Geschossen mit einer Grundfläche von mehr als 1.600 m² oder aufgrund anderer spezifischer Vorschriften.

(6) Fahrsteige, Fahrtreppen, Wendel- und Spindeltreppen sowie Steigleitern und Steigeisengänge sind im Verlauf eines ersten Fluchtweges nicht zulässig. Im Verlauf eines zweiten Fluchtweges sind sie nur dann zulässig, wenn die Ergebnisse der Gefährdungsbeurteilung deren sichere Benutzung im Gefahrenfall erwarten lassen. Dabei sollten Fahrsteige gegenüber Fahrtreppen, Wendeltreppen gegenüber Spindeltreppen, Spindeltreppen gegenüber Steigleitern und Steigleitern gegenüber Steigeisengängen bevorzugt werden.

(7) Führen Fluchtwege durch Schrankenanlagen, z. B. in Kassenzonen oder Vereinzelungsanlagen, müssen sich Sperreinrichtungen schnell und sicher sowie ohne besonderes Hilfsmittel mit einem Kraftaufwand von maximal 150 N in Fluchtrichtung öffnen lassen.

(8) Fluchtwege sind deutlich erkennbar und dauerhaft zu kennzeichnen. Die Kennzeichnung ist im Verlauf des Fluchtweges an gut sichtbaren Stellen und innerhalb der Erkennungsweite anzubringen. Sie muss die Richtung des Fluchtweges anzeigen.

(9) Der erste und der zweite Fluchtweg dürfen innerhalb eines Geschosses über denselben Flur zu Notausgängen führen.

5 Anordnung, Abmessungen

(1) Fluchtwege sind in Abhängigkeit von vorhandenen Gefährdungen und den damit gemäß Punkt 5 (2) dieser Regel verbundenen maximal zulässigen Fluchtweglängen, sowie in Abhängigkeit von Lage und Größe des Raumes anzuordnen.

Bei der Gefährdungsbeurteilung sind u. a. die höchstmögliche Anzahl der anwesenden Personen und der Anteil an ortsunkundigen Personen zu berücksichtigen.

ASR A2.3

(2) Die Fluchtweglänge muss möglichst kurz sein und darf
   a) für Räume ohne oder mit normaler Brandgefährdung, ausgenommen Räume nach b) bis f) bis zu 35 m
   b) für Räume mit erhöhter Brandgefährdung mit selbsttätigen Feuerlöscheinrichtungen bis zu 35 m
   c) für Räume mit erhöhter Brandgefährdung ohne selbsttätige Feuerlöscheinrichtungen bis zu 25 m
   d) für giftstoffgefährdete Räume bis zu 20 m
   e) für explosionsgefährdete Räume, ausgenommen Räume nach f) bis zu 20 m
   f) für explosivstoffgefährdete Räume bis zu 10 m

betragen. Die tatsächliche Laufweglänge darf jedoch nicht mehr als das 1,5fache der Fluchtweglänge betragen (bezüglich der Begriffsbestimmungen der Brandgefährdungen siehe ASR A2.2 „Maßnahmen gegen Brände"). Sofern es sich bei einem Fluchtweg nach a), b) oder c) auch um einen Rettungsweg handelt und das Bauordnungsrecht der Länder für diesen Weg eine von Satz 1 abweichende längere Weglänge zulässt, können beim Einrichten und Betreiben des Fluchtweges die Maßgaben des Bauordnungsrechts angewandt werden.

(3) Die Mindestbreite der Fluchtwege bemisst sich nach der höchstmöglichen Anzahl der Personen, die im Bedarfsfall den Fluchtweg benutzen müssen und ergibt sich aus Tabelle 1:

Tabelle 1: Mindestbreite der Fluchtwege

Nr.	Anzahl der Personen (Einzugsgebiet)	Lichte Breite (in m)
1	bis 5	0,875
2	bis 20	1,00
3	bis 200	1,20
4	bis 300	1,80
5	bis 400	2,40

Bei der Bemessung von Tür-, Flur- und Treppenbreiten sind sämtliche Räume und für die Flucht erforderliche und besonders gekennzeichnete Verkehrswege in Räumen zu berücksichtigen, die in den Fluchtweg münden. Tür-, Flur- und Treppenbreiten sind aufeinander abzustimmen.

Die Mindestbreite des Fluchtweges darf durch Einbauten oder Einrichtungen sowie in Richtung des Fluchtweges zu öffnende Türen nicht eingeengt werden. Eine Einschränkung der Mindestbreite der Flure von maximal 0,15 m an Türen kann vernachlässigt werden. Für Einzugsgebiete bis 5 Personen darf die lichte Breite jedoch an keiner Stelle weniger als 0,80 m betragen.

(4) Die lichte Höhe über Fluchtwegen muss mindestens 2,00 m betragen. Eine Unterschreitung der lichten Höhe von maximal 0,05 m an Türen kann vernachlässigt werden.

6 Ausführung

(1) Manuell betätigte Türen in Notausgängen müssen in Fluchtrichtung aufschlagen. Die Aufschlagrichtung von sonstigen Türen im Verlauf von Fluchtwegen hängt von dem Ergebnis der Gefähr-

ASR A2.3

dungsbeurteilung ab, die im Einzelfall unter Berücksichtigung der örtlichen und betrieblichen Verhältnisse, insbesondere der möglichen Gefahrenlage, der höchstmöglichen Anzahl der Personen, die gleichzeitig einen Fluchtweg benutzen müssen sowie des Personenkreises, der auf die Benutzbarkeit der Türen angewiesen ist, durchzuführen ist.

(2) Karussell- und Schiebetüren, die ausschließlich manuell betätigt werden, sind in Fluchtwegen unzulässig. Automatische Türen und Tore sind im Verlauf von Fluchtwegen nur in Fluren und für Räume nach Punkt 5 (2) a) und b) zulässig, wenn sie den diesbezüglichen bauordnungsrechtlichen Anforderungen entsprechen. Sie dürfen nicht in Notausgängen eingerichtet und betrieben werden, die ausschließlich für den Notfall konzipiert und ausschließlich im Notfall benutzt werden.

(3) Türen im Verlauf von Fluchtwegen und Notausstiege müssen sich leicht und ohne besondere Hilfsmittel öffnen lassen, solange Personen im Gefahrenfall auf die Nutzung des entsprechenden Fluchtweges angewiesen sind.

Leicht zu öffnen bedeutet, dass die Öffnungseinrichtung gut erkennbar und an zugänglicher Stelle angebracht (insbesondere Entriegelungshebel bzw. -knöpfe zur Handbetätigung von automatischen Türen), sowie dass die Betätigungsart leicht verständlich und das Öffnen mit nur geringer Kraft möglich ist.

Ohne besondere Hilfsmittel bedeutet, dass die Tür im Gefahrenfall unmittelbar von jeder Person geöffnet werden kann.

(4) Verschließbare Türen und Tore im Verlauf von Fluchtwegen müssen jederzeit von innen ohne besondere Hilfsmittel leicht zu öffnen sein. Dies ist gewährleistet, wenn sie mit besonderen mechanischen Entriegelungseinrichtungen, die mittels Betätigungselementen, z. B. Türdrücker, Panikstange, Paniktreibriegel oder Stoßplatte, ein leichtes Öffnen in Fluchtrichtung jederzeit ermöglichen, oder mit bauordnungsrechtlich zugelassenen elektrischen Verriegelungssystemen ausgestattet sind. Bei elektrischen Verriegelungssystemen übernimmt die Not-Auf-Taste die Funktion der o. g. mechanischen Entriegelungseinrichtung. Bei Stromausfall müssen elektrische Verriegelungssysteme von Türen im Verlauf von Fluchtwegen selbstständig entriegeln.

(5) Am Ende eines Fluchtweges muss der Bereich im Freien bzw. der gesicherte Bereich so gestaltet und bemessen sein, dass sich kein Rückstau bilden kann und alle über den Fluchtweg flüchtenden Personen ohne Gefahren, z. B. durch Verkehrswege oder öffentliche Straßen, aufgenommen werden können.

(6) Treppen im Verlauf von ersten Fluchtwegen müssen, Treppen im Verlauf von zweiten Fluchtwegen sollen über gerade Läufe verfügen.

(7) Fluchtwege dürfen keine Ausgleichsstufen enthalten. Geringe Höhenunterschiede sind durch Schrägrampen mit einer maximalen Neigung von 6 % auszugleichen.

(8) Für Notausstiege sind erforderlichenfalls fest angebrachte Aufstiegshilfen zur leichten und raschen Benutzung vorzusehen (z. B. Podest, Treppe, Steig-

ASR A2.3

eisen oder Haltestangen zum Überwinden von Brüstungen). Notausstiege müssen im Lichten mindestens 0,90 m in der Breite und mindestens 1,20 m in der Höhe aufweisen.

(9) Dachflächen, über die zweite Fluchtwege führen, müssen den bauordnungsrechtlichen Anforderungen an Rettungswege entsprechen (z. B. hinsichtlich Tragfähigkeit, Feuerwiderstandsdauer und Umwehrungen der Fluchtwege im Falle einer bestehenden Absturzgefahr).

(10) Gefangene Räume dürfen als Arbeits-, Bereitschafts-, Liege-, Erste-Hilfe- und Pausenräume nur genutzt werden, wenn die Nutzung nur durch eine geringe Anzahl von Personen erfolgt und wenn folgende Maßgaben beachtet wurden:

- Sicherstellung der Alarmierung im Gefahrenfall, z. B. durch eine automatische Brandmeldeanlage mit Alarmierung
oder
- Gewährleistung einer Sichtverbindung zum Nachbarraum, sofern der gefangene Raum nicht zum Schlafen genutzt wird und im vorgelagerten Raum nicht mehr als eine normale Brandgefährdung vorhanden ist.

7 Kennzeichnung

(1) Die Kennzeichnung der Fluchtwege, Notausgänge, Notausstiege und Türen im Verlauf von Fluchtwegen muss entsprechend der ASR A1.3 „Sicherheits- und Gesundheitsschutzkennzeichnung" erfolgen.

(2) Erforderlichenfalls ist ein Sicherheitsleitsystem einzurichten, wenn aufgrund der örtlichen oder betrieblichen Bedingungen eine erhöhte Gefährdung vorliegt. Eine erhöhte Gefährdung kann z. B. in großen zusammenhängenden oder mehrgeschossigen Gebäudekomplexen, bei einem hohen Anteil ortsunkundiger Personen oder einem hohen Anteil an Personen mit eingeschränkter Mobilität vorliegen. Dabei kann ein Sicherheitsleitsystem notwendig sein, das auf eine Gefährdung reagiert und die günstigste Fluchtrichtung anzeigt.

(3) Notausgänge und Notausstiege sind, sofern diese von der Außenseite zugänglich sind, auf der Außenseite mit dem Verbotszeichen „P023 Abstellen oder Lagern verboten" zu kennzeichnen und ggf. gemäß Punkt 4 (3) zu sichern.

8 Sicherheitsbeleuchtung

Fluchtwege sind mit einer Sicherheitsbeleuchtung auszurüsten, wenn bei Ausfall der allgemeinen Beleuchtung das gefahrlose Verlassen der Arbeitsstätte nicht gewährleistet ist.

Eine Sicherheitsbeleuchtung kann z. B. in Arbeitsstätten erforderlich sein

- mit großer Personenbelegung, hoher Geschosszahl, Bereichen erhöhter Gefährdung oder unübersichtlicher Fluchtwegführung
- die durch ortsunkundige Personen genutzt werden
- in denen große Räume durchquert werden müssen (z. B. Hallen, Großraumbüros oder Verkaufsgeschäfte)
- ohne Tageslichtbeleuchtung, z. B. bei Räumen unter Erdgleiche.

9 Flucht- und Rettungsplan

(1) Der Arbeitgeber hat einen Flucht- und Rettungsplan für die Bereiche in Arbeitsstätten zu erstellen, in denen die Lage, die Ausdehnung oder die Art der Benutzung der Arbeitsstätte dies erfordert. Flucht- und Rettungspläne können z. B. erforderlich sein:

- bei unübersichtlicher Fluchtwegführung (z. B. über Zwischengeschosse, durch größere Räume, gewinkelte oder von den normalen Verkehrswegen abweichende Wegführung),
- bei einem hohen Anteil an ortsunkundigen Personen (z. B. Arbeitsstätten mit Publikumsverkehr) oder
- in Bereichen mit einer erhöhten Gefährdung (z. B. Räume nach Punkt 5 (2) c) bis f)), wenn sich aus benachbarten Arbeitsstätten Gefährdungsmöglichkeiten ergeben (z. B. durch explosions- bzw. brandgefährdete Anlagen oder Stofffreisetzung).

(2) Flucht- und Rettungspläne müssen aktuell, übersichtlich, gut lesbar und farblich unter Verwendung von Sicherheitsfarben und Sicherheitszeichen gestaltet sein. Angaben zur Gestaltung von Flucht- und Rettungsplänen siehe ASR A1.3 „Sicherheits- und Gesundheitsschutzkennzeichnung".

(3) Die Flucht- und Rettungspläne müssen graphische Darstellungen enthalten über

- den Gebäudegrundriss oder Teile davon
- den Verlauf der Fluchtwege
- die Lage der Erste-Hilfe-Einrichtungen
- die Lage der Brandschutzeinrichtungen
- die Lage der Sammelstellen
- den Standort des Betrachters.

(4) Regeln für das Verhalten im Brandfall und das Verhalten bei Unfällen sind eindeutig und in kurzer, prägnanter Form und in hinreichender Schriftgröße in jeden Flucht- und Rettungsplan zu integrieren. Die Inhalte der Verhaltensregeln sind den örtlichen Gegebenheiten anzupassen.

(5) Die Flucht- und Rettungspläne sind in den Bereichen der Arbeitsstätte in ausreichender Zahl an geeigneten Stellen auszuhängen, in denen sie nach Punkt 9 (1) zu erstellen sind. Geeignete Stellen sind beispielsweise zentrale Bereiche in Fluchtwegen, an denen sich häufiger Personen aufhalten (z. B. vor Aufzugsanlagen, in Pausenräumen, in Eingangsbereichen, vor Zugängen zu Treppen, an Kreuzungspunkten von Verkehrswegen).

Sie müssen auf den jeweiligen Standort des Betrachters bezogen lagerichtig dargestellt werden.

Ist am Ort des Aushangs des Flucht- und Rettungsplans eine Sicherheitsbeleuchtung nach Punkt 8 erforderlich, muss die Nutzbarkeit des Flucht- und Rettungsplans auch bei Ausfall der allgemeinen Beleuchtung gewährleistet sein (z. B. durch eine entsprechende Anordnung der Sicherheitsbeleuchtung oder durch Verwendung von nachleuchtenden Materialien).

(6) Der Arbeitgeber hat die Beschäftigten über den Inhalt der Flucht- und Rettungspläne, sowie über das Verhalten im Gefahrenfall regelmäßig in verständlicher Form vorzugsweise mindes-

ASR A2.3

tens einmal jährlich im Rahmen einer Begehung der Fluchtwege zu informieren.

(7) Auf der Grundlage der Flucht- und Rettungspläne sind Räumungsübungen durchzuführen.

Anhand der Übungen soll mindestens überprüft werden, ob

- die Alarmierung zu jeder Zeit unverzüglich ausgelöst werden kann,
- die Alarmierung alle Personen erreicht, die sich im Gebäude aufhalten,
- sich alle Personen, die sich im Gebäude aufhalten, über die Bedeutung der jeweiligen Alarmierung im Klaren sind,
- die Fluchtwege schnell und sicher benutzt werden können.

Zur Festlegung der Häufigkeit und des Umfangs der Räumungsübungen sowie zu deren Durchführung sind auch Anforderungen anderer Rechtsvorschriften (z. B. Bauordnungsrecht, Gefahrstoffrecht, Immissionsschutzrecht) zu berücksichtigen.

(8) Für Arbeitsstätten, in denen gemäß der Gefährdungsbeurteilung besondere Gefährdungen auftreten können oder aufgrund der örtlichen Gegebenheiten sowie der Nutzungsart mit komplizierten Bedingungen im Gefahrenfall zu rechnen ist, ist unter Berücksichtigung der Anforderungen aus anderen Rechtsgebieten zu prüfen, ob zusätzliche Anforderungen nach § 10 Arbeitsschutzgesetz erforderlich sind, z. B. die Aufstellung betrieblicher Alarm- und Gefahrenabwehrpläne oder die Erstellung von Brandschutzordnungen oder Evakuierungsplänen.

(9) Der Flucht- und Rettungsplan ist mit entsprechenden Plänen nach anderen Rechtsvorschriften, z. B. den Alarm- und Gefahrenabwehrplänen nach § 10 der Störfallverordnung, abzustimmen oder mit diesen zu verbinden.

10 Abweichende/ergänzende Anforderungen für Baustellen

(1) Auf Baustellen, auf denen Beschäftigte mehrerer Arbeitgeber tätig werden, haben sich diese Arbeitgeber bei der Festlegung von Maßnahmen zur Gestaltung von Fluchtwegen abzustimmen. Die Hinweise des nach Baustellenverordnung bestellten Koordinators sind dabei zu berücksichtigen.

(2) Die Anforderungen in den Punkten 5 und 6 dieser ASR sind aufgrund der örtlichen und betrieblichen Gegebenheiten auf Baustellen nicht durchgehend anwendbar. In diesen Fällen sind in Abhängigkeit von der höchstmöglichen Anzahl der Personen, die im Bedarfsfall den Fluchtweg benutzen, die Anordnung, die Abmessungen und die Ausführung der Fluchtwege im Ergebnis der Gefährdungsbeurteilung festzulegen und an den Baufortschritt anzupassen. Fluchtwege können auch über temporäre Verkehrswege führen, z. B. Treppentürme, Gerüste oder Anlegeleitern.

(3) Fluchtwege, die nicht erkennbar ins Freie oder in einen gesicherten Bereich führen oder deren Verlauf sich während der Baumaßnahme wesentlich ändert oder unübersichtlich ist, müssen nach Punkt 7 gekennzeichnet sein. Auch in

ASR A2.3

diesen Fällen ist ein Flucht- und Rettungsplan nach Punkt 9 erforderlich.

(4) Die Kennzeichnung nach Punkt 7 hat zum frühest möglichen Zeitpunkt, spätestens nach Fertigstellung einzelner Bauabschnitte zu erfolgen.

(5) Der Flucht- und Rettungsplan kann mit Baustelleneinrichtungsplänen oder Baustellenordnungen verbunden und abweichend von Punkt 9 (5) an einer zentralen Stelle, z. B. dem sogenannten „Schwarzen Brett", witterungsgeschützt ausgehängt sein. Insbesondere bei großen und komplexen bzw. unübersichtlichen Baustellen kann es erforderlich werden, orts-, geschoss- oder abschnittsbezogene Flucht- und Rettungspläne an anderen geeigneten Stellen auszuhängen.

(6) Abweichend von Punkt 9 (6) hat der Arbeitgeber in Abhängigkeit der Baustellensituation über Veränderungen der Fluchtwege unverzüglich zu informieren.

(7) Beispiele für Baustellen mit besonderen Gefährdungen nach Punkt 9 (8) sind:

- Tunnelbau,
- Arbeiten in Druckluft und Caissonbau,
- Turm- und Schornsteinbau.

ASR A2.3

ASR V3
Gefährdungsbeurteilung

Ausgabe: Juni 2007
GMBl 2017, S. 390, v. 05.07.2017 [Nr. 22]

1 Zielstellung

Diese ASR konkretisiert die Anforderungen an die Gefährdungsbeurteilung nach § 3 Arbeitsstättenverordnung (ArbStättV) im Rahmen der Beurteilung der Arbeitsbedingungen nach Arbeitsschutzgesetz (ArbSchG). Sie beschreibt eine Vorgehensweise zur Durchführung dieser Gefährdungsbeurteilung nach § 3 ArbStättV.

2 Anwendungsbereich

Diese ASR gilt für die Durchführung der Gefährdungsbeurteilung beim Einrichten und Betreiben von Arbeitsstätten sowie bei Telearbeitsplätzen gemäß § 2 Absatz 7 ArbStättV bei der erstmaligen Beurteilung der Arbeitsbedingungen und des Arbeitsplatzes soweit der Arbeitsplatz von dem im Betrieb abweicht.

Hinweis:
In dieser ASR V3 sind die Anforderungen an die Gefährdungsbeurteilung für die Belange von Menschen mit Behinderungen berücksichtigt.

3 Begriffsbestimmungen

3.1 Die **Gefährdungsbeurteilung** nach § 3 ArbStättV ist die auf das Einrichten und Betreiben der Arbeitsstätte ausgerichtete systematische Ermittlung und Beurteilung aller möglichen Gefährdungen der Beschäftigten einschließlich der Festlegung der erforderlichen Maßnahmen für Sicherheit und Gesundheit bei der Arbeit.

3.2 Eine **Gefährdung** bezeichnet die Möglichkeit eines Gesundheitsschadens oder einer gesundheitlichen Beeinträchtigung ohne bestimmte Anforderungen an deren Ausmaß oder Eintrittswahrscheinlichkeit.

3.3 Eine **Gefahr** bezeichnet eine Sachlage, die bei ungehindertem Ablauf des zu erwartenden Geschehens mit hinreichender Wahrscheinlichkeit zu einem Gesundheitsschaden oder einer gesundheitlichen Beeinträchtigung führt.

3.4 Wechselwirkung im Sinne dieser ASR ist die gegenseitige Beeinflussung von Gefährdungen oder Maßnahmen, wodurch sich Ausmaß und Art der Gefährdung verändern können.

4 Allgemeine Grundsätze

(1) Die Gefährdungsbeurteilung dient insbesondere als:

- Instrument zur Beurteilung der Arbeitsbedingungen,
- Grundlage zur Entscheidungsfindung, ob und welche Maßnahmen des Arbeitsschutzes notwendig sind,

ASR V3

- Handlungskonzept für die Verbesserung von Sicherheit und Gesundheitsschutz in der Arbeitsstätte (siehe Punkt 5, Abb. 1).

Hinweis:
In Verbindung mit Neubau oder baulicher Änderungen von Arbeitsstätten können im Rahmen der Gefährdungsbeurteilung wichtige und maßgebende Parameter, Rahmenbedingungen und Qualitäten beschrieben und festgelegt werden. Die Gefährdungsbeurteilung kann den Planern für das Einrichten (Entwurfsplanung) wichtige Gestaltungshinweise geben (siehe Punkt 4.2.1).

(2) Die Gefährdungsbeurteilung ist systematisch und fachkundig durchzuführen, insbesondere:

- beim Einrichten von Arbeitsstätten und
- beim Betreiben von Arbeitsstätten.

(3) Die Gefährdungsbeurteilung ist vor Aufnahme der Tätigkeiten durchzuführen und zu dokumentieren.

(4) Sie ist zu überprüfen und bei Bedarf zu aktualisieren, insbesondere:

- bei wesentlichen Veränderungen in der Arbeitsstätte, z. B.:
  - der Umgestaltung der bestehenden Arbeitsstätte,
  - der Festlegung von Arbeitsplätzen,
  - der Änderung von Arbeitsverfahren,
  - der Änderung der Arbeitsabläufe und der Arbeitsorganisation,
  - im Zusammenhang mit dem Einsatz anderer Arbeitsmittel oder Arbeitsstoffe,
  - im Zusammenhang mit der Änderung oder Beschaffung von Maschinen, Geräten und Einrichtungen,
  - im Zusammenhang mit Instandhaltung,
- bei der Änderung von relevanten Rechtsvorschriften oder von Technischen Regeln,
- bei neuen arbeitswissenschaftlichen Erkenntnissen bzw. Veränderungen des Standes der Technik, Arbeitsmedizin und Hygiene,
- nach dem Erkennen von kritischen Situationen (z. B. Beinahe-Unfällen, Fehlzeiten infolge arbeitsbedingter Gesundheitsbeeinträchtigungen sowie Erkenntnissen aus der arbeitsmedizinischen Vorsorge),
- nach Bekanntwerden einer Behinderung bei Beschäftigten oder
- nach Arbeitsunfällen und Berufskrankheiten.

4.1 Fachkunde

(1) Der Arbeitgeber hat sicherzustellen, dass die Gefährdungsbeurteilung fachkundig durchgeführt wird. Verfügt der Arbeitgeber nicht selbst über die entsprechenden Kenntnisse, hat er sich fachkundig beraten zu lassen.

(2) Fachkundig ist, wer über die zur Erfüllung der in dieser Technischen Regel bestimmten Aufgaben erforderlichen Fachkenntnisse verfügt. Zu den Anforderungen zählen eine entsprechende Berufsausbildung, Berufserfahrung oder eine zeitnah ausgeübte entsprechende berufliche Tätigkeit. Die Fachkenntnisse sind durch Teilnahme an Schulungen oder Unterweisungen auf aktuellem Stand zu halten.

(3) Umfang und Tiefe der notwendigen Kenntnisse, z. B. über das einschlägige Vorschriften- und Regelwerk, insbesondere die Technischen Regeln für Arbeitsstätten, können in Abhängigkeit

von der zu beurteilenden Gefährdung unterschiedlich sein.

(4) Fachkundig im Sinne von Absatz 2 können insbesondere betriebliche Führungskräfte oder die Fachkraft für Arbeitssicherheit oder die Betriebsärztin oder der Betriebsarzt sein.

(5) Die Anforderungen an die Fachkunde sind abhängig von den zu beurteilenden Gefährdungen und müssen im Sinne dieser ASR nicht in einer Person vereinigt sein. Zur fachkundigen Durchführung der Gefährdungsbeurteilung gehören konkrete Kenntnisse der zu beurteilenden Arbeitsstätten und Tätigkeiten.

4.2 Gegenstand der Gefährdungsbeurteilung

Bei der Durchführung der Gefährdungsbeurteilung für Arbeitsstätten sind in Bezug auf das Einrichten sowie auf das Betreiben unterschiedliche Sachverhalte von Bedeutung. Der Arbeitgeber hat die mit der Arbeitsstätte verbundenen Gefährdungen unabhängig voneinander zu ermitteln und zu beurteilen. Mögliche Wechselwirkungen sind zu berücksichtigen. Sie können sich insbesondere auch im Zusammenwirken mit Arbeitsmitteln, Arbeitsstoffen, Arbeitsabläufen bzw. der Arbeitsorganisation sowie den Gefährdungsfaktoren gemäß Punkt 5.2.2 ergeben.

4.2.1 Einrichten von Arbeitsstätten

(1) Einrichten ist das Bereitstellen und Ausgestalten der Arbeitsstätte. Es umfasst u. a.:

- bauliche Maßnahmen oder Veränderungen, insbesondere Neu- und Umbau sowie Erweiterungsmaßnahmen von Arbeitsstätten,
- das Ausstatten mit Maschinen, Anlagen, Bildschirmgeräten, Mobiliar, anderen Arbeitsmitteln sowie Beleuchtungs-, Lüftungs-, Heizungs-, Feuerlösch- und Versorgungseinrichtungen,
- das Anlegen und Kennzeichnen von Verkehrs- und Fluchtwegen, Kennzeichnen von Gefahrenstellen und brandschutztechnischen Ausrüstungen sowie
- das Festlegen von Arbeitsplätzen unter Berücksichtigung der geplanten Tätigkeiten.

(2) Die Integration des Arbeitsschutzes in die Planung von Arbeitsstätten ist von grundlegender Bedeutung. Nach dem Einrichten einer Arbeitsstätte lassen sich Veränderungen nur mit einem zusätzlichen Aufwand realisieren. Um dies zu vermeiden, sind zweckmäßigerweise bereits im Planungsprozess von Neu- oder Umbauten die Nutzung der Arbeitsstätte und der Stand der Technik, Arbeitsmedizin und Hygiene sowie die ergonomischen Anforderungen zu ermitteln und als Anforderung an die Arbeitsstätte festzuhalten. Werden Grundsätze der barrierefreien Gestaltung bereits bei der Planung von Arbeitsstätten berücksichtigt, können vorausschauende Lösungen die Kosten für eine nachträgliche Anpassung und einen aufwendigen Umbau von Arbeitsstätten bei einer künftigen Beschäftigung von Menschen mit Behinderungen verringern oder vermeiden.

(3) Im Rahmen der Gefährdungsbeurteilung müssen Abnutzungserscheinungen und ggf. vorhandene Wirkungsgradverluste von getroffenen Maßnahmen des Arbeitsschutzes berücksichtigt werden (z. B. Beleuchtung, Lüftung, Sonnenschutz, Kennzeichnung), damit

ASR V3

Schutzziele der ArbStättV dauerhaft und zuverlässig erreicht werden.

(4) Die Festlegung von Arbeitsplätzen ist notwendig, damit arbeitsplatzbezogene Gestaltungsmaßnahmen getroffen werden können (z. B. Zugänge zu den Arbeitsplätzen, Bewegungsflächen, Anordnung der Leuchten).

(5) Bei der prospektiven Betrachtung ist auch die Nutzung durch unterschiedliche Personengruppen (siehe Punkt 5.1 Absätze 5 und 6) zu berücksichtigen.

(6) Die Veränderung der Leistungsvoraussetzungen der Beschäftigten im Verlauf der Nutzungsdauer der Arbeitsstätte kann einen Einfluss auf die Planung haben (z. B. kann eine Verringerung des individuellen Sehvermögens bei zunehmendem Alter der Beschäftigten eine höhere Anforderung an die Beleuchtungsqualität erfordern).

(7) Beabsichtigt ein Arbeitgeber eine bauliche Anlage zur Nutzung als Arbeitsstätte zu mieten oder zu erwerben, so ist es angezeigt, vor der Einrichtung des Objekts anhand einer Gefährdungsbeurteilung zu prüfen, ob die Vorgaben der ArbStättV eingehalten werden können. Sonst ist ggf. keine oder nur eine eingeschränkte Nutzung möglich.

(8) Sofern vorhanden, sind die Informationen zu Sicherheit und Gesundheitsschutz aus der nach Baustellenverordnung geforderten Unterlage für mögliche spätere Arbeiten, z. B. Reinigung oder Instandhaltung, zu berücksichtigen.

4.2.2 Betreiben von Arbeitsstätten

(1) Das Betreiben von Arbeitsstätten umfasst das Benutzen, Instandhalten und Optimieren der Arbeitsstätten, die Organisation und die Gestaltung von Arbeits- und Fertigungsverfahren sowie der Arbeitsabläufe in der Arbeitsstätte.

(2) Der Arbeitgeber hat sicherzustellen, dass die Arbeitsstätte nach dem Stand der Stand der Technik, Arbeitsmedizin und Hygiene sowie den ergonomischen Anforderungen betrieben wird. Dieses gilt auch für angemietete Objekte (z. B. Büroflächen, Verkaufsräume, Produktions- oder Lagerräume).

(3) In der Gefährdungsbeurteilung müssen auch Situationen berücksichtigt werden, die vom Normalbetrieb abweichen (z. B. Störungen, Stromausfälle, extreme Witterungseinflüsse).

(4) Weiterhin sind Gefährdungen zu ermitteln und zu beurteilen, mit denen z. B. bei Bränden, Unfällen, Überfällen oder sonstigen Betriebsstörungen zu rechnen ist (z. B. Gestaltung von Fluchtwegen und Notausgängen, Flucht- und Rettungspläne).

5 Prozessschritte der Gefährdungsbeurteilung

Die Prozessschritte werden in der folgenden Abbildung 1 dargestellt.

Abb. 1: Schematische Darstellung der Prozessschritte der Gefährdungsbeurteilung

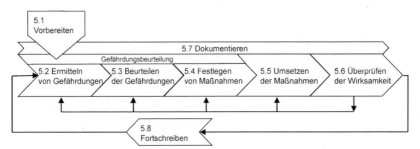

5.1 Vorbereiten

(1) Die Gefährdungsbeurteilung ist je nach Art der Tätigkeiten in der Arbeitsstätte durchzuführen. Daher kann es erforderlich sein, eine Gliederung (z. B. in Arbeitsbereiche oder Tätigkeitsgruppen) vorzunehmen.

(2) Wenn von Beschäftigten arbeitsbereichsübergreifende Tätigkeiten (z. B. Hausmeistertätigkeiten, Instandhaltung, Reinigung) ausgeführt werden, ist zu prüfen, ob diese Tätigkeiten gesondert zu betrachten sind.

(3) Bei gleichartigen Arbeitsbedingungen können Arbeitsplätze oder Tätigkeiten innerhalb einer Arbeitsstätte zusammengefasst betrachtet werden.

(4) Erforderlichenfalls sind Tätigkeiten so zu erfassen, dass auch ihre Dauer bzw. Häufigkeit (z. B. temporär, täglich, quartalsweise, jährlich) erkennbar sind.

(5) Es ist zu berücksichtigen, ob in der Arbeitsstätte besondere Personengruppen beschäftigt werden (z. B. Praktikanten, Jugendliche, werdende oder stillende Mütter, Leiharbeitnehmer, Beschäftigte ohne ausreichende Deutschkenntnisse, Menschen mit Behinderungen).

(6) Gefährdungen durch sonstige in der Arbeitsstätte anwesende Personen (z. B. Beschäftigte von Fremdfirmen, Beschäftigte im Rahmen von Dienst- und Werkverträgen, Besucher, Kunden) sind zu berücksichtigen.

(7) In Arbeitsstätten, in denen Beschäftigte mehrerer Arbeitgeber tätig werden, haben sich diese Arbeitgeber bei der Festlegung von Maßnahmen zur Vermeidung gegenseitiger Gefährdungen der Beschäftigten abzustimmen (z. B. auf Baustellen, Bürogemeinschaften).

(8) Für Telearbeitsplätze gilt nur der Anhang Nummer 6 „Maßnahmen zur Gestaltung von Bildschirmarbeitsplätzen" der ArbStättV soweit der Arbeitsplatz von dem im Betrieb abweicht.

5.2 Ermitteln von Gefährdungen

(1) Ziel der Ermittlung ist die systematische Identifizierung von möglichen Gefährdungen, deren Quellen und gefahrbringenden Bedingungen.

ASR V3

(2) Das Ermitteln beinhaltet die Erfassung des Planungs- oder Ist-Zustandes (z. B. durch Beobachten, Befragen, Messen, Berechnen oder Abschätzen) sowie die anschließende Benennung und Beschreibung der Gefährdungen.

5.2.1 Vorgehensweise beim Ermitteln von möglichen Gefährdungen

(1) Zur fachkundigen Ermittlung von möglichen Gefährdungen sind systematisch alle unter Punkt 5.1 „Vorbereiten" festgelegten Arbeitsbereiche, Tätigkeitsgruppen, Personengruppen sowie bereichsübergreifende Arbeitsaufgaben bezüglich der Gefährdungsfaktoren gemäß Punkt 5.2.2 und deren Wechselwirkungen (siehe Punkt 4.2) zu betrachten.

Bei der Ermittlung von möglichen Gefährdungen (siehe Definition, Punkt 3.2) werden keine bestimmten Anforderungen an das Ausmaß oder die Eintrittswahrscheinlichkeit eines Gesundheitsschadens oder einer gesundheitlichen Beeinträchtigung gestellt.

(2) Sofern es zur fachkundigen Informationsgewinnung erforderlich ist, sind die relevanten Quellen heranzuziehen, z. B.:

- das einschlägige Vorschriften- und Regelwerk, insbesondere die Technischen Regeln für Arbeitsstätten sowie weitere Technische Regeln,
- branchenspezifische Regeln und Informationen sowie Gefährdungs- und Belastungskataloge insbesondere der Unfallversicherungsträger,
- Herstellerinformationen (z. B. Bedienungsanleitungen, Gebrauchsanleitungen, Betriebsanleitungen),
- vorhandene Verfahrens-, Arbeits- und Betriebsanweisungen,
- Aufzeichnungen und Erkenntnisse über Unfälle, Erkrankungen, Behinderungen, Schadensfälle, kritische Situationen, Beinahe-Unfälle,
- Betriebsbegehungsprotokolle, Arbeitsschutzausschussprotokolle, dokumentierte Befragungsergebnisse, Prüfbücher, Unterlagen für Instandhaltung (z. B. gemäß BaustellV bzw. RAB 32 „Unterlage für spätere Arbeiten"),
- Baugenehmigungen und mitgeltende Unterlagen (z. B. Brandschutzkonzepte),
- behördliche Anordnungen,
- Berechnungsprognosen oder Protokolle durchgeführter Messungen (z. B. zu Lärm, Klima, Gefahrstoffen),
- Erfahrungswerte von vergleichbaren Arbeitsplätzen oder
- Angaben aus Datenbanken.

(3) Zur Ermittlung der Gefährdung beim Einrichten und Betreiben von Arbeitsstätten können z. B. folgende Methoden einzeln oder kombiniert angewandt werden:

- Prüfung von Planungsunterlagen, Bauzeichnungen und -plänen,
- Abschätzen von Messgrößen anhand von Technischen Unterlagen (z. B. Maschinenkennzahlen, Emissionskennzahlen),
- Durchführung von Modellrechnungen, Simulationen, Profilvergleichsverfahren u. ä.,
- Besichtigung der betrieblichen Gegebenheiten (z. B. mit Erfassung der Arbeitsorganisation, der Arbeitsabläufe, der Arbeitszeiten, der einzelnen Tätigkeiten, der Arbeitsmittel, Arbeitsverfahren, Arbeitsstoffe sowie des Arbeitsumfelds),

ASR V3

- Messungen zur Feststellung von räumlichen Gegebenheiten, Ermittlung von Konzentrationen, Temperaturen, Emissionen usw. oder
- Befragungen von Beschäftigten, Führungskräften und weiteren Arbeitsschutzakteuren.

5.2.2 Gefährdungsfaktoren

Beim Ermitteln von möglichen Gefährdungen sind insbesondere die im Anhang mit arbeitsstättenbezogenen Beispielen und Erläuterungen aufgeführten Gefährdungsfaktoren relevant.

5.3 Beurteilen von Gefährdungen

Um die Sicherheit und den Gesundheitsschutz der Beschäftigten bei der Arbeit zu gewährleisten und kontinuierlich zu verbessern, hat der Arbeitgeber die ermittelten Gefährdungen systematisch dahingehend zu beurteilen, ob Maßnahmen des Arbeitsschutzes erforderlich sind. Für das Beurteilen der Gefährdung im Hinblick auf das zu erreichende Schutzziel nach ArbStättV sind zunächst Beurteilungsmaßstäbe erforderlich, die in der Regel aus dem einschlägigen Vorschriften- und Regelwerk sowie aus der Fachliteratur abzuleiten sind (siehe Punkt 5.3.1 Absätze 1 bis 3).

Fehlen solche Beurteilungsmaßstäbe müssen diese betrieblich vereinbart werden (siehe Punkt 5.3.1 Absatz 4).

Anhand dieser Beurteilungsmaßstäbe erfolgt danach das Beurteilen der Gefährdungen (siehe Punkt 5.3.2).

5.3.1 Ermittlung von Beurteilungsmaßstäben

Bei der Ermittlung bzw. Festlegung dieser Maßstäbe ist in folgender Reihenfolge vorzugehen:

1. Zunächst ist zu prüfen, ob die in der ArbStättV aufgeführten Schutzziele durch Technische Regeln für Arbeitsstätten konkretisiert werden.

   Sofern in den Technischen Regeln für Arbeitsstätten Anforderungen, Maße oder Werte vorhanden sind, bilden diese einen konkreten Maßstab für das Beurteilen der Gefährdung. Bei Einhaltung dieses konkreten Maßstabs und einer diesem Maßstab entsprechenden Maßnahmenumsetzung erlangt der Arbeitgeber nach § 3a Absatz 1 Satz 3 ArbStättV die Vermutungswirkung, dass die Anforderungen erfüllt sind.

2. Sofern in den Technischen Regeln für Arbeitsstätten keine Anforderungen, Maße oder Werte zu finden sind, ist zu prüfen, ob für die betrachtete Gefährdung andere gesicherte arbeitswissenschaftliche Erkenntnisse existieren, die insbesondere Angaben zu Grenz-, Schwellen- oder Richtwerten enthalten. Es kann sich dabei z. B. um Veröffentlichungen der Unfallversicherungsträger, der Bundesanstalt für Arbeitsschutz und Arbeitsmedizin (BAuA) oder des Länderausschusses für Arbeitsschutz und Sicherheitstechnik (LASI) handeln.

3. Fehlen gesicherte arbeitswissenschaftliche Erkenntnisse, insbesondere mit Angaben zu Grenz-, Schwellen- oder Richtwerten, so ist zu prüfen, ob zumindest arbeitswissenschaftliche Erkenntnisse mit qualitativen Maßstäben verfügbar sind, z. B. Forschungsberichte, wissenschaftliche Veröffentlichungen sowie einschlägige Normen.

4. Betriebliche Beurteilungsmaßstäbe sind vom Arbeitgeber eigenständig zu entwickeln und zu verwenden, wenn anhand der in den Nummern 1 bis 3 beschriebenen Vorgehensweise keine

ASR V3

verwendbaren Beurteilungsmaßstäbe ermittelt werden können. Dabei sind insbesondere folgende Aspekte zu berücksichtigen:

- Art, Ausmaß, Dauer und Häufigkeit einer Exposition,
- gefahrbringende Bedingungen, durch die eine Gefährdung bei der Arbeit wirksam werden kann (z. B. Umgebungsbedingungen, Zeitdruck, Unordnung, Verschleiß),
- durch Qualifikation und Unterrichtung oder Unterweisung erworbene Befähigung der Beschäftigten, eine Gefährdung rechtzeitig wahrzunehmen und einschätzen zu können.

5.3.2 Durchführung der Beurteilung

Der vorliegende Planungs- oder Ist-Zustand mit den ermittelten Gefährdungen wird anhand des gemäß Punkt 5.3.1 herangezogenen Beurteilungsmaßstabs beurteilt.

Beim Beurteilen der Gefährdungen sind insbesondere einzubeziehen:

- alle den Gefährdungen ausgesetzten Beschäftigten, einschließlich besonderer Personengruppen (siehe Punkt 5.1 Absatz 5),
- die Gefährdungen durch die Anwesenheit sonstiger Personen an der Arbeitsstätte (siehe Punkt 5.1 Absatz 6),
- alle Betriebszustände, neben dem Normalbetrieb z. B. auch Auf-, Um- und Abbau, Reinigung, Instandhaltung,
- die Erkennbarkeit und Vermeidbarkeit einer Gesundheitsgefährdung Wichtige Merkmale sind insbesondere:
  - unmittelbare oder nur mittelbare (z. B. durch Messinstrumente oder Warneinrichtungen) Wahrnehmbarkeit der Gefährdung,
  - beaufsichtigter oder unbeaufsichtigter Betrieb,
  - schnelles oder langsames Auftreten der Gefährdung (z. B. Schnelllauftore),
  - technisch oder organisatorisch bedingte Einschränkungen, sich der Gefährdung entziehen zu können (z. B. Behinderung durch Persönliche Schutzausrüstung (PSA), Zwangsverriegelung von Schutztüren).
- Wechselwirkungen
Die Gefährdungsfaktoren sind sowohl einzeln als auch im Zusammenhang zu beurteilen.

5.3.3 Ergebnis der Beurteilung der Gefährdungen

(1) Folgende Beurteilungsergebnisse sind möglich:

1. Maßnahmen sind erforderlich:

   - Das Ergebnis der Beurteilung erfordert unverzüglich Maßnahmen.
   Es besteht eine unmittelbare Gefahr für die Gesundheit, z. B. Absturz an ungesicherten Absturzkanten. Es müssen unverzüglich geeignete Maßnahmen zur Beseitigung bzw. Reduzierung der Gefährdung ergriffen werden.
   - Das Ergebnis der Beurteilung erfordert Maßnahmen.
   Es besteht eine Gesundheitsgefährdung, z. B. durch unzureichende Lüftung, Raumtemperatur, Beleuchtung. Geeignete Maßnahmen zur Beseitigung bzw. Reduzierung der Gefährdung müssen ergriffen werden.

2. Der unter Punkt 5.3.1 ermittelte Beurteilungsmaßstab ist eingehalten.

(2) Eine Verbesserung von Sicherheit und Gesundheitsschutz ist anzustreben (vgl. ArbSchG), z. B. Installation einer Strahlungsheizung statt Konvektionsheizung in Werkstätten, Verbesserung der Bürogestaltung.

5.4 Festlegen von Maßnahmen

5.4.1 Allgemeine Grundsätze für die Festlegung von Maßnahmen

(1) Die beim Beurteilen der Gefährdungen gewonnenen Erkenntnisse bilden die Basis für das Festlegen der erforderlichen Maßnahmen des Arbeitsschutzes.

(2) Die Maßnahmen müssen dem Stand der Technik, Arbeitsmedizin und Hygiene sowie den Anforderungen der Ergonomie entsprechen und insbesondere sind die vom Bundesministerium für Arbeit und Soziales nach § 7 Absatz 4 ArbStättV bekannt gemachten Regeln und Erkenntnisse zu berücksichtigen. Gesicherte arbeitswissenschaftliche Erkenntnisse sind zu berücksichtigen. Die Maßnahmen müssen geeignet sein, die ermittelten Gefährdungen zu beseitigen bzw. soweit zu reduzieren dass das Schutzziel erreicht wird.

(3) Werden die in den Technischen Regeln für Arbeitsstätten genannten Maßnahmen eingehalten, so ist davon auszugehen, dass die Schutzziele der ArbStättV erreicht werden. Es gilt die Vermutungswirkung.

(4) Weicht der Arbeitgeber von den in den Technischen Regeln genannten Maßnahmen ab oder fehlen diese, muss er durch andere Maßnahmen die gleiche Sicherheit und den gleichen Schutz der Gesundheit der Beschäftigten erreichen. Dies ist nach Punkt 5.7 zu dokumentieren.

(5) Die Unterweisung der Mitarbeiter hinsichtlich der möglicherweise verbleibenden Gefährdungen sowie ggf. der Auswirkung der festgelegten Maßnahme bzw. deren Umsetzung ist integraler Bestandteil der jeweiligen Maßnahme.

(6) Beim Festlegen von Maßnahmen sind die Zusammenhänge bzw. die Wechselwirkungen aus den resultierenden Gefährdungsfaktoren von Arbeitsstätte, Arbeitsplatz, Arbeitsmitteln, Arbeitsstoffen, Arbeitsorganisation und Arbeitsaufgabe zu berücksichtigen.

(7) Sollten sich bedingt durch Maßnahmen zur Beseitigung bzw. Reduzierung von Gefährdungen neue Gefährdungen für die Beschäftigten ergeben, sind auch diese in die Gefährdungsbeurteilung einzubeziehen (z. B. bei vorgesehener Installation einer Absauganlage die Beurteilung der neuen Geräuschquelle)

5.4.2 Maßnahmenhierarchie

(1) Bei der Auswahl der Maßnahmen hat der Arbeitgeber den im ArbSchG festgelegten Grundsatz der Vermeidung von Gefährdungen zu prüfen und wenn möglich umzusetzen (z. B. belastende Wärmequelle aus Arbeitsbereich entfernen).

(2) Soweit die Vermeidung von Gefährdungen gemäß Absatz 1 nicht möglich ist, muss beim Festlegen von Maßnahmen die folgende Maßnahmenhierarchie berücksichtigt werden (siehe Abb. 2).

Abb. 2: Maßnahmenhierarchie

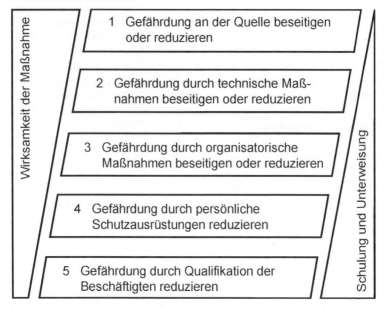

1. Zunächst ist zu prüfen, ob Gefährdungen an den Quellen zu beseitigen oder zu reduzieren sind (z. B. belastende Wärme unmittelbar abführen oder ein Gerät mit geringerer Wärmeentwicklung wählen).

2. Ist dies nicht möglich, ist zu prüfen ob die Gefährdungen durch technische Maßnahmen zu beseitigen oder zu reduzieren sind (z. B. Klimatisierung der Arbeitsräume, Wärmeschutzschilde, Luftschleier).

3. Sind technische Maßnahmen nicht möglich, ist zu prüfen, ob die Gefährdungen durch organisatorische Maßnahmen zu beseitigen oder zu reduzieren sind (z. B. Änderung von Arbeitsabläufen, um die Aufenthaltsdauer im wärmebelasteten Arbeitsbereich zu vermeiden bzw. zu verringern, wie etwa durch Rotation von Mitarbeitern oder durch das Festlegen von Entwärmungsphasen in geeigneten Räumen).

4. Sind organisatorische Maßnahmen nicht möglich, ist zu prüfen, ob die Gefährdungen durch den Einsatz von persönlicher Schutzausrüstung zu vermeiden oder zu reduzieren sind (z. B. PSA gegen Absturz).

5. Sind die vorgenannten Maßnahmen nicht möglich, ist zu prüfen, ob die Schutzziele durch Qualifikation der Beschäftigten zu erreichen sind.

(3) Zur Erreichung des Schutzziels kann es erforderlich sein, Maßnahmen zu kombinieren. Dabei sind die Hierarchiestufen zu beachten.

(4) Im Einzelfall können Maßnahmen aus einer niedrigeren Hierarchiestufe eine gleichwertige Schutzwirkung erreichen (z. B. regelmäßige Unterbrechung der Tätigkeiten in durch Sommerhitze belasteten Räumen anstatt Klimatisierung).

5.5 Umsetzen von Maßnahmen

(1) Die festgelegten Maßnahmen sind entsprechend Punkt 5.3.3 zu priorisieren und umzusetzen.

(2) Wurde eine Entscheidung für eine Maßnahme getroffen, sind die hieraus resultierenden Umsetzungsschritte zu konkretisieren.

Hinweis:
Falls erforderlich, ist für umfangreichere Maßnahmen eine Ablaufplanung zu erstellen, in der z. B. Zeitziele, Übergangsmaßnahmen, festgelegte Termine, Verantwortliche und andere Beteiligte genannt werden.

5.6 Überprüfen der Wirksamkeit der Maßnahmen

(1) Die Umsetzung und Wirksamkeit der festgelegten Maßnahmen sind zu überprüfen. Dabei ist festzustellen, ob die Maßnahmen vollständig umgesetzt wurden und dazu geführt haben, die Gefährdungen zu beseitigen bzw. hinreichend zu reduzieren, und ob gegebenenfalls neue Gefährdungen entstanden sind. Die Prüfung kann z. B. durch Beobachten, Messen oder Befragen (siehe Punkt 5.2) erfolgen.

(2) Sollten weitere oder andere Maßnahmen erforderlich sein, weil z. B. trotz der Umsetzung der festgelegten Maßnahmen Schutzziele nicht erreicht werden, dann sind die vorherigen Teilschritte entsprechend Abbildung 1 (siehe Punkt 5) zu wiederholen.

5.7 Dokumentation

5.7.1 Grundsätze der Dokumentation

(1) Die Dokumentation gemäß § 3 Absatz 3 ArbStättV ist Bestandteil der Unterlagen nach § 6 ArbSchG. Sie muss vor Aufnahme der Tätigkeiten vorliegen.

(2) Die Dokumentation dient mit als Grundlage für die Planung und Gestaltung der betrieblichen Prozesse, z. B. für Neu- und Umbauten, Unterweisungen, Betriebsanweisungen. Sie erleichtert es, Verantwortliche und Termine in Hinblick auf Maßnahmen des Arbeitsschutzes nachvollziehbar festzuhalten.

(3) Sie ist die Basis für die Arbeit der betrieblichen Akteure im Arbeitsschutz (insbesondere Arbeitgeber, verantwortliche Personen nach § 13 ArbSchG (z. B. Führungskräfte), Betriebs- und Personalräte, Fachkräfte für Arbeitssicherheit, Betriebsärzte und Sicherheitsbeauftragte) sowie des Arbeitsschutzausschusses.

(4) Die Dokumentation erfolgt schriftlich und kann als Papierdokument oder in elektronischer Form vorliegen. Sie muss in einer verbindlichen Version verfügbar sein.

(5) Werden Hilfen zur Dokumentation der Gefährdungsbeurteilung, z. B. der Unfallversicherungsträger, verwendet, sind sie auf die betrieblichen Bedingungen anzupassen. Insbesondere ist

sicherzustellen, dass alle Betriebsteile und Tätigkeiten (ggf. auch unterschiedliche Betriebszustände, z. B. Instandhaltung) erfasst werden.

(6) Der Umfang der Dokumentation richtet sich z. B. nach der Betriebsgröße, Betriebsstruktur oder Art und Ausmaß der Gefährdungen. Insbesondere

- in kleinen Betrieben, bei überschaubaren Strukturen oder bei geringen Gefährdungen kann die Dokumentation gemäß Punkt 5.7.2 ausreichen.
- bei komplexeren Situationen und hohem Gefährdungspotential müssen der Dokumentation erforderlichenfalls weitere Unterlagen zugeordnet werden (siehe Punkt 5.7.3).

Hinweis:
Die Dokumentation kann die Grundlage für die erforderliche Abstimmung sein, z. B.:
- *bei Zusammenarbeit von Beschäftigten mehrerer Arbeitgeber in einer Arbeitsstätte,*
- *bei gemeinsamer Nutzung einer Arbeitsstätte durch mehrere Arbeitgeber,*
- *zur Information weiterer in der Arbeitsstätte anwesender Personen.*

5.7.2 Mindestanforderungen

(1) Die Dokumentation muss mindestens Folgendes enthalten:

- die jeweilige Bezeichnung der erfassten Arbeitsplätze, Arbeitsbereiche und Tätigkeiten sowie ggf. der zusammengefassten gleichartigen Arbeitsplätze oder Tätigkeiten,
- die jeweils festgestellten Gefährdungen,
- die Ergebnisse der Beurteilung der festgestellten Gefährdungen,
- die bezogen auf die festgestellten Gefährdungen jeweils festgelegten Maßnahmen (inklusive Umsetzung siehe Punkt 5.5 Absatz 2) sowie
- das Ergebnis der Wirksamkeitsüberprüfung.

(2) Aus den im Rahmen der Gefährdungsbeurteilung erstellten bzw. aus den mitgeltenden Unterlagen (z. B. Organigramme, Dienstverteilungspläne, Pflichtenübertragung) müssen die für die Durchführung der Gefährdungsbeurteilung und die Wirksamkeitskontrolle Verantwortlichen sowie das Datum der Erstellung bzw. der Aktualisierung hervorgehen.

5.7.3 Weitere Unterlagen

Um die erforderliche Plausibilität und Aussagefähigkeit der Dokumentation zu erreichen, kann es erforderlich sein, weitere, im Verlaufe der Gefährdungsbeurteilung verwendete oder erstellte Unterlagen der Dokumentation beizufügen oder auf diese Unterlagen zu verweisen. Solche Unterlagen können z. B. sein:

- die für umfangreichere Maßnahmen erstellte Ablaufplanung (siehe Punkt 5.5),
- Ausführungen, auf welche betriebliche Situation (z. B. Einrichten, Normalbetrieb, Instandhaltung, Reinigung) sich die Gefährdungen beziehen,
- die für die Ergebnisse der einzelnen Prozessschritte relevanten Unterlagen (z. B. Messprotokolle, Erkenntnisse aus Gesundheitsberichten, Unfallberichte),
- die verwendeten Beurteilungsmaßstäbe (siehe Punkt 5.3.1),
- Dokumente, aus denen die Entscheidungsfindung hervorgeht, wenn z. B. konkurrierende Schutzziele oder Maßnahmen abgewogen wurden,

ASR V3

- Angabe der Personen, die an der Gefährdungsbeurteilung beteiligt waren.

Hinweise:
1. *Hinsichtlich der Beteiligungsrechte der betrieblichen Interessenvertretung gelten die Bestimmungen des Betriebsverfassungsgesetzes bzw. der jeweiligen Personalvertretungsgesetze.*
2. *Der Arbeitgeber hat sicherzustellen, dass Betriebsärzte und Fachkräfte für Arbeitssicherheit zur Erfüllung ihrer Aufgaben nach den Bestimmungen des Arbeitssicherheitsgesetzes auf die Dokumentation zugreifen können.*

Ausgewählte Literaturhinweise

- GDA – gemeinsame Deutsche Arbeitsschutzstrategie: Leitlinie Gefährdungsbeurteilung und Dokumentation (http://www.gda-portal.de)
- Informationsportal der BAuA zur Gefährdungsbeurteilung: (http://www.gefaehrdungsbeurteilung.de)

Hinweis: Auf den Abdruck des Anhangs wird verzichtet.

5.8 Fortschreiben

Die Gefährdungsbeurteilung ist kontinuierlich zu überprüfen und zu aktualisieren. Dazu sind insbesondere die in Punkt 4 Absatz 4 aufgeführten Grundsätze und Anlässe zu berücksichtigen.

6 Abweichende/ergänzende Anforderungen für Baustellen

(1) Auf Baustellen ist ergänzend zu Punkt 5.1 Absatz 7 der Sicherheits- und Gesundheitsschutzplan nach § 3 Absatz 2 Nummer 2 Baustellenverordnung in der Planungsphase zu berücksichtigen.

(2) Auf Baustellen kann ergänzend zu Punkt 5.7.3 der Sicherheits- und Gesundheitsschutzplan nach § 3 Absatz 3 Nummer 3 Baustellenverordnung für die Ausführungsphase eine weitere Unterlage der Dokumentation der Gefährdungsbeurteilung sein.

ASR V3

Technische Regeln zur Arbeitsschutzverordnung zu künstlicher optischer Strahlung

Technische Regeln zu künstlicher optischer Strahlung

TROS Laserstrahlung
Teil: Allgemeines

Ausgabe: Juli 2018
Geändert durch GMBl 2021, Nr. 46, S. 1002, v. 23.08.2021

Die Technischen Regeln zur Arbeitsschutzverordnung zu künstlicher optischer Strahlung (TROS Laserstrahlung) geben den Stand der Technik, Arbeitsmedizin und Arbeitshygiene sowie sonstige gesicherte arbeitswissenschaftliche Erkenntnisse zum Schutz der Beschäftigten vor Gefährdungen durch Laserstrahlung wieder.

Sie werden vom **Ausschuss für Betriebssicherheit** unter Beteiligung des Ausschusses für Arbeitsmedizin ermittelt bzw. angepasst und vom Bundesministerium für Arbeit und Soziales im Gemeinsamen Ministerialblatt bekannt gegeben.

Diese TROS Laserstrahlung, Teil „Allgemeines" konkretisiert im Rahmen ihres Anwendungsbereichs die Anforderungen der Arbeitsschutzverordnung zu künstlicher optischer Strahlung und der Verordnung zur Arbeitsmedizinischen Vorsorge. Bei Einhaltung der Technischen Regeln kann der Arbeitgeber insoweit davon ausgehen, dass die entsprechenden Anforderungen der Verordnungen erfüllt sind. Wählt der Arbeitgeber eine andere Lösung, muss er damit mindestens die gleiche Sicherheit und den gleichen Gesundheitsschutz für die Beschäftigten erreichen.

1 Anwendungsbereich

(1) Diese Technische Regel mit ihren Teilen (Allgemeines, Beurteilung der Gefährdung durch Laserstrahlung, Messungen und Berechnungen von Expositionen gegenüber Laserstrahlung sowie Maßnahmen zum Schutz vor Gefährdungen durch Laserstrahlung) dient dem Schutz der Beschäftigten vor direkten Gefährdungen der Augen und der Haut durch Laserstrahlung am Arbeitsplatz und behandelt auch den Schutz vor Gefährdungen durch indirekte Auswirkungen (z. B. vorübergehende Blendung, Brand- und Explosionsgefahr).

(2) Die TROS Laserstrahlung gilt für Laserstrahlung im Wellenlängenbereich zwischen 100 nm und 1 mm.

(3) Der Teil „Allgemeines" der TROS Laserstrahlung erläutert den Anwendungsbereich der Arbeitsschutzverordnung zu künstlicher optischer Strahlung (OStrV) und enthält die wesentlichen Begriffe, die bei der Umsetzung der OStrV hinsichtlich Laserstrahlung relevant sind, sowie Angaben zu tatsächlichen oder möglichen Gefährdungen der Sicherheit und Gesundheit der Beschäftigten durch Laserstrahlung.

Hinweis:
Bei Anwendungen, bei denen die Laserstrahlung das Betriebsgelände verlässt, wie z. B. bei der Übertragung von Informationen in Lichtwellenleitern gebunden oder im Freiraum, sind ggf. erforderliche Genehmigungen von zuständigen Behörden (z. B. Polizei, Ordnungsamt, Luftfahrtbehörde) einzuholen.

TROS Laserstrahlung – Allgemeines

(4) Unabhängig von den in dieser TROS Laserstrahlung beschriebenen Vorgehensweisen sind vom Arbeitgeber die Beschäftigten oder ihre Interessenvertretung, sofern diese vorhanden ist, aufgrund der einschlägigen Vorschriften zu beteiligen.

2 Verantwortung und Beteiligung

(1) Für die Durchführung der Gefährdungsbeurteilung ist der Arbeitgeber verantwortlich. Sofern er nicht selbst über die erforderlichen Kenntnisse verfügt, muss er sich dabei fachkundig beraten lassen (fachkundige Personen nach § 5 OStrV). Der Arbeitgeber hat für den Umgang mit Lasern der Klassen 3R, 3B oder 4 einen Laserschutzbeauftragten (LSB) zu bestellen.

(2) Hinsichtlich der Beteiligungsrechte der betrieblichen Interessenvertretung gelten die Bestimmungen des Betriebsverfassungsgesetzes bzw. der jeweiligen Personalvertretungsgesetze.

3 Gliederung der TROS Laserstrahlung

Die TROS Laserstrahlung gliedert sich in folgende Teile:

1. Teil Allgemeines

2. Teil 1: Beurteilung der Gefährdung durch Laserstrahlung

3. Teil 2: Messungen und Berechnungen von Expositionen gegenüber Laserstrahlung

4. Teil 3: Maßnahmen zum Schutz vor Gefährdungen durch Laserstrahlung

4 Begriffsbestimmungen und Erläuterungen

Es gelten die in § 2 OStrV festgelegten Begriffe. Im Folgenden werden zu wichtigen Begriffen nähere Erläuterungen gegeben (alphabetische Aufzählung).

4.1 Augensicherheitsabstand (NOHD englisch: *Nominal Ocular Hazard Distance*)

(1) Unter dem Augensicherheitsabstand versteht man die Entfernung, bei der die Bestrahlungsstärke oder die Bestrahlung gleich dem entsprechenden Expositionsgrenzwert der Hornhaut des Auges ist. Schließt man beim Augensicherheitsabstand auch die Möglichkeit der Betrachtung mit optischen Hilfsmitteln ein, so wird vom erweiterten Augensicherheitsabstand (ENOHD) gesprochen.

(2) Zur Angabe des Abstandes gehört immer auch die Angabe der Expositionsdauer, die bei der Ermittlung angesetzt wurde.

4.2 Ausmaß

(1) Unter dem Ausmaß ist nach § 2 Absatz 9 OStrV die Höhe der Exposition durch Laserstrahlung zu verstehen.

(2) Je nach Wellenlängenbereich und zu vermeidender Wirkung (Schutzziel) wird das Ausmaß durch die Strahlungsgrößen Bestrahlungsstärke, Bestrahlung oder Strahldichte ausgedrückt.

4.3 Bestrahlung H

(1) Die Bestrahlung H (oder Energiedichte) ist das Integral der Bestrahlungsstärke

E über die Zeit t. Sie ist gegeben durch den Zusammenhang:

$$H = \int_{t_1}^{t_2} E \cdot dt$$

Einheit: $J \cdot m^{-2}$ (Joule pro Quadratmeter)

(2) Bei Expositionen an Arbeitsplätzen ist über die Expositionsdauer $\Delta t = t_2 - t_1$ zu integrieren.

4.4 Bestrahlungsstärke E

(1) Die Bestrahlungsstärke E (oder Leistungsdichte) ist die auf eine Fläche fallende Strahlungsleistung dP je Flächeneinheit dA. Sie ist gegeben durch den Zusammenhang:

$$E = \frac{dP}{dA}$$

(2) Bei homogener Verteilung der Strahlungsleistung gilt:

$$E = \frac{P}{A}$$

Einheit: $W \cdot m^{-2}$ (Watt pro Quadratmeter)

(3) In der Fachliteratur wird die Strahlungsleistung auch mit dem Formelzeichen ϕ, φ bzw. ϕ_e, φ_e bezeichnet.

4.5 Betriebszustände

In dieser TROS wird zwischen den Betriebszuständen Normalbetrieb (bestimmungsgemäßer Betrieb, bestimmungsgemäße Verwendung) und vom Normalbetrieb abweichenden Betriebszuständen, die in der Regel mit einer erhöhten Gefährdung verbunden sind, wie z. B. Wartung, Service, Einrichtvorgang, Prüfung, Errichtung und Außerbetriebnahme, unterschieden.

4.5.1 Normalbetrieb

Betrieb einer Laser-Einrichtung im gesamten Funktionsbereich, ohne z. B. Wartung und Service.

4.5.2 Wartung

Durchführung der Justierungen oder Vorgänge, die in den vom Hersteller mit der Laser-Einrichtung gelieferten Informationen für den Benutzer beschrieben sind und vom Benutzer ausgeführt werden, um die vorgesehene Funktion der Laser-Einrichtung sicherzustellen. Normalbetrieb und Service sind hierbei nicht enthalten. Nach den Herstellervorgaben darf bei der Wartung von Laser-Einrichtungen der Klassen 1, 1M, 2, 2M und 3R Strahlung der Klasse 3B und 4 nicht zugänglich werden. Bei der Wartung von Laser-Einrichtungen der Klasse 3B darf Strahlung der Klasse 4 nicht zugänglich werden.

Hinweis:
In der Literatur wird für die Wartung von Laserbearbeitungsmaschinen auch der Begriff „(vorbeugende) Instandhaltung" benutzt (siehe z. B. DIN EN ISO 11553-1 [4]).

4.5.3 Service

Durchführung von Einrichtungsoder Justierarbeiten, die in den Service-Unterlagen des Herstellers beschrieben sind und die in irgendeiner Art die Leistungsfähigkeit der Laser-Einrichtung beeinflussen können.

Hinweis:
In der Literatur wird für Service von Laserbearbeitungsmaschinen auch der Begriff „korrigierende Instandhaltung" benutzt (siehe z. B. DIN EN ISO 11553-1 [4]).

TROS Laserstrahlung – Allgemeines

4.6 Blick in eine ausgedehnte Quelle

Der Blick in eine ausgedehnte Quelle ist die Sehbedingung, bei der das Auge die scheinbare Quelle im Expositionsabstand (nicht kleiner als 100 mm) unter einem Winkel sieht, der größer als die kleinste Winkelausdehnung (Grenzwinkel) α_{min} ist. Beispiele sind der Blick auf diffuse Reflexionen und auf bestimmte Anordnungen von Laserdioden.

4.7 Dauerstrichlaser (*continuous-wave* (cw-)Laser)

Ein Dauerstrichlaser ist ein Laser mit kontinuierlicher Ausgangsleistung, der über einen Zeitraum von mindestens 0,25 s strahlt.

4.8 Diffuse Reflexion

Unter diffuser Reflexion versteht man die Veränderung der räumlichen Verteilung eines Strahlenbündels nach der Streuung durch eine Oberfläche oder eine Substanz in viele Richtungen. Ein vollkommen diffus streuendes Material zerstört jede Korrelation zwischen den Richtungen der einfallenden und der reflektierten Strahlung.

Hinweis:
In der Regel tritt diffus und gerichtet reflektierte Strahlung zusammen auf. Je geringer die Oberflächenrauigkeit und je größer der Einfallswinkel, desto höher ist der Anteil gerichteter reflektierter Strahlung (abhängig von der Wellenlänge).

4.9 Direkter Blick in den Strahl

Der direkte Blick in den Strahl umfasst alle Sehbedingungen, bei denen das Auge einem direkten oder einem spiegelnd reflektierten Laserstrahl ausgesetzt ist, im Gegensatz zur Betrachtung von z. B. diffusen Reflexionen.

4.10 Empfangswinkel γ

Der Empfangswinkel γ ist der ebene Winkel, innerhalb dessen ein Empfänger (optisches Messgerät) auf optische Strahlung anspricht, manchmal auch Messgesichtsfeld oder FOV (*field of view*) genannt. Der Empfangswinkel γ kann durch Blenden oder optische Elemente eingestellt werden. Die im Teil 2 der TROS Laserstrahlung verwendete Einheit für γ ist Milliradiant (mrad).

4.11 Exposition

Exposition im Sinne dieser TROS Laserstrahlung ist die Einwirkung von Laserstrahlung auf die Augen oder die Haut.

4.12 Expositionsdauer Δt

Die Expositionsdauer Δt ist – im Unterschied zur täglichen Arbeitszeit – die tatsächliche Dauer der Einwirkung von Laserstrahlung auf die Augen oder die Haut während der Arbeitszeit. Sie ist Grundlage für die Ermittlung der Expositionsgrenzwerte.

4.13 Expositionsgrenzwert (EGW)

Die Expositionsgrenzwerte nach § 2 Absatz 5 OStrV sind maximal zulässige Werte bei Exposition der Augen oder der Haut gegenüber Laserstrahlung. Diese sind im Anhang 4 Abschnitt A4.1 des Teils 2 „Messungen und Berechnungen von Expositionen gegenüber Laserstrahlung" aufgeführt.

Hinweis 1:
Der EGW ist das maximale Ausmaß der Laserstrahlung, dem das Auge oder die Haut ausgesetzt werden kann, ohne dass damit

TROS Laserstrahlung – Allgemeines

akute Gesundheitsschädigungen gemäß Tabelle A3.1 des Anhangs 3 dieser TROS verbunden sind. Zum Schutz vor langfristigen Schädigungen durch die kanzerogene Wirkung von UV-Strahlung ist das Minimierungsgebot nach § 7 OStrV besonders zu beachten.

Hinweis 2:
In anderen Schriften wird der Begriff „Maximal zulässige Bestrahlung (MZB)" für den EGW verwendet. Die Werte können sich unterscheiden.

Hinweis 3:
Auch bei täglichen Expositionsdauern von über 30 000 s (8 h 20 min) gilt der jeweilige Expositionsgrenzwert von 30 000 s (siehe Teil 2, Anhang 4 Abschnitt A4.1, Tabellen A4.4 und A4.5).

4.14 Gefährdungen durch indirekte Auswirkungen

Gefährdungen durch indirekte Auswirkungen sind alle negativen Auswirkungen von Laserstrahlung auf die Sicherheit und Gesundheit der Beschäftigten, die nicht durch die Expositionsgrenzwerte für die Augen und die Haut abgedeckt sind. Dazu gehören

z. B. vorübergehende Blendung, Brand- und Explosionsgefahr, Entstehung von Gefahrstoffen sowie alle möglichen Auswirkungen, die sich durch das Zusammenwirken von Laserstrahlung und fotosensibilisierenden chemischen Stoffen am Arbeitsplatz ergeben können.

Hinweis:
Gefährdungen durch die Laser-Einrichtung selbst, wie z. B. elektrische Gefährdungen, werden in dieser TROS nicht behandelt.

4.15 Gekapselte Laser-Einrichtung

Eine gekapselte Laser-Einrichtung ist eine Laser-Einrichtung, die aufgrund von Konstruktionsmerkmalen, die die zugängliche Laserstrahlung begrenzen, einer niedrigeren Klasse zugeordnet ist, als es den eigentlichen Werten des eingebauten Lasers entspricht. Die Kapselung wird im Text dieser TROS Laserstrahlung auch als Einhausung bezeichnet.

Hinweis:
Die Definition entspricht der Definition der DIN EN 60825-1 [1]. Deren Klassifizierungssystem basiert auf der zugänglichen Strahlung, die von der Laser-Einrichtung als verwendungsfertiges Produkt ausgeht, z. B. kann durch die Kapselung ein Laser der Klasse 4 in die niedrigere Klasse 3B oder ein Laser der Klasse 3R in die Klasse 2 eingestuft werden. Bei Materialbearbeitungslasern wird häufig durch Kapselung die Klasse 1 angestrebt.

4.16 Gesamt-Strahlungsleistung P_0 und Pulsspitzenleistung P_P

(1) P_0 ist die von einem Dauerstrichlaser ausgestrahlte Gesamt-Strahlungsleistung oder die mittlere Strahlungsleistung eines wiederholt gepulsten Lasers.

(2) P_P ist die Pulsspitzenleistung, d. h. die maximale Strahlungsleistung innerhalb eines Impulses eines gepulsten Lasers.

4.17 Grenzwert der zugänglichen Strahlung (GZS)

Der Grenzwert der zugänglichen Strahlung (GZS) ist der Maximalwert der zugänglichen Strahlung, der gemäß DIN EN 60825-1 innerhalb einer bestimmten Laserklasse zugelassen ist. Es gilt jeweils der GZS der zum

TROS Laserstrahlung – Allgemeines

Zeitpunkt der Klassifizierung des Lasers gültigen Norm.

4.18 Größter Grenzwinkel α_{max}

Der größte Grenzwinkel α_{max} ist der Wert der Winkelausdehnung der scheinbaren Quelle, von dem ab die Expositionsgrenzwerte und die Grenzwerte der zugänglichen Strahlung unabhängig von der Größe der Strahlenquelle werden.

4.19 Impulsdauer

Die Impulsdauer ist das Zeitintervall zwischen den Halbwerten der Spitzenleistung in der ansteigenden und abfallenden Flanke eines Impulses.

4.20 Impulslaser

Ein Impulslaser ist ein Laser, der seine Energie in Form eines Einzelimpulses oder einer Impulsfolge abgibt. Dabei ist die Zeitdauer eines Impulses kleiner als 0,25 s.

4.21 Kleine Quelle

Eine kleine Quelle ist eine Quelle, deren Winkelausdehnung α kleiner oder gleich dem kleinsten Grenzwinkel α_{min} ist.

4.22 Kleinster Grenzwinkel α_{min}

Der kleinste Grenzwinkel α_{min} ist der Wert der Winkelausdehnung der scheinbaren Quelle, von dem ab die Quelle als ausgedehnte Quelle angesehen wird. Die Expositionsgrenzwerte und die Grenzwerte zugänglicher Strahlung sind unabhängig von der Größe der Strahlenquelle für Winkelausdehnungen, die kleiner als α_{min} sind.

4.23 Laserbereich

Der Laserbereich ist der Bereich, in welchem die Expositionsgrenzwerte überschritten werden können.

Hinweis:
Der Laserbereich muss sich nicht mit dem Arbeitsbereich decken.

4.24 Laser-Einrichtungen

Laser-Einrichtungen sind Geräte, Anlagen oder Versuchsaufbauten, mit denen Laserstrahlung erzeugt, übertragen oder angewendet wird.

Hinweis:
Laser-Einrichtungen können aus einem oder mehreren Lasern bzw. Laserstrahlungsquellen bestehen. In der Praxis findet man Begriffe wie Lasermaschine, Laseranlage usw.

4.25 Laserklassen

Die Laserklassen sind im Anhang 4 dieser TROS Laserstrahlung erläutert.

4.26 Laserstrahlung

Laserstrahlung ist jede elektromagnetische Strahlung mit Wellenlängen im Bereich zwischen 100 nm und 1 mm, die als Ergebnis kontrollierter stimulierter Emission entsteht (siehe auch Anhang 1 dieser TROS Laserstrahlung).

4.27 Lichtwellenleiter-Kommunikationssystem (LWLKS)

Ein Lichtwellenleiter-Kommunikationssystem (LWLKS) ist ein verwendungsfertiges durchgehendes System zur Erzeugung, Übertragung und zum Empfang von optischer Strahlung aus Lasern, Licht emittierenden Dioden (LED) oder optischen Verstärkern, in dem die Übertragung durch Lichtwellenleiter für Kommunikations- oder Steuerungszwecke geschieht.

4.28 Mögliche Gefährdung

Eine mögliche Gefährdung nach § 1 Absatz 1 OStrV liegt vor, wenn eine Überschreitung der Expositionsgrenzwerte für Laserstrahlung nach Anhang 4 der TROS Laserstrahlung Teil 2 „Messungen und Berechnungen von Expositionen gegenüber Laserstrahlung" nicht ausgeschlossen werden kann.

4.29 Optische Dichte D

Logarithmus zur Basis 10 des reziproken Wertes des Transmissionsgrades τ:

$$D = \log_{10} \frac{1}{\tau} = - \log_{10} \tau$$

4.30 Optische Strahlung

(1) Optische Strahlung nach § 2 Absatz 1 OStrV ist jede elektromagnetische Strahlung im Wellenlängenbereich von 100 nm bis 1 mm. Das Spektrum der optischen Strahlung wird unterteilt in ultraviolette (UV-)Strahlung, sichtbare Strahlung und infrarote (IR-)Strahlung (siehe Abbildung 1).

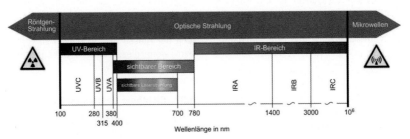

Abb. 1: Spektralbereiche der optischen Strahlung

(2) In der Arbeitsschutzverordnung zu künstlicher optischer Strahlung (OStrV) wurde für die langwellige Grenze des UV-A-Bereiches der Wert von 400 nm aus den Basis-Dokumenten der International Commission on Non-Ionizing Radiation Protection (ICNIRP, englisch für Internationale Kommission zum Schutz vor nichtionisierender Strahlung) übernommen. In anderen Dokumenten (z. B. in einigen Normen) wird diese Grenze entweder mit 380 nm oder mit 400 nm angegeben. Diese Unterscheidung bei der Angabe von unterschiedlichen Wellenlängenbereichen spielt jedoch bei der Anwendung der OStrV keine Rolle. Die Expositionsgrenzwerte sind hinsichtlich der Wellenlängengrenzen eindeutig definiert.

4.31 Reflexionsgrad ρ

Der Reflexionsgrad ρ ist das Verhältnis der reflektierten Strahlungsleistung zur einfallenden Strahlungsleistung unter den gegebenen Bedingungen.

TROS Laserstrahlung – Allgemeines

4.32 Richtungsveränderliche Laserstrahlung (Scanning)

Richtungsveränderliche Laserstrahlung (Scanning) ist Laserstrahlung, die bezüglich eines festen Bezugssystems eine mit der Zeit variierende Richtung, einen zeitlich veränderlichen Ursprungsort oder zeitlich veränderliche Ausbreitungsparameter hat.

Hinweis:
Die Strahlung wird in der Regel wie ein Impulslaser mit einer feststehenden 7-mm-Blende, die das Auge simuliert, bewertet.

4.33 Scheinbare Quelle

Die „scheinbare Quelle" ist die wirkliche oder scheinbare Laserstrahlungsquelle, welche die kleinstmögliche Abbildung auf der Netzhaut erzeugt bzw. erzeugen kann.

Hinweis:
Die Definition der scheinbaren Quelle wird verwendet, um den scheinbaren Ursprung der Laserstrahlung im Wellenlängenbereich von 400 nm bis 1 400 nm unter der Annahme zu bestimmen, dass sich die scheinbare Quelle im Akkommodationsbereich des Auges (≥ 100 mm) befindet. Im Grenzfall verschwindender Divergenz, d. h. im Fall des ideal kollimierten Strahls, liegt die scheinbare Quelle im Unendlichen. Die Definition der scheinbaren Quelle wird im erweiterten Wellenlängenbereich von 302,5 nm bis 4 000 nm verwendet, da eine Bündelung durch übliche Linsen in diesem Bereich möglich ist.

4.34 Schutzabschirmung

Eine Schutzabschirmung ist eine Vorrichtung, die eine Gefährdung von Beschäftigten durch Laserstrahlung verhindern soll. Schutzabschirmungen haben in der Regel nur eine begrenzte Standzeit.

4.35 Schutzgehäuse

Ein Schutzgehäuse ist ein Teil einer Laser-Einrichtung (einschließlich Einrichtungen mit gekapselten Lasern), das dafür vorgesehen ist, den Zugang zu Laserstrahlung zu verhindern, welche die vorgeschriebenen Grenzwerte der zugänglichen Strahlung übersteigt (gewöhnlich vom Hersteller angebracht).

4.36 Sicherheitsverriegelung

Eine Sicherheitsverriegelung ist eine selbsttätige Vorrichtung, die mit dem Schutzgehäuse einer Laser-Einrichtung mit dem Ziel verbunden ist, den Zugang zur Laserstrahlung der Klasse 3R, 3B oder 4 zu verhindern, wenn dieser Teil des Gehäuses entfernt oder geöffnet wird.

4.37 Sichtbare Laserstrahlung

Sichtbare Laserstrahlung ist jede Laserstrahlung im Wellenlängenbereich zwischen 400 nm und 700 nm.

Hinweis:
Für breitbandige inkohärente Quellen wird die sichtbare Strahlung nach OStrV im Wellenlängenbereich von 380 nm und 780 nm definiert.

4.38 Spiegelnde Reflexion

Eine spiegelnde Reflexion ist eine Reflexion an einer Fläche, bei der die Korrelation zwischen den einfallenden und reflektierten Strahlenbündeln, wie bei der Reflexion an einem Spiegel, aufrechterhalten wird.

TROS Laserstrahlung – Allgemeines

4.39 Strahl

Laserstrahlung, die durch Richtung, Divergenz, Durchmesser oder Ablenkeigenschaften charakterisiert werden kann. Diffus reflektierte Strahlung von einer nicht spiegelnden Fläche wird nicht als Strahl angesehen.

4.40 Strahldichte L

(1) Die Strahldichte L nach § 2 Absatz 8 OStrV ist der Strahlungsfluss oder die Strahlungsleistung P je Raumwinkel Ω je Fläche $A \cdot \cos \varepsilon$ (siehe Abbildung 2). Dies gilt bei homogener Verteilung der Strahlungsleistung. Die Strahldichte L ist gegeben durch den Zusammenhang

$$L = \frac{P}{\Omega \cdot A \cdot \cos \varepsilon}.$$

Einheit: $W \cdot m^{-2} \cdot sr^{-1}$ (Watt pro Quadratmeter und Steradiant)

(2) Durch $\cos \varepsilon$ wird das Kosinusgesetz berücksichtigt, da bei der Ermittlung der Strahldichte die projizierte Fläche einzusetzen ist, d. h. die Fläche, die bei Betrachtung der Fläche unter einem Winkel ε gegenüber der Flächennormalen mit dem Kosinus von ε abnimmt. Bei $\varepsilon = 0$ gilt:

$$L = \frac{P}{\Omega \cdot A}$$

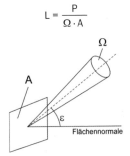

Abb. 2: Strahldichte L unter einem Winkel ε

4.41 Strahldivergenz φ

Die Strahldivergenz wird definiert als der ebene Winkel im Fernfeld, der durch den Kegel des Strahldurchmessers festgelegt ist. Wenn die Strahldurchmesser an zwei im Abstand r voneinander liegenden Punkten d63 und d'63 betragen, wird die Strahldivergenz φ_{63} (im Folgenden mit φ bezeichnet):

$$\varphi = 2 \cdot \arctan \frac{d_{63} - d'_{63}}{2 \cdot r}$$

Einheit: rad (Radiant)

4.42 Strahldurchmesser d_u

Der Strahldurchmesser (Strahlbreite) d_u an einem Punkt im Raum ist der Durchmesser des kleinsten Kreises, der u % der gesamten Strahlungsleistung (oder Energie) umfasst. In dieser TROS wird d_{63} benutzt. Für ein Gauß'sches Strahlenbündel entspricht d_{63} den Punkten, an denen die Bestrahlungsstärke auf 1/e des Maximalwertes gefallen ist.

4.43 Strahlungsenergie Q

Die Strahlungsenergie Q ist das Zeitintegral der Strahlungsleistung P über eine bestimmte Zeitdauer $\Delta t = t_2 - t_1$:

$$Q = \int_{t_1}^{t_2} P \cdot dt$$

Einheit: J (Joule)

4.44 Strahlungsleistung P

Die Strahlungsleistung P ist die in Form von Strahlung ausgesandte, durchgelassene oder empfangene Leistung.

TROS Laserstrahlung – Allgemeines

$$P = \frac{dQ}{dt}$$

Einheit: W (Watt)

4.45 Tatsächliche Gefährdung

Eine tatsächliche Gefährdung nach § 1 Absatz 1 OStrV liegt durch direkte Einwirkung vor, wenn die Exposition durch Laserstrahlung so hoch ist, dass die Expositionsgrenzwerte ohne die Anwendung von Maßnahmen zur Vermeidung oder Verminderung nach § 7 OStrV überschritten werden. Dies gilt z. B. für den direkten Blick in den Laserstrahl einer Laser-Einrichtung der Klasse 3R oder 3B oder bereits bei diffuser Laserstrahlung, wenn diese aus einem Laser der Klasse 4 stammt. Eine tatsächliche Gefährdung kann auch eine Gefährdung durch indirekte Auswirkungen sein (z. B. als Folge einer vorübergehenden Blendung, Brand- oder Explosionsgefahr).

4.46 Transmissionsgrad τ

Der Transmissionsgrad τ ist das Verhältnis der durchgelassenen zur einfallenden Strahlungsleistung.

4.47 Überwachung des sicheren Betriebs

Die Überwachung des sicheren Betriebs von Lasereinrichtungen umfasst die Überprüfung und Anwendung von Verfahren und Anweisungen, einschließlich der Wartung der Anlagen, für Verfahren, Einrichtung und zeitlich begrenzte Unterbrechungen. Dafür bestimmt der Arbeitgeber die entsprechenden Prozesse und Aufgaben. Wichtige Elemente der betrieblichen Überwachung sind: Anweisungen, Kontrollen, Instandhaltung, Freigabeverfahren und Kommunikation zwischen Mitarbeitern und externen Firmen.

4.48 Winkelausdehnung α

Die Winkelausdehnung α ist der Winkel, unter dem die scheinbare Quelle von einem Raumpunkt aus erscheint. In dieser TROS wird die Winkelausdehnung von einem Punkt in 100 mm Abstand von der scheinbaren Quelle aus bestimmt (oder am Austrittsfenster der Linse der Laser-Einrichtung, falls die scheinbare Quelle in einem Abstand größer als 100 mm innerhalb des Fensters oder der Linse liegt). Für eine Analyse der maximal zulässigen Bestrahlung wird die Winkelausdehnung durch den Beobachtungsabstand von der scheinbaren Quelle bestimmt, sofern er mindestens 100 mm beträgt. Die Winkelausdehnung einer scheinbaren Quelle ist nur im Wellenlängenbereich von 400 nm bis 1 400 nm, dem Bereich für die Gefährdung der Netzhaut, anwendbar.

Hinweis:
Die Winkelausdehnung der Quelle darf nicht mit der Divergenz des Strahls verwechselt werden.

5 Der Laserschutzbeauftragte (LSB)

5.1 Anforderungen und Aufgaben des LSB

(1) Der LSB verfügt

1. über eine abgeschlossene technische, naturwissenschaftliche, medizinische oder kosmetische Berufsausbildung oder
2. über eine vergleichbare, mindestens zweijährige Berufserfahrung.

Der LSB besitzt die notwendigen Erfahrungen und Fachkenntnisse zur Wahrnehmung seiner Aufgaben gemäß § 5 Absatz 2 der OStrV. Die konkreten

TROS Laserstrahlung – Allgemeines

Anforderungen an diese Erfahrungen und Fachkenntnisse hängen von der Anwen-dung und Komplexität der Laser-Einrichtung ab, für die er bestellt wird. Der LSB hat bereits eine praktische berufliche Tätigkeit ausgeübt.

Hinweis:
Der LSB kann über die in Abschnitt 5.1 Absatz 1 genannten Anforderungen hinaus zusätzlich nach § 2 Absatz 10 der OStrV fachkundig sein, vgl. auch Abschnitt 3.5 des Teils 1 der TROS Laserstrahlung.

(2) Der LSB hat an einem entsprechenden Lehrgang teilgenommen, die Abschlussprüfung bestanden und besitzt einen Nachweis über die erfolgreiche Teilnahme. Er hält seine Fachkenntnisse durch regelmäßige Teilnahme an spezifischen Fortbildungsmaßnahmen auf aktuellem Stand.

Hinweis:
Die zeitlichen Abstände zwischen den Fortbildungsmaßnahmen hängen davon ab, inwieweit sich der Stand der Technik im Hinblick auf die eingesetzten Laserprodukte oder die Vorschriften weiterentwickelt haben. Grundsätzlich wird eine eintägige Fortbildung in einem Zeitraum von fünf Jahren als angemessen erachtet.

(3) Der LSB ist schriftlich zu bestellen. Mit der Bestellung überträgt der Arbeitgeber ihm konkrete Aufgaben, Befugnisse (z. B. zur Abschaltung der Laser-Anlage bei festgestellten Mängeln) und Pflichten im Hinblick auf den Schutz vor Laserstrahlung. Sind mehrere LSB bestellt, sind durch den Arbeitgeber die Zuständigkeitsbereiche (z. B. zeitlich/räumlich) der einzelnen LSB klar abzugrenzen. Die Verantwortung für die Durchführung der Gefährdungsbeurteilung und für die Durchführung von Schutzmaßnahmen verbleibt beim Arbeitgeber.

(4) An Arbeitsplätzen mit Laser-Einrichtungen der Klassen 3R, 3B oder 4 unterstützt der LSB durch seine Fachkenntnisse den Arbeitgeber bei der Durchführung der Gefährdungsbeurteilung sowie bei der Festlegung und Durchführung von Schutzmaßnahmen. Der LSB unterstützt den Arbeitgeber bei der Überwachung des sicheren Betriebs der in seinem Zuständigkeitsbereich vorhandenen Laser-Einrichtungen durch regelmäßige Kontrollen der Schutzmaßnahmen. Art, Umfang und Häufigkeit der Kontrollen sowie die eventuelle Notwendigkeit einer dauerhaften Anwesenheit legt der Arbeitgeber in Abstimmung mit dem LSB in Abhängigkeit vom Ergebnis der Gefährdungsbeurteilung fest. Stellt der LSB Abweichungen vom sicheren Betrieb fest, hat er den Arbeitgeber zu informieren und auf die Durchsetzung der erforderlichen Maßnahmen zum sicheren Betrieb hinzuwirken. Bei unmittelbarer Gefahr ist gemäß § 9 Absatz 2 Satz 2 ArbSchG zu handeln.

(5) Der LSB arbeitet mit der Fachkraft für Arbeitssicherheit und dem Betriebsarzt zusammen.

(6) Der LSB kennt ggf. entsprechend der Tätigkeit bzw. eingeschränkt auf den entsprechenden Anwendungsbereich

1. die grundlegenden Regelwerke des Arbeitsschutzes (ArbSchG, OStrV, Unfallverhütungsvorschriften, Technische Regeln, Normen und ggf. spezielle Regelungen zum Laserschutz),
2. die Kenngrößen der Laserstrahlung,

TROS Laserstrahlung – Allgemeines

3. die direkten Gefährdungen (direkte und reflektierte Laserstrahlung) und deren unmittelbare biologische Wirkungen sowie die indirekten Gefährdungen (vorübergehende Blendung, Brand- und Explosionsgefährdung, Lärm, elektrische Gefährdung) bei Arbeitsplätzen mit Anwendung von Laserstrahlung,
4. die grundlegenden Anforderungen an eine Gefährdungsbeurteilung,
5. die Gefährdungsbeurteilungen für die Arbeitsplätze, für die er als LSB benannt ist,
6. die Schutzmaßnahmen (technische, organisatorische und persönliche),
7. seine Rechte und Pflichten als LSB,
8. die Laserklassen gemäß DIN EN 60825-1 [1],
9. die Bedeutung der Expositionsgrenzwerte der OStrV,
10. die Inhalte der Unterweisung nach § 8 OStrV sowie
11. den Ablauf des sicheren Betriebs der Laser-Einrichtungen, für die er bestellt ist und weiß, wie dieser zu überwachen ist.

(7) Im Rahmen seiner Tätigkeit unterstützt der LSB den Arbeitgeber bei der Unterweisung der Beschäftigten.

Hinweis:
Die Aufgaben des und die Anforderungen an den Fachkundigen für die Gefährdungsbeurteilung sowie für Messung/Berechnung sind im Abschnitt 3.5 des Teils 1 der TROS Laserstrahlung beschrieben. Es ist möglich, dass die Funktionen des Fachkundigen für die Gefährdungsbeurteilung und des LSB von ein und derselben Person wahrgenommen werden.

5.2 Anforderung an die Kurse und Prüfung

5.2.1 Anforderungen an den Kursveranstalter

(1) Die Anforderungen an die Kurse und Prüfungen legt der Lehrgangsträger unter Bezugnahme auf Nummer 5.2.3 fest.

(2) Die Prüfungsunterlagen müssen vom Kursveranstalter mindestens fünf Jahre zur Einsicht aufbewahrt werden.

5.2.2 Ausbildungsinhalte

(1) Aufgrund der unterschiedlichen Arten der Anwendung von Laser-Einrichtungen im Betriebsalltag werden zwei Arten von Kursen vorgesehen, über deren erfolgreiche Absolvierung eine Qualifizierung zum LSB erfolgen kann.

(2) Der allgemeine Kurs berechtigt die erfolgreichen Absolventen zur umfassenden anwendungsübergreifenden Wahrnehmung der Funktion des LSB. Vorgesehen sind diese Kurse für größere Firmen und Institutionen mit unterschiedlichen Laseranwendungen und einem umfangreicheren Sicherheitsmanagement.

(3) Darüber hinaus werden anwendungsbezogene Kurse angeboten. Diese Kurse sind zeitlich weniger umfangreich und berechtigen die Absolventen zur Wahrnehmung der Funktion des LSB bei speziellen Anwendungen von Lasereinrichtungen. Denkbar ist dieses Angebot in den Anwendungsfeldern Medizin, Kosmetik, Vermessung, Showlaser sowie bei technischen Anwendungen. Der geringere zeitliche Aufwand ergibt sich aufgrund der Anpassung der Lehrgangsinhalte auf den jeweiligen Anwendungsbereich.

TROS Laserstrahlung – Allgemeines

Tab. 1: *Beispiel für Inhalt und Dauer der Lehreinheiten (1 LE = 45 min) für allgemeine Kurse bei Anwendung von Laser-Einrichtungen in der Medizin und in der Technik*

Inhalt	Laser-Einrichtungen in der Medizin, Umfang in LE	Laser-Einrichtungen in der Technik, Umfang in LE
Physikalische Größen und Eigenschaften der Laserstrahlung	1	1
Biologische Wirkung von Laserstrahlung	2	1
Rechtliche Grundlagen und Regeln der Technik	2	2
Laserklassen, Grenzwerte, Gefährdungen (direkte/indirekte)	2	2
Auswahl und Durchführung von Schutzmaßnahmen	3	3
Aufgaben und Verantwortung des LSB im Betrieb	1	1
Inhalte und Beispiele zur Gefährdungsbeurteilung	2	3
Prüfung	1	1
Lehreinheiten (LE = 45 min) gesamt	**14**	**14**
in Zeitstunden:	**10,5 h**	**10,5 h**

Tab. 2: *Beispiel für Inhalt und Dauer der Lehreinheiten für anwendungsbezogene Kurse*

Inhalt	Umfang für anwendungsbezogene Kurse in LE
Physikalische Größen und Eigenschaften der Laserstrahlung	1
Biologische Wirkung von Laserstrahlung	1
Rechtliche Grundlagen und Regeln der Technik	1
Lasersicherheit und -schutz (inkl. indirekte Gefährdungen)	3
Praxis Lasersicherheit: Beispielhafte Durchführung einer Gefährdungsbeurteilung	1
Aufgaben und Verantwortung des LSB im Betrieb	1
Prüfung	0,5
Lehreinheiten (LE = 45 min) gesamt	**8,5**
in Zeitstunden:	**6,5 h**

5.2.3 Prüfungen

(1) Die Prüfung am Ende des Kurses in Form eines Multiple-Choice-Tests enthält mindestens 15 Fragen.

(2) In der Regel gilt die Prüfung als bestanden, wenn mindestens 70 % der Fragen richtig beantwortet wurden.

(3) Wurde die schriftliche Prüfung nicht bestanden, aber mindestens 50 % der Fragen richtig beantwortet, kann durch eine erfolgreiche mündliche Prüfung das Lehrgangsziel erreicht werden.

(4) Der Teilnehmer, der mit Erfolg an diesem Kurs teilgenommen hat, hat die Fachkenntnisse als LSB gemäß OStrV. Auf der Urkunde ist ggf. zu vermerken, wenn ein gerätespezifischer Kurs durchgeführt wurde und für welche Anwendungen bzw. Laser-Einrichtungen die besonderen Kenntnisse erworben wurden.

5.3 Anzahl der Laserschutzbeauftragten

Für die Überwachung des sicheren Betriebs von Laser-Einrichtungen sind erforderlichenfalls mehrere Laserschutzbeauftragte zu bestellen. Folgende Punkte können die Bestellung mehrerer Laserschutzbeauftragter erfordern:

- Komplexität der Aufgabenstellung (z. B. wechselnde Aufbauten, häufige Justierung, Einsatz von Fremdfirmen, unterschiedliche Fachbereiche u. a. in Krankenhäusern, mobiler Einsatz von Lasern)
- Schichtarbeit, Vertretung bei Abwesenheit
- mehrere Betriebsorte mit Laser-Einrichtungen

- Anzahl der Laser-Einrichtungen mit hoher Gefährdung (z. B. hohe optische Leistung, Strahlengang nicht sichtbar

6 Literaturhinweise

[1] DIN EN 60825-1:2008-05: Sicherheit von Lasereinrichtungen – Teil 1: Klassifizierung von Anlagen und Anforderungen

[2] DIN EN 60825-2:2011-06: Sicherheit von Lasereinrichtungen – Teil 2: Sicherheit von Lichtwellenleiter-Kommunikationssystemen (LWLKS)

[3] DIN EN 60825-4:2011-12: Sicherheit von Lasereinrichtungen – Teil 4: Laserschutzwände

[4] DIN EN ISO 11553-1:2009-03: Sicherheit von Maschinen – Laserbearbeitungsmaschinen – Teil 1: Allgemeine Sicherheitsanforderungen

[5] Udovicic, L.; Mainusch, F.; Janßen, M.; Ott, G.: Photobiologische Sicherheit von Licht emittierenden Dioden, Bundesanstalt für Arbeitsschutz und Arbeitsmedizin, Dortmund (2013)

Weitere Literaturquellen

- Sutter, E.: Schutz vor optischer Strahlung, VDE-Verlag, Berlin (2008)
- Ein unverbindlicher Leitfaden zur Richtlinie 2006/25/EG über künstliche optische Strahlung, Health Protection Agency im Auftrag der EU-Kommission (2010) http://bookshop.europa.eu/en/non-binding-guide-to-good-practice-for-implementing-directive-2006-25-ec-pbKE3010384/

Auf den Abdruck der Anhänge wurde verzichtet.

TROS Laserstrahlung
Teil 1: Beurteilung der Gefährdung durch Laserstrahlung

Ausgabe: Juli 2018

Die Technischen Regeln zur Arbeitsschutzverordnung zu künstlicher optischer Strahlung (TROS Laserstrahlung) geben den Stand der Technik, Arbeitsmedizin und Arbeitshygiene sowie sonstige gesicherte arbeitswissenschaftliche Erkenntnisse zum Schutz der Beschäftigten vor Gefährdungen durch Laserstrahlung wieder.

Sie werden vom **Ausschuss für Betriebssicherheit** unter Beteiligung des Ausschusses für Arbeitsmedizin ermittelt bzw. angepasst und vom Bundesministerium für Arbeit und Soziales im Gemeinsamen Ministerialblatt bekannt gegeben.

Diese TROS Laserstrahlung, Teil 1 „Beurteilung der Gefährdung durch Laserstrahlung" konkretisiert im Rahmen ihres Anwendungsbereichs die Anforderungen der Arbeitsschutzverordnung zu künstlicher optischer Strahlung und der Verordnung zur Arbeitsmedizinischen Vorsorge. Bei Einhaltung der Technischen Regeln kann der Arbeitgeber insoweit davon ausgehen, dass die entsprechenden Anforderungen der Verordnungen erfüllt sind. Wählt der Arbeitgeber eine andere Lösung, muss er damit mindestens die gleiche Sicherheit und den gleichen Gesundheitsschutz für die Beschäftigten erreichen.

1 Anwendungsbereich

(1) Der Teil 1 „Beurteilung der Gefährdung durch Laserstrahlung" der TROS Laserstrahlung beschreibt die Vorgehensweise zur Informationsermittlung und Gefährdungsbeurteilung nach § 3 der Arbeitsschutzverordnung zu künstlicher optischer Strahlung (OStrV). Sie konkretisiert die Vorgaben der OStrV innerhalb des durch §§ 5 und 6 Arbeitsschutzgesetz (ArbSchG) vorgegebenen Rahmens.

(2) Die TROS Laserstrahlung gilt für Laserstrahlung im Wellenlängenbereich zwischen 100 nm und 1 mm.

(3) Unabhängig von den in dieser TROS Laserstrahlung beschriebenen Vorgehensweisen sind von dem Arbeitgeber die Beschäftigten oder ihre Interessenvertretung, sofern diese vorhanden ist, aufgrund der einschlägigen Vorschriften zu beteiligen.

2 Begriffsbestimmungen

In diesem Teil 1 „Beurteilung der Gefährdung durch Laserstrahlung" der TROS Laserstrahlung werden Begriffe so verwendet, wie sie im Teil „Allgemeines" der TROS Laserstrahlung erläutert sind.

3 Grundsätze zur Durchführung der Gefährdungsbeurteilung

3.1 Allgemeines

Nach § 5 des Arbeitsschutzgesetzes (ArbSchG) sind Gefährdungsbeurteilungen an Arbeitsplätzen durchzuführen. Dabei sind alle Gefährdungen zu betrachten, die durch physikalische, chemische oder sonstige Einwirkungen am Arbeitsplatz vorliegen können. Damit sind nach § 3 Absatz 1 OStrV auch Gefährdungen einzubeziehen, die durch Expositionen gegenüber Laserstrahlung auftreten können. § 3 Absatz 1 OStrV legt die grundlegenden Anforderungen an die Gefährdungsbeurteilung fest, während § 3 Absatz 2 OStrV die zu berücksichtigenden Punkte im Detail nennt. Gefährdungsbeurteilungen sind nach § 3 Absatz 3 OStrV vor der Aufnahme einer Tätigkeit durchzuführen. Ebenso sind vorher die notwendigen Schutzmaßnahmen nach dem Stand der Technik festzulegen. Näheres wird in Teil 3 „Maßnahmen zum Schutz vor Gefährdungen durch Laserstrahlung" der TROS Laserstrahlung beschrieben. Die Gefährdungsbeurteilung ist regelmäßig zu überprüfen und gegebenenfalls zu aktualisieren. Die Durchführung und das Ergebnis der Gefährdungsbeurteilung ist zu dokumentieren. § 3 Absatz 4 OStrV legt Anforderungen an den Inhalt und die Form der Dokumentation sowie für ihre Aufbewahrungsfrist fest.

Hinweis:
Beim Umgang mit Laser-Einrichtungen handelt es sich allgemein um eine bewusste Nutzung der besonderen und z. T. einzigartigen Eigenschaften der Laserstrahlung. Alternative Verfahren oder Substitutionen sind daher zumeist ausgeschlossen. Gewöhnlich werden dafür kommerziell erworbene Laser-Einrichtungen benutzt. Für diese Laser-Einrichtungen sind zumeist auch Angaben zu möglichen Gefährdungen vom Wirtschaftsakteur (Hersteller, Bevollmächtigter, Händler oder Einführer) vorhanden, die dieser nach dem Produktsicherheitsgesetz (ProdSG) beibringen muss. Deshalb kann sich der Arbeitgeber bei der Gefährdungsbeurteilung im Zusammenhang mit Laser-Einrichtungen vor allem auf die Angaben des Herstellers stützen. Schwerpunkt bilden dabei die auf dem Produkt ausgewiesenen Laserklassen entsprechend einschlägiger Lasersicherheitsnormen (siehe Anhang 4 des Teils „Allgemeines" der TROS Laserstrahlung).

3.2 Ermittlung und Bewertung von Laserstrahlung am Arbeitsplatz

(1) Zunächst ist zu ermitteln, ob Beschäftigte Laserstrahlung ausgesetzt sind oder ausgesetzt sein können, von der eine Gefährdung der Sicherheit oder der Gesundheit ausgehen kann.

(2) Ist dies der Fall, so sind diese Gefährdungen zu bewerten und Schutzmaßnahmen abzuleiten. Dabei sind die verschiedenen Betriebszustände einer Laser-Einrichtung zu berücksichtigen.

(3) Der Arbeitgeber hat hierzu die auftretenden Expositionen zu ermitteln und zu bewerten. Nach § 3 OStrV ist für die Beschäftigten in jedem Fall eine Gefährdung gegeben, wenn die Expositionsgrenzwerte überschritten werden. Es sind aber auch solche Gefährdungen zu betrachten, für die keine Expositionsgrenzwerte vorliegen (z. B. indirekte Auswirkungen – siehe Abschnitt 6.4 dieser TROS Laserstrahlung). Die Expositionsgrenzwerte sind im Anhang 4, Abschnitt 4.1 der TROS Laserstrahlung Teil 2 „Messungen und Berech-

nungen von Expositionen gegenüber Laserstrahlung" aufgeführt.

Hinweis:
Eine relevante Gefährdung hinsichtlich der Laserstrahlung geht zum Beispiel nicht von einem DVD-Brenner aus, wenn die Quelle der Laserstrahlung durch das Öffnen des Gehäuses nicht frei zugänglich ist.

3.3 Organisation und Verantwortung

(1) Die Gefährdungsbeurteilung ist die systematische Beurteilung (Ermittlung und Bewertung) von Gefährdungen der Beschäftigten durch Laserstrahlung mit dem Ziel, erforderliche Maßnahmen für Sicherheit und Gesundheit bei der Arbeit festzulegen. Die Gefährdungsbeurteilung betrachtet alle voraussehbaren Arbeitsabläufe im Betrieb und umfasst alle Gefährdungsfaktoren.

(2) Der Ablauf der Gefährdungsbeurteilung wird in folgenden Prozessschritten durchgeführt:
1. Festlegen der zu beurteilenden Arbeitsbereiche und Tätigkeiten,
2. Ermitteln der Exposition; Ermitteln der mit der Laserstrahlung verbundenen möglichen indirekten Auswirkungen,
3. Bewerten der möglichen Gefährdungen durch Exposition oder indirekte Auswirkungen,
4. Festlegen konkreter Arbeitsschutzmaßnahmen (bei diesem Schritt ist die Rangfolge der Maßnahmen nach § 4 ArbSchG und §§ 4, 5 und 7 OStrV zu beachten),
5. Durchführen der Maßnahmen,
6. Überprüfen der Wirksamkeit der Maßnahmen und Dokumentation der Gefährdungsbeurteilung,
7. Fortschreiben der Gefährdungsbeurteilung.

(3) In der Regel erfolgt die Beurteilung der von Art, Ausmaß und Dauer der Exposition durch die Laserstrahlung abhängigen Gefährdungen unter ungünstigsten Konstellationen tätigkeitsbezogen anhand der vorliegenden Laserklasse. Hierbei sind alle Betriebszustände zu berücksichtigen, insbesondere auch Wartung, Service, Instandhaltung, Errichtung. Die Beurteilung der mit Laserstrahlung verbundenen Gefährdungen kann auch personenbezogen erfolgen. Dazu werden dann die personenbezogenen Expositionsszenarien bestimmt. Dies ist der Ausnahmefall für spezielle Arbeiten.

(4) Eine mögliche oder tatsächliche Gefährdung ist nicht gegeben, wenn die Expositionsgrenzwerte bei maximal anzusetzender Expositionsdauer nach OStrV von 30 000 Sekunden (8-Stunden-Tag) nicht überschritten werden können und auch keine Gefährdungen durch indirekte Auswirkungen gegeben sind sowie besondere Personengruppen (siehe Abschnitt 6.5) und besondere Anwendungen zusätzlich berücksichtigt wurden.

(5) Eine detaillierte Analyse ist notwendig, wenn Laser angewendet werden, die das Ziel haben, die Augen zu treffen (z. B. spezielle Datenbrillen oder Laser-Überwachungen). In der Regel müssen dann bei der Gefährdungsbeurteilung wegen möglicher vorübergehender Blendung bereits Expositionen zwischen $0{,}025\ W \cdot m^{-2}$ und $0{,}25\ W \cdot m^{-2}$ berücksichtigt werden, die um viele Faktoren geringer als die Expositionsgrenzwerte sind. Eine genaue Analyse ist dann nur im Einzelfall möglich. In

einem solchen Fall ist der Betriebsarzt oder ein Augenarzt mit entsprechenden Kenntnissen in die Gefährdungsbeurteilung einzubeziehen.

(6) Der Arbeitgeber darf bei möglichen Expositionen der Beschäftigten durch Laserstrahlung die Tätigkeit erst aufnehmen lassen, nachdem eine Gefährdungsbeurteilung vorgenommen worden ist und die daraus abgeleiteten Schutzmaßnahmen umgesetzt sind.

(7) Die Gefährdungsbeurteilung muss erneuert werden, wenn sich die Arbeitsbedingungen maßgeblich ändern oder Ergebnisse der arbeitsmedizinischen Vorsorge dies erfordern. Anlässe hierfür können insbesondere sein:

- Einsatz neuer oder zusätzlicher Laser-Einrichtungen,
- Änderung von Tätigkeiten, Arbeitsverfahren, Arbeitsumgebung oder Schutzmaßnahmen,
- Änderungen der OStrV oder des Technischen Regelwerkes,
- Änderungen des Standes von Technik, Arbeitsmedizin und Arbeitshygiene sowie sonstiger gesicherter arbeitswissenschaftlicher Erkenntnisse,
- Mitteilungen von Beschäftigten, der Fachkraft für Arbeitssicherheit, dem Sicherheitsbeauftragten oder dem LSB, sofern vorhanden,
- Empfehlungen des Betriebsarztes oder des mit der Durchführung der arbeitsmedizinischen Vorsorge beauftragten Arztes nach § 7 Verordnung zur Arbeitsmedizinischen Vorsorge (ArbMedVV).

(8) Die Gesamtverantwortung für die Gefährdungsbeurteilung liegt beim Arbeitgeber.

(9) Verfügt der Arbeitgeber nicht über die erforderliche Fachkunde und die entsprechenden Kenntnisse zur Beurteilung der Gefährdung durch Laserstrahlung, hat er sich nach § 5 Absatz 1 OStrV fachkundig beraten zu lassen. Diese Beratung kann beispielsweise der LSB oder die Fachkraft für Arbeitssicherheit durchführen. Die Erstellung der Gefährdungsbeurteilung kann an eine oder mehrere fachkundige Personen delegiert werden. Dazu ist es erforderlich, dass die für den Arbeitgeber tätig werdenden Personen über die notwendigen betriebsspezifischen Kenntnisse verfügen, Einsicht in alle für die Gefährdungsbeurteilung erforderlichen Unterlagen nehmen können und im Besitz aller notwendigen Informationen sind.

(10) Im Ergebnis der Gefährdungsbeurteilung kann es notwendig werden, dass vor Aufnahme des Betriebs von Lasern ein LSB, gemäß den Anforderungen des § 5 Absatz 2 OStrV schriftlich zu bestellen ist. Dies gilt ausdrücklich für die Unterstützung des Arbeitgebers bei der Überwachung des sicheren Betriebs von Lasern der Klasse 3R, 3B und 4. Unter Umständen ist die Bestellung eines LSB aber auch in anderen Fällen, z. B. beim Umgang mit nicht klassifizierten Lasern in Abhängigkeit von der tatsächlichen Gefährdung, empfehlenswert. Sofern bereits vorhanden, wirkt der LSB bei der Erstellung der Gefährdungsbeurteilung mit und ist in die Wirksamkeitskontrolle der Schutzmaßnahmen eingebunden. Vom Arbeitgeber müssen seine Aufgaben, Rechte und Pflichten (u. a. Bereich, Laser) genau festgelegt werden.

TROS Laserstrahlung – Beurteilung der Gefährdung

Hinweis:
Beim Betrieb von Lasern der Klasse 1M und 2M kann es in besonderen Einzelfällen sinnvoll sein, dass vom Arbeitgeber hierfür ein LSB bestellt wird. Diese können z. B. gegeben sein, wenn beim Betrieb nicht ausgeschlossen werden kann, dass der Strahl mit optisch sammelnden Instrumenten gebündelt wird und beim jeweiligen Einsatz eine Überschreitung der Expositionsgrenzwerte nicht auszuschließen ist. Für diese Anwendungsfälle wird der LSB von der OStrV und diesen technischen Regeln jedoch nicht gefordert.

(11) Werden für die Durchführung von Arbeiten in einem Betrieb Fremdfirmen beauftragt und besteht die Möglichkeit einer gegenseitigen Gefährdung durch Exposition gegenüber Laserstrahlung, haben alle betroffenen Arbeitgeber bei der Durchführung der Gefährdungsbeurteilung zusammenzuwirken und sich abzustimmen. Näheres ist in § 8 ArbSchG geregelt.

(12) Die Gefährdungsbeurteilung muss auch Gefährdungen durch indirekte Auswirkungen von Laserstrahlung berücksichtigen, z. B.

- vorübergehende Blendung,
- inkohärente optische Sekundärstrahlung, z. B. bei der Lasermaterialbearbeitung (siehe TROS IOS),
- ionisierende Strahlung bei Ultrakurzpuls-Laserbetrieb (siehe Gesetz zum Schutz vor der schädlichen Wirkung ionisierender Strahlung (Strahlenschutzgesetz – StrlSchG) und zugehörige Verordnungen),
- Entzündung von brennbaren Stoffen (siehe Gefahrstoffverordnung (GefStoffV), Betriebssicherheitsverordnung (BetrSichV)),
- entstehende Gefahrstoffe (siehe GefStoffV),
- Lärm durch die Wechselwirkung von Laserstrahlung (siehe Lärm- und Vibrations-Arbeitsschutzverordnung (LärmVibrationsArbSchV)) und
- virale Partikel bei der Bearbeitung von Gewebe (siehe Biostoffverordnung (BioStoffV)).

Hinweis:
Gefährdungen durch die Laseranlage selbst (z. B. elektrische Gefährdung, Gefährdung durch elektromagnetische Strahlung, Gefährdung durch die Lasergase, Gefährdung durch ionisierende Strahlung) sind nicht Gegenstand der OStrV und der TROS Laserstrahlung.

3.4 Fachkundige für die Durchführung der Gefährdungsbeurteilung

(1) Fachkundige für die Durchführung der Gefährdungsbeurteilung im Sinne des § 5 Absatz 1 OStrV sind Personen, die aufgrund ihrer fachlichen Ausbildung oder Erfahrungen ausreichende Kenntnisse über die Gefährdungen durch Laserstrahlung haben. Sie sind auch mit den Vorschriften und Regelwerken soweit vertraut, dass sie die Arbeitsbedingungen und daraus resultierenden arbeitsplatzspezifischen Gefährdungen vor Beginn der Tätigkeit ermitteln und bewerten können. Der Fachkundige kann die Schutzmaßnahmen festlegen, bewerten und überprüfen.

(2) Umfang und Tiefe der notwendigen Kenntnisse sind häufig in Abhängigkeit von der zu beurteilenden Tätigkeit unterschiedlich. Fachkundige Personen für die Durchführung der Gefährdungsbeurteilung können zum Beispiel die

Fachkraft für Arbeitssicherheit und ggf. der LSB sein.

(3) Die Beurteilung der Gefährdung durch Laserstrahlung verlangt Kenntnisse

1. der anzuwendenden Rechtsgrundlagen,
2. zu den physikalischen Grundlagen der Laserstrahlung,
3. der für die Beurteilung geeigneten Informationsquellen,
4. zu dem für die Beurteilung notwendigen Stand der Technik,
5. der Wirkungen von Laserstrahlung (auf die Augen, Haut und Materialien),
6. des Vorgehens bei der Beurteilung von Wechsel- oder Kombinationswirkungen von verschiedenen Laserquellen,
7. zu den Tätigkeiten im Betrieb, bei denen Personen Laserstrahlung ausgesetzt sein können,
8. der technischen, organisatorischen und personenbezogenen Schutzmaßnahmen (insbesondere Berechnung und Auswahl der Laser-Schutzbrillen, Laser-Justierbrillen und Schutzeinhausungen),
9. der alternativen Arbeitsverfahren,
10. der Überprüfung der Wirksamkeit von Schutzmaßnahmen und
11. der Dokumentation der Gefährdungsbeurteilung.

3.5 Fachkundige für die Durchführung von Messungen und Berechnungen von Expositionen gegenüber Laserstrahlung

(1) Messungen dürfen nur von Personen durchgeführt werden, die über die dafür notwendige Fachkunde und die erforderlichen Einrichtungen verfügen.

Der Fachkundige für die Durchführung von Messungen und Berechnungen muss je nach Situation über die unter Abschnitt 3.4 aufgelisteten Kenntnisse zur Gefährdungsbeurteilung verfügen. Darüber hinaus muss er zusätzliche Kenntnisse in der Laserstrahlungsmesstechnik nach dem Stand der Technik, über die Durchführung von Expositionsmessungen und die Beurteilung der Ergebnisse haben. Die Kenntnisse sind auf dem aktuellen Stand zu halten.

(2) Berechnungen dürfen nur von Personen durchgeführt werden, die über die dafür notwendige Fachkunde verfügen.

(3) Die Kenntnisse für die Durchführung von Expositionsmessungen und -berechnungen am Arbeitsplatz können u. a. durch Teilnahme an einer geeigneten Fortbildungsveranstaltung von z. B. Technischen Akademien, Unfallversicherungsträgern oder ähnlichen Institutionen erworben und aufgefrischt werden.

3.6 Aufgaben, Rechte und Pflichten des Laserschutzbeauftragten (LSB)

Wird bei der Gefährdungsbeurteilung festgestellt, dass ein Laser der Klasse 3R, 3B oder 4 betrieben werden soll, muss vom Arbeitgeber schriftlich ein LSB bestellt werden. Im Bestellschreiben müssen der Verantwortungsbereich und die zugehörigen Aufgaben sowie Abgrenzungen zu Aufgaben anderer klar definiert sein. Die Aufgaben, Rechte und Pflichten des LSB sind im Abschnitt 5 des Teils „Allgemeines" der TROS Laserstrahlung näher beschrieben.

3.7 Gleichartige Arbeitsbedingungen

Bei gleichartigen Arbeitsbedingungen reicht in der Regel auch bei räumlich getrennten Arbeitsplätzen die Beurteilung eines Arbeitsplatzes oder einer Tätigkeit aus. Tätigkeiten, die aufgrund der Arbeitsbedingungen als gleichartig angesehen werden, können zusammengefasst werden. Die Dokumentation kann arbeitsplatz- oder tätigkeitsbezogen, aber auch personenbezogen erfolgen. Bei einer arbeitsbereichsbezogenen Dokumentation muss nachvollziehbar sein, welchem Arbeitsbereich die Beschäftigten zuzuordnen sind. Die Anforderungen an die Dokumentation sind im Abschnitt 10 dieser TROS Laserstrahlung beschrieben.

4 Informationsermittlung

4.1 Allgemeines

(1) In den Abschnitten 4.2 bis 4.4 werden nur die Informationsquellen zu Gefährdungen durch direkte Auswirkungen dargestellt. Gefährdungen durch indirekte Auswirkungen von Laserstrahlung werden im Abschnitt 6.4 betrachtet.

(2) Hinweise zum Auftreten von Laserstrahlung am Arbeitsplatz befinden sich im Anhang 2 der TROS Laserstrahlung Teil „Allgemeines".

4.2 Informationsquellen für die Gefährdungsbeurteilung

(1) Hersteller, deren Bevollmächtigte, Händler und Einführer gemäß Produktsicherheitsgesetz (ProdSG) bzw. Inverkehrbringer nach Medizinproduktegesetz (MPG) sind dazu verpflichtet, entsprechende Unterlagen zu liefern, die alle zum sicheren Betrieb erforderlichen Informationen enthalten.

(2) Laser-Einrichtungen werden in der Regel kommerziell erworben. Im Allgemeinen hat der Wirtschaftsakteur (Hersteller, Bevollmächtigter, Händler oder Einführer) nach gesetzlichen Produktsicherheitsvorgaben bereits eine Klassifizierung der Gefährdungen nach international vereinbarten technischen Normen vorgenommen und eine bestimmte Laserklasse zugewiesen. Die Laserklassen sind mit verschiedenen konstruktiven Vorgaben, Informationspflichten und u. U. spezifischen Warnhinweisen verbunden. Die Laserklassen und weitere Informationen sind wichtige Ausgangspunkte für die Gefährdungsbeurteilung.

(3) Für den europäischen Wirtschaftsraum ist in der Regel eine Klassifizierung der Laser-Einrichtung durch den Hersteller, Bevollmächtigten oder Einführer nach den Normserien DIN EN 60825 [2, 3, 4] und DIN EN ISO 11553 [5, 6] (bei Laser-Maschinen) erforderlich. An erster Stelle steht dabei, ob im spezifischen Arbeitsumfeld ein Laserbereich entsteht. In den meisten Fällen wird es sich im Arbeitsumfeld um ortsfeste Einrichtungen handeln.

(4) Kann ein Laserbereich entstehen bzw. wird mit nicht klassifizierten Lasern gearbeitet, werden – je nach Laserart – für die Gefährdungsbeurteilung folgende Informationen benötigt: die Angaben zur

- Leistung,
- Energie,
- Strahldivergenz,
- Impulswiederholfrequenz,

TROS Laserstrahlung – Beurteilung der Gefährdung

- Wellenlänge,
- Augensicherheitsabstand,
- bei klassifizierten Lasern die Laserklasse.

(5) Für Maschinen muss eine Risikobeurteilung nach 9. ProdSV durch den Hersteller erfolgen. Sofern diese für den Arbeitgeber verfügbar ist, kann sie bei der Gefährdungsbeurteilung berücksichtigt werden (z. B. gibt der Hersteller oft den Sicherheits-Integritätslevel (SIL) oder Performance Level (PL) bekannt).

(6) Eine Besonderheit stellen vollständig eingehauste oder gekapselte Laser-Einrichtungen z. B. zur Materialbearbeitung oder Beschriftung dar. Da im bestimmungsgemäßen Normalbetrieb keine Laserstrahlung nach außen dringt, werden diese Einrichtungen vom Hersteller häufig der Laserklasse 1 zugeordnet.

(7) Bei Arbeiten, die nicht dem Normalbetrieb entsprechen (z. B. Service- oder Wartungs- bzw. Instandsetzungsarbeiten) kann allerdings oft Laserstrahlung zugänglich bzw. mit Strahlungsgrößen umgegangen werden, die einer höheren Laserklasse entsprechen und zumeist neben den Gefährdungen durch direkte Auswirkungen auch ein großes sekundäres Gefährdungspotenzial besitzen können. Für diese Fälle ist eine gesonderte Gefährdungsbeurteilung notwendig, in deren Anschluss die Zuständigkeiten (u. a. Fremd- oder Eigenservice, Unterweisungen, Personenkreis, etc.) und die Schutzmaßnahmen für diese Tätigkeiten geregelt werden [13].

Hinweis:
Im Rahmen der Gefährdungsbeurteilung ist in jedem Fall festzulegen, ob Einstell- und Wartungsarbeiten in Eigenregie oder durch den Hersteller bzw. eine beauftragte Wartungsfirma durchgeführt werden. Im letzteren Fall, bei „Fremdwartung", trägt die Wartungsfirma die Verantwortung für den Laserschutz während der Wartungsarbeiten. In der Gefährdungsbeurteilung ist festzulegen, wie die Zusammenarbeit mit dem Wartungspersonal im Einzelfall vor Ort organisiert und geregelt werden soll.

(8) Für die Gefährdungsbeurteilung sind vorzugsweise bereits vorhandene Messwerte (Laserdaten) heranzuziehen, die an den Arbeitsmitteln und unter den konkret vorliegenden Bedingungen im Betrieb erhoben worden sind (z. B. bei Showlasern).

Aufgrund der Komplexität der Messungen wird insbesondere bei Materialbearbeitungslasern in der Regel auf die Herstellerdaten verwiesen. Genauere Informationen finden sich in der TROS Laserstrahlung Teil 2 „Messungen und Berechnungen von Expositionen durch Laserstrahlung".

4.3 Verfügbarkeit und die Möglichkeit des Einsatzes alternativer Arbeitsmittel und Ausrüstungen, die zu einer geringeren Gefährdung der Beschäftigten führen (Substitutionsprüfung)

(1) Ergibt sich aus der Gefährdungsbeurteilung, dass Schutzmaßnahmen erforderlich sind, hat die Überprüfung der Einsatzmöglichkeit von alternativen Arbeitsverfahren, z. B. Laser kleinerer Leistung, anderer Wellenlänge oder Arbeitsverfahren mit niedrigerer Gefährdung Vorrang vor anderen Maßnahmen.

(2) Das Ergebnis der Substitutionsprüfung wird in der Dokumentation der Gefährdungsbeurteilung festgehalten. Beispielsweise können für Laser zu Projektionszwecken an Maschinen für fast alle Anwendungen Laser der Klasse 1, 2, 1M oder 2M eingesetzt werden. Laser der Klasse 3R, 3B oder 4 stellen hierfür die Ausnahme dar. Eine Substitution von Hochleistungslasern, z. B. in der Materialbearbeitung, ist in der Regel nicht ohne weiteres möglich.

4.4 Erkenntnisse aus der arbeitsmedizinischen Vorsorge

Sofern Erkenntnisse aus der arbeitsmedizinischen Vorsorge vorliegen, sind diese bei der Gefährdungsbeurteilung zu berücksichtigen.

5 Arbeitsmedizinische Vorsorge

(1) Für Beschäftigte, die in Bereichen mit Laserstrahlung tätig sind, sieht die Verordnung zur arbeitsmedizinischen Vorsorge (ArbMedVV) in Bezug auf die Exposition gegenüber Laserstrahlung weder eine Pflicht- noch eine Angebotsvorsorge vor.

(2) Individuelle arbeitsmedizinische Vorsorge kann Unfälle nicht verhindern. Eine unmittelbare Exposition von Beschäftigten ist niemals beabsichtigt und muss durch technische und organisatorische Schutzmaßnahmen sicher verhindert werden. Für inkohärente optische Sekundärstrahlung (z. B. durch Lasermaterialbearbeitung oder Pumpquellen) siehe TROS IOS Teil 1 Abschnitt 5.

(3) Der Arbeitgeber hat Beschäftigten nach § 11 ArbSchG bzw. § 5a ArbMedVV arbeitsmedizinische Vorsorge zu ermöglichen, sofern ein Gesundheitsschaden im Zusammenhang mit der Tätigkeit nicht ausgeschlossen werden kann (Wunschvorsorge).

6 Durchführung der Gefährdungsbeurteilung

6.1 Allgemeines

(1) Bei der Beurteilung der Arbeitsbedingungen hat der Arbeitgeber zunächst festzustellen, ob die Beschäftigten Laserstrahlung ausgesetzt sind oder ausgesetzt sein können. Ist dies der Fall, hat er alle hiervon ausgehenden Gefährdungen für die Gesundheit und Sicherheit der Beschäftigten zu beurteilen. Dabei ist gegebenenfalls zwischen Normalbetrieb und anderen Betriebsarten (siehe Abschnitt 4.2 Absatz 7 und 8 dieser TROS Laserstrahlung) zu unterscheiden.

(2) Im Allgemeinen besteht z. B. bei Lasern der Klasse 1 keine Gefährdung durch direkte Auswirkungen von Laserstrahlung, da die Expositionsgrenzwerte auch bei Benutzung optischer Instrumente (unterstellt bis 50 mm Durchmesser, Vergrößerung bis Faktor 7 bei Lupen) eingehalten werden. Beispiele für solche Laser der Klasse 1 sind

- Kassenscanner,
- CD-Player sowie CD-Brenner,
- DVD-Player sowie DVD-Brenner und
- Laserdrucker.

(3) Die Gefährdungsbeurteilung bei Laserstrahlung umfasst insbesondere

- die Ermittlung von Art, Ausmaß und Dauer der Exposition durch Laserstrahlung,

TROS Laserstrahlung – Beurteilung der Gefährdung

- die Berücksichtigung von Herstellerangaben insbesondere zur Laserklasse, zu Strahldaten und zur bestimmungsgemäßen Verwendung der Laser-Einrichtung,
- die Prüfung der Einhaltung der Expositionsgrenzwerte nach Anhang 4, Abschnitt 4.1 des Teils 2 „Messungen und Berechnungen von Expositionen durch Laserstrahlung" der TROS Laserstrahlung. Hierbei müssen gegebenenfalls die Randbedingungen und Grenzen der Anwendbarkeit der jeweiligen ausgewählten Expositionsgrenzwerte berücksichtigt werden,
- die Prüfung der Verfügbarkeit alternativer Arbeitsmittel, insbesondere alternativer Laserstrahlungsquellen, die zu einer geringeren Exposition der Beschäftigten führen (Substitutionsprüfung),
- die Einbeziehung von Erkenntnissen aus der arbeitsmedizinischen Vorsorge sowie von allgemein zugänglichen Informationen hierzu,
- die Festlegung von Schutzmaßnahmen (siehe TROS Laserstrahlung Teil 3 „Maßnahmen zum Schutz vor Gefährdungen durch Laserstrahlung"),
- die Prüfung der Verfügbarkeit und Wirksamkeit von Laser-Schutzbrillen und Laser-Justierbrillen (siehe TROS Laserstrahlung Teil 3 „Maßnahmen zum Schutz vor Gefährdungen durch Laserstrahlung"),
- die Beachtung von Auswirkungen auf die Gesundheit und Sicherheit von Beschäftigten, die besonders gefährdeten Gruppen angehören,
- die Festlegung eines Laserbereichs und Kennzeichnungen,
- die Beurteilung der Gefährdungen durch indirekte Auswirkungen und gegebenenfalls die Festlegung von Schutzmaßnamen hierzu.

(4) Entsprechend den Ergebnissen der Gefährdungsbeurteilung (siehe Abbildungen 1 und 2) hat der Arbeitgeber Schutzmaßnahmen nach dem Stand der Technik festzulegen (siehe TROS Laserstrahlung Teil 3 „Maßnahmen zum Schutz vor Gefährdungen durch Laserstrahlung") und auf deren Wirksamkeit zu prüfen.

(5) Regelmäßige Begehungen des Arbeitsbereiches durch den Arbeitgeber oder seine verantwortlichen Personen (gegebenenfalls auch Laserschutzbeauftragte) sind ein wichtiger Bestandteil der Überwachung des sicheren Betriebs. Das Ergebnis der Begehung ist zu dokumentieren und wird zum Bestandteil der Dokumentation der Gefährdungsbeurteilung.

TROS Laserstrahlung – Beurteilung der Gefährdung

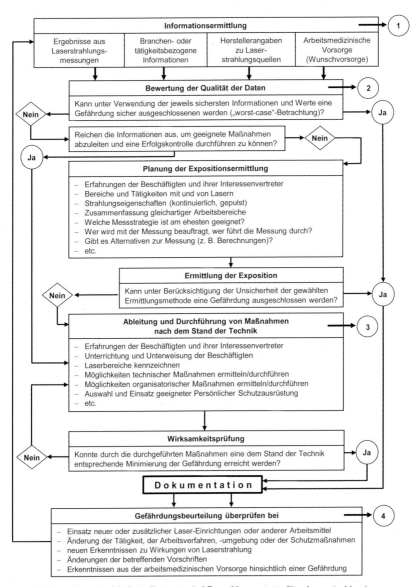

Abb. 1: Beurteilung der Arbeitsbedingungen bei Expositionen gegenüber Laserstrahlung

TROS Laserstrahlung – Beurteilung der Gefährdung

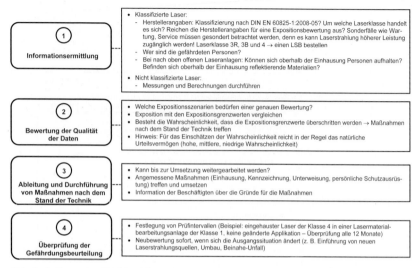

Abb. 2: Ergänzung zu Abbildung 1

6.2 Tätigkeitsanalyse

Die Arbeits- und Expositionsbedingungen müssen vor der Messung möglichst genau festgestellt werden. Dazu gehören u. a. Informationen zur Laserstrahlung, zu den Aufenthaltsorten und zur Expositionsdauer exponierter Personen sowie zur Art der verwendeten Schutzausrüstungen.

6.3 Gefährdungen durch Wechsel- und Kombinationswirkungen

Bei der Gefährdungsbeurteilung sind mögliche Wechsel- und Kombinationswirkungen von Laserstrahlung zu berücksichtigen (siehe Anhang 3 des Teils „Allgemeines" der TROS Laserstrahlung).

6.4 Gefährdungen durch indirekte Auswirkungen

(1) Der Arbeitgeber ist verpflichtet, auch Gefährdungen durch indirekte Auswirkungen von Laserstrahlung zu vermeiden. Wenn deren Beseitigung nicht möglich ist, sind diese Gefährdungen so weit wie möglich zu vermindern.

(2) Gefährdungen durch vorübergehende Blendung durch sichtbare Laserstrahlung sind bei der Beurteilung der Gefährdungen zu berücksichtigen.

(3) Vorübergehende Blendung durch sichtbare Laserstrahlung kann schon relativ weit unterhalb der Expositionsgrenzwerte nach § 6 Absatz 2 OStrV auftreten, z. B. auch beim Einsatz von Lasern der Klasse 1 im sichtbaren Bereich. In der Regel müssen dann bei der Gefährdungsbeurteilung wegen möglicher

TROS Laserstrahlung – Beurteilung der Gefährdung

vorübergehender Blendung Laser mit Strahlungsleistungen typisch zwischen 1 µW und 10 µW bei 7-mm-Blende berücksichtigt werden.

(4) Durch vorübergehende Blendung können insbesondere bei niedriger Umgebungshelligkeit Irritationen (Ablenkung, Fehlreaktion), Blitzlichtblindheit und Nachbilder entstehen. Eine Blendung kann beim Geblendeten eine Verminderung der Sehfähigkeit, d. h. eine Beeinträchtigung verschiedener Sehfunktionen, wie z. B. der Sehschärfe (Visus), der Farbsehfähigkeit und der Kontrastempfindlichkeit, verursachen.

(5) Eine direkte, reflektierte oder gestreute Laserstrahlung mit ausreichend hoher Energiedichte (Leistungsdichte und Einwirkungsdauer) kann unter bestimmten Umständen Stoffe entzünden (Brandgefahr) oder Gas- bzw. Dampfgemische zur Explosion bringen. In der TRBS 2152 Teil 3 [7] Abschnitt 5.10 werden hierzu detailliertere Aussagen getroffen.

(6) An Arbeitsplätzen mit einer direkten, reflektierten oder gestreuten Laserstrahlung mit ausreichend hoher Energiedichte (Leistungsdichte und Einwirkungsdauer) sind die Aufbewahrung oder die Erzeugung leicht entzündlicher Stoffe und explosionsfähiger Gemische zu vermeiden. Bei der Gefährdungsbeurteilung ist dies zu prüfen (siehe auch TRBS 2152 Teil 3 [7] Abschnitt 5.10). Gegebenenfalls müssen weitere Fachkunde eingeholt und entsprechende Maßnahmen nach BetrSichV oder GefStoffV ergriffen werden.

(7) Bei leistungsstarken Lasern der Klasse 3B und 4 besteht in sauerstoffangereicherter Umgebung erhöhte Brandgefahr durch entflammbares Material im Strahlführungssystem, an der Bearbeitungsstelle und in der Arbeitsumgebung.

(8) Bevor ein Stoff Laserstrahlung ausgesetzt wird, ist zu prüfen, ob durch Verdampfen, Verbrennen, durch chemische Reaktionen oder durch Bildung von Aerosolen gesundheitsgefährliche Konzentrationen von Gasen, Dämpfen, Stäuben oder Nebeln entstehen können [17] (siehe GefStoffV und Technische Regeln für Gefahrstoffe, z. B. TRGS 900 [8]).

(9) Bei vielen Lasern wird neben der kohärenten optischen Strahlung auch inkohärente optische Strahlung z. B. als Anregungsstrahlung oder bei der Vorionisierung durch UV-Quellen oder bei dem Auftreffen des Laserstrahls auf das Material (z. B. Schweißprozess) emittiert. Hierbei werden bei offenem Betrieb dieser Laser auch die Expositionsgrenzwerte der inkohärenten optischen Strahlung in einer entsprechenden Entfernung überschritten. Ohne Rücksicht auf das Tragen von Persönlicher Schutzausrüstung ist deshalb bei Tätigkeiten an offenen Materialbearbeitungsanlagen und UV-Lasern von einer Expositionsgrenzwertüberschreitung für inkohärente optische Strahlung auszugehen und somit die Pflichtvorsorge erforderlich. Dies trifft nicht zu, wenn der Fachkundige oder der Hersteller hierzu eine eindeutige Aussage trifft, dass die Expositionsgrenzwerte für inkohärente optische Strahlung eingehalten werden, wie dies typischerweise z. B. bei Messlasern der Fall ist.

(10) Vor dem Ultrakurzpuls-Laserbetrieb ist zu prüfen, ob ionisierende Strahlung entstehen kann.

TROS Laserstrahlung – Beurteilung der Gefährdung

6.5 Auswirkungen auf die Sicherheit und Gesundheit von Beschäftigten, die besonders gefährdeten Gruppen angehören

(1) Die Einhaltung der Expositionsgrenzwerte gemäß OStrV reicht zum Schutz der besonders gefährdeten Gruppen nicht in jedem Fall aus. Für besonders gefährdete Gruppen sind individuell angepasste Schutzmaßnahmen nötig. Sinnvoll ist hierbei eine arbeitsmedizinische Beratung.

(2) Zu den besonders gefährdeten Personengruppen gehören:

1. Personen, deren Haut überdurchschnittlich fotosensibel ist
   Es gibt Personen, deren Haut wesentlich empfindlicher auf sichtbare und ultra-violette Strahlung reagiert als beim Durchschnitt der Bevölkerung. Eine solche individuell erhöhte Fotosensibilität kann anlagebedingt sein oder als Erkrankung auftreten. Die Stärke der besonderen Hautempfindlichkeit kann sich im Laufe des Lebens verändern.

2. Personen mit Vorerkrankungen der Augen
   Personen, deren Augenlinsen getrübt sind, weisen eine erhöhte Blendempfindlichkeit auf. Bei Vorschädigung eines Auges besteht eine erhöhte Gefährdung für die Einschränkung des gesamten Sehvermögens.

3. Personen mit Vorerkrankungen der Haut
   Personen, die schon einmal an Hautkrebs erkrankt waren, weisen ein erhöhtes Risiko auf, erneut daran zu erkranken. Verletzungen der Haut (mechanisch, Verbrennungen) können zu einer höheren Empfindlichkeit gegenüber optischer Strahlung führen.

4. Personen, deren natürliche Augenlinse durch eine künstliche Linse ersetzt wurde
   Bei Personen, deren künstliche Augenlinse nicht der spektralen Transmission der natürlichen Augenlinse entspricht, kann die Netzhaut besonders gefährdet sein.

5. Personen, die Medikamente einnehmen, welche die Fotosensibilität erhöhen Bestimmte Inhaltsstoffe von Medikamenten können die Fotosensibilität der Haut deutlich erhöhen (siehe auch [16]).

Hinweis:

Im Hinblick auf die Sicherheit und die Gesundheit von Kindern und Jugendlichen am Arbeitsplatz sind die Vorgaben des Jugendarbeitsschutzgesetzes (JArbSchG) und der Kinderarbeitsschutzverordnung (KindArbSchV) zu berücksichtigen.

Im Hinblick auf die Sicherheit und die Gesundheit von Schwangeren und stillenden Müttern am Arbeitsplatz sind die Vorgaben des Mutterschutzgesetzes (MuSchG) und der Verordnung zum Schutz der Mütter am Arbeitsplatz (MuSchArbV) zu berücksichtigen.

6.6 Auswirkungen auf die Sicherheit und Gesundheit von Beschäftigten, die sich aus dem Zusammenwirken von künstlicher optischer Strahlung und fotosensibilisierenden chemischen Stoffen am Arbeitsplatz ergeben können

Die Aufnahme bestimmter chemischer Stoffe in den Körper kann die Fotosensibilität von Personen erhöhen. Solche Stoffe können in der Luft am Arbeitsplatz oder auf kontaminierten Oberflächen vorkommen. Ist der zu bewertende Arbeitsplatz möglicherweise mit chemischen Stoffen belastet, ist zu prüfen, ob darunter auch Stoffe sind, die die Fotosensibilität erhöhen. Eine Liste fotosensibilisierender Stoffe ist in der Tabelle 1 wiedergegeben. Treten solche Stoffe am Arbeitsplatz auf, kann möglicherweise die Einhaltung der Expositionsgrenzwerte nach OStrV zum Schutz vor Gefährdungen nicht ausreichen. In diesem Fall sind Maßnahmen zu ergreifen, um diese Stoffe vom Arbeitsplatz zu entfernen oder geeignete Ersatzstoffe einzusetzen, die nicht fotosensibilisierend wirken. Ist dies nicht möglich, müssen die Schutzmaßnahmen gegen optische Strahlung entsprechend ausgelegt werden. Stoffe, die die Fotosensibilität erhöhen, können auch in Kosmetika oder Medikamenten enthalten sein. Über die Einnahme von Medikamenten oder die Benutzung von Kosmetika darf der Arbeitgeber Beschäftigte jedoch nicht befragen. Das Thema ist deshalb Gegenstand der Unterweisung (siehe Abschnitt 7 dieser TROS Laserstrahlung).

Tab. 1: Liste ausgewählter fotosensibilisierender Stoffe (aus [14] und [15])

Fototoxische Wirkung	Fotoallergische Wirkung
Teer- und Pechbestandteile	**Antimikrobielle Substanzen in Kühlschmierstoffen, Seifen und Kosmetika**
Polyzyklische Kohlenwasserstoffe	Halogenierte Salizylanilide
Anthrazen	Hexachlorophen
Fluoranthren	Bithionol
Furokumarine	**Duftstoffe in Seifen und Kosmetika**
in Pflanzen, z. B. Bärenklau, Wiesengräser	6-Methylcoumarin
in ätherischen Ölen, z. B. Bergamotteöl	Ambrette Moschus
	Parfüm-Mix
Farbstoffe	**UV-Filtersubstanzen in Lichtschutzmitteln**
Antrachinonfarbstoffe	Paraminbenzoesäure und -ester
Thiazine	Benzophenone
Methylenblau	Zimtsäureester
Toluidinblau	
Eosin	
Bengalrot	
Akridin	

TROS Laserstrahlung – Beurteilung der Gefährdung

6.7 Überprüfung und Wiederholung der Gefährdungsbeurteilung

(1) Die Gefährdungsbeurteilung muss regelmäßig überprüft und ggf. aktualisiert werden. Eine erneute Durchführung der Gefährdungsbeurteilung ist notwendig, wenn sich die Arbeits- und Expositionsbedingungen maßgeblich ändern oder Ergebnisse der arbeitsmedizinischen Vorsorge (Wunschvorsorge) dies erfordern. Anlässe hierfür können insbesondere sein:

- Einsatz neuer und zusätzlicher Strahlungsquellen oder Arbeitsmittel,
- Änderung von Tätigkeiten, Arbeitsverfahren, Arbeitsumgebung oder Schutzmaßnahmen,
- Änderungen der OStrV oder des Technischen Regelwerkes,
- Änderungen des Standes der Technik, Arbeitsmedizin und Arbeitshygiene sowie sonstiger gesicherter arbeitswissenschaftlicher Erkenntnisse oder
- Empfehlung des Betriebsarztes oder des mit der Durchführung von arbeitsmedizinischen Vorsorgeuntersuchungen beauftragten Arztes nach § 7 ArbMedVV.

(2) Falls die erneuerte Gefährdungsbeurteilung zu abweichenden Ergebnissen führt, sind die Schutzmaßnahmen entsprechend anzupassen.

7 Unterweisung der Beschäftigten

(1) Die Unterweisung der Beschäftigten nach § 8 OStrV ist auf Basis der Gefährdungsbeurteilung durchzuführen. Sie ist erforderlich, wenn Gefährdungen für Sicherheit und Gesundheit, auch solche durch indirekte Auswirkungen, möglich sind. Hierbei ist auch das mögliche Fehlverhalten des Bedieners zu berücksichtigen, z. B. Abschrauben der Einhausung oder Abdeckung an einer Maschine oder an einem Laser. Die Unterweisung hat das Ziel, die Beschäftigten über die Gefährdungen durch direkte und indirekte Auswirkungen der Laserstrahlung zu informieren und sie mit den vorhandenen Sicherheitseinrichtungen und mit den erforderlichen Schutzmaßnahmen im Ergebnis der Gefährdungsbeurteilung vertraut zu machen, damit Gesundheitsschäden durch Laserstrahlung verhindert werden. Den Beschäftigten wird aufgezeigt, worin die Gefährdungen bestehen, wie die Laserstrahlung in Bezug auf die Expositionsgrenzwerte einzuschätzen ist, welche Maßnahmen ergriffen wurden und wie sie an deren Umsetzung mitwirken können. Die ordnungsgemäße Handhabung der Laser-Einrichtung kann zur Verringerung der Exposition beitragen. In diesem Zusammenhang sind z. B. erforderliche Verhaltens- und Handlungsweisen zu erklären.

(2) Im Hinblick auf die Gefährdungen durch Laserstrahlung bei Lasern der Klassen 3R, 3B oder 4 unterstützt der LSB den Arbeitgeber bei der Unterweisung. Er kooperiert mit der Fachkraft für Arbeitssicherheit, dem Betriebsarzt und ggf. weiteren Beauftragten.

(3) Die Unterweisung ist vor Aufnahme der gefährdenden Tätigkeit, z. B. nach der Einstellung oder Versetzung bzw. vor der ersten Inbetriebnahme der Laseranlage sowie mindestens einmal jährlich durchzuführen. Sie ist in einer

TROS Laserstrahlung – Beurteilung der Gefährdung

für die Beschäftigten verständlichen Form und Sprache durchzuführen. Vor wesentlichen Änderungen der Arbeitsbedingungen und Expositionssituationen hat der Arbeitgeber über die neue Gefährdungssituation zu unterweisen. An Laserarbeitsplätzen können solche Anlässe sein:

- Änderung der Laserklasse (z. B. Änderung der Laserleistung),
- Gefährdungen durch neue Arbeitsverfahren, bzw. geänderte Anwendung,
- Inbetriebnahme einer neuen Laseranlage mit anderer Wellenlänge,
- (Beinahe-)Unfallgeschehen.

Hinweis:
Kürzere Unterweisungsintervalle können sich auch aus speziellen Arbeitsschutzvorschriften ergeben, z. B. § 29 JArbSchG, das eine halbjährliche Unterweisung fordert.

(4) Die Mindestinhalte der Unterweisung sind im § 8 OStrV beschrieben. Entsprechend der Gefährdungsbeurteilung können folgende Punkte darüber hinaus erforderlich sein:

- die Eigenschaften der Laserstrahlung,
- die Möglichkeit der Blendung durch sichtbare Laserstrahlung und deren indirekte Auswirkungen,
- die Art der Gefährdung und Möglichkeit der Schädigungen von Haut und Augen durch Laserstrahlung,
- die Expositionsgrenzwerte und ihre Bedeutung,
- die tatsächlich ermittelten Expositionswerte zusammen mit der Bewertung der damit verbundenen Gefährdungen (direkte Gefährdung durch Laserstrahlung an einer Laseranlage), u. a. Wirkung der Laserstrahlung auf Auge und Haut, mögliche Verletzungen und Verletzungsfolgen,
- Gefährdungen durch indirekte Auswirkungen der Laserstrahlung wie lasergenerierte Schadstoffe [17] (auch durch optische Komponenten wie ZnSe-Linsen), ionisierende Strahlung, Zündung explosionsfähiger Atmosphären und explosionsgefährlicher Stoffe, Brandgefahr und Sekundärstrahlung,
- die festgelegten Maßnahmen zur Beseitigung oder zur Minimierung der Gefährdung unter Berücksichtigung der Arbeitsplatzbedingungen,
- die bestimmungsgemäße Verwendung der persönlichen Schutzausrüstungen und ggf. anderer individueller Maßnahmen, erforderlichenfalls ergänzt durch eine Schulung in der Benutzung,
- Verhalten im Laserbereich bei Normalbetrieb, insbesondere mögliches Fehlverhalten, wie das Abschrauben der Einhausung oder Abdeckung an einer Laser-Einrichtung,
- Verhalten im Laserbereich bei Service- und Wartungsarbeiten,
- Verhalten bei Unfällen im Laserbereich (Liste der potentiellen Notsituationen und Beschreibung der zugehörigen Rettungs-/Räumungsmaßnahmen, vorsorgliche Einweisung für Ersthelfer und Rettungskräfte),
- Voraussetzungen, unter denen die Beschäftigten Anspruch auf arbeitsmedizinische Vorsorge haben, und deren Zweck,
- die bestimmungsgemäße Handhabung der Arbeitsmittel und sichere Arbeitsverfahren zur Minimierung

der Gefährdungen durch inkohärente optische Strahlung,
- Hinweise zur Erkennung und Meldung möglicher Gesundheitsschäden,
- Hinweise zu Wirkungen von Medikamenten, Kosmetika und Gefahrstoffen (z. B. fotosensibilisierende Effekte).

(5) Liegt ein Fall von Arbeitnehmerüberlassung vor, trifft die Pflicht zur betriebsspezifischen Unterweisung gemäß § 12 ArbSchG den Entleiher. Er hat den Beschäftigten, der ihm zur Arbeitsleistung überlassen wurde, über die mit der konkreten Tätigkeit verbundenen Gefährdungen zu unterweisen. Die sonstigen Arbeitsschutzpflichten des Verleihers als Arbeitgeber, insbesondere die Pflicht zur allgemeinen Unterweisung (unabhängig vom konkreten Arbeitsplatz oder Aufgabenbereich), bleiben unberührt.

(6) Halten sich Personen nur kurzzeitig und in Begleitung einer selbst in Lasersicherheit geschulten Person in Laserbereichen auf, z. B. im Rahmen einer Führung, so reicht eine Kurzunterweisung der Personen aus. Hierbei ist insbesondere auf das Verhalten im Laserbereich und die Pflicht zum Tragen der persönlichen Schutzausrüstung einzugehen.

(7) Halten sich betriebsfremde Personen zum Zwecke der Dienstleistungserbringung im laufenden Betrieb in Laserbereichen auf (Reinigungspersonal, Handwerker, Sicherheitspersonal), so ist eine für die Tätigkeit notwendige Unterweisung durchzuführen.

8 Allgemeine arbeitsmedizinische Beratung

(1) Der Arbeitgeber hat eine allgemeine arbeitsmedizinische Beratung der betroffenen Beschäftigten sicherzustellen, wenn eine Exposition durch Laserstrahlung oder durch inkohärente optische Sekundärstrahlung oberhalb der Expositionsgrenzwerte auftreten kann. Details zur Exposition von Beschäftigten gegenüber inkohärenter optischer Strahlung sind in der TROS IOS beschrieben. Die allgemeine arbeitsmedizinische Beratung, die im Rahmen der Unterweisung erfolgen soll, ist zu unterscheiden von der individuellen Beratung, die Bestandteil der arbeitsmedizinischen Vorsorge ist. Die allgemeine arbeitsmedizinische Beratung ist immer dann unter Beteiligung des Arbeitsmediziners nach § 8 Absatz 2 OStrV durchzuführen, wenn dies aus arbeitsmedizinischen Gründen erforderlich ist.

(2) Unter der Beteiligung des Arbeitsmediziners nach § 8 Absatz 2 OStrV ist nicht zwingend zu verstehen, dass dieser die Beratung persönlich vornimmt. Das Beteiligungsgebot kann zum Beispiel erfüllt werden durch Schulung von Führungskräften, von Fachkräften für Arbeitssicherheit oder durch Mitwirkung bei der Erstellung geeigneter Unterweisungsmaterialien.

(3) In der allgemeinen arbeitsmedizinischen Beratung sind die Beschäftigten über die möglicherweise auftretenden Gesundheitsgefahren zu unterrichten. Sie beinhaltet eine für den Laien verständliche Beschreibung möglicher Gefährdungen und Krankheitsbilder und ihrer Symptome, wenn nach der Ge-

fährdungsbeurteilung eine Gefährdung besteht.

(4) Grundlage der allgemeinen arbeitsmedizinischen Beratung ist die Gefährdungsbeurteilung. Die Beschäftigten sind je nach Erfordernis zu informieren bzw. zu beraten hinsichtlich

1. der möglichen akuten Wirkungen durch Laserstrahlung auf die Haut und die Augen,
2. der zu erwartenden Symptome/ Gesundheitsstörungen nach einer Exposition,
3. individueller Faktoren, die zu einer Erhöhung des Risikos führen können, wie eine anlagebedingte Anfälligkeit für die Entstehung von Gesundheitsstörungen (z. B. empfindliche Haut), Vorerkrankungen (z. B. Autoimmunerkrankungen), medizinische Hilfsmittel wie Kontaktlinsen, Linsenimplantate, eine bestehende Medikation (etwa Einnahme oder Auftragen fototoxischer, fotosensibilisierender oder immunsuppressiver Medikamente) oder Probleme, die sich aus der Verwendung von z. B. Kosmetika, Parfums, Rasierwasser und Desinfektionsmitteln ergeben können [16],
4. der krebserzeugenden bzw. krebsfördernder Eigenschaften ultravioletter Laserstrahlung und möglicherweise entstehender inkohärenter optischer Sekundärstrahlung in den damit im Zusammenhang stehenden gefährdungsrelevanten Bereichen der UV-Strahlung,
5. sonstiger chronisch-schädigender Eigenschaften von Laserstrahlung,
6. arbeitsmedizinischer Vorsorge (siehe Abschnitt 5) sowie deren Zweck.

(5) Falls relevant, sind die Beschäftigten darüber hinaus über besondere arbeitsmedizinische Aspekte zu informieren und zu beraten hinsichtlich

1. der Benutzung persönlicher Schutzausrüstung,
2. möglicher Belastungen und Beanspruchungen durch persönliche Schutzausrüstung,
3. der konsequenten Umsetzung von Schutzmaßnahmen,
4. weiterer Maßnahmen zur Verhältnis- und Verhaltensprävention,
5. Verhaltensweisen bei Erkrankungsverdacht,
6. individueller arbeitsmedizinischer Beratungsmöglichkeiten beim Auftreten von Symptomen (Wunschvorsorge).

(6) Der Betriebsarzt ist über jedes Unfallereignis und die in diesem Zusammenhang durchgeführten Maßnahmen zu informieren.

9 Schutzmaßnahmen und Wirksamkeitsüberprüfung

(1) Auf Grundlage der Gefährdungsbeurteilung legt der Arbeitgeber Schutzmaßnahmen nach dem Stand der Technik fest, überprüft deren Wirksamkeit und dokumentiert diese bei der Gefährdungsbeurteilung. Bei Lasern der Klassen 3R, 3B und 4 unterstützt der LSB den Arbeitgeber bei der Durchführung der notwendigen Schutzmaßnahmen.

(2) Bei Möglichkeit der Überschreitung der Expositionsgrenzwerte für Laserstrahlung wird ein Plan für die Benutzung von technischen und organisatorischen

TROS Laserstrahlung – Beurteilung der Gefährdung

Maßnahmen mit Prioritätenliste, Zeitplan und Wirksamkeitsüberprüfung aufgestellt und durchgeführt.

(3) Reichen die festgesetzten technischen und organisatorischen Maßnahmen nicht aus, müssen persönliche Schutzmaßnahmen verwendet werden, deren Wirksamkeit regelmäßig zu überprüfen ist.

(4) Beispiele von Schutzmaßnahmen finden sich im Teil 3 „Maßnahmen zum Schutz vor Gefährdungen durch Laserstrahlung" der TROS Laserstrahlung.

10 Dokumentation

(1) Die Gefährdungsbeurteilung zu Laserstrahlung am Arbeitsplatz ist unabhängig von der Zahl der Beschäftigten zu dokumentieren. Dabei sind anzugeben:

1. Bezeichnung und Beschreibung der Tätigkeit oder des Arbeitsplatzes bzw. des Arbeitsbereiches mit den Expositionsbedingungen, für die die Gefährdungsbeurteilung durchgeführt wurde,
2. die am Arbeitsplatz vorhandenen tatsächlichen oder möglichen Gefährdungen,
3. die Ergebnisse der durchgeführten Ermittlungen (z. B. Herstellerinformationen, vorhandene Expositionsdaten),
4. die Ergebnisse der gegebenenfalls durchgeführten Messungen und Berechnungen,
5. das Ergebnis der Gefährdungsbeurteilung und
6. die notwendigen Maßnahmen zur Vermeidung oder Minimierung der Gefährdung, einschließlich des Ergebnisses der Überprüfung der Wirksamkeit dieser Maßnahmen.

(2) Dabei ist es sinnvoll, insbesondere die folgenden Punkte in der Dokumentation festzuhalten:

- Beschreibung der Expositionsbedingungen (Dauer, Abstand),
- Lasertyp,
- Laserklasse (die Bezeichnung der Norm und das Datum der Veröffentlichung),
- Wellenlänge(n),
- Leistung und Bestrahlungsstärke (Leistungsdichte),
- Impulswiederholfrequenz,
- Sicherheitsabstände, Laserbereich,
- Schutzmaßnahmen: Laserschutzeinhausung, Laser-Schutzbrillen-Schutzstufe, Laser-Justierbrillen-Schutzstufe, Unterweisung, Kennzeichnungen,
- LSB.

(3) Tätigkeiten, die auf Grund der Arbeitsbedingungen als gleichartig angesehen werden, können zusammengefasst werden.

(4) Die Dokumentation kann arbeitsplatz- oder tätigkeitsbezogen erfolgen, aber auch personenbezogen erfolgen. Bei einer arbeitsbereichsbezogenen Dokumentation muss nachvollziehbar sein, welchem Arbeitsbereich die Beschäftigten zuzuordnen sind.

(5) Wird mit Lasern im Wellenlängenbereich zwischen 100 nm und 400 nm gearbeitet oder tritt infolge von Laserbearbeitungsprozessen relevante sekundäre UV-Strahlung auf, hat der Arbeitgeber die ermittelten Ergebnisse aus Messungen und Berechnungen

der Expositionen durch UV-Strahlung in einer Form aufzubewahren, die eine spätere Einsichtnahme ermöglicht. Die Aufbewahrungsfrist für diese Dokumente beträgt 30 Jahre.

11 Literaturhinweise

[1] DIN EN 60601-2-22:1996-12: Medizinische elektrische Geräte – Teil 2: Besondere Festlegungen für die Sicherheit von diagnostischen und therapeutischen Lasergeräten

[2] DIN EN 60825-1:2008-05: Sicherheit von Lasereinrichtungen – Teil 1: Klassifizierung von Anlagen und Anforderungen

[3] DIN EN 60825-2:2011-06: Sicherheit von Lasereinrichtungen – Teil 2: Sicherheit von Lichtwellenleiter-Kommunikationssystemen (LWLKS)

[4] DIN EN 60825-4:2011-12: Sicherheit von Lasereinrichtungen – Teil 4: Laserschutzwände

[5] DIN EN ISO 11553-1:2009-03: Sicherheit von Maschinen – Laserbearbeitungsmaschinen – Teil 1: Allgemeine Sicherheitsanforderungen

[6] DIN EN ISO 11553-2:2009-03: Sicherheit von Maschinen – Laserbearbeitungsmaschinen – Teil 2: Sicherheitsanforderungen an handgeführte Laserbearbeitungsgeräte

[7] Technischen Regeln für Betriebssicherheit, TRBS 2152 Teil 3, „Gefährliche explosionsfähige Atmosphäre – Vermeidung der Entzündung gefährlicher explosionsfähiger Atmosphäre", GMBl 2009, S. 1583 [Nr. 77] v. 20.11.2009
http://www.baua.de/de/Themen-von-A-Z/Anlagen-und-Betriebssicherheit/TRBS/pdf/TRBS-2152-Teil-3.pdf

[8] Technische Regeln für Gefahrstoffe, TRGS 900 „Arbeitsplatzgrenzwerte", BArBl Heft 1/2006, S. 41 – 55 zuletzt geändert und ergänzt: GMBl 2014, S. 271 – 274 [Nr. 12] v. 2.4.2014
http://www.baua.de/de/Themen-von-A-Z/Gefahrstoffe/TRGS/pdf/TRGS-900.pdf

[9] Technische Spezifikation zu Lasern als bzw. in Verbraucherprodukte(n); Bundesanstalt für Arbeitsschutz und Arbeitsmedizin, Dortmund (2013)
http://www.baua.de/cae/servlet/contentblob/805812/publicationFile/88891/Technische-Spezifikation.pdf

[10] DGUV Information 203-036: Laser-Einrichtungen für Show- oder Projektionszwecke (BGI 5007)
http://publikationen.dguv.de/dguv/pdf/10002/bgi5007.pdf

[11] DGUV Information 203-039: Umgang mit Lichtwellenleiter-Kommunikations-Systemen (LWKS)
http://publikationen.dguv.de/dguv/pdf/10002/bgi5031.pdf

[12] Fachausschuss Information „Betrieb von Laser-Einrichtungen für medizinische und kosmetische Anwendungen", Fachausschuss Elektrotechnik, Deutsche Gesetzliche Unfallversicherung (2009)

[13] Ratgeber zur Gefährdungsbeurteilung. Handbuch für Arbeitsschutzfachleute; Bundesanstalt für Arbeitsschutz und Arbeitsmedizin
http://www.baua.de/de/Publikationen/Fachbuchreihe/Gefaehrdungsbeurteilung.html

TROS Laserstrahlung – Beurteilung der Gefährdung

[14] DGUV-Grundsätze für die arbeitsmedizinische Vorsorge, Grundsatz G17 Künstliche optische Strahlung, Deutsche Gesetzliche Unfallversicherung

[15] Phototoxische und photoallergische Reaktionen, Leitlinien der Deutschen Dermatologischen Gesellschaft (DDG) http://www.awmf.org/uploads/tx_szleitlinien/013-035.pdf

[16] Schutz des Menschen vor den Gefahren der UV-Strahlung in Solarien – Empfehlung der Strahlenschutzkommission und Wissenschaftliche Begründung, verabschiedet in der 172. Sitzung der Strahlenschutzkommission am 8. Juni 2001 http://www.ssk.de/SharedDocs/Veroeffentlichungen_PDF/InformationenderSSK/Info06.pdf

[17] Datenbank Lasersicherheit, Laser Zentrum Hannover (LZH) http://www.lzh.de/de/publikationen/lasersicherheit

[18] Meier, O.; Püster, Th.; Beier, H.; Wenzel, D.: Qualifizierung von persönlicher Schutzausrüstung für handgeführte Laser zur Materialbearbeitung, Bundesanstalt für Arbeitsschutz und Arbeitsmedizin, Dortmund (2008)

[19] Püster, Th.; Herzog, D.; Hustedt, M.: Konstruktive Sicherheitseinrichtungen für handgeführte Laser zur Materialbearbeitung, Bundesanstalt für Arbeitsschutz und Arbeitsmedizin, Dortmund (2011)

[20] Damit nichts ins Auge geht ... – Schutz vor Laserstrahlung, Quartbroschüre, Bundesanstalt für Arbeitsschutz und Arbeitsmedizin, Dortmund (2010)

http://www.baua.de/de/Publikationen/Broschueren/A37.html

Weitere Literaturquellen

- DIN EN 12198-1:2008-11: Sicherheit von Maschinen ? Bewertung und Verminderung des Risikos der von Maschinen emittierten Strahlung – Teil 1: Allgemeine Leitsätze

- Ein unverbindlicher Leitfaden zur Richtlinie 2006/25/EG über künstliche optische Strahlung, Health Protection Agency im Auftrag der EU-Kommission (2010) http://bookshop.europa.eu/en/non-binding-guide-to-good-practice-for-implementing-directive-2006-25-ec-pbKE3010384/

- Reidenbach, H.-D.; Brose, M.; Ott, G.; Siekmann, H.: Praxis-Handbuch optische Strahlung; Erich Schmidt Verlag, Berlin (2012)

- Sutter, E.: Schutz vor optischer Strahlung, VDE Schriftenreihe 104, VDE Verlag, Berlin (2008)

Auf den Abdruck der Anlagen wird verzichtet.

TROS Laserstrahlung
Teil 3: Maßnahmen zum Schutz vor Gefährdungen durch Laserstrahlung

Ausgabe: Juli 2018

Die Technischen Regeln zur Arbeitsschutzverordnung zu künstlicher optischer Strahlung (TROS Laserstrahlung) geben den Stand der Technik, Arbeitsmedizin und Arbeitshygiene sowie sonstige gesicherte arbeitswissenschaftliche Erkenntnisse zum Schutz der Beschäftigten vor Gefährdungen durch Laserstrahlung wieder.

Sie werden vom **Ausschuss für Betriebssicherheit** unter Beteiligung des Ausschusses für Arbeitsmedizin ermittelt bzw. angepasst und vom Bundesministerium für Arbeit und Soziales im Gemeinsamen Ministerialblatt bekannt gegeben.

Diese TROS Laserstrahlung, Teil 3 „Maßnahmen zum Schutz vor Gefährdungen durch Laserstrahlung" konkretisiert im Rahmen ihres Anwendungsbereichs die Anforderungen der Arbeitsschutzverordnung zu künstlicher optischer Strahlung und der Verordnung zur Arbeitsmedizinischen Vorsorge. Bei Einhaltung der Technischen Regeln kann der Arbeitgeber insoweit davon ausgehen, dass die entsprechenden Anforderungen der Verordnungen erfüllt sind. Wählt der Arbeitgeber eine andere Lösung, muss er damit mindestens die gleiche Sicherheit und den gleichen Gesundheitsschutz für die Beschäftigten erreichen.

1 Anwendungsbereich

(1) Der Teil 3 „Maßnahmen zum Schutz vor Gefährdungen durch Laserstrahlung" der TROS Laserstrahlung beschreibt das Vorgehen bei der Festlegung von Schutzmaßnahmen nach dem Stand der Technik, wie es in der Arbeitsschutzverordnung zu künstlicher optischer Strahlung (OStrV) gefordert wird. Die Dokumentation der anzuwendenden Schutzmaßnahmen ist Teil der Gefährdungsbeurteilung (siehe auch Teil 1 „Beurteilung der Gefährdung durch Laserstrahlung" der TROS Laserstrahlung).

(2) Die TROS Laserstrahlung gilt für Laserstrahlung im Wellenlängenbereich zwischen 100 nm und 1 mm.

(3) Unabhängig von den in dieser TROS Laserstrahlung beschriebenen Vorgehensweisen sind vom Arbeitgeber die Beschäftigten oder ihre Interessenvertretung, sofern diese vorhanden ist, aufgrund der einschlägigen Vorschriften zu beteiligen.

2 Begriffsbestimmungen

In diesem Teil 3 „Maßnahmen zum Schutz vor Gefährdungen durch Laserstrahlung" der TROS Laserstrahlung werden Begriffe

TROS Laserstrahlung – Maßnahmen zum Schutz vor Gefährdungen

so verwendet, wie sie im Teil „Allgemeines" der TROS Laserstrahlung definiert und erläutert sind.

3 Bestellung eines Laserschutzbeauftragten (LSB)

(1) Zur Gewährleistung des sicheren Betriebs einer Laser-Einrichtung der Klassen 3R, 3B und 4 ist nach § 5 OStrV ein LSB schriftlich zu bestellen. Anforderungen an die Fachkenntnisse sowie Aufgaben und Pflichten enthält Abschnitt 5 des Teils „Allgemeines". Die Zuordnung der Laser-Einrichtungen zu Laserklassen bezieht sich auf Laser-Einrichtungen, die nach DIN EN 60825-1:2008-05 [6] klassifiziert wurden. Die Klassifizierung nach dieser Norm gilt jedoch für das „Endgerät" und nicht zwingend für „gekapselte" Laser, z. B. in einer Einrichtung für die Materialbearbeitung. Wenn an derartigen Einrichtungen Wartungs- und Servicearbeiten durchgeführt werden, ist dafür – ggf. entsprechend einer theoretischen Klassenzuordnung – ein LSB zu bestellen. Dies gilt auch beim Umgang mit nicht nach DIN EN 60825-1:2008-05 [6] klassifizierten Lasern (die Anwendung dieser Norm ist nicht zwingend) bzw. mit Entwicklungsmustern und Prototypen sowie mit LWL-Komponenten ab einem Gefährdungsgrad 3R.

(2) Auch bei Lasern der Klassen 1M und 2M kann das direkte Blicken in den Strahl mit Hilfe optischer Instrumente (Theodolit, usw.) eine Gefährdung darstellen. In solchen Fällen ist im Rahmen der Gefährdungsbeurteilung zu prüfen, ob auch hier die Bestellung eines LSB erforderlich ist.

4 Grundsätze bei der Festlegung und Durchführung von Schutzmaßnahmen

4.1 Allgemeines

(1 Ergibt die Gefährdungsbeurteilung (siehe Teil 1 „Beurteilung der Gefährdung durch Laserstrahlung" der TROS Laserstrahlung) nach § 3 OStrV, dass eine Gefährdung durch Laserstrahlung nicht ausgeschlossen werden kann, dann sind nach §§ 3 und 7 OStrV Maßnahmen zur Vermeidung oder Verringerung der Gefährdung durch Laserstrahlung nach dem Stand der Technik festzulegen und durchzuführen.

(2) Dabei sind die Entstehung und die Ausbreitung von Laserstrahlung vorrangig an der Quelle zu verhindern oder auf ein Minimum zu reduzieren. Dazu ist der Laserbereich möglichst klein zu halten. Durch die Anwendung von Schutzmaßnahmen müssen in jedem Fall die Expositionsgrenzwerte nach Anhang 4 Abschnitt 4.1 des Teils 2 „Messungen und Berechnungen von Expositionen gegenüber Laserstrahlung" der TROS Laserstrahlung eingehalten werden.

(3) Ziel ist eine weitere Reduzierung der Expositionen auf ein erreichbares Minimum auch unterhalb der Expositionsgrenzwerte. Dies gilt insbesondere für Expositionen gegenüber ultravioletter Strahlung, da die festgelegten Expositionsgrenzwerte nicht für den Schutz vor Langzeitschäden – wie Linsentrübung, Hautalterung und Hautkrebs – ausgelegt sind.

(4) Ergibt die Gefährdungsbeurteilung, dass auch Gefährdungen durch indirekte Auswirkungen der Laserstrahlung nicht auszuschließen sind, dann

TROS Laserstrahlung – Maßnahmen zum Schutz vor Gefährdungen

sind Schutzmaßnahmen nach dem Stand der Technik vorzusehen, die diese indirekten Gefährdungen wie vorübergehende Blendung, Brand- und Explosionsgefahr ausschließen oder minimieren.

4.2 Rangfolge von Schutzmaßnahmen

(1) Bei der Festlegung und Durchführung der Schutzmaßnahmen ist gemäß § 7 Absatz 1 OStrV die folgende Rangfolge einzuhalten:

1. Vermeidung oder Minimierung von Gefährdungen durch Laserstrahlung an Arbeitsplätzen durch andere geeignete Arbeitsverfahren und Arbeitsmittel (Substitutionsprüfung, Minimierungsgebot)
2. Technische Schutzmaßnahmen
3. Organisatorische Schutzmaßnahmen
4. Persönliche Schutzausrüstung (z. B. Augenschutz und Schutzkleidung)

(2) Kollektiv wirkende Schutzmaßnahmen haben gemäß § 4 Arbeitsschutzgesetz (ArbSchG) Vorrang vor individuellen.

(3) Wenn Sofortmaßnahmen die Exposition unter die Expositionsgrenzwerte absenken sollen, haben Schutzmaßnahmen, die sich schnell durchführen lassen, eine höhere Priorität.

4.3 Vermeindung oder Minimierung der Gefährdungen durch Laserstrahlung

(1) Die Arbeitsverfahren und Arbeitsmittel sind so auszuwählen, dass keine oder nur vernachlässigbare Expositionen der Beschäftigten gegenüber Laserstrahlung auftreten.

(2) Ist dies nicht möglich, sind alternative Arbeitsverfahren zu prüfen und gegebenenfalls anzuwenden, welche die Exposition der Beschäftigten durch Laserstrahlung so gering wie möglich halten (Substitutionsprüfung).

(3) Um Gefährdungen der Beschäftigten auszuschließen oder so weit wie möglich zu verringern, haben nach dem Stand der Technik folgende Schutzmaßnahmen Priorität:

- Laserstrahlung möglichst auf den Nutzungsort beschränken,
- Schutzmaßnahmen auf dem Ausbreitungsweg von Laserstrahlung direkt am Arbeitsplatz (z. B. Verrohrung) vorsehen,
- mit möglichst niedriger Laserleistung arbeiten (entsprechend der jeweiligen Anwendung),
- räumliche Ausdehnung des Laserbereichs möglichst klein halten,
- Zahl der sich im Laserbereich aufhaltenden Personen möglichst klein halten: Im Laserbereich dürfen sich nur Personen aufhalten, deren Aufenthalt dort erforderlich ist,
- Laser-Einrichtungen der Klasse 1 oder 2 zur Grundjustierung verwenden.

4.4 Technische Schutzmaßnahmen

(1) Technische Schutzmaßnahmen sind mit dem Ziel durchzuführen, die Expositionen der Beschäftigten vorrangig an der Quelle zu verhindern oder auf ein Minimum zu reduzieren.

(2) Zu den technischen Schutzmaßnahmen gehören z. B.

TROS Laserstrahlung – Maßnahmen zum Schutz vor Gefährdungen

- geeignete Positionierung der Strahlungsquelle(n),
- Verwendung von Abschirmungen, Strahlfallen, Blenden, optischen Filtern,
- Einsatz von Schutzvorhängen und Schutzwänden,
- Einhausungen, ggf. mit Verriegelung,
- Abschrankungen,
- Vorrichtungen zur automatischen Abschaltung.

(3) Der Einschaltzustand der Laser-Einrichtung muss eindeutig angezeigt werden z. B. in Räumen durch Warnleuchten oder Leuchttableaus oder bei Einsätzen im Freien durch Blinkleuchten oder Rundumleuchten.

(4) In Abhängigkeit von der Gefährdung, die von der Laser-Einrichtung ausgeht, kann es erforderlich sein, den Zugang schleusenartig auszubauen (z. B. bei medizinischen Anwendungen) oder Türkontakte vorzusehen, durch die der Laser beim Betreten des Laserbereiches ausgeschaltet wird (z. B. bei Robotern).

(5) Bei räumlich getrennter Anordnung von Strahlquelle und Strahlaustritt (Arbeitskabine) darf die Laserstrahlung auch im Störungsfall nicht aus dem Zuleitungssystem austreten.

(6) Zum Schutz vor gefährlichen Reflexionen sind Gegenstände und Flächen mit reflektierenden Oberflächen aus der Umgebung des Laserstrahls soweit wie möglich fernzuhalten, zu entfernen oder abzudecken.

(7) Maßnahmen der Ersten Hilfe entsprechend § 10 ArbSchG, insbesondere die sofortige Leistung Erster Hilfe nach einem Arbeitsunfall, müssen trotz der vorhandenen Schutzmaßnahmen möglich sein.

(8) Werden mehrere Laser-Einrichtungen gleichzeitig in demselben Raum betrieben, sind deren Strahlengänge gegenseitig abzuschirmen. Es ist anzustreben, dass der Strahlengang nur von einer Seite aus zugänglich ist. Die optische Achse darf in der Regel nicht auf Fenster und Türen gerichtet werden. Ist dies im Einzelfall zwingend erforderlich, so sind weitere Schutzmaßnahmen notwendig.

(9) Laserschutzwände gemäß DIN EN 60825-4 [8] erfüllen die Anforderungen an Abschirmungen von Laserbereichen.

Hinweis:
Bezüglich der Verwendbarkeit und Zuverlässigkeit der eingesetzten Laserschutzwände verweist DIN EN ISO 11553-1 [10] auf die im Rahmen der „Niederspannungsrichtlinie" 2006/95/EG harmonisierte Norm DIN EN 60825-4 [8], deren Anwendung für den Hersteller ebenfalls mit der Konformitätsvermutung verbunden ist. Neben einer Reihe konstruktiver Vorgaben verlangt diese Norm in jedem Fall die Ermittlung der sog. „vorhersehbaren Maximalbestrahlung" (VMB) der Laserschutzwände. Diese muss unter Berücksichtigung vernünftigerweise vorhersehbarer Fehlerbedingungen im Einzelfall rechnerisch oder experimentell durch den Hersteller bestimmt und in der Benutzerinformation angegeben werden. Die Widerstandsfähigkeit der einzusetzenden Schutzwände muss sich grundsätzlich nach dieser VMB richten. Dafür kann der Arbeitgeber Schutzwände mit festgelegter Schutzwirkung von spezialisierten Herstellern beziehen, die für ihre Produkte eine sog. „Schutzgrenzbestrahlung" (SGB) spe-

zifizieren. Eine Grundlage für die Spezifikation von Schutzwänden mit festgelegter Schutzwirkung sind dreifach gestaffelte „Prüfklassen": Wartungsintervalle, in denen die Wirksamkeit bzw. der Verschleiß der Schutzwände – z. B. durch Augenschein – geprüft wird. Die entsprechenden Zeitabstände können zwischen 10 s (bei kontinuierlicher Beobachtung) und 30 000 s (bei automatischem Produktionsablauf) betragen. Die Dauer der Schutzwirkung von Laserschutzsystemen muss den Anforderungen der Laserklasse 1 genügen (Zeitbasis 30 000 s).

(10) Für Laserleistungen P < 100 W oder der Laserenergie Q < 30 J pro Einzelimpuls erfüllen auch Abschirmungen gemäß DIN EN 12254 [4] die Anforderungen an Abschirmungen von Laserbereichen.

(11) Abschirmungen, die zur temporären Abgrenzung von Laserbereichen dienen, z. B. bei der Instandhaltung von Laser-Einrichtungen oder bei der medizinischen Anwendung, sind geeignet, wenn sie der DIN EN 12254 [4] entsprechen. Abschirmungen mit geringeren Beständigkeitsanforderungen als in der genannten Norm sind im Einzelfall zulässig, wenn sichergestellt wird, dass die Laser-Einrichtung rechtzeitig vor dem Versagen der Abschirmung abgeschaltet wird.

Hinweis:
Die DIN EN 12254 [4] gilt nicht für „Laserumschließungen" und Lasergehäuse, die Teil der Laser-Einrichtung sind oder zum Anbau an ein Lasersystem geliefert werden, um eine Laser-Einrichtung (nach DIN EN 60825-1 [6]) zu bilden. Für diese Einhausungen (Umschließungen) gilt die DIN EN 60825-4 [8].

(12) Bei der Anwendung von Hochleistungslasern der Klasse 4 ist der Brandgefahr durch Verwendung geeigneter Strahlbegrenzungen zu begegnen (z. B. wassergekühlte Hohlkegel).

(13) Die Arbeitsumgebung ist möglichst hell und reflexionsarm zu gestalten.

4.5 Organisatorische Schutzmaßnahmen

(1) Soweit Gefährdungen der Beschäftigten durch Expositionen gegenüber Laserstrahlung durch technische Maßnahmen nicht ausgeschlossen oder so weit wie möglich verringert werden können, sind organisatorische Schutzmaßnahmen zu treffen.

(2) Zu organisatorischen Schutzmaßnahmen, die zur Verminderung der Gefährdung durch Laserstrahlung beitragen, gehören z. B.

- Minimierung der Expositionszeit durch Optimierung der Arbeitsabläufe,
- Vergrößerung des Abstandes zwischen der Laserstrahlungsquelle und dem bzw. den Beschäftigten,
- Wechsel von Tätigkeitsanteilen zwischen höher und niedriger exponierten Bereichen,
- Kennzeichnung, Abgrenzung und Festlegung von Zugangsregelungen zu Laserbereichen,
- Unterweisung und Üben der gefährlichen Arbeiten ohne Laserbetrieb, sodass die Beschäftigten die Tätigkeiten im Umfeld des Lasers sicher ausführen können.

TROS Laserstrahlung – Maßnahmen zum Schutz vor Gefährdungen

4.5.1 Kennzeichnung von Laserbereichen

(1) Nach § 7 Absatz 3 OStrV ist ein Arbeitsbereich als Laserbereich zu kennzeichnen, wenn die Expositionsgrenzwerte für Laserstrahlung überschritten werden können. Die Kennzeichnung muss deutlich erkennbar und dauerhaft sein. Beispiele für geeignete Kennzeichnung enthält Anhang 3 dieser TROS Laserstrahlung.

(2) Der Zugang zum Laserbereich ist mit dem Warnzeichen W004 „Warnung vor Laserstrahl" zu kennzeichnen. Weitere Details zur Kennzeichnung sind in der Technischen Regel für Arbeitsstätten ASR A1.3 [11] zu finden.

(3) Wenn bei zeitlich und räumlich beschränkter Anwendung von Laser-Einrichtungen auf Bühnen und in Studios der Laserbereich aus szenischen Gründen zugänglich sein kann, ist im Grundsatz neben der Unterweisung der Beschäftigten eine geeignete Kennzeichnung am Bühneneingang für die Darsteller anzubringen.

Hinweis:
Bei Verwendung von Showlasern, bei LiDAR-Anwendungen oder anderen Laser-Einrichtungen im Freien, bei denen eine Gefährdung des Luftverkehrs möglich ist, ist eine Meldung des Betriebes gemäß Luftverkehrsordnung bei der örtlichen Flugsicherung erforderlich.

4.5.2 Abgrenzung von Laserbereichen

(1) Der Laserbereich ist nach § 7 Absatz 3 OStrV abzugrenzen. Die Eignung der Abgrenzung ist für jeden Einsatzort und entsprechend der Gefährdung gesondert zu beurteilen und regelmäßig zu überprüfen.

(2) Die Abgrenzung kann z. B. durch Lichtschranken, Verriegelungen, bauliche Maßnahmen oder temporär durch Absperrketten erfolgen.

4.5.3 Zugangsregelung für Laserbereiche

(1) Im Laserbereich dürfen Beschäftigte nur tätig werden, wenn das Arbeitsverfahren dies erfordert. Der Zugang ist für Unbefugte einzuschränken, wenn dies durch technische Maßnahmen möglich ist. Ist dies nicht möglich, dann sind durch organisatorische Schutzmaßnahmen (z. B. Zugangsverbote) entsprechende Zugangsregelungen sicherzustellen.

(2) Laser-Einrichtungen der Klasse 3B und 4 sind in der Regel mit einem schlüsselbetätigten Hauptschalter am Gerät ausgerüstet. Neben einem schlüsselbetätigten Hauptschalter kann diese Art der Sicherung auch durch andere Steuer- und Bedienungseinrichtungen, wie z. B. Magnetkarten, oder auf andere Weise vom Hersteller gewährleistet werden. Der Schlüssel kann z. B. ein Passwort sein. Der Umgang, die Verantwortlichkeiten und die Berechtigungen (Schlüsselgewalt) sind durch den Arbeitgeber zu regeln.

4.6 Persönliche Schutzausrüstungen

(1) Wenn durch technische und organisatorische Schutzmaßnahmen Gefährdungen der Gesundheit und Sicherheit der Beschäftigten nicht ausgeschlossen werden können, sind geeignete individuelle Schutzmaßnahmen anzuwenden. Dies betrifft insbesondere die Anwendung persönlicher Schutzausrüstung (PSA).

(2) Persönliche Schutzausrüstungen dienen zum Schutz der Augen und der Haut.

(3) Persönliche Schutzausrüstungen gelten als geeignet, wenn sie die Sicherheit und die Gesundheit der jeweiligen Beschäftigten unter Berücksichtigung der jeweiligen Arbeitsbedingungen gewährleisten und den Anforderungen der Verordnung über die Bereitstellung von persönlichen Schutzausrüstungen auf dem Markt (8. ProdSV) oder der neuen PSA-Verordnung (EU) 2016/425 entsprechen.

Hinweis:
Laser-Schutz- und -Justierbrillen gehören nach Anhang I der PSA-Verordnung 2016/425 zur Kategorie II.

Die Bereitstellung auf dem Markt von Produkten, die unter die Richtlinie 89/686/EWG bzw. die 8. ProdSV fallen, der genannten Richtlinie entsprechen und vor dem 21. April 2019 in Verkehr gebracht wurden, ist auch nach dem Inkrafttreten der Verordnung (EU) 2016/425 weiterhin zulässig soweit keine sicherheitstechnischen Bedenken (formeller Einwand gegen die verwendete Norm, Rückruf, etc.) bestehen.

(4) Die Beteiligung der Beschäftigten bei der Auswahl von persönlichen Schutzausrüstungen erhöht die Akzeptanz und damit die Benutzung der Schutzausrüstung. Die Mitbestimmungsrechte der Beschäftigtenvertretung ergeben sich aus dem Arbeitsschutzgesetz (ArbSchG) in Verbindung mit dem Betriebsverfassungsgesetz (BetrVG) und anderen entsprechenden Rechtsgrundlagen, z. B. dem Arbeitssicherheitsgesetz (ASiG).

(5) Für jede bereitgestellte persönliche Schutzausrüstung hat der Arbeitgeber die erforderlichen Informationen für die Benutzung in für die Beschäftigten verständlicher Form und Sprache bereitzuhalten. Gemäß § 12 ArbSchG in Verbindung mit § 3 Verordnung über Sicherheit und Gesundheitsschutz bei der Benutzung persönlicher Schutzausrüstungen bei der Arbeit (PSA-Benutzungsverordnung – PSA-BV) hat der Arbeitgeber die Beschäftigten darin zu unterweisen, wie die persönlichen Schutzausrüstungen sicherheitsgerecht benutzt werden. Soweit erforderlich, hat er eine Schulung in der Benutzung durchzuführen.

4.6.1 Laser-Schutzbrillen und Laser-Justierbrillen

(1) Laser-Schutzbrillen und Laser-Justierbrillen müssen gemäß 8. ProdSV mit der CE-Kennzeichnung gekennzeichnet sein. Brillen, bei denen diese Kennzeichnung fehlt, dürfen nicht eingesetzt werden.

Hinweis:
Jede vom Benutzer vorgenommene Veränderung kann dazu führen, dass sich die Schutzeigenschaften der PSA verringern (z. B. durch Lackieren der Laser-Schutzbrille).

(2) Geeignete Augenschutzmittel bieten Schutz gegen eine zufällige Exposition von direkter, spiegelnd reflektierter oder diffus reflektierter Laserstrahlung. Trotz Augenschutzmittel ist jedoch der Blick in den direkten Strahl zu vermeiden.

(3) Geeignete Augenschutzmittel sind z. B. Laser-Schutzbrillen, die der DIN EN 207 [2] und Laser-Justierbrillen, die der DIN EN 208 [3] entsprechen.

TROS Laserstrahlung – Maßnahmen zum Schutz vor Gefährdungen

Hinweis:
Weitere hilfreiche Informationen zur Auswahl von geeigneten Augenschutzmitteln sind auch in [14] enthalten.

4.6.2 Schutzkleidung

(1) Der Schutz der Haut durch geeignete Schutzkleidung hat die Aufgabe, die Laserstrahlung so zu verringern, dass die Expositionsgrenzwerte für Laserstrahlung sicher unterschritten werden.

(2) Wenn die Expositionsgrenzwerte der Haut überschritten werden können, ist geeignete Schutzkleidung zu verwenden, wenn keine anderen Maßnahmen ergriffen werden können, um die Exposition zu beseitigen oder zu minimieren. Dies kann insbesondere beim Umgang mit Lasern der Klasse 4 erforderlich sein. Hinweise zur Hautgefährdung finden sich auch in der Benutzerinformation der Hersteller.

(3) Gesichtsschutz (Visiere) und Schutzhandschuhe können besonders bei Strahlung im UV-Bereich durch UV-Laser (z. B. Excimer-Laser) erforderlich sein.

Hinweis:
Weitere hilfreiche Informationen zu Persönlicher Schutzausrüstung für Tätigkeiten mit handgeführten oder positionierten Laserbearbeitungsgeräten sind in [16] enthalten.

4.7 Schutzmaßnahmen gegen indirekte Auswirkungen

4.7.1 Schutzmaßnahmen vor inkohärenter optischer Strahlung beim Betrieb von Lasern

Bei der Anwendung von Lasern mit hoher Leistung, insbesondere beim Schweißen, Schneiden, Abtragen und Erhitzen von Material, kann eine gefährliche inkohärente optische Begleitstrahlung entstehen. Die Schutzmaßnahmen hierzu sind im Teil 3 „Maßnahmen zum Schutz vor Gefährdungen durch inkohärente optische Strahlung" der TROS IOS beschrieben.

4.7.2 Schutzmaßnahmen vor vorübergehender Blendung

(1) Die wichtigsten Schutzmaßnahmen zur Vermeidung einer vorübergehenden Blendung sind:

- Abschirmung der sichtbaren Laserstrahlung gegenüber den Beschäftigten,
- Verwendung von nicht-reflektierenden Materialien am Arbeitsplatz und
- Vermeidung des direkten Blicks in einen sichtbaren Laserstrahl.

(2) Bei Arbeiten mit sichtbarer Laserstrahlung sind darüber hinaus die Strahlverläufe so zu gestalten, dass weder ein direkter Blick in einen Strahl noch eine Reflexion eines Strahls wahrscheinlich sind.

(3) Ist die Vermeidung einer vorübergehenden Blendung nicht möglich, lässt sich eine maximale Minderung der Auswirkungen einer vorübergehenden Blendung durch die Verwendung der für die jeweilige Tätigkeit kleinstmöglichen Laserstrahlungsleistung erreichen.

4.7.3 Schutzmaßnahmen vor Brand- und Explosionsgefährdung

(1) Der Arbeitgeber hat dafür zu sorgen, dass Schutzmaßnahmen getroffen werden, wenn die Energie- oder Leistungsdichte der Laserstrahlung eine

TROS Laserstrahlung – Maßnahmen zum Schutz vor Gefährdungen

Zündung brennbarer Stoffe oder explosionsfähiger Gemische herbeiführen kann (siehe auch TRGS 800 [13] und TRBS 2152 Teil 3 [12], insbesondere Abschnitte 5.10.1 Hinweise und 5.10.2 Schutzmaßnahmen für alle Zonen). Brennbare Stoffe sind z. B. entzündbare Gase, entzündbare Flüssigkeiten und entzündbare Feststoffe gemäß Gefahrstoffverordnung sowie sonstige brennbare Materialien wie z. B. Holz, Papier, Textilien und Kunststoffe.

(2) Bei der Anwendung von Laser-Einrichtungen der Klassen 3B und 4 muss immer geprüft werden, ob ausreichende Maßnahmen gegen Brand- und Explosionsgefahren getroffen worden sind.

(3) Bei der Anwendung von Hochleistungslasern der Klasse 4 im infraroten Wellenlängenbereich ist der Brandgefahr durch Verwendung geeigneter Strahlbegrenzungen zu begegnen, z. B. durch wassergekühlte Hohlkegel.

(4) Der Arbeitgeber hat dafür zu sorgen, dass bei der medizinischen Anwendung von Laserstrahlung im Bereich von Organen, Körperhöhlen und Tuben, die brennbare Gase oder Dämpfe enthalten können, Schutzmaßnahmen gegen Brand- und Explosionsgefahr getroffen werden.

4.7.4 Schutzmaßnahmen vor entstehenden Gefahrstoffen

(1) Der Arbeitgeber hat dafür zu sorgen, dass Schutzmaßnahmen nach dem Arbeitsschutzgesetz (ArbSchG) und der Gefahrstoffverordnung (GefStoffV) getroffen werden, sofern durch Einwirkung von Laserstrahlung gesundheitsgefährdende Konzentrationen von Gefahrstoffen (Gasen, Dämpfen, Stäuben, Nebeln oder Aerosolen) entstehen können. Diese Forderung ist erfüllt, wenn der Laserbereich von Gefahrstoffen z. B. durch eine Absaugung frei gehalten wird.

(2) Werden solche Gefahrstoffe für eine spezielle Anwendung der Laserstrahlung eingesetzt, dürfen nur die dafür erforderlichen Mindestmengen im Laserbereich vorhanden sein. Es sind Maßnahmen zu treffen, die eine Gefährdung der Beschäftigten durch das Zünden dieser Stoffe verhindern. In den Technischen Regeln für Gefahrstoffe (TRGS), welche die Anforderungen der GefStoffV konkretisieren, werden beispielhaft Schutzmaßnahmen beschrieben.

Hinweis:
Bei der Einwirkung gepulster Laserstrahlung auf ein Material kann es neben der Bildung von Gasen vor allem zu einer Zerstäubung (Aerosolbildung) kommen.

4.7.5 Schutzmaßnahmen vor ionisierender Strahlung

(1) Bei der Anwendung von bestimmten Laser-Einrichtungen, die ultrakurzgepulste Laserstrahlung emittieren (z. B. Femtosekunden-Laser, UKP-Laser), kann durch die Wechselwirkung mit Materie ionisierende Strahlung als Sekundärstrahlung entstehen.

(2) Der Arbeitgeber muss beim Betrieb derartiger Anlagen die Anforderungen aus dem Gesetz zum Schutz vor der schädlichen Wirkung ionisierender Strahlung (Strahlenschutzgesetz – StrlSchG) und den zugehörigen Verordnungen einhalten und geeigneten Schutzmaßnahmen treffen.

(3) Die vom Hersteller mitgelieferten Benutzerinformationen sowie die Warnhinweise am Gerät sind zu beachten.

4.8 Verwendung von Arbeitsmitteln durch die Beschäftigten

Der Arbeitgeber hat dafür zu sorgen, dass Beschäftigte

- die Laser-Einrichtungen entsprechend der Betriebsanweisung nach Abschnitt 6 bestimmungsgemäß verwenden,
- dem zuständigen Vorgesetzten jede von ihnen festgestellte unmittelbare erhebliche Gefahr für die Sicherheit und Gesundheit durch Laserstrahlung sowie jeden an den Schutzsystemen festgestellten Defekt an Laser-Einrichtungen unverzüglich melden.

5 Unterweisung

Basis für die Unterweisung der Beschäftigten ist das Ergebnis der Gefährdungsbeurteilung und der sich daraus ableitenden Schutzmaßnahmen. Detaillierte Informationen zur Unterweisung sind im Abschnitt 7 des Teils 1 „Beurteilung der Gefährdung durch Laserstrahlung" der TROS Laserstrahlung zu finden.

6 Betriebsanweisung

(1) Zugangsregelungen und Anwendung persönlicher Schutzausrüstungen sind erforderlichenfalls in einer Betriebsanweisung zu regeln. Bei jeder maßgeblichen Veränderung der Arbeitsbedingungen muss die Betriebsanweisung aktualisiert werden.

(2) Eine Betriebsanweisung kann folgende Inhalte haben:
1. Anwendungsbereich,
2. Gefährdungen für den Menschen,
3. Schutzmaßnahmen und Verhaltensregeln,
4. Verhalten bei Störungen,
5. Verhalten bei Unfällen,
6. Abschluss der Arbeiten.

(3) Ein Muster für eine Betriebsanweisung ist im Anhang 5 dieser TROS Laserstrahlung zu finden.

7 Literaturhinweise

[1] DIN 5685-1:2003-07: Rundstahlketten ohne Belastungsprüfung – Teil 1: Langgliedrig

[2] DIN EN 207:2012-04: Persönlicher Augenschutz – Filter und Augenschutzgeräte gegen Laserstrahlung (Laserschutzbrillen)

[3] DIN EN 208:2010-04: Persönlicher Augenschutz – Augenschutzgeräte für Justierarbeiten an Lasern und Laseraufbauten (Laser-Justierbrillen)

[4] DIN EN 12254:2012-04: Abschirmungen an Laserarbeitsplätzen – Sicherheitstechnische Anforderungen und Prüfung

[5] DIN EN 60079-28:2013-03: Explosionsgefährdete Bereiche – Teil 28: Schutz von Geräten und Übertragungssystemen die mit optischer Strahlung arbeiten

[6] DIN EN 60825-1:2008-05: Sicherheit von Lasereinrichtungen – Teil 1: Klassifizierung von Anlagen und Anforderungen

[7] DIN EN 60825-2:2011-06: Sicherheit von Lasereinrichtungen – Teil 2: Sicherheit von Lichtwellenleiter-Kommunikationssystemen (LWLKS)

[8] DIN EN 60825-4:2011-12: Sicherheit von Lasereinrichtungen – Teil 4: Laserschutzwände

[9] DIN EN 60825-12:2004-12: Sicherheit von Lasereinrichtungen – Teil 12: Sicherheit von optischen Freiraumkommunikationssystemen für die Informationsübertragung

[10] DIN EN ISO 11553-1:2009-03: Sicherheit von Maschinen – Laserbearbeitungsmaschinen – Teil 1: Allgemeine Sicherheitsanforderungen

[11] Technische Regel für Arbeitsstätten ASR A1.3 „Sicherheits- und Gesundheitsschutzkennzeichnung", GMBl 2013, S. 334 [Nr. 16] (v. 13.3.2013)
http://www.baua.de/de/Themen-von-A-Z/Arbeitsstaetten/ASR/pdf/ASR-A1-3.pdf

[12] Technische Regeln für Betriebssicherheit TRBS 2152, Teil 3, „Gefährliche explosionsfähige Atmosphäre – Vermeidung der Entzündung gefährlicher explosionsfähiger Atmosphäre", GMBl 2009, S. 1583 [Nr. 77] (v. 20.11.2009)
http://www.baua.de/de/Themen-von-A-Z/Anlagen-und-Betriebssicherheit/TRBS/pdf/TRBS-2152-Teil-3.pdf

[13] Technische Regeln für Gefahrstoffe TRGS 800 „Brandschutzmaßnahmen", GMBl 2011, S. 33-42 [Nr. 2] (v. 31.1.2011)
http://www.baua.de/de/Themen-von-A-Z/Gefahrstoffe/TRGS/pdf/TRGS-800.pdf

[14] DGUV Information 203-042: Auswahl und Benutzung von Laser-Schutz- und Justierbrillen (BGI 5092)
http://publikationen.dguv.de/dguv/pdf/10002/bgi5092.pdf

[15] Fachausschuss Information „Betrieb von Laser-Einrichtungen für medizinische und kosmetische Anwendungen", Fachausschuss Elektrotechnik, Deutsche Gesetzliche Unfallversicherung (2009)

[16] Arbeitswissenschaftliche Erkenntnisse Nr. 132, Persönliche Schutzausrüstung für Tätigkeiten mit handgeführten oder positionierten Laserbearbeitungsgeräten, Bundesanstalt für Arbeitsschutz und Arbeitsmedizin, Dortmund (2007)
http://www.baua.de/de/Publikationen/AWE/Band4/AWE132.html

Weitere Literaturquellen

- DGUV Regel 112-189: Benutzung von Schutzkleidung
http://publikationen.dguv.de/dguv/pdf/10002/bgr189.pdf

- DGUV Regel 112-192: Benutzung von Augen- und Gesichtsschutz
http://publikationen.dguv.de/dguv/pdf/10002/bgr192.pdf

- DGUV Information 204-022: Erste Hilfe im Betrieb
http://publikationen.dguv.de/dguv/pdf/10002/i-509.pdf

- DGUV Information 203-036: Laser-Einrichtungen für Show- oder Projektionszwecke
http://publikationen.dguv.de/dguv/pdf/10002/bgi5007.pdf

TROS Laserstrahlung – Maßnahmen zum Schutz vor Gefährdungen

- DGUV Information 203-039: Umgang mit Lichtwellenleiter-Kommunikations-Systeme (LWKS)
  http://publikationen.dguv.de/dguv/pdf/10002/bgi5031.pdf

Auf den Abdruck der Anhänge wird verzichtet.

Technische Regeln für Betriebssicherheit

Technische Regeln für Betriebssicherheit

TRBS 1111
Gefährdungsbeurteilung

Ausgabe: März 2018
GMBl 2018 S. 401 [Nr. 22]
Änderungen und Ergänzungen: GMBl 2019 S. 292 [Nr. 13-16]

1 Anwendungsbereich und Zielsetzung

(2) Diese Technische Regel soll den Arbeitgeber im Hinblick auf die Vorgehensweise bei der Durchführung der Gefährdungsbeurteilung nach § 3 Betriebssicherheitsverordnung (BetrSichV) unterstützen. Ziel der Gefährdungsbeurteilung ist es, die auftretenden Gefährdungen der Beschäftigten bei der Verwendung von Arbeitsmitteln zu beurteilen und daraus notwendige und geeignete Schutzmaßnahmen abzuleiten. Dabei muss die Sicherheit der Beschäftigten auch im Gefahrenbereich des Arbeitsmittels gewährleistet werden. Hinsichtlich der überwachungsbedürftigen Anlagen im Sinne § 2 Absatz 13 BetrSichV muss die Gefährdungsbeurteilung auch den Schutz anderer Personen im Gefahrenbereich (z. B. Besucher, Kunden, Patienten) berücksichtigen.

(2) Bei den in den Anhängen 1 und 2 genannten Empfehlungen

- für die Berücksichtigung psychischer Belastungen in der Gefährdungsbeurteilung (Anhang 1) und
- für die Dokumentation der Ergebnisse der Gefährdungsbeurteilung anhand von ausgewählten Beispielen (Anhang 2) handelt es sich um Empfehlungen gemäß § 21 Absatz 6 Nummer 2 BetrSichV, die, im Gegensatz zu den in § 21 Absatz 6 Nummer 1 BetrSichV genannten Regeln und Erkenntnissen, keine Vermutungswirkung entfalten (vgl. § 4 Absatz 3 Satz 2 BetrSichV).

2 Begriffsbestimmungen

(1) **Gefährdungsbeurteilung** im Sinne dieser TRBS ist die systematische Ermittlung und Bewertung von Gefährdungen der Beschäftigten, die nach fachkundiger Einschätzung und vorliegender Erfahrung des Arbeitgebers bei der Verwendung von Arbeitsmitteln auftreten und berücksichtigt werden müssen. Bei überwachungsbedürftigen Anlagen sind dabei auch andere Personen im Gefahrenbereich zu berücksichtigen. Die Gefährdungsbeurteilung dient dem Ziel, die notwendigen und geeigneten Schutzmaßnahmen für Sicherheit und Gesundheitsschutz festzulegen. Dabei sind auch vorhersehbare Betriebsstörungen und Notfallsituationen zu berücksichtigen.

(2) **Gefährdung** ist die Möglichkeit eines Gesundheitsschadens oder einer gesundheitlichen Beeinträchtigung ohne bestimmte Anforderungen an deren

Ausmaß oder Eintrittswahrscheinlichkeit.

(3) **Gefährdungsfaktor** ist ein Sammelbegriff für Gefährdungen, die durch gleichartige oder ähnliche Wirkungsweisen gekennzeichnet sind.

(4) **Arbeitsgegenstände** im Sinne dieser TRBS sind die im Zuge des Arbeitsablaufs unter Verwendung von Arbeitsmitteln transportierten, be- oder verarbeiteten Objekte.

(5) **Bestimmungsgemäße Verwendung eines Arbeitsmittels** im Sinne dieser TRBS ist die Verwendung, die nach den Angaben des Herstellers festgelegt ist. Die vom Hersteller vorgesehenen Schutzmaßnahmen sind auf die bestimmungsgemäße Verwendung des Arbeitsmittels ausgerichtet. Als bestimmungsgemäße Verwendung eines Arbeitsmittels im Sinne dieser TRBS gilt auch der Betrieb von Anlagen, die der Arbeitgeber in eigener Verantwortung errichtet und für die er im Rahmen der Gefährdungsbeurteilung Schutzmaßnahmen festgelegt hat.

(6) Die **vom Arbeitgeber vorgesehene Verwendung eines Arbeitsmittels** im Sinne dieser TRBS ist die Verwendung, die vom Arbeitgeber unter Berücksichtigung der betrieblichen Einsatzbedingungen und der Art der auszuführenden Arbeiten festgelegt wird. Sie kann von der bestimmungsgemäßen Verwendung abweichen. Die Schutzmaßnahmen des Arbeitgebers sind auf die vorgesehene Verwendung ausgerichtet.

(7) Besondere **Betriebszustände** im Sinne dieser TRBS sind Phasen der Verwendung von Arbeitsmitteln, bei denen die am Normalbetrieb orientierten Schutzmaßnahmen keine ausreichende Wirksamkeit entfalten oder außer Kraft gesetzt werden müssen.

(8) **Schutzkonzept** ist die Verknüpfung der technischen, organisatorischen und personenbezogenen Schutzmaßnahmen zur sicheren Verwendung eines Arbeitsmittels, um das in der BetrSichV geforderte Sicherheitsniveau zu erreichen.

3 Verantwortung für die Durchführung der Gefährdungsbeurteilung

(1) Für die Durchführung der Gefährdungsbeurteilung einschließlich der Dokumentation ist der Arbeitgeber im Rahmen seiner betrieblichen Organisation verantwortlich (§ 3 Absatz 1 Satz 1 BetrSichV). Er kann ihm obliegende Aufgaben entsprechend § 13 Absatz 2 ArbSchG schriftlich übertragen. Nähere Angaben für die Zusammenarbeit mit anderen Arbeitgebern sind in Abschnitt 5.5.5 enthalten.

(2) Der Arbeitgeber hat nach § 4 Absatz 6 BetrSichV die Belange des Arbeitsschutzes in Bezug auf die Verwendung von Arbeitsmitteln angemessen in seine betriebliche Organisation einzubinden und hierfür die erforderlichen personellen, finanziellen und organisatorischen Voraussetzungen zu schaffen. Insbesondere hat er dafür zu sorgen, dass bei der Gestaltung der Arbeitsorganisation, des Arbeitsverfahrens und des Arbeitsplatzes sowie bei der Auswahl und beim zur Verfügung stellen der Arbeitsmittel alle mit der Sicherheit und dem Gesundheitsschutz der Beschäftigten zusammenhängen-

den Faktoren, einschließlich der psychischen, ausreichend berücksichtigt werden.

(3) Die Gefährdungsbeurteilung darf nur von fachkundigen Personen nach § 2 Absatz 5 BetrSichV durchgeführt werden. Verfügt der Arbeitgeber nicht selbst über die entsprechenden Kenntnisse, so hat er sich durch eine oder mehrere Personen fachkundig beraten zu lassen (§ 3 Absatz 3 Satz 4 BetrSichV). Die Fachkunde setzt auch Kenntnisse der betrieblichen Gegebenheiten voraus, z. B. Erfahrungswissen von Beschäftigten.

(4) Der Arbeitgeber hat sicherzustellen, dass auftretende Gefährdungen erkannt und angemessen berücksichtigt werden. Er hat dafür zu sorgen, dass die getroffenen Schutzmaßnahmen während der gesamten Verwendungsdauer des Arbeitsmittels wirksam sind, die Wirksamkeit überprüft wird (§ 4 Absatz 5 Satz 1 BetrSichV), die Schutzmaßnahmen erforderlichenfalls an geänderte Gegebenheiten angepasst und bedarfsgerecht dokumentiert werden (§ 3 Absatz 8 BetrSichV). Zu den Vorkehrungen, die der Arbeitgeber diesbezüglich treffen muss, gehören z. B.

- Verantwortliche festlegen,
- Koordination mit anderen Arbeitgebern (sofern erforderlich, siehe § 13 BetrSichV),
- Abläufe planen,
- Schutzmaßnahmen festlegen,
- Qualifikation der Beschäftigten sicherstellen,
- Anweisungen erteilen und Beschäftigte unterweisen,
- Informations- und Meldepflichten festlegen,

- sich nach § 3 Absatz 7 Nummer 3 BetrSichV von der Wirksamkeit der Maßnahmen überzeugen,
- sicherstellen, dass die Beschäftigten ihren Mitwirkungspflichten nachkommen können,
- Kontrollpflichten gestalten.

4 Grundsätze zur Vorgehensweise bei der Durchführung der Gefährdungsbeurteilung

4.1 Erstellung und Aktualisierung der Gefährdungsbeurteilung

(1) Die Gefährdungsbeurteilung soll bereits vor der Auswahl und der Beschaffung von Arbeitsmitteln begonnen werden (§ 3 Absatz 3 Satz 1 BetrSichV), da deren grundlegende Eigenschaften durch nachträglich getroffene Schutzmaßnahmen nur eingeschränkt beeinflusst werden können. Weiterhin kann bei nachträglich getroffenen Schutzmaßnahmen eine nachteilige Auswirkung auf die Gebrauchstauglichkeit nicht immer ausgeschlossen werden, was z. B. zu erschwerter Handhabbarkeit und zu Manipulationsanreizen führen kann. Weitergehende Informationen enthält die Empfehlung für Betriebssicherheit EmpfBS 1113 Beschaffung von Arbeitsmitteln.

(2) Die Gefährdungsbeurteilung ist vor der erstmaligen Verwendung eines Arbeitsmittels durchzuführen und zu dokumentieren (§ 3 Absatz 8 BetrSichV).

(3) Die Gefährdungsbeurteilung ist regelmäßig zu überprüfen (§ 3 Absatz 7 BetrSichV). Dabei ist der Stand der Technik in Bezug auf die sichere Ver-

wendung des Arbeitsmittels zu berücksichtigen. Soweit erforderlich sind die Schutzmaßnahmen bei der Verwendung von Arbeitsmitteln anzupassen. Für die Überprüfung der Gefährdungsbeurteilung sind keine Zeitintervalle vorgegeben, der Arbeitgeber legt diese jeweils eigenverantwortlich fest. Konkrete Anlässe für eine Überprüfung können z. B. sicherheitsrelevante Hinweise von Beschäftigten, Sachschäden, Störungen, Änderung von Arbeitsverfahren oder Änderung des Standes der Technik sein. Die Überprüfung ist unter Angabe des Datums zu dokumentieren.

(4) Anlässe für eine unverzügliche Aktualisierung sind in § 3 Absatz 7 BetrSichV genannt:

1. sicherheitsrelevante Veränderungen der Arbeitsbedingungen einschließlich der Änderung von Arbeitsmitteln,
2. neue Informationen, insbesondere Erkenntnisse aus dem Unfallgeschehen oder aus der arbeitsmedizinischen Vorsorge oder
3. wenn die Prüfung der Wirksamkeit der Schutzmaßnahmen ergeben hat, dass die festgelegten Schutzmaßnahmen nicht wirksam oder nicht ausreichend sind.

(5) Bei Änderungen von Arbeitsmitteln hat der Arbeitgeber auch zu beurteilen, ob er Herstellerpflichten zu beachten hat, die sich aus anderen Rechtsvorschriften, insbesondere dem Produktsicherheitsgesetz oder einer Verordnung nach § 8 Absatz 1 des Produktsicherheitsgesetzes ergeben (§ 10 Absatz 5 Satz 4 BetrSichV).

4.2 Allgemeine Gesichtspunkte

(1) In die Gefährdungsbeurteilung sind alle bei der Verwendung von Arbeitsmitteln auftretenden Gefährdungen nach § 3 Absatz 2 BetrSichV einzubeziehen. Dabei sind insbesondere auch die in Nummer 4.3 und 4.4 genannten Gesichtspunkte zu berücksichtigen.

(2) Bei der Gefährdungsbeurteilung sind die voraussehbaren Tätigkeiten in allen Phasen der Verwendung der Arbeitsmittel zu berücksichtigen, z. B.

- Montieren und Installieren,
- Bedienen und Überwachen,
- An- oder Abschalten oder Einstellen,
- Gebrauchen, Einrichten, Rüsten, Störungsbeseitigung,
- Betreiben einschließlich An- und Abfahrbetrieb,
- Instandhalten,
- Reinigen,
- Prüfen, Abnehmen,
- Umbauen, Ändern,
- Erproben, z. B. nach Errichtung, Umrüstung, Instandsetzung,
- Außerbetriebnahme, Demontieren,
- Transportieren, Aufbewahren,
- Überwachen.

(3) Der Umfang und die Methodik der Gefährdungsbeurteilung hängen von der Art des betrachteten Arbeitsmittels (z. B. seiner Komplexität), den Arbeitsgegenständen, der Arbeitsumgebung und den sonstigen betrieblichen Aufstell- und Einsatzbedingungen ab.

(4) Bei der gleichartigen Verwendung von Arbeitsmitteln kann die Gefährdungsbeurteilung zusammengefasst werden. Dazu können folgende Kriterien herangezogen werden:

- Arbeitsmittel und deren Einsatzbedingungen,
- gleichartige Gefährdungen,
- gleichartige Tätigkeit,
- gleichartige Anforderungen an die Qualifikation der Beschäftigten,
- Arbeitsumgebung,
- Arbeitsbedingungen.

Unter Berücksichtigung der genannten Kriterien kann die Gefährdungsbeurteilung auch für Arbeitsmittel zusammengefasst werden, die zwar mehrteilig sind, aber als Gebrauchseinheit verwendet werden, z. B. ein Satz von Handwerkzeugen in einem Werkzeugkasten oder an einer Werkbank, die Standardausstattung eines Büroarbeitsplatzes oder eines Näharbeitsplatzes, die medizinische Standardausrüstung eines Behandlungsplatzes.

(5) Bei der Beurteilung der Gefährdungen sind auch Gefährdungen für Beschäftigte des Arbeitgebers zu berücksichtigen, die die jeweiligen Arbeitsmittel nicht selbst verwenden, sich aber im Gefahrenbereich der verwendeten Arbeitsmittel befinden. Bei überwachungsbedürftigen Anlagen sind auch Gefährdungen anderer Personen im Gefahrenbereich zu berücksichtigen.

(6) Bei der Gefährdungsbeurteilung berücksichtigt der Arbeitgeber die vom Hersteller eines Arbeitsmittels mitgelieferten Gebrauchs- oder Betriebsanleitungen (z. B. Angaben zu vorgesehener Betriebsweise, Ausrüstung und Angaben zur sicheren Verwendung). Soweit von der bestimmungsgemäßen Verwendung des Herstellers abgewichen wird, sind die Abweichungen bezüglich der Auswirkung auf die Gefährdungen zu beurteilen.

(7) Vor der erstmaligen Verwendung eines Arbeitsmittels hat der Arbeitgeber die Wirksamkeit der Schutzmaßnahmen zu überprüfen, soweit entsprechende Prüfungen nicht bereits nach § 14 oder § 15 BetrSichV durchgeführt wurden (§ 4 Absatz 5 BetrSichV). Die Wirksamkeit der Schutzmaßnahmen vor der erstmaligen Verwendung kann angenommen werden, wenn z. B.

- die vorhandenen technischen Schutzmaßnahmen funktionsfähig sind, z. B.
  - nichttrennende bzw. trennende Schutzeinrichtungen nach Angaben in der Betriebsanleitung und nach dem Ergebnis der Gefährdungsbeurteilung, insbesondere hinsichtlich der vom Arbeitgeber vorgesehenen Verwendung vorhanden und aktiviert sind,
  - Grenzwerte eingehalten werden, indem z. B. Schallschutzhauben bzw. Absaugeinrichtungen vorhanden sind,
  - eine Lüftung den rechnerisch ermittelten Luftstrom erreicht,
  - eine Grenzwertüberwachung funktionsfähig ist,
- die Beschäftigten unterwiesen sind und erforderlichenfalls nach den Angaben in der Betriebsanleitung eingearbeitet sind,
- die notwendige persönliche Schutzausrüstung vorhanden ist,
- die notwendigen Hilfsmittel vorhanden sind.

(8) Bei der Gefährdungsbeurteilung sind Art und Umfang der erforderlichen Prüfungen sowie Fristen der wiederkehrenden Prüfungen zu ermitteln (§ 3 Absatz 6 Satz 1 BetrSichV). Ferner

TRBS 1111

hat der Arbeitgeber zu ermitteln und festzulegen, welche Voraussetzungen die zur Prüfung befähigten Personen erfüllen müssen, die von ihm mit den Prüfungen von Arbeitsmitteln nach den §§ 14, 15 und 16 BetrSichV zu beauftragen sind (§ 3 Absatz 6 Satz 6 BetrSichV). Nähere Ausführungen zu Satz 1 und 2 enthalten TRBS 1201 ff. und TRBS 1203.

4.3 Einbeziehung von Gefährdungen durch Arbeitsmittel, Arbeitsumgebung sowie Arbeitsgegenstände

(1) Gefährdungen, die sich durch die Arbeitsmittel selbst ergeben können, sind z. B. rotierende Maschinenteile, scharfkantige Werkzeuge, Lärm oder Brand- oder Explosionsgefährdung. Dabei ist zu beachten, dass für die Beurteilung der bei der Verwendung von Arbeitsmitteln auftretenden Gefährdungen neben der BetrSichV ggf. weitere Rechtsvorschriften mit Relevanz für die sichere Verwendung von Arbeitsmitteln zu berücksichtigen sind, z. B. OStrV, GefStoffV, LärmVibrationsArbSchV, ArbStättV (vgl. Abschnitt 5.3 Absatz 4).

(2) Aus der Arbeitsumgebung können sich z. B. Einflüsse aus Blendung, Windlast, nicht ausreichender Tragfähigkeit des Untergrundes, Staubentwicklung, explosionsgefährdeten Bereichen, Nähe zu unter Spannung stehenden Teilen, Wechselwirkungen mit anderen Arbeitsmitteln, der Arbeitsstätte und mit baulichen Anlagen etc. ergeben. Weiterhin können Gefährdungen daraus resultieren, dass Arbeit an wechselnden oder öffentlichen Orten stattfindet, z. B. bei Rettungseinsätzen auf der Straße oder in Privathaushalten.

(3) Bei Tätigkeiten mit Arbeitsmitteln können Gefährdungen durch Arbeitsgegenstände, z. B. durch ungesicherte Ladung, wegfliegende Teile, Stofffreisetzung bei der Bearbeitung von Arbeitsgegenständen, gefährliche Oberflächen von Arbeitsgegenständen, auftreten.

4.4 Berücksichtigung der Gebrauchstauglichkeit, der alterns- und altersgerechten Gestaltung, ergonomisch relevanter Zusammenhänge sowie der physischen und psychischen Belastung bei der Verwendung von Arbeitsmitteln

Die nachfolgenden Erläuterungen sind für ausgewählte Aspekte als Hilfestellung zu verstehen. Die angegebenen Verweise berücksichtigen bereits bestehende Regeln und Normen (siehe Literaturverzeichnis Abschnitt 6), soweit sie den Anwendungsbereich der Betriebssicherheitsverordnung betreffen.

4.4.1 Gebrauchstauglichkeit (§ 3 Absatz 2 Satz 2 Nummer 1 BetrSichV)

Im Sinne dieser TRBS bezieht sich die **Gebrauchstauglichkeit** insbesondere auf die Eignung eines Arbeitsmittels, bei dessen Verwendung durch die dazu bestimmten Beschäftigten und unter den gegebenen Einsatzbedingungen die Arbeitsaufgabe sicherheits- und gesundheitsgerecht zu erfüllen. Weitere Hinweise siehe [1], [2].

4.4.2 Alterns- und altersgerechte Gestaltung (§ 3 Absatz 2 Satz 2 Nummer 1 BetrSichV)

(1) **Altersgerechte Gestaltung** bedeutet im Sinne dieser TRBS die angemessene Anpassung der Arbeitsbedingungen

bei der Verwendung von Arbeitsmitteln im Hinblick auf den Erhalt der Gesundheit der Beschäftigten über die gesamte Erwerbsbiografie hinweg und schließt damit alle Altersgruppen ein. Sie soll eine altersunabhängige Verwendung von Arbeitsmitteln durch Anwendung ergonomischer Gestaltungsprinzipien ermöglichen, die ungünstige Belastungen und daraus folgende gesundheitliche Beanspruchungen vermeiden. Darüber hinaus soll eine dynamische Anpassung des Arbeitssystems bzw. einzelner Elemente möglich sein, die den (voraussichtlichen) Folgen des Alterungsprozesses der Beschäftigten Rechnung trägt, z. B. durch Höhenverstellbarkeit bei Schreib- und Arbeitstischen.

(2) **Altersgerechte Gestaltung** im Hinblick auf die Verwendung eines Arbeitsmittels bezieht sich auf die Ausrichtung an den spezifischen Ausprägungen von Fähigkeiten einer bestimmten Altersgruppe der Beschäftigten. Während verschiedene Faktoren der Leistungsfähigkeit im Verlauf des Alterungsprozesses der Beschäftigten eher konstant bleiben, nehmen andere eher zu, z. B. Erfahrungswissen, oder eher ab, z. B. Sehvermögen. Schutzmaßnahmen zur altersgerechten Arbeitsgestaltung haben die jeweils gegebenen Leistungsvoraussetzungen zur Grundlage, z. B. altersgemischte Teams zwecks Erfahrungsaustausch zur sicheren Verwendung von Arbeitsmitteln oder die Erhöhung der Beleuchtungsstärke bei nachlassendem Sehvermögen.

Bemerkung:
Schutzmaßnahmen zur altersgerechten Gestaltung können auch bereits Maßnahmen zur altersgerechten Gestaltung mit abdecken, zum Beispiel Einstellmöglichkeiten der Beleuchtungsstärke als altersgerechte Maßnahme, Anpassung der Beleuchtungsstärke an das Sehvermögen als altersgerechte Maßnahme.

4.4.3 Ergonomische Zusammenhänge (§ 3 Absatz 2 Satz 2 Nummer 1 BetrSichV)

Unter **ergonomischen Zusammenhängen** ist die Anpassung eines Arbeitsmittels und seiner Verwendung an den Menschen zu verstehen, welche bei der Auswahl von Arbeitsmitteln und bei der Festlegung von Schutzmaßnahmen zu berücksichtigen ist. Die Beurteilung von ergonomischen Zusammenhängen orientiert sich an Kriterien der menschengerechten Gestaltung der Arbeit, insbesondere der Ausführbarkeit, der Schädigungslosigkeit, der Beeinträchtigungsfreiheit und der Zumutbarkeit [3], [4]. An den Schnittstellen zwischen Mensch und Arbeitsmittel ergeben sich psychische und physische Belastungen. Dabei ist insbesondere das Zusammenwirken von

- Beschäftigten,
- Arbeitsmitteln,
- Arbeitsgegenständen,
- Arbeitsplatz und Einsatzbedingungen,
- Arbeits- und Fertigungsverfahren,
- Arbeitsorganisation,
- Arbeitsablauf sowie
- Arbeitsaufgabe zu berücksichtigen.

Weitere Hinweise zu den Grundsätzen ergonomischer Arbeitsgestaltung sind in [5], [6] zu finden.

4.4.4 Physische und psychische Belastung bei der Verwendung von Arbeitsmitteln (§ 3 Absatz 2 Satz 2 Nummer 3 BetrSichV)

(1) Als **physische Belastung** wird die Gesamtheit aller erfassbaren Einflüsse,

die von außen auf den Menschen zukommen und physisch auf ihn einwirken, verstanden (in Anlehnung an [5]).

(2) Als **psychische Belastung** wird die Gesamtheit aller erfassbaren Einflüsse, die von außen auf den Menschen zukommen und psychisch auf ihn einwirken, verstanden [7].

(3) Im Rahmen der Gefährdungsbeurteilung sind die **physische** und **psychische Belastung** der Beschäftigten, die von der Verwendung von Arbeitsmitteln ausgehen und die nach arbeitswissenschaftlichen Erkenntnissen zu gesundheitsbeeinträchtigenden Wirkungen führen können, zu ermitteln. Soweit diese Belastungsfaktoren bereits an anderer Stelle in der Gefährdungsbeurteilung berücksichtigt wurden, ist eine erneute Betrachtung nicht erforderlich. Ziel ist es, hieraus Schutzmaßnahmen gegen auftretende Gefährdungen abzuleiten. Hierbei ist das gesamte Arbeitssystem einschließlich der vorhersehbaren Einsatzbedingungen zu betrachten. Das Arbeitssystem umfasst das Zusammenwirken einzelner oder mehrerer Beschäftigter mit Arbeitsmitteln, die unter den durch Arbeitsumgebung und Arbeitsorganisation gegebenen Bedingungen eine Arbeitsaufgabe erfüllen. Der Begriff des Arbeitssystems und die daraus resultierende systematische Einbeziehung der entstehenden Gefährdungen sind in der TRBS 1151 dargestellt.

(4) Mögliche **physische Belastungsfaktoren** (z. B. Handhabung schwerer Lasten), die bei der Gefährdungsbeurteilung relevant sein können, sind in der „Leitlinie Gefährdungsbeurteilung und Dokumentation" der Gemeinsamen Deutschen Arbeitsschutzstrategie [8] zu finden.

(5) Mögliche **psychische Belastungsfaktoren** (z. B. Variabilität der Arbeitsaufgabe), die bei der Gefährdungsbeurteilung relevant sein können, sind in der Broschüre „Empfehlungen zur Umsetzung der Gefährdungsbeurteilung psychischer Belastung" der Gemeinsamen Deutschen Arbeitsschutzstrategie [9] zu finden.

Bemerkung:
In Abgrenzung zur psychischen Belastung ist unter der psychischen Beanspruchung die unmittelbare (nicht langfristige) Auswirkung der psychischen Belastung im Individuum in Abhängigkeit von seinen jeweiligen überdauernden und augenblicklichen Voraussetzungen, einschließlich der individuellen Bewältigungsstrategien, zu verstehen (nach [7]). Individuelle, in der Person des einzelnen Beschäftigten liegende Kriterien (z. B. körperliche und geistige Konstitution) werden in Bezug auf Arbeitsmittel in der Gefährdungsbeurteilung grundsätzlich nicht berücksichtigt.

(6) Empfehlungen zur Berücksichtigung der psychischen Belastung bei der Gefährdungsbeurteilung an der Schnittstelle Mensch – Arbeitsmittel befinden sich im Anhang 1.

4.5 Einbeziehung vorhersehbarer Betriebsstörungen in die Gefährdungsbeurteilung (§ 3 Absatz 2 Satz 2 Nummer 4 BetrSichV)

(1) Vorhersehbare Betriebsstörungen sind Ereignisse, die den Arbeitsablauf behindern oder zur Einstellung der Arbeiten führen und bei denen die für den Normalbetrieb des Arbeitsmittels

getroffenen Schutzmaßnahmen teilweise oder ganz außer Kraft gesetzt sein können. Eine solche Betriebsstörung kann z. B. der plötzliche Ausfall eines Arbeitsmittels sein.

(2) Für die Beseitigung von Betriebsstörungen hat der Arbeitgeber auf Grundlage der Gefährdungsbeurteilung geeignete Maßnahmen festzulegen, die die Sicherheit und die Gesundheit der Beschäftigten oder anderer Personen während der Dauer dieser Arbeiten gewährleisten.

4.6 Ermittlung von Art und Umfang erforderlicher Prüfungen und der Voraussetzungen der zur Prüfung befähigten Personen, Festlegung des Soll-Zustandes des Arbeitsmittels (§ 3 Absatz 6 BetrSichV)

(1) Der Sollzustand ist der vom Arbeitgeber festgelegte sichere Zustand des Arbeitsmittels, der sich aus dem Ergebnis der Gefährdungsbeurteilung ergeben muss. Bei der Festlegung des Sollzustandes sind insbesondere zu berücksichtigen:

- Rechtsvorschriften und technische Regeln mit Anforderungen an Arbeitsmittel einschl. überwachungsbedürftige Anlagen;
- Art der mit dem Arbeitsmittel auszuführenden Arbeiten, Funktion des Arbeitsmittels, standardisierte oder vereinbarte Betriebsbedingungen wie Herstellerspezifikationen oder das Schutzkonzept von Anlagen;
- Informationen zum Arbeitsmittel, insbesondere die Betriebsanleitung des Herstellers;
- Angaben zu sicherheitsrelevanten Sachverhalten wie

- erforderliche Sicherheitsabstände und ggf. vorhandene Gefahrenbereiche,
- erforderliche Mess-, Steuer- und Regelvorrichtungen,
- Leistungsaufnahme,
- Schallleistungspegel,
- zulässige Abnutzungsraten,
- erforderliche Schutzeinrichtungen wie Lichtschranken, Kontaktleisten oder Schutzgitter,
- Grenzbedingungen (z. B. Drehzahl, Geschwindigkeiten, Lasten, Bearbeitungszeiträume, Druck, Temperatur),
- Umgebungsbedingungen wie Klima und Beleuchtung;
- Betriebsabläufe;
- Zugangsmöglichkeiten;
- Erfahrungswerte aus der Prüfung vergleichbarer Arbeitsmittel.

(2) Die Durchführung der Gefährdungsbeurteilung im Hinblick auf Ermittlung von Art, Umfang und Fristen von Prüfungen nach § 3 Absatz 6 Satz 1 BetrSichV sind in TRBS 1201 und TRBS 1201 Teile 1–5 geregelt. Die Anforderungen an die Voraussetzungen der zur Prüfung befähigten Personen sind in TRBS 1203 geregelt.

5 Durchführung der Gefährdungsbeurteilung

5.1 Allgemeines

(1) Der Arbeitgeber ermittelt die bei der Verwendung des Arbeitsmittels auftretenden Gefährdungen. Ergibt die Bewertung der Gefährdungen, dass eine sichere Verwendung des Arbeitsmittels nicht möglich ist, so hat der Arbeitgeber geeignete Schutzmaßnahmen zu treffen, um die Gefährdungen so weit

wie möglich zu reduzieren (Rangfolge der Schutzmaßnahmen s. Abschnitt 5.5.1).

(2) Grundsätzlich umfassen die festzulegenden Schutzmaßnahmen

- die grundlegenden Schutzmaßnahmen nach § 6 BetrSichV,
- Schutzmaßnahmen bei Gefährdungen durch Energien (An- und Abfahren von Arbeitsmitteln) nach § 8 BetrSichV,
- weitere Schutzmaßnahmen nach § 9 BetrSichV,
- Schutzmaßnahmen bei Instandhaltung oder Änderung von Arbeitsmitteln nach § 10 BetrSichV,
- Schutzmaßnahmen für besondere Betriebszustände, bei Betriebsstörungen, Unfällen und Notfällen nach § 11 BetrSichV,
- Schutzmaßnahmen zum Brand- und Explosionsschutz.

(3) Für die Beschaffung von Arbeitsmitteln kann der Arbeitgeber die Empfehlungen zur Beschaffung von Arbeitsmitteln gemäß EmpfBS 1113 heranziehen.

(4) Die Prozessschritte bei der Durchführung der Gefährdungsbeurteilung sind in der nachfolgenden Abbildung dargestellt.

TRBS 1111

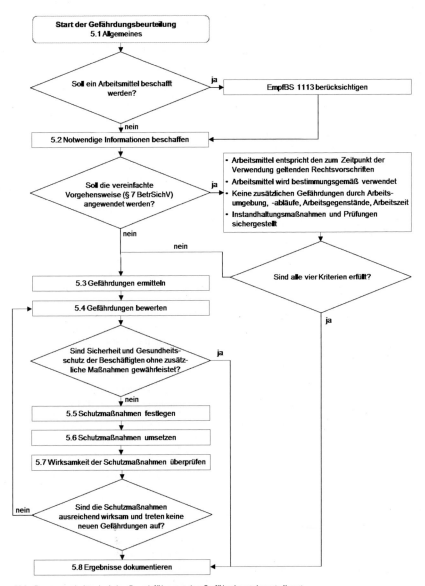

Abb. Prozessschritte bei der Durchführung der Gefährdungsbeurteilung

TRBS 1111

5.2 Notwendige Informationen beschaffen

Zur Vorbereitung der Gefährdungsbeurteilung hat der Arbeitgeber die notwendigen Informationen für die zu beurteilenden Arbeitsmittel im Hinblick auf die Verwendung und die Beschaffenheit zu beschaffen.

5.2.1 Informationen zur Verwendung des Arbeitsmittels

(1) Der Arbeitgeber hat die Tätigkeiten unter Berücksichtigung aller Phasen der Verwendung der Arbeitsmittel zu ermitteln.

(2) Für die auftretenden Gefährdungen ist zu ermitteln, ob in der BetrSichV, den TRBS oder anderen Veröffentlichungen des Ausschusses für Betriebssicherheit (ABS) Schutzmaßnahmen einschließlich Festlegungen zu Prüfungen enthalten sind.

(3) Bereits vorliegende Gefährdungsbeurteilungen oder Dokumente mit entsprechenden Inhalten (z. B. Sicherheitsberichte, Unterlagen von Herstellern, Explosionsschutzdokument) können genutzt werden, sofern sie auf die Arbeitsmittel, Arbeitsbedingungen und Verfahren im Betrieb anwendbar sind.

(4) Hinweise der Beschäftigten bei der Verwendung der Arbeitsmittel sollen in die Gefährdungsbeurteilung einbezogen werden. Ebenso sollen auch die aufgrund betrieblicher Erfahrungen vorhersehbaren Handlungsweisen der Beschäftigten berücksichtigt werden.

(5) Erkenntnisse aus dem Unfallgeschehen und/oder aus Notfallsituationen sollen in die Gefährdungsbeurteilung einbezogen werden.

(6) Für die sichere Verwendung der Arbeitsmittel erforderliche Qualifikationen und Fähigkeiten der Beschäftigten sind zu ermitteln.

5.2.2 Informationen zur Beschaffenheit des Arbeitsmittels

(1) Informationen über die Beschaffenheit des Arbeitsmittels sind z. B.

- Hinweise zur Einhaltung von geltenden Rechtsvorschriften zum Inverkehrbringen,
- das vom Hersteller vorgesehene, auf die bestimmungsgemäße Verwendung ausgerichtete Schutzkonzept des Arbeitsmittels,
- Angaben zur sicheren Verwendung in der Gebrauchs- oder Betriebsanleitung, ggf. weitere Unterlagen des Herstellers, Angaben zu Aufstellungs- und Einsatzbedingungen,
- Hinweise des Herstellers für zusätzliche Schutzmaßnahmen, z. B. Tragen von PSA oder Altersbeschränkungen.

(2) Mindestens die vom Hersteller mitgelieferten Informationen können übernommen werden, sofern sie auf die Arbeitsmittel, Arbeitsbedingungen und Verfahren im Betrieb anwendbar sind und sofern der Arbeitgeber nicht über andere Erkenntnisse verfügt.

(3) Werden Arbeitsmittel durch den Arbeitgeber in eigener Verantwortung für die Verwendung im eigenen Betrieb hergestellt, übernimmt er die Verantwortung dafür, dass die Beschaffenheit dieser Arbeitsmittel den dafür geltenden Anforderungen genügt und die Anforderungen der BetrSichV bei der Verwendung dieser Arbeitsmittel erfüllt werden. Gemäß § 5 Absatz 3

BetrSichV müssen diese Arbeitsmittel den grundlegenden Sicherheitsanforderungen der anzuwendenden Gemeinschaftsrichtlinien entsprechen. Den formalen Anforderungen dieser Richtlinien (z. B. CE-Kennzeichen und EU-Konformitätserklärung) brauchen sie nicht zu entsprechen, es sei denn, es ist in der jeweiligen Richtlinie ausdrücklich anders bestimmt (§ 5 Absatz 3 BetrSichV).

(4) Für die Herstellung von Arbeitsmitteln unter der Verantwortung des Arbeitgebers, für die es keine EU-Vorgaben aus den Gemeinschaftsrichtlinien gibt, ergeben sich die Beschaffenheitsanforderungen aus der Gefährdungsbeurteilung bzw. den Schutzzielanforderungen der BetrSichV, insbesondere §§ 4, 5, 6, 8 und 9 sowie Anhang 1. Gleiches gilt bei der Änderung oder dem Umbau von vorhandenen Arbeitsmitteln aus dem Bestand des Arbeitgebers. Hier hat der Arbeitgeber entsprechend § 10 Absatz 5 BetrSichV zu beurteilen, ob er bei der Änderung bzw. dem Umbau Herstellerpflichten zu beachten hat. Dies wäre z. B. der Fall, wenn die Änderung bzw. der Umbau einer Maschine als eine wesentliche Veränderung zu betrachten wäre.

5.2.3 Prüfen der Voraussetzungen für die vereinfachte Vorgehensweise bei der Verwendung von Arbeitsmitteln (§ 7 BetrSichV)

(1) Wenn der Arbeitgeber die Gefährdungen ermittelt und beurteilt und die grundlegenden Schutzmaßnahmen gemäß § 6 BetrSichV getroffen hat, kann er prüfen, ob die Voraussetzungen für die vereinfachte Vorgehensweise gemäß § 7 BetrSichV gegeben sind. Die vereinfachte Vorgehensweise entbindet den Arbeitgeber nicht davon, die auftretenden Gefährdungen vollständig zu ermitteln. Eine Vereinfachung ergibt sich vorwiegend bei der Dokumentation der Gefährdungsbeurteilung. Bei der erstmaligen Verwendung neuer Arbeitsmittel ermöglicht die vereinfachte Vorgehensweise einen guten Einstieg in die Gefährdungsbeurteilung, der (im Zusammenspiel mit der später erforderlichen Überprüfung der Gefährdungsbeurteilung) systematisch genutzt werden kann.

(2) Vor der Anwendung der vereinfachten Vorgehensweise hat der Arbeitgeber sicherzustellen, dass die folgenden Kriterien erfüllt werden:

1. Es werden ausschließlich Arbeitsmittel verwendet, die mindestens den sicherheitstechnischen Anforderungen der für sie zum Zeitpunkt der Verwendung geltenden Rechtsvorschriften zum Bereitstellen von Arbeitsmitteln auf dem Markt entsprechen. Daraus ergibt sich, dass die vereinfachte Vorgehensweise in der Regel nur auf neue, verwendungsfertige Arbeitsmittel angewendet werden kann. Diese Rechtsvorschriften sind insbesondere das Produktsicherheitsgesetz (ProdSG) und zugehörige Verordnungen mit denen Gemeinschaftsrichtlinien in deutsches Recht umgesetzt werden. Diese Voraussetzung kann zum Beispiel als erfüllt betrachtet werden, wenn für das Arbeitsmittel eine erforderliche CE-Kennzeichnung, eine EU-Konformitätserklärung sowie eine Betriebsanleitung des Herstellers vorliegt und keine offensichtlichen Mängel erkennbar sind.

TRBS 1111

2. Es ist sichergestellt, dass die Arbeitsmittel ausschließlich bestimmungsgemäß entsprechend den Vorgaben des Herstellers verwendet werden. Dazu sind die spezifischen Informationen aus der Betriebsanleitung des Herstellers des Arbeitsmittels auszuwerten.
3. Es treten unter Berücksichtigung der Arbeitsumgebung, der Arbeitsgegenstände, der Arbeitsabläufe sowie der Dauer und der zeitlichen Lage der Arbeitszeit keine zusätzlichen Gefährdungen der Beschäftigten auf. Dazu ist zu prüfen, ob sich Gefährdungen durch die spezifischen Bedingungen ergeben können, unter denen die Arbeitsmittel eingesetzt werden.
4. Es werden Instandhaltungsmaßnahmen gemäß § 10 BetrSichV getroffen und Prüfungen nach § 14 BetrSichV durchgeführt. Dazu ist es erforderlich, die Festlegungen zur Durchführung dieser Instandhaltungsmaßnahmen und Prüfungen zu dokumentieren.

(3) Die Erfüllung der oben genannten Voraussetzungen ist zu dokumentieren (s. Abschnitt 5.8).

(4) Die vereinfachte Vorgehensweise ist für überwachungsbedürftige Anlagen und die in Anhang 3 BetrSichV genannten Arbeitsmittel nicht zulässig.

5.3 Gefährdungen ermitteln

(1) Für jede Verwendung von Arbeitsmitteln ist systematisch zu ermitteln, welche Gefährdungen auftreten können. Die Systematik muss der Komplexität des Arbeitsmittels und seiner Verwendung angemessen sein und deutlich machen, welche Prozesse, Tätigkeiten und Arbeitsplätze berücksichtigt werden. Bei der gleichartigen Verwendung von Arbeitsmitteln kann die Gefährdungsbeurteilung zusammengefasst werden (s. Abschnitt 4.2 Absatz 4).

(2) Der Arbeitgeber kann davon ausgehen, dass die vom Hersteller des Arbeitsmittels mitgelieferten Informationen zutreffend sind, sofern er nicht über andere Erkenntnisse verfügt (§ 3 Absatz 4 Satz 4 BetrSichV). Liegt eine Betriebsanleitung des Herstellers vor, kann der Arbeitgeber davon ausgehen, dass die für das Arbeitsmittel zutreffenden Gefährdungen bei bestimmungsgemäßer Verwendung gemäß dem geltenden Regelwerk und somit nach dem Stand der Technik zum Inverkehrbringen berücksichtigt wurden. Eine erneute Bewertung dieser Gefährdungen durch den Arbeitgeber ist nicht erforderlich, sofern die von ihm vorgesehene Verwendung nicht von der vom Hersteller festgelegten bestimmungsgemäßen Verwendung abweicht und keine offensichtlichen Mängel erkennbar sind.

(3) Angaben des Herstellers zur sicheren Verwendung in der Gebrauchs- oder Betriebsanleitung sind vom Arbeitgeber in der Gefährdungsbeurteilung zu berücksichtigen.

(4) Bei der Ermittlung von Gefährdungen sind insbesondere folgende Gefährdungsfaktoren zu berücksichtigen, sofern sie für die Verwendung des jeweiligen Arbeitsmittels relevant sind:

- mechanische Gefährdungen,
- Gefährdungen durch Absturz von Personen, Lasten oder Materialien,
- elektrische Gefährdungen,
- Gefährdungen durch Dampf und

Druck (z. B. durch den Betrieb von Druckanlagen nach Anhang 2 Abschnitt 4 BetrSichV bedingte spezifische Gefährdungen),
- Brand- und Explosionsgefährdung,
- thermische Gefährdungen (z. B. Hitze, Kälte),
- Gefährdungen durch spezielle physikalische Einwirkungen, z. B. Lärm, Vibration, optische Strahlung, elektromagnetische Felder,
- Gefährdung durch Arbeitsumgebungsbedingungen (z. B. Klima, Beleuchtung),
- Gefährdungen durch physische Belastungen (z. B. manuelle Tätigkeiten wie die Handhabung von Lasten),
- Gefährdungen durch psychische Belastungen.

Es wird darauf hingewiesen, dass es für einige der genannten Gefährdungsfaktoren weitere Rechtsvorschriften mit Relevanz für die sichere Verwendung von Arbeitsmitteln gibt, z. B. OStrV, GefStoffV, LärmVibrationsArbSchV, ArbStättV.

5.4 Gefährdungen bewerten

(1) Die ermittelten Gefährdungen sind dahingehend zu bewerten, ob bei der vorgesehenen Verwendung des Arbeitsmittels Sicherheit und Gesundheitsschutz der Beschäftigten gewährleistet sind. Ist dies nicht der Fall, hat der Arbeitgeber Schutzmaßnahmen nach Abschnitt 5.5 festzulegen.

(2) Bei der Bewertung ist der Stand der Technik zur sicheren Verwendung von Arbeitsmitteln zugrunde zu legen, wie er in der BetrSichV und in den Technischen Regeln beschrieben ist.

(3) Wenn in der BetrSichV und den TRBS keine konkreten Aussagen für das jeweilige Arbeitsmittel und dessen Verwendung zur Sicherheit und zum Gesundheitsschutz durch die Beschäftigten enthalten sind, muss der Arbeitgeber prüfen, ob es andere gesicherte arbeitswissenschaftliche Erkenntnisse gibt. Dabei kommen Empfehlungen des ABS gemäß § 21 Absatz 6 Nummer 2 BetrSichV, DGUV-Regelwerke und Veröffentlichungen der einzelnen Unfallversicherungsträger, der Länder sowie der BAuA in Betracht.

(4) Sofern es für das eingesetzte Arbeitsmittel auch nach Absatz 3 keine konkreten Aussagen gibt, muss der Arbeitgeber bewerten, ob die Sicherheit und der Gesundheitsschutz der Beschäftigten gewährleistet sind. Dabei kann er z. B. auf Branchenstandards, Veröffentlichungen von Industrie- oder Handwerksverbänden zurückgreifen oder interne bzw. externe Fachleute hinzuziehen.

5.5 Schutzmaßnahmen festlegen

5.5.1 Allgemeines

(1) Die in diesem Abschnitt dargestellten Handlungsgrundsätze dienen der Orientierung bei der Festlegung von Maßnahmen zum Schutz vor Gefährdungen und geben gemäß § 4 Absatz 2 Satz 2 BetrSichV eine grundsätzliche T-O-P-Rangfolge vor:

1. **T**echnische Schutzmaßnahmen
2. **O**rganisatorische Schutzmaßnahmen
3. **P**ersonenbezogene Schutzmaßnahmen

TRBS 1111

(2) Schutzmaßnahmen sind – möglichst schon vor der Beschaffung der Arbeitsmittel – mit dem Ziel zu planen, Technik, Arbeitsorganisation und sonstige Arbeitsbedingungen fachgerecht zu verknüpfen, damit Gefährdungen bei allen von Beschäftigten durchgeführten Tätigkeiten und den dabei nach den betrieblichen Erfahrungen vorhersehbaren Handlungsweisen vermieden oder minimiert werden.

(3) Schutzmaßnahmen sind so zu gestalten und festzulegen, dass die zur Durchführung der vorgesehenen Tätigkeiten erforderlichen Bewegungs- und Arbeitsabläufe nicht oder möglichst wenig gestört werden.

(4) Häufig können Gefährdungen nicht durch eine einzelne Schutzmaßnahme vermieden oder hinreichend reduziert werden. Dies trifft insbesondere dann zu, wenn ein Arbeitsmittel in unterschiedlichen Betriebsarten verwendet wird. Grundsätzlich führt die Gefährdungsbeurteilung daher zu einer fachgerechten Verknüpfung von technischen, organisatorischen und personenbezogenen Maßnahmen (T-O-P) unter Berücksichtigung der Rangfolge gemäß Absatz 1.

(5) Für die Festlegung von Schutzmaßnahmen finden sich Hilfestellungen in den gefährdungsbezogenen Regeln der TRBS 2000er-Reihe sowie in den arbeitsmittelbezogenen Regeln der TRBS 3000er-Reihe.

(4) Der Arbeitgeber muss in seiner betrieblichen Organisation regeln, dass Beschäftigte nur sichere Arbeitsmittel verwenden und Arbeitsmittel, die sicherheitsrelevante Mängel aufweisen, nicht verwendet werden dürfen.

5.5.2 Technische Schutzmaßnahmen

(1) Technische Schutzmaßnahmen sollen so ausgewählt und umgesetzt werden, dass sie willensunabhängig wirksam sind und eine sichere Verwendung des Arbeitsmittels gewährleisten. Zu den technischen Schutzmaßnahmen an Arbeitsmitteln zählen beispielsweise

- trennende und nichttrennende Schutzeinrichtungen,
- ergonomische Gestaltung von Anzeigen, Eingabemasken, Bedienelementen und Stellteilen,
- Einrichtungen zur Begrenzung der Energie wie Schutzkleinspannung, Druckbegrenzung in Hydrauliksystemen,
- Ausrüstung von Anlagen mit Mess-, Steuer- und Regelvorrichtungen,
- sicherheitsgerichtete Steuerungen.

(2) Der Arbeitgeber hat die für die von ihm vorgesehene Verwendung erforderlichen technischen Schutzmaßnahmen festzulegen, soweit diese nicht bereits durch die vom Hersteller für die bestimmungsgemäße Verwendung des Arbeitsmittels vorgesehenen Schutzmaßnahmen realisiert sind.

5.5.3 Organisatorische Schutzmaßnahmen

(1) Durch organisatorische Schutzmaßnahmen kann sichergestellt werden, dass alle für die sichere Durchführung von Arbeiten erforderlichen Ressourcen rechtzeitig zur Verfügung stehen, Arbeitsabläufe sicher, fachgerecht geplant und durchgeführt werden sowie Arbeitsmittel und persönliche Schutzausrüstungen bestimmungsgemäß verwendet und überprüft werden.

(2) Organisatorische Schutzmaßnahmen sollen so ausgewählt werden, dass auftretende Gefährdungen in allen Phasen der Verwendung vermieden oder minimiert werden. Die Wirksamkeit von technischen Schutzmaßnahmen muss zudem durch geeignete organisatorische Maßnahmen dauerhaft erhalten bleiben. Wenn dies nicht möglich ist, sind verbleibende Gefährdungen in der Gefährdungsbeurteilung zu dokumentieren, und ergänzende personenbezogene Schutzmaßnahmen zu treffen.

(3) Beispiele für Maßnahmen nach Absatz 2 sind

- Planung betrieblicher Abläufe unter Einbeziehung der Fragen des Arbeits- und Gesundheitsschutzes,
- Erteilung von Anweisungen, Bereitstellung von Betriebsanweisungen
- Diese Anweisungen müssen auch Informationen zu besonderen Betriebszuständen wie z. B. Einrichtung, Störungsbeseitigung, Reinigung von Arbeitsmitteln enthalten.
- Bereitstellung von Informationen
- Der Informationsgehalt soll auf das individuelle Tätigkeitsspektrum der Beschäftigten angepasst, übersichtlich und verständlich sowie bedarfsgerecht sein.
- Zugangsberechtigungen,
- Freigabeverfahren,
- Prüfungen von Arbeitsmitteln,
- Kontrolle durch Inaugenscheinnahme und ggf. Funktionskontrolle auf offensichtliche Mängel vor jeder Verwendung,
- regelmäßige Funktionskontrolle von Schutz- und Sicherheitseinrichtungen,
- Melden und Beseitigen von Mängeln,
- einheitliche Kommandos, Handzeichen und Signale,
- Auswertung von Unfallereignissen und Gesundheitsbeschwerden sowie ggf. von Sachschäden und Fehlverhalten,
- Vergabe von Berechtigungen und Beauftragungen von Beschäftigten unter Berücksichtigung der jeweils erforderlichen Qualifikation für die übertragenen Aufgaben,
- Auswahl und Qualifizierung von Führungs- und Fachkräften,
- Schulungen und Unterweisungen von Beschäftigten.

5.5.4 Personenbezogene Schutzmaßnahmen

(1) Personenbezogene Schutzmaßnahmen können begleitend zu technischen oder organisatorischen Schutzmaßnahmen festgelegt werden. Wenn technische oder organisatorische Schutzmaßnahmen in Ausnahmefällen nicht oder nur mit unverhältnismäßigem Aufwand angewendet werden können, dürfen personenbezogene Schutzmaßnahmen als alleinige Schutzmaßnahme angewendet werden (s. dazu die Hinweise zur Bewertung von Ausnahmefällen in der EmpfBS 1114).

(2) Personenbezogene Schutzmaßnahmen müssen so ausgewählt werden, dass Beschäftigte sich und andere ausreichend gegen Gefährdungen schützen können und sich daraus keine neuen Gefährdungen ergeben. Der Arbeitgeber muss sicherstellen, dass die personenbezogenen Schutzmaßnahmen angewandt werden.

(3) Personenbezogene Schutzmaßnahmen sind persönliche Schutzausrüstungen wie Schutzhelm, Schutzschuhe oder

TRBS 1111

Gehörschutz und Vorgaben zum Verhalten von Beschäftigten, z. B. zur Benutzung persönlicher Schutzausrüstung und zur richtigen Reaktion auf Warnsignale bei Arbeiten.

5.5.5 Berücksichtigung des Arbeitsablaufs und Koordination

(1) Kann eine Gefährdung von Beschäftigten anderer Arbeitgeber nicht ausgeschlossen werden, so haben alle betroffenen Arbeitgeber bei ihren Gefährdungsbeurteilungen zusammenzuwirken und die Schutzmaßnahmen so abzustimmen und durchzuführen, dass diese wirksam sind (§ 11 BetrSichV). Das gilt insbesondere, wenn Arbeitsmittel von Beschäftigten verschiedener Arbeitgeber verwendet werden, was z. B. beim Be- und Entladen von Fahrzeugen oder bei der Instandhaltung von Arbeitsmitteln gegeben sein kann.

(2) Eine Abstimmung der Schutzmaßnahmen kann auch dann erforderlich sein, wenn mehrere Arbeitgeber nacheinander Tätigkeiten mit Arbeitsmitteln oder Arbeitsgegenständen durchführen. Dies gilt immer dann, wenn Gefährdungen bei nachfolgenden Tätigkeiten von den vorher durchgeführten Tätigkeiten beeinflusst werden, z. B.

- Anbringen von Transportsicherungen, um Gefährdungen beim Transport zu vermeiden,
- Verwendung von Gerüsten oder Dockanlagen,
- Wiederanbringen von Abdeckungen nach Reinigungs- oder Instandhaltungsmaßnahmen,
- Sicherstellen der Erreichbarkeit von Bedienelementen bei der Anlieferung von Materialien oder bei Montagearbeiten,
- Meldung von Mängeln oder Störungen,
- Sichern von Gefahrstellen, die sich aus der Unterbrechung von Tätigkeiten ergeben, z. B. Sichern von Gegenständen gegen Herabfallen oder Umfallen,
- Kennzeichnung des Lastschwerpunktes und geeigneter Anschlagpunkte an Arbeitsmitteln oder Arbeitsgegenständen vor Transportvorgängen mit dem Kran.

(3) Eine Abstimmung der Schutzmaßnahmen kann auch dann erforderlich sein, wenn durch die Zusammenarbeit verschiedener Teams oder Arbeitsschichten eines Arbeitgebers Gefährdungen entstehen.

(4) Besteht bei der Verwendung von Arbeitsmitteln eine erhöhte Gefährdung der Beschäftigten anderer Arbeitgeber, ist ein Koordinator gemäß § 13 BetrSichV schriftlich zu bestellen. Eine erhöhte Gefährdung bei der Zusammenarbeit mehrerer Arbeitgeber besteht z. B. bei gleichzeitigem Arbeiten auf mehreren Arbeitsebenen, Arbeiten in großer Höhe, Ausbau von schweren Maschinenteilen, gleichzeitigem Einsatz mehrerer Krane oder mobiler Arbeitsmittel.

5.6 Schutzmaßnahmen umsetzen

Der Arbeitgeber hat die Voraussetzungen zu schaffen und dafür zu sorgen, dass die festgelegten Schutzmaßnahmen umgesetzt und während des gesamten Zeitraums der Verwendung aufrechterhalten werden, z. B. durch Festlegung von Terminen und Verantwortlichkeiten.

5.7 Wirksamkeit der Schutzmaßnahmen überprüfen (§ 4 Absatz 5 BetrSichV)

(1) Bei der Überprüfung der Wirksamkeit der Schutzmaßnahmen muss der Arbeitgeber insbesondere feststellen, ob

- die Schutzmaßnahmen geeignet und ausreichend wirksam sind und
- sich aus diesen Schutzmaßnahmen keine neuen Gefährdungen ergeben.

(2) Die Überprüfung der Wirksamkeit der Schutzmaßnahmen ist vor der erstmaligen Verwendung des Arbeitsmittels und anschließend in regelmäßigen Abständen durchzuführen. Die Zeitabstände legt der Arbeitgeber fest. Er kann sich dabei auf z. B. Betriebsanleitungen, Technische Regeln und Betriebserfahrungen abstützen.

(3) Wird bei der Überprüfung festgestellt, dass die Schutzmaßnahmen nicht ausreichend wirksam sind oder sich aus diesen neue Gefährdungen ergeben haben, muss die Gefährdungsbeurteilung diesbezüglich aktualisiert werden.

5.8 Ergebnisse dokumentieren (§ 3 Absatz 8 BetrSichV)

(1) Der Arbeitgeber hat das Ergebnis seiner Gefährdungsbeurteilung zu dokumentieren. Erforderliche Angaben sind mindestens:

1. die bei der Verwendung der Arbeitsmittel auftretenden Gefährdungen,
2. die zu ergreifenden Schutzmaßnahmen,
3. wie die Anforderungen der BetrSichV eingehalten werden, wenn von den nach § 21 Absatz 4 Nummer 1 bekannt gegebenen Regeln und Erkenntnissen abgewichen wird,
4. Art und Umfang der erforderlichen Prüfungen sowie die Fristen der wiederkehrenden Prüfungen (§ 3 Absatz 6 Satz 1 BetrSichV),
5. das Ergebnis der Überprüfung der Wirksamkeit der Schutzmaßnahmen gemäß § 4 Absatz 5 BetrSichV.

(2) Die Dokumentation darf auch in elektronischer Form vorgenommen werden.

(3) Sofern der Arbeitgeber von der vereinfachten Vorgehensweise nach § 7 BetrSichV Gebrauch macht und die Gefährdungsbeurteilung ergibt, dass alle dort genannten Voraussetzungen vorliegen, ist eine Dokumentation dieser Voraussetzungen ausreichend.

(4) Bei gleichartigen Arbeitsmitteln und Gefährdungen ist es ausreichend, wenn die Unterlagen zusammengefasste Angaben enthalten.

(5) Wenn bereits vorhandene Gefährdungsbeurteilungen oder gleichwertige Unterlagen, die der Hersteller oder Inverkehrbringer mitgeliefert hat, vom Arbeitgeber übernommen werden, sind diese der Dokumentation beizufügen.

(6) Die Form der Dokumentation der Gefährdungsbeurteilung ist nach der BetrSichV nicht vorgegeben. Sie kann verschiedene Dokumente umfassen, z. B. Betriebsanleitung, Betriebsanweisung, Freigabeverfahren, Explosionsschutzdokument. Die entsprechenden Unterlagen müssen jedoch auf Systematik und Vollständigkeit überprüfbar und verfügbar sein. Bei Arbeitsmitteln, für die keine Betriebs- oder Gebrauchsanleitung nach § 3 Absatz 4 ProdSG

mitgeliefert werden muss, ist grundsätzlich eine gesonderte Dokumentation verzichtbar.

(7) Die Gefährdungsbeurteilung ist regelmäßig zu überprüfen (s. dazu auch Abschnitt 4.1 sowie § 3 Absatz 7 BetrSichV). Die Zeitabstände legt der Arbeitgeber fest. Er kann sich dabei z. B. auf Betriebsanleitungen, Technische Regeln und Betriebserfahrungen abstützen. Auch wenn keine Aktualisierung der Gefährdungsbeurteilung erforderlich ist, hat der Arbeitgeber die Überprüfung unter Angabe des Datums in der Dokumentation der Gefährdungsbeurteilung zu vermerken.

(8) Empfehlungen für die Dokumentation der Gefährdungsbeurteilung sind anhand von ausgewählten Beispielen in Anhang 2 dargestellt."

6 Literatur

[1] Schmauder, M. & Spanner-Ulmer, B. (2014). Ergonomie – Grundlagen zur Interaktion von Mensch, Technik und Organisation. München, Carl Hanser Verlag

[2] DIN EN ISO 9241-11:2017-01 (Entwurf): Ergonomie der Mensch-System-Interaktion – Teil 11: Gebrauchstauglichkeit: Begriffe und Konzepte (ISO/DIS 9241-11:2016); Deutsche und Englische Fassung prEN ISO 9241-11:2016

[3] Hacker, W. (1986). Arbeitspsychologie. Psychische Regulation von Arbeitstätigkeiten. Stuttgart: Huber Verlag

[4] Rohmert, W. (1983). Formen menschlicher Arbeit. In: Rohmert u. a.: Praktische Arbeitsphysiologie. Stuttgart, New York: Georg Thieme Verlag

[5] DIN EN ISO 26800:2011-11: Ergonomie – Genereller Ansatz, Prinzipien und Konzepte (ISO 26800:2011); Deutsche Fassung EN ISO 26800:2011

[6] DIN EN ISO 6385:2016-12: Grundsätze der Ergonomie für die Gestaltung von Arbeitssystemen (ISO/DIS 6385:2016); Deutsche Fassung EN ISO 6385:2016

[7] DIN EN ISO 10075-1:2018-01: Ergonomische Grundlagen bezüglich psychischer Arbeitsbelastung – Teil 1: Allgemeine Aspekte und Konzepte und Begriffe (ISO 10075-1:2017); Deutsche Fassung EN ISO 10075-1:2017

[8] GDA, Leitlinie Gefährdungsbeurteilung und Dokumentation (Stand: 22.05.2017)

[9] GDA, Arbeitsprogramm Psyche, Broschüre „Empfehlungen zur Umsetzung der Gefährdungsbeurteilung psychischer Belastung" (Stand: 4.1.2016)

Auf den Abdruck der Anlagen wird verzichtet.

TRBS 1201
Prüfungen und Kontrollen von Arbeitsmitteln und überwachungsbedürftigen Anlagen

Ausgabe: März 2019
GMBl 2019 S. 229 [Nr. 13-16]

1 Anwendungsbereich

(1) Diese Technische Regel konkretisiert die Betriebssicherheitsverordnung (BetrSichV) im Hinblick auf

1. die Ermittlung und Festlegung von Art, Umfang und Fristen erforderlicher Prüfungen nach §§ 14 bis 16 BetrSichV sowie deren Durchführung,
2. die Verfahrensweise zur Bestimmung der mit der Prüfung zu beauftragenden Person oder zugelassenen Überwachungsstelle,
3. die Ermittlung und Festlegung der erforderlichen Kontrollen gemäß § 4 Absatz 5 Satz 3, Anhang 1 Nummer 2.1 Satz 6, Anhang 1 Nummer 2.4 Buchstabe a) Satz 2, Anhang 1 Nummer 4.6 BetrSichV und deren Durchführung und
4. die Erstellung der gegebenenfalls erforderlichen Aufzeichnungen oder Bescheinigungen nach § 14 Absatz 7 und § 17 BetrSichV.

(2) Die Überprüfung der Wirksamkeit der Schutzmaßnahmen erfolgt im Rahmen der Gefährdungsbeurteilung und deren regelmäßiger Überprüfung. Beide Überprüfungen werden in TRBS 1111 behandelt.

(3) Die besonderen Prüfungen an überwachungsbedürftigen Anlagen nach dem 3. Abschnitt der BetrSichV werden in TRBS 1201 Teile 1 bis 4 konkretisiert. Bei Prüfungen von Anlagen in explosionsgefährdeten Bereichen gilt zusätzlich die TRBS 1201 Teil 1. Bei Prüfungen und Kontrollen bei Gefährdungen durch Dampf und Druck gilt zusätzlich die TRBS 1201 Teil 2. Bei Prüfungen gemäß Anhang 2 Abschnitt 3 Nummer 4.2 nach Instandsetzung von Geräten, Schutzsystemen, Sicherheits-, Kontroll- oder Regelvorrichtungen im Sinne der Richtlinie 2014/34/EU gilt zusätzlich die TRBS 1201 Teil 3.
Bei Prüfungen von Aufzugsanlagen gilt zusätzlich die TRBS 1201 Teil 4

(4) Arbeitsmittel oder Teile von Arbeitsmitteln können auch Prüfungen nach anderen Rechtsbereichen unterliegen. Sollen Ergebnisse aus nach anderen Rechtsbereichen erforderlichen Prüfungen bei Prüfungen nach der BetrSichV ganz oder teilweise übernommen werden, ist insbesondere zu prüfen, ob

– das zu prüfende Arbeitsmittel oder Teil eines Arbeitsmittels,
– Prüfumfang,
– Prüfmethoden,
– Prüfaussage,

TRBS 1201

- Qualifikation und Unabhängigkeit des Prüfers,
- Zielsetzung der Prüfung

dieser anderen Rechtsbereiche mit denen der BetrSichV übereinstimmen.

2 Begriffsbestimmungen

2.1 Prüfung

(1) Die Prüfung eines Arbeitsmittels umfasst
1. die Ermittlung des Istzustandes,
2. den Vergleich des Istzustandes mit dem Sollzustand sowie
3. die Bewertung der Abweichung des Istzustandes vom Sollzustand.

(2) Der Istzustand ist der durch die Prüfung festgestellte Zustand des Arbeitsmittels.

(3) Der Sollzustand ist der vom Arbeitgeber festgelegte sichere Zustand des Arbeitsmittels (siehe TRBS 1111).

(4) Prüfungen sind hinsichtlich Durchführung und Ergebnis gemäß § 14 Absatz 7 oder § 17 BetrSichV zu dokumentieren.

2.2 Art und Umfang erforderlicher Prüfungen

(1) Prüfungen können in folgende Prüfarten aufgeteilt werden:
1. Ordnungsprüfungen,
2. technische Prüfungen.

(2) Der Umfang erforderlicher Prüfungen umfasst die räumlichen oder funktionellen Grenzen der erforderlichen Prüfungen der Arbeitsmittel (z. B. zu prüfende Komponenten, Stichproben).

2.3 Ordnungsprüfung

Bei der Ordnungsprüfung wird insbesondere festgestellt, ob

- die zur Durchführung der Prüfung erforderlichen Unterlagen vorhanden und plausibel sind. Für Arbeitsmittel reicht nach Maßgabe der Gefährdungsbeurteilung eine Betriebsanweisung, Betriebsanleitung oder Gebrauchsanleitung aus. Für überwachungsbedürftige Anlagen und erlaubnispflichtige Anlagen sind die TRBS 1201 Teile 1 bis 4 zu beachten;
- das Arbeitsmittel gemäß dem Ergebnis der Gefährdungsbeurteilung eingesetzt und verwendet wird;
- die festgelegten organisatorischen Maßnahmen geeignet sind;
- Prüfumfang und Prüffrist definiert sind;
- die technischen Unterlagen mit der Ausführung übereinstimmen;
- die Beschaffenheit des Arbeitsmittels oder die Betriebsbedingungen seit der letzten Prüfung geändert worden sind und
- die von der Behörde entsprechend des Genehmigungsbescheides erteilten Auflagen eingehalten sind.

2.4 Technische Prüfung

Bei der technischen Prüfung werden die sicherheitstechnisch relevanten Merkmale eines Arbeitsmittels auf Zustand, Vorhandensein und gegebenenfalls Funktionsfähigkeit am Objekt selbst mit geeigneten Verfahren geprüft. Hierzu gehören beispielsweise die folgenden Prüfarten:

- äußere oder innere Sichtprüfung,

TRBS 1201

- Prüfung der Funktionsfähigkeit der Schutz- und Sicherheitseinrichtungen,
- Prüfung mit Mess- und Prüfmitteln,
- labortechnische Untersuchung,
- zerstörungsfreie Prüfung,
- Prüfung mit datentechnisch verknüpften Messsystemen (z. B. Online-Überwachung).

2.5 Prüffrist

Die Prüffrist ist der festgelegte Zeitraum zwischen zwei Prüfungen.

2.6 Kontrolle

Die Kontrolle eines Arbeitsmittels gemäß § 4 Absatz 5 BetrSichV umfasst die Feststellung offensichtlicher Mängel, die die sichere Verwendung beeinträchtigen können (z. B. fehlende Schutzeinrichtung, nicht-ordnungsgemäße Befestigung, nicht-ordnungsgemäßer Zustand, fehlende Wirkung von Schutzmaßnahmen) und die regelmäßigen Kontrolle der Funktionsfähigkeit der Schutz- und Sicherheitseinrichtungen. Kontrollen erfolgen ohne oder mit einfachen Hilfsmitteln.

2.7 Schutzeinrichtung

Eine Schutzeinrichtung ist eine Einrichtung (technische Maßnahme) zur Verhinderung von Gefährdungen bei der Verwendung von Arbeitsmitteln.

Beispiele: ein Schutzgitter als Schutz vor Eingriff in eine Presse, eine Absaugung an einer Schweißstation

2.8 Notbefehlseinrichtung

Eine Notbefehlseinrichtung ist eine Einrichtung zum sicheren Stillsetzen eines Arbeitsmittels.

Beispiele: Not-Aus-Einrichtung, Not-Halt-Einrichtung, Anlagen-Aus-Einrichtung einer Tankstelle, Reißleine, Einrichtung zur Unterbrechung eines Gefahrstoffstroms

2.9 Sicherheitseinrichtung

Eine Sicherheitseinrichtung ist eine Einrichtung zur Verhinderung von unzulässigen oder instabilen Betriebszuständen von Arbeitsmitteln.

Beispiele: ein Sicherheitsventil, eine sicherheitsrelevante MSR-Einrichtung, eine Temperatur- oder Drehzahlbegrenzung

2.10 Sicherheitsrelevante MSR-Einrichtungen

Sicherheitsrelevante MSR-Einrichtungen sind Mess-, Steuer- und Regeleinrichtungen an Arbeitsmitteln, die deren sicherer Verwendung dienen. Sie bestehen aus Sensor-, Aktor- und Logikeinheiten sowie zugehörigen Verbindungseinrichtungen. Weitere Einzelheiten können den TRBS 1201 Teile 1 bis 4 und der TRGS 725 entnommen werden.

3 Anforderungen an Prüfungen und Kontrollen

3.1 Allgemeines

(1) Bei der Festlegung von erforderlichen Prüfungen und Kontrollen im Rahmen der Gefährdungsbeurteilung hat der Arbeitgeber zu berücksichtigen:

- Maßgaben der Vorgaben gemäß
  a) § 3 Absatz 6 BetrSichV (Festlegung von Art und Umfang erforderlicher Prüfungen von Arbeitsmitteln in der Gefährdungsbeurteilung),

TRBS 1201

b) § 4 Absatz 5 BetrSichV (Kontrolle der Arbeitsmittel vor ihrer jeweiligen Verwendung auf offensichtliche Mängel, die die sichere Verwendung beeinträchtigen können und regelmäßige Kontrolle der Funktionsfähigkeit von Schutz- und Sicherheitseinrichtungen),
c) Anhang 1 Nummer 2.1 Satz 6, Anhang 1 Nummer 2.4 Buchstabe a) Satz 2, Anhang 1 Nummer 4.6 BetrSichV (Kontrollen),
d) § 14 BetrSichV (siehe hierzu auch Anhang 1),
e) §§ 15 und 16 in Verbindung mit Anhang 2 Abschnitte 2 bis 4 BetrSichV (Prüfungen überwachungsbedürftiger Anlagen) und,
f) Anhang 3 BetrSichV (Prüfung bestimmter Arbeitsmittel);

- Informationen des Herstellers des Arbeitsmittel, z B. die Betriebsanleitung des Herstellers;
- Regeln und Empfehlungen des Ausschusses für Betriebssicherheit (TRBS und EmpfBS).

Als weitere Erkenntnisquellen können dienen:

- Regelwerke und weitere Erkenntnisse der gesetzlichen Unfallversicherungsträger, der Länder sowie der Bundesanstalt für Arbeitsschutz und Arbeitsmedizin (BAuA);
- Maßnahmen, die sich in der Praxis bewährt haben (Veröffentlichungen von z. B. Industrieverbänden und Branchenstandards).

Anmerkung: Der Arbeitgeber kann sich bei der Ermittlung und Festlegung erforderlicher Prüfungen u. a. von den mit der Prüfung beauftragten Personen unterstützen lassen, die Verantwortung des Arbeitgebers bleibt dabei unberührt.

(2) Im Ergebnis der Gefährdungsbeurteilung kann der Arbeitgeber in Abhängigkeit von den Verwendungs- und Umgebungsbedingungen zu dem Ergebnis kommen, dass, auch bei gleichartigen Arbeitsmitteln, in einem Fall eine Kontrolle gemäß § 4 Absatz 5 Satz 3 oder Anhang 1 Nummer 2.1 Satz 6 oder Anhang 1 Nummer 2.4 Buchstabe a) Satz 2 oder Anhang 1 Nummer 4.6 BetrSichV, in einem anderen Fall eine Prüfung nach § 14 BetrSichV erforderlich ist.

Beispiel:
Bei der Verwendung von ortsfest verwendeten hydraulisch angetriebenen Arbeitsmitteln, die einer vorbeugenden Instandhaltung durch qualifiziertes Fachpersonal unterliegen, kann eine Kontrolle vor der Benutzung der Arbeitsmittel ausreichend sein. Werden entsprechende Arbeitsmittel ohne regelmäßige Instandhaltung verwendet, kann eine wiederkehrende Prüfung durch eine zur Prüfung befähigte Person erforderlich sein.

(3) Bei der Festlegung, ob an einem Arbeitsmittel wiederkehrende Prüfungen erforderlich sind, sind die Kriterien des § 14 Absatz 2 BetrSichV unter Berücksichtigung der Gegebenheiten bei der tatsächlichen Verwendung des Arbeitsmittels zu bewerten (siehe auch Anhang 1). Zu den Gegebenheiten der tatsächlichen Verwendung gehören z. B.

- schädigende Einflüsse durch die Verwendung (Betriebsbedingungen),
- Arbeitsgegenstände, an denen mit den Arbeitsmitteln gearbeitet wird,
- die Arbeitsumgebung, in der mit den Arbeitsmitteln gearbeitet wird,
- Auswahl und Qualifikation der Beschäftigten, die die Arbeitsmittel verwenden,
- die Gestaltung des Arbeitsablaufs hinsichtlich der zuverlässigen Durchführung von Kontrollen.

(4) Soweit eine Gefährdung aufgrund Schäden verursachender Einflüsse auf das Arbeitsmittel durch Maßnahmen bei der Beschaffung wie Konstruktion, Design, Werkstoffauswahl, Aufstellbedingungen (siehe EmpfBS 1113) ausgeschlossen werden kann, kann auf eine diesbezügliche Prüfung gemäß § 14 Absatz 2 BetrSichV verzichtet werden.

(5) Die Prüfung eines Arbeitsmittels darf auch in Teilprüfungen (z. B. bezüglich elektrischer und mechanischer Gefährdungen) erfolgen. Wird die Prüfung in Teilprüfungen durchgeführt, ist sicherzustellen, dass das Arbeitsmittel als Ganzes in den festgelegten Fristen und Umfängen geprüft wird. Die Schnittstellen zwischen den Teilprüfungen sind festzulegen und zu beschreiben.

3.2 Ermittlung der Prüfpflicht bei Änderungen

Hinweis:
In dieser TRBS kann wegen der Vielzahl der möglichen Arbeitsmittel und Änderungen nicht abschließend festgelegt werden, wann eine Maßnahme

- eine nicht-prüfpflichtige Änderung,
- eine prüfpflichtige Änderung oder
- eine Änderung, aus der sich Herstellerpflichten ergeben, darstellt.

Deshalb wird im Folgenden eine Herangehensweise als Hilfestellung für den Arbeitgeber für die Erstellung der Gefährdungsbeurteilung beschrieben. Für überwachungsbedürftige Anlagen finden sich Beispiele dazu in den TRBS 1122, TRBS 1123 und TRBS 1201 Teil 2.

3.2.1 Allgemeines

(1) Im Rahmen der Gefährdungsbeurteilung ist gemäß § 10 Absatz 5 BetrSichV durch den Arbeitgeber zu ermitteln, ob eine Maßnahme an einem Arbeitsmittel eine prüfpflichtige Änderung ist oder nicht.

(2) Die nach der BetrSichV verbindlich vorgegebenen Prüfpflichten gemäß §§ 14 und 15 BetrSichV (z. B. Prüfung der vorschriftsmäßigen Montage oder Installation gemäß § 14 Absatz 1 BetrSichV, Prüfung gemäß § 15 Absatz 1 Nummer 2 BetrSichV, ob sich die Anlage auch unter Berücksichtigung der Aufstellbedingungen in einem sicheren Zustand befindet) sind zu beachten.

(3) Bei Änderungen mit Einfluss auf die Sicherheit eines Arbeitsmittels können Herstellerpflichten zu beachten sein, die sich aus anderen Rechtsvorschriften, insbesondere dem Produktsicherheitsgesetz (ProdSG) oder einer Verordnung nach § 8 Absatz 1 ProdSG ergeben (§ 10 Absatz 5 Satz 4 BetrSichV). Eine Überprüfung der Gefährdungsbeurteilung ist auch in diesem Fall erforderlich.

TRBS 1201

3.2.2 Nicht-prüfpflichtige Änderungen

(1) Insbesondere folgende Maßnahmen sind keine prüfpflichtigen Änderungen im Sinne von § 10 Absatz 5 BetrSichV:

- Maßnahmen, die der Wartung des Arbeitsmittels (siehe hierzu TRBS 1112) dienen, oder
- Maßnahmen, die der Instandsetzung des Arbeitsmittels (siehe hierzu TRBS 1112) dienen, wenn dabei nur Teile durch identische oder baugleiche (mit identischen Sicherheits- und Betriebsparametern) Teile ausgetauscht werden und
  a) die Maßnahmen keine Folgewirkungen auf die Sicherheit des Arbeitsmittels haben und
  b) die Montage durch fachkundige unterwiesene und beauftragte Personen erfolgt und
  c) sowohl die Montage-, Installations- und Aufstellbedingungen als auch die sichere Funktion unverändert bleiben und
  d) der Arbeitgeber die Verwendung der Ersatzteile und deren ordnungsgemäße Montage und Installation durch geeignete organisatorische Abläufe sicherstellt.

(2) Auch bei nicht-prüfpflichtigen Änderungen ist nach Abschluss der Arbeiten insbesondere zu kontrollieren, dass

- alle Arbeits- und Hilfsmittel entfernt wurden und
- sich das Arbeitsmittel wieder in einem sicheren Zustand befindet und
- alle für den Normalbetrieb getroffenen technischen Schutzmaßnahmen wieder vollständig vorhanden und funktionsfähig sind.

3.2.3 Prüfpflichtige Änderungen

(1) Änderungen sind insbesondere prüfpflichtig, wenn die Maßnahmen

- eine Folgewirkung auf die Sicherheit des Arbeitsmittels haben oder
- die Bauart oder die Betriebsweise einer überwachungsbedürftigen Anlage beeinflussen oder
- neue Wechselwirkungen mit anderen Arbeitsmitteln, der Arbeitsumgebung oder den Arbeitsgegenständen, an denen Tätigkeiten mit Arbeitsmitteln durchgeführt werden, bewirken.

(2) Nähere Festlegungen zu prüfpflichtigen Änderungen und Änderungen der Bauart und Betriebsweise von überwachungsbedürftigen Anlagen können den entsprechenden TRBS entnommen werden.

4 Festlegung von Art und Umfang erforderlicher Prüfungen

4.1 Allgemeines

(1) Gemäß TRBS 1111 legt der Arbeitgeber im Rahmen der Gefährdungsbeurteilung Art und Umfang der erforderlichen Prüfungen fest. Dabei ist die Zielsetzung der jeweiligen Prüfung (z. B. zu verwendendes Prüfverfahren, Anzahl von Messpunkten) zu berücksichtigen.

(2) Bei der Auswahl der anzuwendenden Prüfverfahren sind sowohl deren physikalische Anwendungsgrenzen (z. B. erforderliche Mindestwanddicke bei Ultraschallprüfungen, erforderliche Prüfspannungen), die zulässigen Abweichungen vom Sollzustand (z. B. zulässige Restwanddicke, erforderliche

TRBS 1201

Isolationswiderstände, zulässige Porengröße bei Schweißnähten) und die möglichen Schädigungsmechanismen (z. B. lokaler oder flächiger Verschleiß oder Korrosion, Verformung durch Überlast) zu berücksichtigen.

(3) Geeignete Prüfverfahren sind solche, die die Zielsetzung der Prüfung gemäß Nummer 2.2 zuverlässig und reproduzierbar erfüllen.

(4) Der Arbeitgeber legt gemäß TRBS 1111 Nummer 4.6 den Sollzustand für die sichere Verwendung des Arbeitsmittels fest.

(5) Werden bei einer Prüfung eines Arbeitsmittels oder von Teilen eines Arbeitsmittels Abweichungen vom Sollzustand (Mängel) festgestellt, welche die sichere Verwendung insoweit beeinträchtigen, dass eine Gefährdung von Beschäftigten und bei überwachungsbedürftigen Anlagen anderer Personen im Gefahrenbereich zu erwarten ist, darf der Arbeitgeber das Arbeitsmittel gemäß § 5 Absatz 2 BetrSichV nicht weiterverwenden lassen. Vor Wiederverwendung hat der Arbeitgeber die Beseitigung der Abweichungen vom Sollzustand prüfen zu lassen.

(6) Abweichungen vom Sollzustand, welche die sichere Verwendung nur insoweit beeinträchtigen, dass vor der nächsten wiederkehrenden Prüfung eine Gefährdung von Beschäftigten und bei überwachungsbedürftigen Anlagen anderer Personen im Gefahrenbereich nicht ausgeschlossen werden kann, ist in angemessener Weise zu begegnen (z. B. durch Beseitigung der Abweichungen innerhalb einer angemessenen Frist, Änderung von Betriebsparametern). Der Arbeitgeber hat die Beseitigung der Abweichungen vom Sollzustand prüfen zu lassen.

4.2 Festlegung von Art und Umfang erforderlicher Prüfungen nach § 14 BetrSichV

(1) Die Prüfung besteht aus einer Ordnungsprüfung gemäß Nummer 2.3 und einer technischen Prüfung gemäß Nummer 2.4. Die technische Prüfung ist unter den erforderlichen technisch-organisatorischen Rahmenbedingungen, gegebenenfalls verbunden mit Zerlegung und ordnungsgemäßem Zusammenbau des Arbeitsmittels, durchzuführen.

(2) Im Rahmen der Gefährdungsbeurteilung sind die zu prüfenden Merkmale in Abhängigkeit von den Erfordernissen der bestimmungsgemäßen Verwendung und den erforderlichen Eigenschaften festzulegen.

(3) Für die Festlegung des Prüfumfangs sind u. a. die folgenden Parameter durch den Arbeitgeber zu bewerten:

- mögliche Schädigungsmechanismen und Abweichungen vom Sollzustand,
- Prüfverfahren, mit denen Abweichungen vom Sollzustand erkannt werden können,
- erforderliche Hilfsmittel.

(4) Prüfungen dürfen sowohl als Kombination von verschiedenen Prüfverfahren als auch in mehreren aufeinander abgestimmten Teilprüfungen durchgeführt werden. Das Zusammenwirken von Teilen des Arbeitsmittels ist zu berücksichtigen. Die Prüfungen dürfen zu unterschiedlichen Zeitpunkten durchgeführt werden, müssen aber inner-

halb der vom Arbeitgeber festgesetzten maximalen Prüffrist abgeschlossen sein.

Beispiele:
- Prüfungen einzelner Teile eines Arbeitsmittels (z. B. elektrischer Antrieb und Kupplung zu einer Welle als Teilprüfung zu unterschiedlichen Gefahrenfeldern)
- Teilprüfungen hinsichtlich einer Gefährdung (z. B. einzelne Prüfpositionen im Rahmen einer äußeren Prüfung eines Druckgeräts)

(5) In Anhang 3 BetrSichV finden sich für die Arbeitsmittel Festlegungen zu erforderlichen Prüfungen und die einzuhaltenden Prüffristen. Art und Umfang der erforderlichen Prüfungen sind in Anhang 3 dieser TRBS beschrieben. Bei Flüssiggasanlagen gemäß Anhang 3 Abschnitt 2 BetrSichV sind nach Austausch von Ausrüstungsteilen der Verbrauchsanlage, soweit deren sichere Verwendung von den Montagebedingungen (insbesondere der fachkundigen Montage) abhängt oder den schädigenden Einflüssen unterliegen, Prüfungen gemäß § 14 Absatz 1 oder 2 BetrSichV durchzuführen. Bei der Festlegung der Prüffristen gemäß § 14 Absatz 2 BetrSichV sind die Höchstfristen gemäß Anhang 3 Abschnitt 2 BetrSichV zu beachten. Zu diesem Austausch gehört z. B. der von

- Druckregeleinrichtungen,
- Gasströmungswächter oder Schlauchbruchsicherungen,
- Rohr- oder Schlauchleitungen,
- Verbrauchseinrichtungen.

4.3 Festlegung von Art und Umfang erforderlicher Prüfungen bei Prüfungen von überwachungsbedürftigen Anlagen

(1) Die Prüfung besteht aus einer Ordnungsprüfung gemäß Nummer 2.3 und einer technischen Prüfung gemäß Nummer 2.4.

(2) Der Prüfumfang ist nach den Maßgaben des Anhangs 2 Abschnitte 2 bis 4 BetrSichV festzulegen. Einzelheiten zu Prüfungen von und Vorgehensweise bei Prüfungen der jeweiligen überwachungsbedürftigen Anlagen werden in den TRBS 1201 Teile 1 bis 4 konkretisiert.

(3) Für überwachungsbedürftige Anlagen sind die vom Arbeitgeber im Rahmen der Gefährdungsbeurteilung festgelegten organisatorischen Schutzmaßnahmen (z. B. die Festlegungen zu regelmäßigen Kontrollgängen und Kontrollen gemäß § 4 Absatz 5 Satz 3 BetrSichV und die Verfahren und Kriterien zur Beauftragung von Beschäftigten gemäß § 12 Absatz 3 BetrSichV) im Rahmen der Ordnungsprüfung auf Eignung zu prüfen.

(4) Für überwachungsbedürftige Anlagen sind die vom Arbeitgeber im Rahmen der Gefährdungsbeurteilung festgelegten technischen Schutzmaßnahmen im Rahmen der technischen Prüfung auf Eignung und Funktionsfähigkeit zu prüfen.

(5) Einzelheiten zu dem Instandhaltungskonzept gemäß Anhang 2 Abschnitt 3 Nummer 5.4 BetrSichV können der TRBS 1201 Teil 1 und zu dem Prüfkonzept gemäß Anhang 2 Abschnitt 4 Nummer 5.7 BetrSichV der TRBS 1201 Teil 2 entnommen werden.

(6) Ergänzend zu Abschnitt 5.1 Absätze 5 und 6 kann bei Abweichungen vom Sollzustand, die die sichere Verwendung nur insoweit beeinträchtigen, dass bis zur nächsten wiederkehrenden Prüfung eine Gefährdung von Beschäftigten und anderer Personen im Gefahrenbereich nicht zu erwarten ist, die Prüfung der Beseitigung der Abweichungen vom Sollzustand im Rahmen der nächsten wiederkehrenden Prüfung erfolgen.

4.4 Neue oder weiterentwickelte Prüfverfahren

Neue oder weiterentwickelte Prüfverfahren müssen in der Prüfaussage den herkömmlichen Prüfverfahren mindestens gleichwertig sein. Der Arbeitgeber kann davon ausgehen, dass das Prüfverfahren mindestens gleichwertig ist, wenn es nach den üblichen Verfahren und Abläufen von einer fachlich anerkannten, unabhängigen und unparteilichen Institution, Einrichtung oder Organisation validiert wurde.

5 Festlegung von Art und Umfang erforderlicher Kontrollen

5.1 Allgemeines

Art und Umfang der erforderlichen Kontrollen werden im Rahmen der Gefährdungsbeurteilung ermittelt.

5.2 Kontrollen auf offensichtliche Mängel

(1) Bei Kontrollen auf offensichtliche Mängel ist in der Regel davon auszugehen, dass Gefährdungen, die vom Arbeitsmittel ausgehen, ohne oder mit einfachen Hilfsmitteln offensichtlich feststellbar sind, z. B. weil

- der Sollzustand einfach vermittelbar ist,
- der Istzustand leicht erkennbar ist,
- der Umfang der Kontrolle nur wenige Kontrollschritte umfasst und
- die Abweichung zwischen Ist- und Sollzustand einfach bewertbar ist.

Beispiele:
- Kontrolle eines Hammers vor Arbeitsaufnahme, um zu erkennen, ob am Hammerkopf der Keil fehlt
- Kontrollen an elektrischen Arbeitsmitteln: z. B. Feststellung defekter Anschlussleitungen, Gehäuseschäden, äußerlich defekte Stecker, Zustand der Schutzabdeckungen
- Kontrolle von Leitern, z. B. Feststellung defekter Stufen

(2) Im Ergebnis einer Kontrolle können weitergehende Maßnahmen, z. B. Austausch oder eine Prüfung nach Nummer 4 erforderlich werden.

5.3 Kontrollen der Funktionsfähigkeit von Schutz- und Sicherheitseinrichtungen

(1) Der Arbeitgeber hat dafür zu sorgen, dass Schutz- und Sicherheitseinrichtungen unter Beachtung von Nummer 5.1 einer regelmäßigen Kontrolle der Funktionsfähigkeit unterzogen werden.

Beispiele für die zu kontrollierenden Schutz- und Sicherheitseinrichtungen sind:

- Bremsen an Flurförderzeugen bei Beginn jeder Arbeitsschicht,
- Zweihand-Schaltungen an Pressen der Metallverarbeitung bei Beginn jeder Arbeitsschicht,
- Arretierung der Spreizsicherung von Stehleitern vor jeder Verwendung.

TRBS 1201

(2) Kontrollen der Funktionsfähigkeit können auch durch automatische Überwachungseinrichtungen erfolgen.

(3) Wenn das Auslösen der Schutz- und Sicherheitseinrichtungen beispielsweise

- zu einem Außerkraftsetzen dieser Einrichtungen führen würde, z. B. Berstscheibe oder Airbag, oder
- zu einer Unterbrechung der weiteren Verwendung des Arbeitsmittels führt, z. B. Betätigung einer Notbefehlseinrichtung, Verriegelung eines Sicherheitstemperaturbegrenzers, oder
- nur durch das Herbeiführen eines unzulässigen Betriebszustands erfolgen kann, z. B. Überfüllung eines Behälters zur Kontrolle einer Überfüllsicherung,

ist die regelmäßige Funktionskontrolle in der Regel nicht durchführbar. Daher ist in diesen Fällen zu kontrollieren, ob die Einbaubedingungen weiter eingehalten sind und die Schutz- und Sicherheitseinrichtungen in dem im Ergebnis der Gefährdungsbeurteilung festgelegten Zustand sind.

6 Festlegung der Fristen für Prüfungen und Kontrollen

6.1 Festlegung der Prüffrist für Prüfungen nach § 14 BetrSichV

(1) Eine Festlegung von Prüffristen für Prüfungen nach § 14 BetrSichV ist nur für Arbeitsmittel, die Schäden verursachenden Einflüssen unterliegen, die zu Gefährdungen der Beschäftigten führen können, erforderlich (§ 14 Absatz 2 BetrSichV).

(2) Die Prüffrist nach Absatz 1 muss so festgelegt werden, dass das Arbeitsmittel im Zeitraum zwischen zwei Prüfungen sicher verwendet werden kann. Kriterien für die Festlegung von Prüffristen sind insbesondere:

- Einsatzbedingungen (Art der Benutzung/Beanspruchung, Häufigkeit und Dauer der Benutzung, Qualifikation der Beschäftigten usw.), unter denen das Arbeitsmittel verwendet wird,
- Herstellerhinweise, die in der Betriebsanleitung enthalten sind,
- Schädigungsmechanismen und Erfahrungen mit einem eventuellen Ausfallverhalten des Arbeitsmittels,
- Unfallgeschehen oder Häufung von Mängeln an vergleichbaren Arbeitsmitteln.

(3) Aufgrund der Ergebnisse durchgeführter Prüfungen kann eine Änderung der zuvor festgelegten Prüffristen im Sinne einer Verlängerung oder Verkürzung erforderlich sein. Dabei sind die in Absatz 2 genannten Kriterien ebenfalls zu berücksichtigen. Ergibt die Prüfung, dass ein Arbeitsmittel nicht bis zu der ermittelten nächsten wiederkehrenden Prüfung sicher betrieben werden kann, ist die Prüffrist neu festzulegen.

Als Maß für die ausreichende Bemessung von Prüffristen, für z. B. elektrische Arbeitsmittel, können die Fehlerquote oder die festgelegten Toleranzwerte für Abweichungen vom Sollzustand herangezogen werden. Beispiele für bewährte Prüffristen finden sich in Anhang 4 und im für das Arbeitsmittel zutreffenden Regelwerk der Unfallversicherungsträger.

(4) Ist ein Arbeitsmittel zum Fälligkeitstermin der wiederkehrenden Prüfung außer Betrieb gesetzt, so darf es erst wieder in Betrieb genommen werden, nachdem diese Prüfung durchgeführt worden ist; in diesem Fall beginnt die Frist für die nächste wiederkehrende Prüfung mit dem Termin der Prüfung (§ 14 Absatz 5 Satz 5 BetrSichV).

6.2 Prüffristen bei Prüfungen bestimmter Arbeitsmittel gemäß Anhang 3 BetrSichV

(1) Auf der Grundlage der Gefährdungsbeurteilung legt der Arbeitgeber die Prüffristen für die Arbeitsmittel gemäß Anhang 3 BetrSichV unter Berücksichtigung der in Anhang 3 Abschnitte 1 bis 3 BetrSichV genannten Höchstfristen fest. Die tatsächliche Prüffrist muss so festgelegt werden, dass das Arbeitsmittel im Zeitraum zwischen zwei Prüfungen sicher verwendet werden kann.

(2) Die Prüfungen sind mit dem Ziel durchzuführen, den Schutz der Beschäftigten vor Gefährdungen durch die Verwendung von Arbeitsmitteln gemäß Anhang 3 sicherzustellen.

(3) Der Arbeitgeber kann bei der zuständigen Behörde einen Antrag auf Verlängerung der in Anhang 3 BetrSichV genannten Fristen im Einzelfall stellen, z. B. in Abhängigkeit der Häufigkeit der Verwendung.

(4) Ist ein Arbeitsmittel zum Fälligkeitstermin der wiederkehrenden Prüfung außer Betrieb gesetzt, so darf es erst wieder in Betrieb genommen werden, nachdem diese Prüfung durchgeführt worden ist; in diesem Fall beginnt die Frist für die nächste wiederkehrende Prüfung mit dem Termin der Prüfung (§ 14 Absatz 5 Satz 5 BetrSichV).

6.3 Prüffristen bei Prüfungen von überwachungsbedürftigen Anlagen

(1) Auf der Grundlage der Gefährdungsbeurteilung legt der Arbeitgeber die Prüffristen für die Anlage und die Anlagenteile fest. Die Prüffristen sind unter Berücksichtigung der in Anhang 2 Abschnitte 2 bis 4 BetrSichV genannten Höchstfristen so festzulegen, dass das Arbeitsmittel bis zur nächsten festgelegten Prüfung sicher verwendet werden kann. Im Rahmen der Prüfung ist auch festzustellen, ob die Prüffrist durch den Arbeitgeber zutreffend festgelegt wurde.

Hinweis: Für die Fälligkeitstermine siehe § 14 Absatz 5 BetrSichV.

(2) Ergeben sich beispielsweise aus den wiederkehrenden Prüfungen besondere Feststellungen (erkennbare Korrosion, erhöhter Verschleiß etc.), dass eine überwachungsbedürftige Anlage nicht bis zu der ermittelten nächsten wiederkehrenden Prüfung sicher betrieben werden kann, hat der Arbeitgeber die Gefährdungsbeurteilung zu überprüfen, erforderlichenfalls sind weitere Maßnahmen festzulegen und die Prüffristen zu verändern.

(3) Der Arbeitgeber kann bei der zuständigen Behörde einen Antrag auf Verlängerung der in Anhang 2 Abschnitt 2 bis 4 BetrSichV genannten Fristen im Einzelfall stellen, z. B. wenn die anstehende Prüfung von Anlagenteilen im Rahmen einer geplanten Revision einer Anlage durchgeführt werden soll.

(4) Ist ein Arbeitsmittel zum Fälligkeitstermin der wiederkehrenden Prüfung außer Betrieb gesetzt, so darf es erst wieder in Betrieb genommen werden, nachdem diese Prüfung durchgeführt worden ist; in diesem Fall beginnt die

TRBS 1201

Frist für die nächste wiederkehrende Prüfung mit dem Termin der Prüfung (§ 14 Absatz 5 Satz 5 BetrSichV).

6.4 Festlegungen zu Kontrollen von Arbeitsmitteln

(1) Gemäß § 4 Absatz 5 Satz 3 BetrSichV hat der Arbeitgeber dafür zu sorgen, dass Arbeitsmittel vor ihrer jeweiligen Verwendung auf offensichtliche Mängel, die die sichere Verwendung beeinträchtigen können, kontrolliert werden und dass Schutz- und Sicherheitseinrichtungen einer regelmäßigen Kontrolle ihrer Funktionsfähigkeit unterzogen werden. Für die regelmäßige Kontrolle der Funktionsfähigkeit von Schutz- und Sicherheitseinrichtungen legt der Arbeitgeber Zeitintervalle oder Anlässe jeweils eigenverantwortlich fest und dokumentiert die Zeitintervalle oder Anlässe in geeigneter Weise. Die Kontrollen dürfen auch im Rahmen von Instandhaltungsmaßnahmen oder von regelmäßigen Prüfungen des Arbeitsmittels durchgeführt werden.

(2) Gemäß Anhang 1 Abschnitt 2.1 Satz 6 BetrSichV sind Maßnahmen zum Schutz vor Gefährdungen bei der Verwendung von Arbeitsmitteln zum Heben von Lasten von eingewiesenen Beschäftigten zu kontrollieren.

(3) Gemäß Anhang 1 Abschnitt 2.4 Buchstabe a) Satz 2 BetrSichV sind Lastaufnahmemittel an jedem Arbeitstag auf einwandfreien Zustand zu kontrollieren.

(4) Gemäß Anhang 1 Abschnitt 4.6 BetrSichV sind Aufzugsanlagen regelmäßig auf offensichtliche Mängel, die die sichere Verwendung beeinträchtigen können, zu kontrollieren.

7 Festlegung von Personen, die Prüfungen oder Kontrollen durchführen

(1) Prüfungen von Arbeitsmitteln gemäß § 14 BetrSichV,

1. deren Sicherheit von den Montagebedingungen abhängt,
2. die Schäden verursachenden Einflüssen unterliegen, die zu Gefährdungen der Beschäftigten führen können,
3. die von außergewöhnlichen Ereignissen betroffen sind, die schädigende Auswirkungen auf ihre Sicherheit haben können, durch die Beschäftigte gefährdet werden können,
4. nach prüfpflichtigen Änderungen gemäß § 2 Absatz 9 BetrSichV vor ihrer nächsten Verwendung,

müssen durch zur Prüfung befähigte Personen (siehe TRBS 1203) durchgeführt werden.

Hinweis: Die erforderliche Qualifikation einer zur Prüfung befähigten Person richtet sich nach der Schwierigkeit und Komplexität der Prüfaufgabe.

(2) Prüfungen an überwachungsbedürftigen Anlagen sind in der Regel von zugelassenen Überwachungsstellen nach Anhang 2 Abschnitt 1 durchzuführen (§ 15 Absatz 3 Satz 1 BetrSichV). Davon abweichend können Prüfungen von zur Prüfung befähigten Personen durchgeführt werden,

1. wenn dies in Anhang 2 Abschnitt 2, 3 oder 4 BetrSichV vorgesehen ist (§ 15 Absatz 3 Satz 2 BetrSichV). Dies betrifft bestimmte Prüfungen im Explosionsschutz (Anhang 2 Abschnitt 3 BetrSichV) und bei

Druckanlagen (Anhang 2 Abschnitt 4 BetrSichV).

2. bei Prüfungen nach prüfpflichtigen Änderungen, die nicht die Bauart oder die Betriebsweise einer überwachungsbedürftigen Anlage betreffen (§ 15 Absatz 3 Satz 3 BetrSichV). Dies betrifft alle Arten von überwachungsbedürftigen Anlagen gemäß Anhang 2 BetrSichV, insbesondere auch Aufzugsanlagen, auch wenn diesen in Anhang 2 Abschnitt 2 keine Prüfungen durch zur Prüfung befähigte Personen zugeordnet sind.

3. bei Prüfungen überwachungsbedürftiger Anlagen, die für einen ortsveränderlichen Einsatz vorgesehen sind, wenn sie nach der ersten Inbetriebnahme an einem neuen Standort aufgestellt werden (§ 15 Absatz 3 Satz 4). Dies gilt jedoch nicht für Dampfkesselanlagen (§ 15 Absatz 3 Satz 5 BetrSichV).

(3) Prüfungen von bestimmten Arbeitsmitteln nach Anhang 3 Abschnitte 1 bis 3 BetrSichV müssen nach Maßgabe des Anhangs 3 von Prüfsachverständigen oder zur Prüfung befähigten Personen (siehe TRBS 1203) durchgeführt werden.

(4) Bei den Prüfungen kann sich die zur Prüfung befähigte Person Ergebnisse und Aussagen qualifizierter Personen zu Eigen machen. Die Bewertung der Prüfergebnisse obliegt der zur Prüfung befähigten Person.

(5) Kontrollen von Arbeitsmitteln nach Nummer 6.4 dürfen die diesbezüglich vom Arbeitgeber besonders unterwiesenen Beschäftigten durchführen.

8 Durchführung der Prüfungen und Kontrollen

8.1 Allgemeines

(1) Der Arbeitgeber ist für die Festlegungen zur Durchführung der Prüfungen und Kontrollen verantwortlich und hat die erforderlichen Voraussetzungen zu schaffen.

Hierzu gehören

– für Prüfungen die Bereitstellung der für die Prüfung erforderlichen Hilfsmittel und Unterlagen (z. B. Prüfpläne, Stromlaufpläne, Festlegungen zu getroffenen organisatorischen und technischen Schutzmaßnahmen),
– die Gewährleistung der Zugänglichkeit zu dem zu prüfenden oder kontrollierenden Arbeitsmittel,
– ausreichend bemessene Zeit für die Prüf- oder Kontrolltätigkeit und
– für die Prüfung oder Kontrolle geeignete und sichere Arbeitsbedingungen.

(2) Bei Vergabe eines Prüfauftrages sind Prüfart, -tiefe und -umfang sowie die Zulässigkeitsgrenzen der beabsichtigten Prüfverfahren zwischen Arbeitgeber und Auftragnehmer einer Prüfung (z. B. ZÜS) abzustimmen.

8.2 Bewertung der Ergebnisse

(1) Der ermittelte Istzustand ist mit dem Sollzustand zu vergleichen und hinsichtlich der Aussage, ob und unter welchen Bedingungen das Arbeitsmittel weiterhin sicher verwendet werden kann, zu bewerten.

(2) Die in der Gefährdungsbeurteilung festgelegte Prüffrist ist zu überprüfen, ggf. ist eine Anpassung vorzuschlagen.

TRBS 1201

Beispiele für eine Kontrolle nach Nummer 5.2:

a) „Hammer"
 1. An einem Hammerkopf fehlt der Keil zum Hammerstiel.
 2. Ein offensichtlicher Mangel besteht. Vor Weiterverwendung ist eine Maßnahme erforderlich.

b) „Hydraulische Presse"
 1. Der Handschutz soll durch sichere Werkzeuge gewährleistet werden. Beim Wechseln des Werkzeuges hat der Arbeitgeber deshalb nach jedem Einrichten die Kontrolle des wirksamen Handschutzes festgelegt.
 2. Die Presse ist aktuell mit einem Werkzeug eingerichtet, dessen Schutzeinrichtung die Möglichkeit des rückwärtigen Eingriffs in die Quetschstelle gibt.
 3. Ein offensichtlicher Mangel besteht. Vor Weiterverwendung ist eine Maßnahme erforderlich.

Beispiele für eine Prüfung nach Nummer 4.2:

a) „Hydraulische Presse"
 1. Sollzustand: Die hydraulische Presse soll durch Schutzmaßnahmen mechanischer und hydraulischer Art, insbesondere durch ein Pressensicherheitsventil, gegen unzulässige Drucküberschreitung im Hydrauliksystem im sicheren Zustand verbleiben.
 2. Ermittlung des Istzustands: Der Ausbau und die Beschaltungskontrolle ergibt eine Fehlfunktion des Pressensicherheitsventils.
 3. Vergleich Ist- mit Sollzustand: Eine negative Abweichung zwischen Soll- und Istzustand besteht.
  Mögliche Maßnahme: „Pressensicherheitsventil ersetzen".
 4. Erneute Prüfung nach Einbau des Pressensicherheitsventils.

b) Prüfung eines handgeführten elektrischen, über eine Steckvorrichtung angeschlossenen Arbeitsmittels
 1. Sollzustand: Es sind die im Rahmen der Gefährdungsbeurteilung festgelegten Grenzwerte (z. B. für den Schutzleiterwiderstand, die IP-Schutzart) einzuhalten.
 2. Ermittlung des Istzustandes:
  – Sichtprüfung: Besichtigung des Arbeitsmittels auf äußerlich erkennbare Mängel (z. B. Schäden an der Anschlussleitung und am Gehäuse, sicherheitsbeeinträchtigende Verschmutzung und Korrosion) ggf. nach Öffnung der Gehäuse.
  – Prüfung der Schutzleiterverbindung durch Widerstandsmessung oder durch sonstige Ermittlung, ob der Grenzwert eingehalten ist.
  – Messen des Isolationswiderstandes, des Schutzleiterstromes, des Berührungsstromes und des Ableitstromes mit geeigneten Messgeräten.

TRBS 1201

- Erproben des Arbeitsmittels und prüfen der Funktion der Schutzmaßnahmen.
3. Vergleich Ist- mit Sollzustand: Die Werte des ermittelten Istzustandes weichen sicherheitstechnisch kritisch von den festgelegten Werten ab. Eine Abweichung zwischen Ist- und Sollzustand besteht. Mögliche Maßnahme: Reinigen oder Anschlussleitung ersetzen.
4. Erneute Ermittlung des Istzustandes.

8.3 Dokumentation

8.3.1 Prüfungen nach Nummer 4.2

(1) Gemäß § 14 Absatz 7 BetrSichV müssen die Aufzeichnungen mindestens die folgenden Angaben enthalten:
 - Art der Prüfung,
 - Prüfumfang,
 - Ergebnis der Prüfung und
 - Name und Unterschrift der zur Prüfung befähigten Person; bei ausschließlich elektronisch übermittelten Dokumenten eine elektronische Signatur.

Die Aufzeichnungen müssen mindestens bis zur nächsten Prüfung aufbewahrt werden.

(2) Zusätzlich zu den in Absatz 1 genannten Mindestangaben ist auch der Anlass der Prüfung anzugeben, z. B. Prüfung vor erstmaliger Verwendung, wiederkehrende Prüfung, Prüfung nach prüfpflichtiger Änderung.

(3) Prüfungen können auch in elektronischer Form dokumentiert werden. Der nach § 14 Absatz 7 Satz 4 BetrSichV erforderliche Nachweis der durchgeführten Prüfung kann z. B. durch eine Prüfplakette, eine Stempelung oder eine Kopie der Prüfaufzeichnung erfolgen.

(4) Aufzeichnungen der Prüfungen der Arbeitsmittel nach Anhang 3 BetrSichV sind über die gesamte Verwendungsdauer des Arbeitsmittels aufzubewahren.

8.3.2 Prüfbescheinigungen von Prüfungen nach Nummer 4.3

(1) Für die Erteilung von Prüfbescheinigungen durch zugelassene Überwachungsstellen oder die Aufzeichnung der Ergebnisse von Prüfungen von überwachungsbedürftigen Anlagen durch zur Prüfung befähigte Personen gelten die Regelungen des § 17 BetrSichV.

(2) Zusätzlich zu den in § 17 Absatz 1 genannten Mindestangaben ist auch der Anlass der Prüfung anzugeben, z. B. Prüfung vor Inbetriebnahme, wiederkehrende Prüfung, Festigkeitsprüfung, Hauptprüfung.

8.3.3 Kontrollen nach Nummer 5

Für die Ergebnisse der Kontrollen nach Nummer 5 bestehen keine den Aufzeichnungs- und Bescheinigungspflichten gemäß § 14 Absatz 7 und § 17 BetrSichV vergleichbaren Pflichten.

Auf den Abdruck der Anlagen wird verzichtet.

TRBS 1201

TRBS 1203
Zur Prüfung befähigte Personen

Ausgabe: März 2019
GMBl 2019 S. 262 [Nr. 13-16]
Änderung: GMBl 2021 S. 1002 [Nr. 46]

1 Anwendungsbereich

(1) Diese Technische Regel konkretisiert die Anforderungen an die Befähigung einer zur Prüfung befähigten Person entsprechend § 2 Absatz 6 BetrSichV.

(2) Abschnitt 2 dieser TRBS enthält allgemeine Anforderungen, die alle zur Prüfung befähigten Personen erfüllen müssen.

Abschnitt 3 dieser TRBS enthält Anforderungen an zur Prüfung befähigte Personen für Prüfungen an bestimmten Arbeitsmitteln.

Abschnitt 4 dieser TRBS enthält Anforderungen an zur Prüfung befähigte Personen für Prüfungen an Arbeitsmitteln nach Anhang 3 BetrSichV.

(3) Besondere Anforderungen an zur Prüfung befähigte Personen für Druckanlagen ergeben sich unmittelbar aus Anhang 2 Abschnitt 4 der BetrSichV. Hierzu werden im Anhang 1 dieser TRBS Anforderungen an zur Prüfung befähigte Personen durch Beispiele erläutert.

(4) Besondere Anforderungen an zur Prüfung befähigte Personen für Anlagen in explosionsgefährdeten Bereichen ergeben sich unmittelbar aus Anhang 2 Abschnitt 3 BetrSichV. Beispiele hierzu enthält TRBS 1201 Teil 1.

2 Allgemeine Anforderungen an zur Prüfung befähigte Personen

2.1 Allgemeines

(1) Gemäß § 3 Absatz 6 Satz 6 BetrSichV hat der Arbeitgeber zu ermitteln und festzulegen, welche Voraussetzungen die zur Prüfung befähigten Personen erfüllen müssen, die von ihm mit den Prüfungen von Arbeitsmitteln nach den §§ 14, 15 und 16 BetrSichV zu beauftragen sind. Dabei gilt § 2 Absatz 6 BetrSichV. Hierbei hat der Arbeitgeber zu gewährleisten, dass die Befähigung der Schwierigkeit bzw. Komplexität der Prüfaufgabe angemessen ist, sodass die Prüfung sachgerecht durchgeführt werden kann.

(2) Der Arbeitgeber muss sicherstellen, dass die zur Prüfung befähigte Person so ausgewählt und qualifiziert ist, dass sie die ihr übertragenen Prüfaufgaben

1. dem Stand der Technik entsprechend (z. B. TRBS und andere Technische Regeln, DGUV-Prüfgrundsätze, ggf. in der erforderlichen Reihenfolge der Prüfschritte) und
2. mit dem entsprechenden Prüfumfang

zuverlässig und sorgfältig durchführt. In Abhängigkeit von der Prüfaufgabe

TRBS 1203

(z. B. Prüfumfang, Prüfanlass, Nutzung bestimmter Messgeräte) können die Anforderungen an die Befähigung variieren.

(3) Der Arbeitgeber muss sicherstellen, dass die zur Prüfung befähigte Person ausreichend befähigt ist, sodass sie hinsichtlich der übertragenen Prüfaufgaben

1. Abweichungen des Istzustandes vom Sollzustand (siehe TRBS 1111) erkennen, bewerten und das Ergebnis dokumentieren kann,
2. die bei der vorgesehenen Verwendung des Arbeitsmittels auftretenden Gefährdungen beurteilen kann,
3. Art und Umfang der erforderlichen Prüfungen kennt, die in der Gefährdungsbeurteilung festgelegt wurden,
4. beurteilen kann, ob die vorgesehenen Prüfverfahren für die Prüfaufgabe geeignet sind, sowie
5. die Prüfverfahren anwenden kann.

Hierzu gehört auch die Kenntnis aller Schutzmaßnahmen, die zur sicheren Durchführung der Prüfung erforderlich sind.

(4) Ist für eine Prüfaufgabe eine umfassende Befähigung (z. B. für elektrische und hydraulische Prüfanteile) erforderlich, die nicht von einer einzelnen zur Prüfung befähigten Person abgedeckt wird, kann sich diese auf Prüfergebnisse weiterer entsprechend qualifizierter Personen abstützen und sich deren Prüfergebnisse zu eigen machen. Hierzu muss der Arbeitgeber sicherstellen, dass Personen mit der jeweils erforderlichen Qualifikation eingesetzt werden.

Der Arbeitgeber kann auch mehrere zur Prüfung befähigte Personen mit eindeutig abgegrenzten Prüfaufgaben beauftragen.

In jedem Fall hat der Arbeitgeber sicherzustellen, dass das Arbeitsmittel als Ganzes den festgelegten Umfängen entsprechend sowie innerhalb der festgelegten Fristen geprüft wird (siehe auch TRBS 1201 Abschnitt 3.1 Absatz 3).

(5) Gemäß § 2 Absatz 6 BetrSichV muss eine zur Prüfung befähigte Person über die erforderlichen Kenntnisse zur Prüfung von Arbeitsmitteln verfügen. Diese werden erworben durch ihre

1. Berufsausbildung,
2. Berufserfahrung und
3. zeitnahe berufliche Tätigkeit.

Anhang 1 dieser TRBS enthält ein Beispiel.

Bei Prüfungen von Arbeitsmitteln gemäß Anhang 2 und 3 können zusätzliche Anforderungen gelten.

(6) Der Arbeitgeber kann mit den Prüfungen nach der Betriebssicherheitsverordnung auch externe Personen oder Unternehmen beauftragen. Die Verantwortung für die ausreichende Qualifikation der jeweiligen zur Prüfung befähigten Person für die sachgerechte Durchführung der Prüfung der Arbeitsmittel verbleibt beim Arbeitgeber. Bei der Beauftragung muss der Arbeitgeber die erforderlichen Anforderungen an die Befähigung berücksichtigen.

2.2 Berufsausbildung

Die zur Prüfung befähigte Person muss eine für die vorgesehene Prüfungsaufgabe

TRBS 1203

einschlägige technische Berufsausbildung abgeschlossen haben oder über eine andere technische Qualifikation verfügen, die sie für die vorgesehene Prüfungsaufgabe befähigt. Die Feststellung kann auf Berufsabschlüssen oder vergleichbaren Qualifikationsnachweisen beruhen.

Als abgeschlossene technische Berufsausbildung gilt auch ein abgeschlossenes technisches Studium.

2.3 Berufserfahrung

(1) Berufserfahrung setzt voraus, dass die zur Prüfung befähigte Person über einen angemessenen Zeitraum praktische Erfahrung mit entsprechenden Arbeitsmitteln gesammelt hat, sodass sie die übertragene Prüfaufgabe zuverlässig wahrnehmen kann.

(2) Die zur Prüfung befähigte Person muss genügend Anlässe kennen, die Prüfungen auslösen, z. B. im Ergebnis der Gefährdungsbeurteilung und aus arbeitstäglicher Beobachtung. Dabei muss sie u. a. vertraut sein mit

1. der vorschriftsmäßigen Montage oder Installation und der sicheren Funktion des zu prüfenden Arbeitsmittels, insbesondere von dessen Schutzeinrichtungen,
2. Schäden verursachenden Einflüssen, denen das Arbeitsmittel bei der Verwendung ausgesetzt sein kann,
3. typischen Schäden und sich dadurch ergebenden Gefährdungen für die Beschäftigten,
4. außergewöhnlichen Ereignissen, die das zu prüfende Arbeitsmittel betreffen und schädigende Auswirkungen auf dessen Sicherheit haben können und

5. Erfahrungswerten aus der Prüfung vergleichbarer Arbeitsmittel.

2.4 Zeitnahe berufliche Tätigkeit

(1) Die Forderung nach einer zeitnahen beruflichen Tätigkeit im Sinne von § 2 Absatz 6 BetrSichV bezieht sich auf eine Tätigkeit im Umfeld der anstehenden Prüfung des zu prüfenden Arbeitsmittels sowie eine angemessene Weiterbildung.

Zur zeitnahen beruflichen Tätigkeit zum Erhalt der Prüfpraxis gehört die Durchführung von oder Beteiligung an mehreren Prüfungen pro Jahr. Dabei muss die zur Prüfung befähigte Person Erfahrung mit der Durchführung vergleichbarer Prüfungen gesammelt sowie die erforderlichen Kenntnisse im Umgang mit Prüfmitteln und der Bewertung von Prüfergebnissen erworben haben.

Bei längerer Unterbrechung der Prüftätigkeit müssen ggf. erneut Erfahrungen mit Prüfungen gesammelt und die erforderlichen Kenntnisse aktualisiert werden.

(2) Die zur Prüfung befähigte Person muss über Kenntnisse zum Stand der Technik hinsichtlich der sicheren Verwendung des zu prüfenden Arbeitsmittels und der zu betrachtenden Gefährdungen soweit verfügen, dass sie insbesondere

1. den Istzustand ermitteln,
2. den Istzustand mit dem vom Arbeitgeber festgelegten Sollzustand vergleichen sowie
3. die Abweichung des Istzustands vom Sollzustand bewerten kann.

TRBS 1203

3 Anforderungen an zur Prüfung befähigte Personen für Prüfungen an bestimmten Arbeitsmitteln

3.1 Anforderungen an zur Prüfung befähigte Personen für Arbeitsmittel mit elektrischen Komponenten

(1) Berufsausbildung:

Die zur Prüfung befähigte Person für die Prüfung der Maßnahmen zum Schutz vor elektrischen Gefährdungen muss eine elektrotechnische Berufsausbildung abgeschlossen haben oder über eine andere, für die vorgesehenen Prüfaufgaben ausreichende elektrotechnische Qualifikation verfügen. Geeignete Berufsausbildungen sind z. B. Elektroniker der Fachrichtungen Energie- und Gebäudetechnik, Automatisierungstechnik oder Informations- und Telekommunikationstechnik, Systemelektroniker, Informationselektroniker Schwerpunkt Bürosystemtechnik oder Geräte- und Systemtechnik, Elektroniker für Maschinen und Antriebstechnik, vergleichbare industrielle oder handwerkliche Ausbildungen, als auch ein abgeschlossenes Studium der Elektrotechnik.

(2) Berufserfahrung:

Die zur Prüfung befähigte Person muss für die Prüfung der Maßnahmen zum Schutz vor elektrischen Gefährdungen eine mindestens einjährige praktische Erfahrung mit der Errichtung, dem Zusammenbau oder der Instandhaltung von Arbeitsmitteln mit elektrischen Komponenten besitzen.

Die Anforderungen an die Berufserfahrung sind in der Regel erfüllt, wenn eine zur Prüfung befähigte Person über eine o. g. elektrotechnische Berufsausbildung und über eine mindestens einjährige praktische Erfahrung mit der Errichtung, dem Zusammenbau oder der Instandhaltung von vergleichbaren Arbeitsmitteln im Tätigkeitsfeld verfügt.

(3) Zeitnahe berufliche Tätigkeit:

Geeignete zeitnahe berufliche Tätigkeiten können z. B. sein:

1. Reparatur-, Service- und Wartungsarbeiten und abschließende Prüfung an elektrischen Geräten,
2. Prüfung elektrischer Betriebsmittel,
3. Instandsetzung und Prüfung von Arbeitsmitteln mit elektrischen Komponenten.

(4) Die zur Prüfung befähigte Person für die Prüfungen der Maßnahmen zum Schutz vor elektrischen Gefährdungen muss ihre Kenntnisse der Elektrotechnik aktualisieren, z. B. durch Teilnahme an fachspezifischen Schulungen oder an einem einschlägigen Erfahrungsaustausch. Beides kann auch innerbetrieblich erfolgen, wenn die erforderliche Fachkunde im Unternehmen zur Verfügung steht.

3.2 Anforderungen an zur Prüfung befähigte Personen für Arbeitsmittel mit hydraulischen Komponenten

(1) Berufsausbildung:

Die zur Prüfung befähigte Person für die Prüfung von Arbeitsmitteln mit hydraulischen Komponenten muss über eine abgeschlossene technische Berufsausbildung, in der vorzugsweise Grundkenntnisse über die Arbeiten an hydraulischen Einrichtungen vermittelt werden oder über eine andere, für die vorgesehenen Prüfaufgaben ausreichende, technische Qualifikation verfügen. Geeignete Berufsausbildungen sind z. B. Industrieanlagen-Mechatroniker, Kfz-Mechatroniker, Landmaschinen-Mechatroniker. Kenntnisse über die Arbeiten an hydraulischen Einrichtungen sind bedarfsweise zu ergänzen oder zu aktualisieren, z. B. durch Teilnahme an Schulungen zum fachgerechten Umgang mit Hydraulik-Schlauchleitungen oder Sicherheitsbauteilen oder -einrichtungen der Hydraulik.

(2) Berufserfahrung:

Die zur Prüfung befähigte Personen für die Prüfung von Arbeitsmitteln mit hydraulischen Komponenten muss mindestens ein Jahr praktische Erfahrung mit vergleichbaren Arbeitsmitteln (entsprechend der Prüfaufgabe z. B. Hubarbeitsbühnen, hydraulische Pressen, maschinelle Fahrzeugaufbauten) verfügen.

(3) eitnahe berufliche Tätigkeit:

Geeignete zeitnahe berufliche Tätigkeiten können z. B. sein:

1. Reparatur-, Service- und Wartungsarbeiten und abschließende Prüfung an hydraulischen Komponenten,
2. Prüfung hydraulischer Komponenten,
3. Instandsetzung und Prüfung von Arbeitsmitteln mit hydraulischen Komponenten.

(4) Die zur Prüfung befähigte Person für die Prüfung von Arbeitsmitteln mit hydraulischen Komponenten muss zur angemessenen Weiterbildung gezielte Qualifizierungsmaßnahmen entsprechend der Prüfaufgabe wahrnehmen, z. B. durch Teilnahme an Schulungen zum fachgerechten Umgang mit Hydraulik-Schlauchleitungen oder Sicherheitsbauteilen der Hydraulik.

3.3 Anforderungen an zur Prüfung befähigte Personen für Personenaufnahmemittel zum Heben von Personen mit Kranen

(1) Berufsausbildung:

Die zur Prüfung befähigte Person für die Prüfung von Personenaufnahmemitteln muss über eine abgeschlossene metalltechnische Berufsausbildung verfügen, z. B. Industriemechaniker oder Kfz-Mechatroniker oder eine vergleichbare technische Qualifikation.

(2) Berufserfahrung:

Die zur Prüfung befähigte Person für die Prüfung von Personenaufnahmemitteln muss über eine mindestens einjährige praktische Erfahrung auf dem Gebiet der Instandhaltung, der Herstellung, der Verwendung oder der Prüfung von Personenaufnahmemitteln, Lastaufnahmemitteln, Fahrzeug-Aufbauten, Fahrzeugkranen oder entsprechenden Arbeitsmitteln verfügen.

(3) Zeitnahe berufliche Tätigkeit:

Geeignete zeitnahe berufliche Tätigkeiten können z. B. sein:

1. Reparatur-, Service- und Wartungsarbeiten an Personenaufnahmemitteln, Lastaufnahmemitteln, Fahrzeug-Aufbauten oder Fahrzeugkranen,
2. Prüfung von Personenaufnahmemitteln, Lastaufnahmemitteln, Fahrzeug-Aufbauten oder Fahrzeugkranen,

TRBS 1203

3. Herstellung von Personenaufnahmemitteln, Lastaufnahmemitteln, Fahrzeug-Aufbauten oder Fahrzeugkranen.

(4) Die zur Prüfung befähigte Person für die Prüfung von Personenaufnahmemitteln muss ihre Kenntnisse aktualisieren, z. B. durch Teilnahme an fachspezifischen Schulungen oder Erfahrungsaustauschen zur Herstellung, Prüfung oder Verwendung von Personenaufnahmemitteln, Lastaufnahmemitteln, Fahrzeug-Aufbauten oder Fahrzeugkranen sowie zu metalltechnischen Inhalten, soweit diese Bezug zur Prüfaufgabe haben.

(5) Sofern Prüfsachverständige für Krane die Prüfung von Personenaufnahmemitteln übernehmen, sind die in diesem Abschnitt beschriebenen Anforderungen zu berücksichtigen.

4 Anforderungen an zur Prüfung befähigte Personen für Prüfungen an Arbeitsmitteln nach Anhang 3 BetrSichV

4.1 Anforderungen an Prüfsachverständige für Krane nach Anhang 3 Abschnitt 1 Nummer 2 und Tabelle 1 BetrSichV

(1) Zusätzlich zu den allgemeinen Anforderungen an zur Prüfung befähigte Personen (siehe Abschnitt 2 dieser TRBS) zur Prüfung von Kranen müssen Prüfsachverständige für Prüfungen nach § 14 Absatz 4 BetrSichV von Kranen gemäß Anhang 3 Abschnitt 1 Nummer 2 BetrSichV

1. eine abgeschlossene Ausbildung als Ingenieur haben oder vergleichbare Kenntnisse und Erfahrungen in der Fachrichtung aufweisen, auf die sich ihre Tätigkeit bezieht,
2. mindestens drei Jahre Erfahrung in der Konstruktion, dem Bau, der Instandhaltung oder der Prüfung von Kranen haben und davon mindestens ein halbes Jahr an der Prüftätigkeit eines Prüfsachverständigen beteiligt gewesen sein,
3. ausreichende Kenntnisse über die einschlägigen Vorschriften und Regeln besitzen,
4. über die für die Prüfung erforderlichen Einrichtungen und Unterlagen verfügen und
5. ihre fachlichen Kenntnisse auf aktuellem Stand halten.

(2) Der Arbeitgeber muss sicherstellen, dass von ihm beauftragte Prüfsachverständige entsprechend der Prüfaufgabe die o. g. Anforderungen erfüllen. Dazu kann er sich auf externe Nachweise beziehen, welche die gesicherte Einhaltung dieser Anforderungen bestätigen.

(3) Die Anforderungen nach Absatz 1 Nummer 3 sind erfüllt, wenn Prüfsachverständige für Krane besondere Kenntnisse besitzen insbesondere hinsichtlich

1. der einschlägigen europäischen EU-Harmonisierungsrechtsvorschriften für die Vermarktung von Produkten bzw. deren nationaler Umsetzung,
2. Anforderungen der zutreffenden harmonisierten Normen, TRBS und sonstigen Technischen Regeln, die für die betreffende Kranart gelten,
3. baurechtlicher Anforderungen sowie eingeführter technischer Baubestimmungen, soweit diese für die betreffende Kranart gelten.

TRBS 1203

(4) Der Arbeitgeber kann davon ausgehen, dass die unter den Nummern 1 bis 3 des Absatzes 1 genannten Anforderungen erfüllt sind, wenn der Prüfsachverständige ein Zertifikat für die Prüfung von Kranen einer nach DIN EN ISO 17024 für die Personenzertifizierung akkreditierten Stelle oder die Ermächtigung eines Trägers der Gesetzlichen Unfallversicherung (z. B. nach § 28 DGUV Vorschrift 52 und 53 in Verbindung mit dem DGUV Grundsatz 309-005) nachweist.

(5) Die Befähigung der Prüfsachverständigen kann sich auf Prüfungen aus einem oder mehreren der folgenden Prüfanlässe hinsichtlich der zu prüfenden Krane erstrecken:

1. Prüfung nach der Montage, Installation und vor der ersten Inbetriebnahme,
2. Prüfung nach prüfpflichtigen Änderungen (Anhang 3 Abschnitt 1 Nummer 3.4 BetrSichV),
3. Prüfung nach außergewöhnlichen Ereignissen (Anhang 3 Abschnitt 1 Nummer 3.4 BetrSichV),
4. wiederkehrende Prüfung.
5. Die Befähigung zur Prüfung nach außergewöhnlichen Ereignissen (siehe TRBS 1201) und zur Prüfung nach prüfpflichtigen Änderungen entspricht der für die Prüfung nach Montage, Installation und vor der ersten Inbetriebnahme.

(6) Die Anforderung nach Absatz 1 Nummer 5 an Prüfsachverständige, die fachlichen Kenntnisse auf dem aktuellen Stand zu halten, ist erfüllt, wenn Prüfsachverständige sich wenigstens alle drei Jahre durch Teilnahme an fachlichen Weiterbildungsveranstaltungen oder Erfahrungsaustauschen über den aktuellen Stand einschlägiger Regelwerke und Normen sowie den Stand der Technik hinsichtlich der zu prüfenden Krane und deren Verwendung weiterbilden. Der fachliche Bezug der Weiterbildungsveranstaltungen und Erfahrungsaustausche zu der tatsächlichen Prüfaufgabe muss gegeben sein.

(7) Weitere Hinweise sind z. B. im DGUV Grundsatz 309-001 enthalten.

4.2 Anforderungen an zur Prüfung befähigte Personen für Flüssiggasanlagen nach Anhang 3 Abschnitt 2 BetrSichV

(1) Dieser Abschnitt gilt nicht, soweit entsprechende Prüfungen nach Anhang 2 BetrSichV durchzuführen sind.

(2) Die allgemeinen Anforderungen nach Abschnitt 2 dieser TRBS sind für zur Prüfung befähigte Personen für Flüssiggasanlagen nach Anhang 3 Abschnitt 2 BetrSichV für Prüfungen nach § 14 BetrSichV erfüllt, wenn diese Personen

1. eine abgeschlossene technische Berufsausbildung mit handwerklichem Bezug zur Prüfaufgabe haben, z. B. als Anlagenmechaniker für Sanitär-, Heizungs- und Klimatechnik oder Werkzeugmechaniker,
2. eine mindestens einjährige Erfahrung mit der Aufstellung, dem Zusammenbau, dem Betrieb oder der Instandhaltung von vergleichbaren Flüssiggasanlagen (z. B. mobile oder stationäre Flüssiggasanlagen in der Nahrungsmittelbranche oder Flüssiggasanlagen in der Baubranche) und deren Komponenten nachweisen, welche die zur Prüfung erforderlichen besonderen Kenntnisse, Fertigkeiten und

Erfahrungen auf dem Gebiet der zu prüfenden Flüssiggasanlagen sicherstellt,

3. ausreichende Kenntnisse über die einschlägigen Vorschriften und Regeln besitzen, dazu gehören staatliche Arbeitsschutzvorschriften, das Vorschriften- und Regelwerk der Träger der Gesetzlichen Unfallversicherung sowie spezifische Regeln der Technik,

4. ihre für die Prüfungen erforderlichen Kenntnisse auf aktuellem Stand halten, z. B. durch regelmäßige Teilnahme an spezifischen Lehrgängen für befähigte Personen zur Prüfung von Flüssiggasanlagen. Die Teilnahme sollte spätestens nach fünf Jahren wiederholt werden. Der fachliche Bezug des Lehrgangs zu der tatsächlichen Prüfaufgabe ist dabei zu beachten, z. B. durch Setzen eines Schwerpunktes auf mobile oder stationäre Flüssiggasanlagen in der Nahrungsmittelbranche oder auf Flüssiggasanlagen in der Baubranche,

5. über die für die Prüfung erforderlichen Einrichtungen und Unterlagen verfügen.

(3) Der Arbeitgeber muss sicherstellen, dass die von ihm beauftragte zur Prüfung befähigte Person entsprechend der Prüfaufgabe die o. g. Anforderungen hinsichtlich der Prüfungen von Flüssiggasanlagen gemäß Anhang 3 Abschnitt 2 Tabelle 1 erfüllt. Dazu kann er sich auf externe Nachweise beziehen, welche die gesicherte Einhaltung dieser Anforderungen bestätigen.

(4) Der Arbeitgeber kann davon ausgehen, dass die unter den Nummern 1 bis 4 des Absatzes 2 genannten Anforderungen erfüllt sind, wenn die zur Prüfung befähigte Person für Flüssiggasanlagen die Teilnahme an einem der spezifischen Lehrgänge „Ausbildung von Personen für die sicherheitstechnische Prüfung von gewerblichen Flüssiggasanlagen" nachweist, die beispielsweise von den einschlägigen Fachverbänden gemeinsam mit den Trägern der gesetzlichen Unfallversicherung für verschiedene Einsatzbereiche angeboten werden.

4.3 Anforderungen an Prüfsachverständige für maschinentechnische Arbeitsmittel der Veranstaltungstechnik nach Anhang 3 Abschnitt 3 Nummer 2 BetrSichV

(1) Zusätzlich zu den allgemeinen Anforderungen an zur Prüfung befähigte Personen (siehe Abschnitt 2 dieser TRBS) zur Prüfung von maschinentechnischen Arbeitsmitteln der Veranstaltungstechnik müssen Prüfsachverständige für Prüfungen nach § 14 Absatz 4 BetrSichV von maschinentechnischen Arbeitsmitteln der Veranstaltungstechnik

1. eine abgeschlossene Ausbildung als Ingenieur haben oder vergleichbare Kenntnisse und Erfahrungen in der Fachrichtung aufweisen, auf die sich ihre Tätigkeit bezieht,

2. über mindestens drei Jahre Erfahrung in der Konstruktion, dem Bau der Instandhaltung oder der Prüfung von sicherheitstechnischen und maschinentechnischen Einrichtungen von Veranstaltungs- und Produktionsstätten für szenische Darstellung haben, davon mindestens ein halbes Jahr an der Prüftätigkeit eines Prüfsachverständigen,

TRBS 1203

3. ausreichende Kenntnisse über die einschlägigen Vorschriften und Regeln besitzen,
4. mit der Betriebsweise der Veranstaltungs- und Produktionstechnik vertraut sind,
5. über die für die Prüfung erforderlichen Einrichtungen und Unterlagen verfügen und
6. ihre fachlichen Kenntnisse auf aktuellem Stand halten.

(2) Der Arbeitgeber muss sicherstellen, dass von ihm beauftragte Prüfsachverständige entsprechend der Prüfaufgabe die o. g. Anforderungen erfüllen. Dazu kann er sich auf externe Nachweise beziehen, welche die gesicherte Einhaltung dieser Anforderungen bestätigen.

(3) Der Arbeitgeber kann davon ausgehen, dass die unter den Nummern 1 bis 4 des Absatzes 1 genannten Anforderungen erfüllt sind, wenn der Prüfsachverständige ein Zertifikat für die Prüfung maschinentechnischer Arbeitsmittel der Veranstaltungstechnik einer nach DIN EN ISO 17024 für die Personenzertifizierung akkreditierten Stelle oder einen Befähigungsnachweis der Deutschen Gesetzlichen Unfallversicherung (DGUV) e. V. (z. B. die Ermächtigung eines Trägers der gesetzlichen Unfallversicherung nach § 36 DGUV Vorschrift 17 und 18 „Veranstaltungs- und Produktionsstätten für szenische Darstellung" in Verbindung mit dem DGUV Grundsatz 315-390 „Grundsätze für die Prüfung maschinentechnischer Einrichtungen in Bühnen und Studios") nachweist.

(4) Die Befähigung der Prüfsachverständigen kann sich auf Prüfungen aus einem oder mehreren der folgenden Prüfanlässe hinsichtlich der zu prüfenden maschinentechnischen Arbeitsmittel der Veranstaltungstechnik erstrecken:

1. Prüfung nach Montage, Installation und vor der ersten Inbetriebnahme,
2. Prüfung nach prüfpflichtigen Änderungen (Anhang 3 Abschnitt 3 Nummer 3.2 BetrSichV),
3. Prüfung nach außergewöhnlichen Ereignissen (Anhang 3 Abschnitt 3 Nummer 3.2 BetrSichV),
4. wiederkehrende Prüfung.
5. Die Befähigung zur Prüfung nach außergewöhnlichen Ereignissen und zur Prüfung nach prüfpflichtigen Änderungen entspricht der für die Prüfung nach Montage, Installation und vor der ersten Inbetriebnahme.

(5) Die Anforderung nach Absatz 1 Nummer 6 an Prüfsachverständige, die fachlichen Kenntnisse auf dem aktuellen Stand zu halten, ist erfüllt, wenn Prüfsachverständige sich wenigstens alle drei Jahre durch Teilnahme an fachlichen Weiterbildungsveranstaltungen oder Erfahrungsaustauschen über den aktuellen Stand einschlägiger Regelwerke und Normen sowie den Stand der Technik hinsichtlich der zu prüfenden maschinentechnischen Arbeitsmittel der Veranstaltungstechnik und deren Verwendung weiterbilden. Der fachliche Bezug der Weiterbildungsveranstaltungen und Erfahrungsaustauschen zu der tatsächlichen Prüfaufgabe muss gegeben sein.

(6) Weitere Hinweise sind z. B. im DGUV Grundsatz 315-390 enthalten.

Auf den Abdruck der Anlagen wird verzichtet.

TRBS 1203